广西科学技术出版社

# 广西中药资源大典

GUANGXI ZHONGYAO ZIYUAN DADIAN

广西中药资源普查专家委员会 编著

缪剑华 余丽莹 刘演 总主编

○ 凌云卷

胡仁传 胡琦敏 赖茂祥 黄云峰 主编

图书在版编目（CIP）数据

广西中药资源大典.凌云卷/胡仁传等主编.—南宁：广西科学技术出版社，2022.12
ISBN 978-7-5551-1865-7

Ⅰ.①广… Ⅱ.①胡… Ⅲ.①中药资源—中药志—凌云县 Ⅳ.① R281.467

中国版本图书馆 CIP 数据核字（2022）第 217634 号

广西中药资源大典·凌云卷

胡仁传　胡琦敏　赖茂祥　黄云峰　主编

责任编辑：黎志海　韦秋梅　　　　　　　　封面设计：李寒林
责任印制：韦文印　　　　　　　　　　　　责任校对：苏深灿

出 版 人：卢培钊
出版发行：广西科学技术出版社　　　　　　地　　址：广西南宁市东葛路 66 号
邮政编码：530023　　　　　　　　　　　　网　　址：http://www.gxkjs.com

经　　销：全国各地新华书店
印　　刷：广西民族印刷包装集团有限公司
地　　址：南宁市高新区高新三路 1 号　　　邮政编码：530007

开　　本：890 mm×1240 mm　1/16
字　　数：550 千字　　　　　　　　　　　印　　张：23.75
版　　次：2022 年 12 月第 1 版　　　　　　印　　次：2022 年 12 月第 1 次
书　　号：ISBN 978-7-5551-1865-7
定　　价：248.00 元

# 《广西中药资源大典》编委会

## 总主编

缪剑华　余丽莹　刘　演

## 学术委员会

主 任 委 员：黄璐琦　肖培根

副主任委员：段金廒　赵润怀　缪剑华　朱　华
　　　　　　李　锋　余丽莹

委　　员（按姓氏笔画排序）：

韦松基　韦家福　邓家刚　刘　演
李　力　李　彤　范航清　林　江
周　放　冼寒梅　莫运明　黄荣韶
黄瑞松　梁士楚　梁学金　童万平
温远光　赖茂祥　滕红丽　潘红平

# 凡 例

一、《广西中药资源大典》是第四次全国中药资源普查广西普查成果的著作，分为综合卷、县卷、专题卷和山脉卷。

二、综合卷为广西中药资源普查的总体情况总结分析及规划。

三、县卷按县（区、市）行政区划划分，共108卷；专题卷为广西新增普查的壮药卷、瑶药卷、海洋药卷，共3卷；山脉卷为十万大山卷、大明山卷、九万山卷、大瑶山卷、岑王老山卷，共5卷。

四、县卷总论内容为各县（区、市）自然地理概况、自然资源概况、药用资源多样性、药用资源应用、药用资源保护与管理等。

五、县卷各论中的植物药各科的排列，蕨类植物按秦仁昌1978年系统编排，裸子植物按郑万钧、傅立国1977年《中国植物志》系统编排，被子植物按哈钦松1926年、1934年系统编排。

六、县卷各论中药材条目内容包括药材名、基原、别名、形态特征、分布、性能主治、采收加工、附注等，依次著述，资料不全者项目从略，并附有药材基原植物的彩色照片。

1. 药材名为药用部位的名称，优先选择《中国药典》收载药物的药材名称，如无收载则依次参考《中华本草》《广西中药志》等权威本草著作及地方药志收录的药材名称。

2. 基原为该药材的原植物学名，附拉丁名，并注明药用部位。学名首选《中国药典》收载的学名，其次参考《中国植物志》中文版和英文版（FOC）。

3. 形态特征描述基原植物的主要特征。

4. 性能主治描述该药材的性味、作用及主治功能，参考《中国药典》《中华本草》《广西中药志》等权威典籍、本草著作、药志、标准等。

5. 采收加工主要描述该药材的采收时间、季节以及初加工的方法。

6. 附注根据资料整理情况而定，可以是标准收录情况、药材流通、民间使用及利用情况等。

7. 基原植物的彩色照片包括植株、花、果实、种子和药用部位等。

七、县卷总名录包括药用植物名录、药用动物名录、药用矿物名录。药用植物名录，按照门、科、属、种进行排序，种的内容包括中文名、别名、学名、凭证标本、功效、功效来源等。名录以第四次全国中药资源普查的结果为基础，同时通过搜索国家标本平台

（NSII）和中国数字植物标本馆（CVH）中收载的全国各标本馆的馆藏标本，筛选分布地在县域内的凭证标本进行比对和补充。

1. 一般植物不写药材名。

2. 学名按照《中国药典》、地方标准、《中国植物志》、FOC的优先顺序进行排列。如FOC有修订，且确为行业热议的类群或物种，如苦苣苔科、新发表的物种按照旧的分类方法进行排序。

3. 凭证标本格式为采集人、采集号和馆藏标本馆缩写。

4. 功效记录用药部位及其作用特征。

八、药用动物名录，属于广西新增普查范围涉及县域的，则以第四次全国中药资源普查结果为准，如不涉及则整理第三次全国中药资源普查的结果。按门、纲、目、种进行排序，内容包括中文名、学名、功效来源等。

九、药用矿物名录，内容包括药材名（按拼音首字母排序）、主含成分、功效、功效来源等。

十、参考文献，通用参考书籍未列入参考文献，通用参考书籍为《中国药典》（2020）、《中华本草》《广西中药志》《中国植物志》中文版和英文版（FOC）。参考文献格式按照《信息与文献 参考文献著录规则》（GB/T 7714—2015）的要求著录。

# 前　言

　　中药资源是中药产业和中医药事业发展的重要物质基础，也是关系国计民生的战略资源。20世纪60年代、70年代、80年代，我国先后开展了3次全国性的中药资源普查。除矿物药外，中药资源作为可再生性资源，具有周期长、分布地域广、动态性强的特点，易受人为因素及自然力的影响，蕴藏量易发生变化，为此，国家中医药管理局于2011年组织开展第四次全国中药资源普查，旨在通过新一轮的普查来摸清中药资源的家底，形成中药资源调查、研究、监测和服务体系。

　　中医药的传承与发展全靠丰富的中药资源支撑。广西地跨北热带、南亚热带和中亚热带，地形地貌复杂，水热条件优越，土壤类型多样，为各类生物的生存繁衍提供了有利的因素，孕育了丰富的中药资源，中药产业发展潜力巨大。根据第三次全国中药资源普查统计结果，广西中药物种已记载有4623种，其中药用植物4064种，中药物种不仅数量位居我国第二，道地药材也十分丰富，民族特色突出鲜明。广西2012年启动第四次中药资源普查，先后分6批对全区108个县（市、区）组织开展了普查，并在对普查成果全面总结的基础上，组织编写《中国中药资源大典》系列重要著作《中国中药资源大典·广西卷》，同时，还组织编写《广西中药资源大典》县域卷。

　　凌云县是广西启动中药资源普查的第一批县域，自2012年实施至2017年通过国家验收，历时5年多完成了全县中药资源文献整理、药用物种种类调查、重点物种资源量调查、栽培药用植物调查、药材市场流通及传统知识调查、中药发展规划编制、数据汇总上传、标本提交等工作。凌云县中药资源调查取得了丰硕成果，记载到中药资源1450种，药用资源总数比第三次中药资源普查增加210种，全面摸清了凌云县中药资源的家底，在此基础上，凌云县中药资源普查队组织编写了《广西中药资源大典·凌云卷》（以下简称《凌云卷》）。

　　《凌云卷》包含总论、各论与总名录三部分。总论介绍凌云县的自然地理、人文资源、社会经济、药用资源等情况；各论收录328种区域内重要的药用植物的药材名、基原、形态特征、分布、性能主治及采收加工等，并附有彩色照片；总名录共收录凌云县中药资源1450种，其中药用植物1222种、药用动物220种、药用矿物8种。《凌云卷》是一部首次全面反映凌云县中药资源现状的学术专著，可作为了解凌云中药资源的工具书。《凌云卷》的编研出版，对于推广中药资源普查成果，传承和发展民族医药传统文化，深入开展中药资源研究、保护与利用，服务本地区中药产业高质量发展具重要意义。

凌云县中药资源普查工作的开展以及《凌云卷》的编写，是由国家中医药管理局、广西壮族自治区中医药管理局立项，广西壮族自治区中医药研究院作为技术依托单位，联合凌云县卫生健康局、凌云县中医医院等单位共同完成的；在实施过程中，还得到了中国科学院植物研究所、中国科学院华南植物园、中国科学院昆明植物研究所、广西壮族自治区中国科学院广西植物、上海辰山植物园、广西大学、广西师范大学、广西药用植物园、凌云县林业局、凌云县农业局等单位及人员的大力支持，在此谨致以衷心的感谢！在野外考察和资料整理编研过程中，还得到国家自然科学基金项目（32000264）、广西中医药重点学科建设项目（GZXK-Z-20-69）等的资助。

中药资源涉及品种多，内容广泛，鉴于编者的知识水平有限，书中错误和遗漏之处在所难免，敬请读者批评指正。

编著者

2022年10月

# 目　录

## 总名录

总论

# 第一章　自然地理概况

## 一、地理位置

凌云县位于广西西北部，云贵高原东南边缘，距首府南宁360 km。东连凤山县、巴马瑶族自治县，西接田林县，南邻百色市右江区，北与乐业县相连。地理位置为北纬24°06′~25°37′，东经106°23′~106°55′。全县石山面积约占40%，土山面积约占60%。县境东西最大距离为53.7 km，南北最大距离为58.8 km。县境总面积为$2.05 \times 10^5$ hm²，其中陆地面积$2.04 \times 10^5$ hm²，占县境总面积的99.37%；水域面积1284 hm²，占县境总面积的0.63%。

## 二、地形地貌

凌云县处于广西丘陵至云贵高原向东南延伸部分，举目见山，属于"地无一里平"的山区。全境地形为东北、西北、西南和中部较高，向东南和北部倾斜。境内土山主要位于西北、西南地区，总属青龙山脉，多呈南北走向，沿边界排列，形成凌云县南北水系的分水岭。最高峰是与田林县交界处的岑王老山，海拔高达2062.5 m，最低处是弄瓦河谷，海拔仅207 m，两者相差1855.5 m。全县大部分地区属土山，间有部分石山。地貌类型以低山地貌为主，占全县土地总面积的67.4%；而海拔1000 m以上的中山与海拔500 m以下的高丘地貌类型，占全县土地总面积的27.4%，其余为水面、道路、村镇等用地。

## 三、气候

凌云县的气候属南亚热带季风气候。光照充足，雨水充沛，冬无严寒，夏无酷暑。年平均日照1443.7 h，无霜期长达343天，年平均气温20.5 ℃，极端最低气温-2.4 ℃，极端最高气温38.4 ℃，大于等于10 ℃的年平均活动积温6000 ℃；1月最冷，月平均气温11.4 ℃；7月最热，月平均气温26.4 ℃。年均降水量1700 mm，集中在5~10月，年均蒸发量1406.9 mm，降水量大于蒸发量，年平均相对湿度78%。夏热多雨，间有涝灾，冬温凉而干燥，偶有低温霜冻，高山地区常有冷冻积雪，秋高气爽，也常有春旱、冬旱发生，四季明显。

## 四、土壤类型

母岩主要有砂页岩、石炭岩。土壤类型主要有黄红壤、黄壤、棕色石灰土、红壤等，黄红壤占总土壤的45%，分布在海拔800~1200 m地带，肥力高；黄壤占总土壤的11%，分布在海拔1000 m以上地带，土壤湿润、疏松、肥力高；棕色石灰土占总土壤的34%，分布在石山地区；红壤占总土壤的10%，分布在海拔500 m以下的高丘深谷地带，土壤干燥，肥力一般。

## 五、水文

凌云县最大的河流——澄碧河，水流面积为$1.33 \times 10^5 \text{ hm}^2$，县境流长56.8 km，年平均流量为$1.16 \times 10^9 \text{ m}^3$，水能蕴藏量$8.02 \times 10^4 \text{ kW}$，年发电量$7.00 \times 10^8 \text{ kW·h}$；县内第二大河布柳河，其流向与澄碧河背道而驰，县境内流长63.5 km，年平均流量$3.50 \times 10^8 \text{ m}^3$，水能蕴藏量$3.70 \times 10^4 \text{ kW}$，年发电量$2.00 \times 10^8 \text{ kW·h}$。

水利资源蕴藏量为$1.17 \times 10^5 \text{ kW}$，可开发$4.00 \times 10^4 \text{ kW}$，已开发$1.10 \times 10^4 \text{ kW}$。凌云县有水库14座，根据《水利水电工程划分等级洪水标准》（SL252—2017）的水库划分等别，其中小（一）型水库6座，总库容$1.44 \times 10^7 \text{ m}^3$，有效库容$1.04 \times 10^7 \text{ m}^3$，灌溉面积为760.38 $\text{hm}^2$；小（二）型水库8座，总库容$3.06 \times 10^6 \text{ m}^3$，有效库容$2.66 \times 10^6 \text{ m}^3$，灌溉面积为154.08 $\text{hm}^2$。

# 第二章 自然资源概况

## 一、植被资源

凌云县土地总面积约$2.05 \times 10^5\,hm^2$，其中土山面积$1.22 \times 10^5\,hm^2$，石山面积$8.14 \times 10^4\,hm^2$。2013年全县林地面积$1.65 \times 10^5\,hm^2$，其中，乔木林地面积$9.80 \times 10^4\,hm^2$，灌木林地面积$6.07 \times 10^4\,hm^2$，其他林地面积$6670\,hm^2$。

全县重点生态公益林面积$8.38 \times 10^4\,hm^2$，其中国家级$6.75 \times 10^4\,hm^2$，省级$1.63 \times 10^4\,hm^2$。退耕还林工程面积$1.60 \times 10^4\,hm^2$，其中退耕还林面积$6169.75\,hm^2$，荒山造林面积$7203.60\,hm^2$，封山育林面积$2668\,hm^2$。人工种植用材林面积$2.48 \times 10^4\,hm^2$，其中杉木面积$1.93 \times 10^4\,hm^2$，松木面积$3335\,hm^2$，桉树面积$2134.40\,hm^2$。现有油茶面积$1.59 \times 10^4\,hm^2$，八角面积$1.82 \times 10^4\,hm^2$，白毫茶面积$7470.40\,hm^2$。全县森林覆盖率为$77.69\%$，林木活立木总蓄积量$5.77 \times 10^6\,m^3$。

## 二、植物资源

全县森林覆盖率为77.69%，自然植被属南亚热带植被类型。县境内植物种类多达1942种，其中属国家重点保护的树种主要有桫椤*Alsophila spinulosa*、福建柏*Fokienia hodginsii*、马尾树*Rhoiptelea chiliantha*等。经济树种主要有八角*Illicium verum*、油茶*Camellia oleifera*、油桐*Vernicia fordii*、板栗*Castanea mollissima*、核桃*Juglans regia*、麻竹*Dendrocalamus latiflorus*、茶*Camellia sinensis*等。用材树种主要有杉木*Cunninghamia lanceolata*、马尾松*Pinus massoniana*、红椿*Toona ciliata*、香樟*Cinnamomum camphora*、苦楝*Melia azedarach*、南酸枣*Choerospondias axillaris*等。果树主要有柑*Citrus reticulata*、橙*Citrus sinensis*、桃*Amygdalus persica*、李*Prunus salicina*、黄皮*Clausena lansium*、枇杷*Eriobotrya japonica*、柿子*Diospyros kaki*、木瓜*Chaenomeles speciosa*等30多个种。药用植物主要有菰腺忍冬*Lonicera hypoglauca*、何首乌*Fallopia multiflora*、黄精*Polygonatum cyrtonema*、天冬*Asparagus cochinchinensis*、黄柏*Phellodendron chinense*、山豆根*Sophora tonkinensis*、昆明鸡血藤*Millettia reticulata*等150多个种。

## 三、动物资源

凌云县动物资源丰富，常见的野生动物有山鸡（白鹇）*Lophura nycthemera*、画眉*Garrulax canorus*、褐翅鸦鹃*Centropus sinensis*、蛤蚧*Gekko gecko*、穿山甲*Manis pentadactyla*、鲤鱼*Cyprinus carpio*、白甲鱼*Onychostoma simus*、倒刺鲃、长尾唇鲮等鸟类、两栖动物、爬行动物及鱼类，还有近些年发现的珍稀品种大鲵*Megalobatrachus davidianus*。家畜以马、羊驰名。凌云马善于行走山路，体型小灵活，性格温和，食少耐劳；凌云羊肉质鲜美，皮厚毛细，为传统出口产品。

# 第三章　人文资源概况

## 一、历史文化

凌云县，乾隆五年（1740年）置。民国《凌云县志》记载："县曰凌云，得名于山，起自清初，以表其峻。"因县治之东有凌霄山，三峰檩列，削峻巍峨，凌架云霄，为县治内群山之冠。民国二年至二十三年（1913~1934年），凌云县辖地包括今乐业县、天峨县、田林县和百色市部分地区。民国二十四年（1935年），区划调整，凌云县辖地缩小。1952年8月至1962年3月，经与乐业县一合一分，县域方定。

县境古时有二十四景，尤以水源洞别具一格，《中国名胜词典》把水源洞列为中国名胜之一。1957年始有文物普查，1962年公布县级文物保护单位18处。1973年、1982年、1987年先后3次进行全面的文物分布和文物收藏情况普查，共发现52个文物点。有县级文物保护单位34处。所有的文物保护点及馆藏文物都建立了档案，共计古遗址5处、古墓葬5个、古建筑6个、古石刻6处、近现代主要史迹3处、其他文物点9个；馆藏文物84件、拓片23张，其中历史文物44件、民族文物30件、革命文物6件、古书画3幅、其他文物1件。

## 二、民俗文化

凌云县是一个多民族居住的县份，境内有13个民族，即汉族、壮族、瑶族、回族、苗族、侗族、哈尼族、黎族、仫佬族、水族、满族、彝族、高山族等。

凌云壮族自称"布楼""布依"，是古代骆越民族的后裔，秦汉称傈、狸，唐朝称蛮，1949~1965年称僮、壮。壮语属汉藏语系壮侗语族壮傣语支。

凌云瑶族分为蓝靛瑶、背陇瑶和盘古瑶三个支系。背陇瑶自称"布努"，因住高峒峻岭，女人常年背笼干活，故称"背陇瑶"，又因头帕喜用红绣、红须，又称"红头瑶"。背陇瑶系古时长江武陵蛮的一个支系，其语言属汉藏语系苗瑶语族苗语支。蓝靛瑶自称"谦门"，原称"山子瑶"，因种植南板蓝泡制蓝靛漂染土布，又称"蓝靛瑶"，其语言属汉藏语系苗瑶语族语支绵荆方言荆门土语。盘古瑶自称"勉"，因崇敬盘古王并认其为祖先，故称"盘古瑶"，他们以"过山榜"为族著，又称"过山瑶"，其语言属汉藏语系苗瑶语族瑶语文绵荆方言尤绵土语。县境盘古瑶人数很少，仅有280多人，分布在力洪瑶族乡靠近田林县边界地带。

特殊的地理位置、特殊的历史背景造就了凌云县少数民族特殊的土著风情。壮族夜婚、朝里歌圩、新寨蓝靛节、春节对歌等民俗风情古朴有趣，多姿多彩。

# 第四章　社会经济条件

## 一、经济发展

凌云县是中国西南地区出海出边大通道的重要位点，交通便捷。全县公路总里程达4241 km，实现了乡乡通柏油路、行政村通水泥路和自然屯通公路的目标。百色—凌云—乐业—贵州高速公路已通车，县境内分别在伶站瑶族乡、镇洪村、加尤镇设有高速出口。目前，省道206线（百色至凌云至乐业段）穿境而过，在凌云县设有高铁无轨站，方便群众乘坐动车。

凌云县有丰富的矿产资源，现已发现的重要矿产有水晶、锑、铝、煤、黄金、方解石、硅石、滑石矿等。目前已探明铁矿储量约$2.00 \times 10^7$ t、铝土矿储量约$3.00 \times 10^7$ t、金矿储量约21.78 t，镁平均含量19.6%。

凌云县不仅是盘阳河水系的源头，也是珠江水系之一；不仅是著名的中国名茶之乡，还是有着千年州府治地的山水古城，是宜居度假的圣地。凌云县有"山上水城古府茶乡"的美称，有承接乐业大石围自然景观和"邓小平足迹之旅"的区位优势。这里山奇水秀，洞幽景特，以"二十八景"著称。有"亚洲第一洞"纳灵洞，有融观赏、刺激为一体的布柳河漂流，有"天然氧吧"岑王老山原始森林，有容纳休闲、考察、观赏为一体的全国生态旅游示范基地茶山金字塔等。泗城文庙、纳灵洞、茶山金字塔景区先后被评为国家3A、4A级景区，形成了以县城为中心的云台山宗教文化旅游景区、水源洞佛文化公园、文庙景区等人文景观区，以茶山金字塔景区、乱岩珂漂流景区、浩坤湖景区为中心的观光休闲旅游区，具有较高的旅游接待能力和水平。

凌云县得天独厚的自然环境，孕育了丰富的物产。目前初步形成了以茶叶、油茶、蚕桑为主的农业特色产业。凌云白毫茶推进无公害生产技术，大力发展有机茶，全县茶园11.2万亩，干茶产量7836吨，产值6.8亿元，"凌云白毫茶"已成为凌云县对外宣传推介的一张靓丽名片。其他特色种养产业发展良好，油茶低改2.0万亩，新种油茶0.6万亩，油茶新造任务完成率100%，油茶低改任务完成率100%，产油茶生果9.8万吨，干籽2.68万吨，年产毛油0.67万吨，产值4.72亿元；特色水果种植面积6.69万亩，年产量1.62万吨，产值1.39亿元；桑园面积达到9.18万亩，产鲜茧6180吨，实现产值3.21亿元；水果种植面积8.9万亩，可收获2511亩，收购5782担；全县三叶青中草药种植面积约2000亩，中草药种植加工业具有广阔的市场前景。

凌云县是广西西部青龙山脉长寿带上的长寿宜居县，国家认定的全国异地长寿养老养生基地，主要景区有水源洞天纳灵福地长寿养生都会景区（由水源洞和纳灵洞两个景区组区开发）、珠江水系源头祈福寻源旅游地、水源洞880多年的问心寺佛文化养心祈福体验旅游地、水源洞天吸氧长寿养生区、纳灵洞680多年的道教文化养生区等。

2022年，全县实现地区年生产总值57.18亿元；固定资产投资21.5亿元；财政收入3.08亿元；规模以上工业总产值13.94亿元；规模以上工业增加值5.45亿元；城镇居民人均可支配收入34134元；农村居民人均可支配收入12604元；社会消费品零售总额11.05亿元。

## 二、产业结构

2022年，凌云县第一产业增加值14.39亿元，增长6.7%；第二产业增加值13.61亿元，增长6.2%；第三产业增加值29.17亿元，增长2.4%。三次产业结构比例为25.17∶23.81∶51.02。"四上"企业培育工作实现新突破，成功培育"四上"企业8家。

## 三、人口概况

凌云县现有壮族、汉族、瑶族3个世居主体民族，还有布依族、彝族、土家族、苗族、仫佬族、哈尼族等人数极少量的少数民族居住，这些人数极少的民族主要是分配到凌云交流工作，或经商，或婚姻迁入，外迁入的少数民族人数总量约占全县总人口的万分之四。壮族多数居住在较低洼平缓地型或河边，蓝靛瑶和盘古瑶喜居住在山区近水的溪沟边。全县总人口22.93万，其中汉族、壮族、瑶族人口分别约占总人口的45%、33%和21%，其他少数民族人口约占1%。

## 四、城镇化建设

以争创广西新型城镇化示范县为目标，以扮靓县乡村三级"客厅"为抓手，加快推进新型城镇化建设。县城建设日新月异，2018年以来投入6.28亿元实施凌云县棚户区改造、过渡安置及新建住宅小区项目；投入1.5亿元实施"九个一批"工程项目建设。城镇生活污水集中处理率达98.76%，城镇生活垃圾无害化处理率达100%。集镇功能不断改善，朝里瑶族乡、伶站瑶族乡、玉洪瑶族乡3个少数民族乡项目建设顺利推进，建成下甲镇、加尤镇和逻楼镇污水处理厂及配套管网建设工程，4个少数民族乡污水处理厂项目建设前期工作有序推进。乡村面貌焕然一新，完成泗城那瓜、沙里吕下等8个乡土示范屯项目建设，建成20个标准化村级公共服务场所。城镇管理全面加强，坚决依法打击"两违"行为，"国家卫生县城"创建成果得到有效巩固。

# 第五章　药用资源多样性

## 一、药用植物资源

凌云县在第四次全国中药资源普查中，共采集到植物标本2406号，通过标本鉴定，结合国内各大标本馆标本记录统计，初步确定凌云县共有药用植物1222种。其中维管植物1201种，隶属186科654属；非维管植物21种，隶属17科18属。详见凌云县药用植物名录。

凌云县药用植物资源（非维管药用植物发布较少，且使用率低，不做类群分析，以下统计的药用植物通指维管药用植物）类型统计如图5-1所示。凌云县药用植物以野生种为主，栽培种非常少。野生药用植物1163种，占药用植物总种数的96.84%；栽培药用植物38种，占药用植物总种数的3.16%。

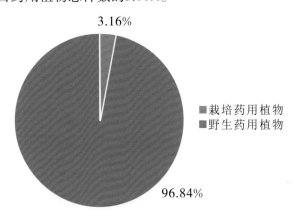

3.16%

■栽培药用植物
■野生药用植物

96.84%

图5-1　凌云县药用植物资源类型统计图

凌云县药用植物资源占广西和全国的比重可反映凌云县资源的丰富度，经统计整理，结果如表5-1所示。凌云县药用植物总科数占广西药用植物总科数的69.66%，占全国药用植物总科数的48.56%；凌云县药用植物总属数占广西药用植物总属数的43.89%，占全国药用植物总属数的27.20%；凌云县药用植物总种数占广西药用植物总种数的30.49%，占全国药用植物总种数的10.78%。说明了凌云县药用植物多样性高。

表5-1　凌云县药用植物资源与广西及全国药用植物资源比较

| 类别 | 科 | 属 | 种 |
|---|---|---|---|
| 凌云县药用植物资源 | 186 | 628 | 1201 |
| 广西药用植物资源 | 267 | 1431 | 3939 |
| 全国药用植物资源 | 383 | 2309 | 11146 |
| 凌云县药用植物占广西比例（%） | 69.66 | 43.89 | 30.49 |
| 凌云县药用植物占全国比例（%） | 48.56 | 27.20 | 10.78 |

注：全国药用植物资源包括了广义上的植物类群

### 1. 野生药用植物

凌云县处于广西丘陵至云贵高原向东南方向延伸部分，境内峰峦连绵、山高谷深、溪河纵横，地势变化多端；气候属南亚热带季风气候，光照充足，雨水充沛，冬无严寒，夏无酷暑，孕育了丰富多样的野生药用植物。根据第四次全国中药资源普查结果以及各大标本馆标本记录统计，凌云县有标本记录的野生药用植物共1163种（含归化种），隶属185科628属。

通过对凌云县野生药用植物各分类群物种数进行统计分析（表5-2）可知，凌云县野生药用蕨类植物31科52属102种，分别占全县总科数、总属数、总种数的16.76%、8.28%、8.77%；野生药用裸子植物5科5属10种，分别占全县总科数、总属数、总种数的2.70%、0.80%、0.86%；野生药用被子植物149科571属1051种，分别占全县总科数、总属数、总种数的80.54%、90.92%、90.37%。表明野生药物被子植物在全县野生药用植物中占比重最大，占总种数的90.37%，其次为野生药物蕨类植物，野生药物裸子植物所占比重最小。据《中国植物志》记载，全国维管植物311142种，而被子植物约占91%，蕨类植物约占8%，裸子植物约占1%。凌云县野生药用植物在各分类群的比例与全国维管植物各分类群比例相近，说明药用植物在各分类群的组成与各分类群的植物的比例呈正相关性。

表5-2　凌云县野生药用植物各分类群组成统计表

| 分类群 | 科 | 占全县总科数比例（%） | 属 | 占全县总属数比例（%） | 种 | 占全县总种数比例（%） |
|---|---|---|---|---|---|---|
| 野生药用蕨类植物 | 31 | 16.76 | 52 | 8.28 | 102 | 8.77 |
| 野生药用裸子植物 | 5 | 2.70 | 5 | 0.80 | 10 | 0.86 |
| 野生药用被子植物 | 149 | 80.54 | 571 | 90.92 | 1051 | 90.37 |
| 合计 | 185 | | 628 | | 1163 | |

数据来源：《广西中药资源名录》

（1）分布特点

凌云县属于典型的山区，大部分地区属土山，间有部分石山。土山地区的野生药用植物资源主要集中分布于广西岑王老山国家级自然保护区和广西泗水河自治区级自然保护区及保护区周边区域；石山地区的野生药用植物资源主要分布于广西泗水河自治区级自然保护区及沙里瑶族乡。每个乡镇都出产一些野生药材，但资源比较集中的主要为逻楼镇、玉洪瑶族乡、沙里瑶族乡、泗水镇、加尤镇。

（2）种类组成

通过植物分类学类别（科、属、种）的分析，体现凌云县药用植物的物种多样性和种类组成特点。对科所含属的数量结构统计（表5-3）可知，凌云县药用植物含20属以上的多属科有3个，占全县植物总科数的1.62%，含85属，占全县植物总属数的13.54%，其中菊科Asteraceae 42属、大戟科Euphorbiaceae 22属、蝶形花科Papilionaceae 21属；含6~20属的中等属科有31个，占全县植物总科数的16.76%，含286属，占全县植物总属数的45.54%，如茜草科Rubiaceae、兰科Orchidaceae、唇形科Lamiaceae、荨麻科Urticaceae、蔷薇科Rosaceae、萝藦科Asclepiadaceae、百合科Liliaceae、芸香科Rutaceae、水龙骨科Polypodiaceae、苦苣苔科Gesneriaceae等；含2~5属的寡属科有57个，占全县植物总科数的35.64%，含190属，占全县植物总属数的27.82%，如石竹科Caryophyllaceae、苋科Amaranthaceae、漆树科Anacardiaceae、锦葵科Malvaceae、金星蕨科Thelypteridaceae、桔梗科Campanulaceae、壳斗科Fagaceae等；单属科（含1属）共有94个，占全县植物总科数的50.81%，含94属，占全县植物总属数的14.97%，如卷柏科Selaginellaceae、猕猴桃科Actinidiaceae、延龄草科Trilliaceae等。可见全县药用植物的组成主要以单属科和寡属科为主，共151科，占总科数的81.62%以上，含257属，占总属数的40.92%。中等属科和多属科较少，共34科，全县总科数的为18.38%，含371个属，占总属数的59.07%。

表5-3　凌云县野生药用植物科内属的数量结构统计表

| 类型 | 科数 | 占全县总科数比例（%） | 含属数 | 占全县总属数比例（%） |
| --- | --- | --- | --- | --- |
| 单属科（1属） | 94 | 50.81 | 94 | 14.97 |
| 寡属科（2~5属） | 57 | 35.64 | 109 | 27.82 |
| 中等属科（6~20属） | 31 | 16.76 | 286 | 45.54 |
| 多属科（>20属） | 3 | 1.62 | 85 | 13.54 |

对科所含种的数量结构表统计（表5-4）可知，凌云县药用植物含20种以上的多种科有10个，占全县植物总科数的5.41%，含350种，占全县植物总种数的30.09%，如菊科Asteraceae 68种、蝶形花科Papilionaceae 46种、大戟科Euphorbiaceae 42种、茜草科Rubiaceae 38种、蔷薇科Rosaceae 35种、荨麻科Urticaceae 29种等；含11~20种的中等种科有23个，占全县植物总科数的12.43%，含338种，占全县植物总种数的29.06%，如马鞭草科Verbenaceae、萝藦科Asclepiadaceae、芸香科Rutaceae、鸭跖草科Commelinaceae、天南星科Araceae、葡萄科Vitaceae、唇形科Lamiaceae等；含2~10种的寡种科有93个，占全县植物总科数的50.27%，含416种，占全县植物总种数的35.77%，如卷柏科Selaginellaceae、菝葜科Smilacaceae、五加科Araliaceae、桑寄生科Loranthaceae、含羞草科Mimosaceae、金星蕨科Thelypteridaceae、猕猴桃科Actinidiaceae等；单种科（含1种）共有59个，占全县植物总科数的31.89%，含59种，占全县植物总种数的5.07%，如瓶尔小草科Ophioglossaceae、松叶蕨科Psilotaceae、车前科Plantaginaceae等。可见全县药用植物组成以单种科和寡种科为主，共152科，占总科数的82.16%，含475种，占总种数的40.84%。中等种科和多种科较少，共33科，占总科数的17.84%，含688个种，占总种数的59.15%。

经过对科所含属和种的分析，说明该县药用植物具有优势科现象，该县的气候比较适宜菊科、蝶形花科、茜草科、唇形科等植物生长。

表5-4　凌云县野生药用植物科内种的数量结构统计表

| 类型 | 科数 | 占全县总科数比例（%） | 含种数 | 占全县总种数比例（%） |
|---|---|---|---|---|
| 单种科（1种） | 59 | 31.89 | 59 | 5.07 |
| 寡种科（2~10种） | 93 | 50.27 | 416 | 35.77 |
| 中等种科（11~20种） | 23 | 12.43 | 338 | 29.06 |
| 多种科（>20种） | 10 | 5.41 | 350 | 30.09 |

对属所含种的数量结构统计（表5-5）可知，凌云县药用植物含10种以上的多种属有6个，占全县药用植物总属数的0.96%，含79种，占全县药用植物总种数的6.79%，其中悬钩子属*Rubus* 18种、榕属*Ficus* 16种、蓼属*Polygonum* 12种、铁线莲属*Clematis* 11种、如冷水花属*Pilea* 11种、铁角蕨属*Asplenium* 11种；含6~10种的中等种属有15个，占全县药用植物总属数的2.39%，含112种，占全县药用植物总种数的9.63%，卷柏属*Selaginella*、菝葜属*Smilax*、猪屎豆属*Crotalaria*、崖爬藤属*Tetrastigma*、山胡椒属*Lindera*等；含2~5种的寡种属有202个，占全县药用植物总属数的32.17%，含567种，占全县药用植物总种数的48.75%，如茄属*Solanum*、凤尾蕨属*Pteris*、清风藤属*Sabia*、山姜属*Alpinia*、耳草属*Hedyotis*、天名精属*Carpesium*、鬼针草属*Bidens*、猕猴桃属*Actinidia*、天南星属*Arisaema*等；单种属（含1种）有405个，占全县药用植物总属数的64.49%，含405种，占全县药用植物总种数的34.82%。可见全县药用植物的主要组成以单种属和寡种属为主，共607属，占全县药用植物总属数的96.66%，含972种，占全县总种数的83.57%。中等种属和多种属较少，共21属，占全县药用植物总属数的3.35%，含191种，占本区药用植物总数的16.42%。寡种属、单种属的种数在田林野生药用植物中占比达83.57%，说明凌云县药用植物物种多样性非常高。

表5-5　凌云县野生药用植物属内种的数量结构统计表

| 类型 | 属数 | 占全县总属数比例（%） | 含种数 | 占全县总种数比例（%） |
|---|---|---|---|---|
| 单种属（1种） | 405 | 64.49 | 405 | 34.82 |
| 寡种属（2~5种） | 202 | 32.17 | 567 | 48.75 |
| 中等种属（6~10种） | 15 | 2.39 | 112 | 9.63 |
| 多种属（>10种） | 6 | 0.96 | 79 | 6.79 |

（3）资源分析

从种类分析来看，凌云县野生药用植物种类丰富，并具有较高的多样性。表5-6可体现出县域内野生药用植物资源在广西药用植物中的比重。野生药用蕨类植物总科数占广西药用蕨类植物总科数的67.39%，总属数占广西药用蕨类植物总属数的59.09%，总种数占广西药用蕨类植物总种数的45.33%。野生药用裸子植物种类较少，总科数占广西药用裸子植物总科数的55.56%，总属数占广西药用裸子植物总属数的29.41%，总种数占广西药用裸子植物总种数的29.41%。野生药用被子植物种类最为丰富，总科数占凌云县药用被子植物总科数的99.33%，总属数占凌云县药用被子植物总属数的96.78%，总种数占凌云县药用被子植物总种数的96.69%。野生药用被子植物总科数占广西药用被子植物总科数的79.26%，总属数占广西药用被子植物总属数的51.07%，总种数占广西药用被子植物总种数的28.56%。

由凌云县野生药用植物与广西药用植物整体比较可以得出，凌云县野生药用蕨类植物、野生药用被子植物非常丰富，野生药用裸子植物比较丰富。

表5-6　凌云县野生药用植物分类群数量统计表

| 类别 | 蕨类植物数量 | | | 裸子植物数量 | | | 被子植物数量 | | |
|---|---|---|---|---|---|---|---|---|---|
| | 科 | 属 | 种 | 科 | 属 | 种 | 科 | 属 | 种 |
| 野生药用植物 | 31 | 52 | 102 | 5 | 5 | 10 | 149 | 571 | 1051 |
| 凌云县总药用植物 | 31 | 52 | 102 | 6 | 7 | 12 | 150 | 590 | 1087 |
| 广西药用植物 | 46 | 88 | 225 | 9 | 17 | 34 | 188 | 1118 | 3680 |
| 野生占全县总数比（%） | 100 | 100 | 100 | 83.33 | 71.43 | 83.33 | 99.33 | 96.78 | 96.69 |
| 野生占广西比（%） | 67.39 | 59.09 | 45.33 | 55.56 | 29.41 | 29.41 | 79.26 | 51.07 | 28.56 |

注：野生占县总数比指野生药用植物占凌云县总药用植物的比例，占广西比指野生药用植物占广西药用植物的比例

对凌云县药用植物的性状进行统计（表5-7），草本植物共有504种，占县域内药用植物总种数的43.34%，常见的有藿香蓟Ageratum conyzoides、白茅Imperata cylindrica、牛膝Achyranthes bidentata、白花鬼针草Bidens pilosa var. radiata、金发草Pogonatherum paniceum等；灌木植物共292种，占全县药用植物总种数的25.11%，常见的有盐麸木Rhus chinensis、山绿柴Rhamnus brachypoda、石榕树Ficus abelii、火棘Pyracantha fortuneana、尖子木Oxyspora paniculata、米念芭Tirpitzia ovoidea等；乔木植物共139种，占全县药用植物总种数的11.95%，常见的有山鸡椒Litsea cubeba、乌桕Sapium sebiferum、榕树Ficus microcarpa、清香木Pistacia weinmannifolia、野漆Toxicodendron succedaneum等；藤本植物共228种，占全县药用植物总数的19.60%，常见的有买麻藤Gnetum montanum、何首乌Fallopia multiflora、鸡爪簕Oxyceros sinensis、乌蔹莓Cayratia japonica、抱茎菝葜Smilax ocreata等。凌云县的药用植物以草本为主，其次为灌木和藤本。

表5-7　凌云县野生药用植物性状统计表

| 植物性状 | 物种数 | 占全县物种总数比例（%） |
|---|---|---|
| 草本 | 504 | 43.34 |
| 灌木 | 292 | 25.11 |
| 乔木 | 139 | 11.95 |
| 藤本 | 228 | 19.60 |

### 2. 栽培药用植物

调查的对象包括中药材收购站、重点品种经营大户、专营店、专业合作社以及从事中药材种植加工和经营人员等。调查目的是了解中药材种植情况、品种来源、药材使用环节、销售量和销售地点。

（1）种植种类

凌云县药材栽培多以自用为主，规模化种植较少，通过访问调查以及标本采集统计得出，凌云县栽培药用植物共有38种（不包含本地野外引种品种，如七叶一枝花 *Paris polyphylla*、滇黄精 *Polygonatum kingianum* 等），隶属23科36属。

（2）种植历史

凌云县自古就是八角、忍冬藤、通草 *Tetrapanax papyrifer*、黄精、百部 *Stemona tuberosa*、红豆蔻 *Alpinia galanga*、苦木 *Melia azedarach*、天冬 *Asparagus cochinchinensis*、何首乌、七叶一枝花等药材的传统产地，但多以野生种为主，规模化栽培品种较少。

县境内种植八角已有近400年的历史，最早种植八角是下甲峰洋村和玉洪乡杨偭村，至清代全县栽培八角相当普及，民国初年已盛产茴油。1949年之后八角林面积233.33 hm²，县人民政府从粮食、资金、化肥、农药和技术等方面大力扶持山区人民发展八角生产。1957年第一个五年计划结束，全县八角林面积为305.47 hm²，当年产量 $2.41 \times 10^4$ kg；1962年第二个五年计划结束，全县八角林面积316.6 hm²，当年产量 $1.03 \times 10^5$ kg；1974年第四个五年计划结束，全县八角林面积339.53 hm²，当年产量 $1.13 \times 10^5$ kg。1978年中共十一届三中全会以后，八角生产发展步伐加快，1979~1982年全县造八角林638 hm²，1981年全县八角产量 $6.40 \times 10^5$ kg，凌云县被自治区列为14个八角、茴油生产基地县之一。1990年全县八角林面积发展到4818 hm²，至1993年全县八角产量 $1.09 \times 10^6$ kg。

长柱十大功劳 *Mahonia duclouxiana* 是凌云县产出药材之一，以野生砍伐为主。2008年，泗城镇陇雅村退耕还林种植10亩（1亩≈666.67m²）十大功劳。2012年开始，县人民政府投入资金引导农民种植，至2014年，全县种植"十大功劳"约2万亩，逐步成为凌云县的重要林下产业之一。

（3）种植现状

据统计，凌云县现阶段成规模种植的中药材有八角、长柱十大功劳、田七 *Panax notoginseng*、肉桂 *Cinnamomum cassia*、鸦胆子 *Brucea javanica*、三叶青 *Tetrastigma hemsleyanum* 等，共13种，种植面积共3366.35 hm²，具体品种见表5-8。

表5-8　凌云县现有发展中药材的生产种植情况表

| 序号 | 药材名 | 拉丁名 | 面积 | 备注 |
|---|---|---|---|---|
| 1 | 八角 | *Illicium verum* | 2万亩 | 市场化 |
| 2 | 十大功劳 | *Mahonia duclouxiana* | 2万亩 | 政府资金补贴 |
| 3 | 田七 | *Panax notoginseng* | 0.2万亩 | 政府资金补贴 |
| 4 | 肉桂 | *Cinnamomum cassia* | 0.3万亩 | 市场化 |
| 5 | 鸦胆子 | *Brucea javanica* | 0.2万亩 | 市场化 |

续表

| 序号 | 药材名 | 拉丁名 | 面积 | 备注 |
|---|---|---|---|---|
| 6 | 三叶青 | *Tetrastigma hemsleyanum* | 0.15万亩 | 市场化 |
| 7 | 牛大力 | *Callerya speciosa* | 0.15万亩 | 市场化 |
| 8 | 铁皮石斛 | *Dendrobium officinale* | 300亩 | 市场化 |
| 9 | 大天冬 | *Asparagus cochinchinensis* | 50亩 | 市场化 |
| 10 | 南板蓝根 | *Baphicacanthus cusia* | 50亩 | 市场化 |
| 11 | 百部 | *Stemona japonica* | 30亩 | 市场化 |
| 12 | 灵芝 | *Ganoderma lucidum* | 20亩 | 市场化 |
| 13 | 何首乌 | *Fallopia multiflora* | 20亩 | 市场化 |
| 合计 | | | 5.047万亩 | |

### 3.珍稀濒危及特有药用植物

（1）珍稀濒危物种

国家重点保护野生植物主要包括数量极少、分布范围极窄的濒危种，具有重要经济、科研、文化价值的濒危种和稀有种，重要作物的野生种群和有遗传价值的近缘种，以及有重要的经济价值，因过度开发利用，资源急剧减少的物种。根据中国稀有濒危保护植物名录（Ⅰ）（1984年国务院环境保护委员会公布，1987年国家环保局、中科院植物所修订）、国家重点保护野生植物名录（第一批）（1999年国家林业局和农业部公布）以及广西壮族自治区第一批重点保护野生植物名录（2010年广西壮族自治区人民政府公布）进行统计，凌云县重点保护野生药用植物共33种（表5-9），其中国家Ⅱ级保护植物4种，广西重点保护植物29种。

#### 表5-9　凌云县重点保护野生药用植物

| 序号 | 中文科名 | 中文名 | 拉丁学名 | 保护等级 |
|---|---|---|---|---|
| 1 | 桫椤科 | 大叶黑桫椤 | *Alsophila gigantea.* | 国家Ⅱ级 |
| 2 | 桫椤科 | 桫椤 | *Alsophila spinulosa* | 国家Ⅱ级 |
| 3 | 乌毛蕨科 | 苏铁蕨 | *Brainea insignis* | 国家Ⅱ级 |
| 4 | 樟科 | 樟 | *Cinnamomum camphora* | 国家Ⅱ级 |
| 5 | 松科 | 黄山松 | *Pinus taiwanensis* | 广西重点 |
| 6 | 小檗科 | 八角莲 | *Dysosma versipellis* | 广西重点 |
| 7 | 防己科 | 广西地不容 | *Stephania kwangsiensis* | 广西重点 |
| 8 | 藤黄科 | 金丝李 | *Garcinia paucinervis* | 广西重点 |
| 9 | 兰科 | 多花脆兰 | *Acampe rigida* | 广西重点 |
| 10 | 兰科 | 花叶开唇兰 | *Anoectochilus roxburghii* | 广西重点 |
| 11 | 兰科 | 竹叶兰 | *Arundina graminifolia* | 广西重点 |
| 12 | 兰科 | 小白及 | *Bletilla formosana* | 广西重点 |

续表

| 序号 | 中文科名 | 中文名 | 拉丁学名 | 保护等级 |
|---|---|---|---|---|
| 13 | 兰科 | 反瓣虾脊兰 | *Calanthe reflexa* | 广西重点 |
| 14 | 兰科 | 尖喙隔距兰 | *Cleisostoma rostratum* | 广西重点 |
| 15 | 兰科 | 红花隔距兰 | *Cleisostoma williamsonii* | 广西重点 |
| 16 | 兰科 | 栗鳞贝母兰 | *Coelogyne flaccida* | 广西重点 |
| 17 | 兰科 | 吻兰 | *Collabium chinense* | 广西重点 |
| 18 | 兰科 | 纹瓣兰 | *Cymbidium aloifolium* | 广西重点 |
| 19 | 兰科 | 兔耳兰 | *Cymbidium lancifolium* | 广西重点 |
| 20 | 兰科 | 束花石斛 | *Dendrobium chrysanthum* | 广西重点 |
| 21 | 兰科 | 流苏石斛 | *Dendrobium fimbriatum* | 广西重点 |
| 22 | 兰科 | 美花石斛 | *Dendrobium loddigesii* | 广西重点 |
| 23 | 兰科 | 足茎毛兰 | *Eria coronaria* | 广西重点 |
| 24 | 兰科 | 斑叶兰 | *Goodyera schlechtendaliana* | 广西重点 |
| 25 | 兰科 | 厚瓣玉凤花 | *Habenaria delavayi* | 广西重点 |
| 26 | 兰科 | 鹅毛玉凤花 | *Habenaria dentata* | 广西重点 |
| 27 | 兰科 | 线瓣玉凤花 | *Habenaria fordii* | 广西重点 |
| 28 | 兰科 | 见血青 | *Liparis nervosa* | 广西重点 |
| 29 | 兰科 | 长茎羊耳蒜 | *Liparis viridiflora* | 广西重点 |
| 30 | 兰科 | 棒叶鸢尾兰 | *Oberonia myosurus* | 广西重点 |
| 31 | 兰科 | 阔蕊兰 | *Peristylus goodyeroides* | 广西重点 |
| 32 | 兰科 | 长足石仙桃 | *Pholidota longipes* | 广西重点 |
| 33 | 兰科 | 台湾香荚兰 | *Vanilla somai* | 广西重点 |

根据2013年由国家环境保护部和中国科学院联合编制的《中国生物多样性红色名录—高等植物卷》的评估，将现有凌云县野生药用植物划分极危Critically Endangered（CR）、濒危Endangered（EN）、易危Vulnerable（VU）、近危Near Threatened（NT）、无危Least Concern（LC）、数据不足Data Deficient（DD）和未予评估Not Evaluated（NE）7个等级。经过系统统计（表5-10）得出，凌云县药用植物目前处于极危（CR）的有1种，濒危（EN）的有8种、易危（VU）的有46种，共55种。

表5-10　凌云县药用植物多样性评估

| 序号 | 中文科名 | 中文名 | 拉丁学名 | 濒危程度 |
|---|---|---|---|---|
| 1 | 松叶蕨科 | 松叶蕨 | *Psilotum nudum* | 易危（VU） |
| 2 | 石杉科 | 蛇足石杉 | *Huperzia serrata* | 濒危（EN） |
| 3 | 阴地蕨科 | 薄叶阴地蕨 | *Botrychium daucifolium* | 易危（VU） |

续表

| 序号 | 中文科名 | 中文名 | 拉丁学名 | 濒危程度 |
|---|---|---|---|---|
| 4 | 桫椤科 | 桫椤 | *Alsophila spinulosa* | 易危（VU） |
| 5 | 铁角蕨科 | 石生铁角蕨 | *Asplenium saxicola* | 易危（VU） |
| 6 | 乌毛蕨科 | 苏铁蕨 | *Brainea insignis* | 易危（VU） |
| 7 | 槲蕨科 | 石莲姜槲蕨 | *Drynaria propinqua* | 易危（VU） |
| 8 | 五味子科 | 黑老虎 | *Kadsura coccinea* | 易危（VU） |
| 9 | 樟科 | 米槁 | *Cinnamomum migao* | 易危（VU） |
| 10 | 小檗科 | 六角莲 | *Dysosma pleiantha* | 易危（VU） |
| 11 | 小檗科 | 八角莲 | *Dysosma versipellis* | 易危（VU） |
| 12 | 小檗科 | 靖西十大功劳 | *Mahonia subimbricata* | 易危（VU） |
| 13 | 防己科 | 血散薯 | *Stephania dielsiana* | 易危（VU） |
| 14 | 防己科 | 广西地不容 | *Stephania kwangsiensis* | 濒危（EN） |
| 15 | 马兜铃科 | 朱砂莲 | *Aristolochia tuberosa* | 易危（VU） |
| 16 | 白花菜科 | 马槟榔 | *Capparis masaikai* | 易危（VU） |
| 17 | 白花菜科 | 毛叶山柑 | *Capparis pubifolia* | 濒危（EN） |
| 18 | 景天科 | 齿叶费菜 | *Phedimus odontophyllus* | 易危（VU） |
| 19 | 葫芦科 | 马铜铃 | *Hemsleya graciliflora* | 易危（VU） |
| 20 | 猕猴桃科 | 糙毛猕猴桃 | *Actinidia fulvicoma* var. *hirsuta* | 易危（VU） |
| 21 | 猕猴桃科 | 蒙自猕猴桃 | *Actinidia henryi* | 易危（VU） |
| 22 | 藤黄科 | 金丝李 | *Garcinia paucinervis* | 易危（VU） |
| 23 | 梧桐科 | 桂火绳 | *Eriolaena kwangsiensis* | 濒危（EN） |
| 24 | 梧桐科 | 粉苹婆 | *Sterculia euosma* | 易危（VU） |
| 25 | 大戟科 | 鸡尾木 | *Excoecaria venenata* | 易危（VU） |
| 26 | 绣球花科 | 变叶豆草 | *Saniculiphyllum guangxiense* | 极危（CR） |
| 27 | 蔷薇科 | 小叶枇杷 | *Eriobotrya seguinii* | 易危（VU） |
| 28 | 含羞草科 | 榼藤子 | *Entada phaseoloides* | 濒危（EN） |
| 29 | 蝶形花科 | 黄檀 | *Dalbergia hupeana* | 易危（VU） |
| 30 | 蝶形花科 | 密花豆 | *Spatholobus suberectus* | 易危（VU） |
| 31 | 旌节花科 | 云南旌节花 | *Stachyurus yunnanensis* | 易危（VU） |
| 32 | 芸香科 | 石山花椒 | *Zanthoxylum calcicola* | 易危（VU） |
| 33 | 楝科 | 羽状地黄连 | *Munronia pinnata* | 易危（VU） |
| 34 | 杜鹃花科 | 假木荷 | *Craibiodendron stellatum* | 易危（VU） |
| 35 | 夹竹桃科 | 广西同心结 | *Parsonsia goniostemon* | 易危（VU） |
| 36 | 夹竹桃科 | 伞房狗牙花 | *Tabernaemontana corymbosa* | 易危（VU） |

续表

| 序号 | 中文科名 | 中文名 | 拉丁学名 | 濒危程度 |
|---|---|---|---|---|
| 37 | 茜草科 | 广西玉叶金花 | *Mussaenda kwangsiensis* | 易危（VU） |
| 38 | 姜科 | 矮姜花 | *Hedychium brevicaule* | 易危（VU） |
| 39 | 姜科 | 广西姜花 | *Hedychium kwangsiense* | 易危（VU） |
| 40 | 姜科 | 乌姜 | *Zingiber lingyunense* | 易危（VU） |
| 41 | 百合科 | 云南大百合 | *Cardiocrinum giganteum* var. *yunnanense* | 易危（VU） |
| 42 | 百合科 | 多花黄精 | *Polygonatum cyrtonema* | 易危（VU） |
| 43 | 薯蓣科 | 山葛薯 | *Dioscorea chingii* | 濒危（EN） |
| 44 | 薯蓣科 | 光叶薯蓣 | *Dioscorea glabra* | 易危（VU） |
| 45 | 薯蓣科 | 粘山药 | *Dioscorea hemsleyi* | 易危（VU） |
| 46 | 兰科 | 花叶开唇兰 | *Anoectochilus roxburghii* | 濒危（EN） |
| 47 | 兰科 | 小白及 | *Bletilla formosana* | 濒危（EN） |
| 48 | 兰科 | 栗鳞贝母兰 | *Coelogyne flaccida* | 易危（VU） |
| 49 | 兰科 | 纹瓣兰 | *Cymbidium aloifolium* | 易危（VU） |
| 50 | 兰科 | 束花石斛 | *Dendrobium chrysanthum* | 易危（VU） |
| 51 | 兰科 | 流苏石斛 | *Dendrobium fimbriatum* | 易危（VU） |
| 52 | 兰科 | 美花石斛 | *Dendrobium loddigesii* | 易危（VU） |
| 53 | 兰科 | 斑叶兰 | *Goodyera schlechtendaliana* | 易危（VU） |
| 54 | 兰科 | 厚瓣玉凤花 | *Habenaria delavayi* | 易危（VU） |
| 55 | 兰科 | 长足石仙桃 | *Pholidota longipes* | 易危（VU） |

（2）特有物种

特有现象是和普遍分布（世界分布）现象相对而言的，凡是一切并没有在全世界范围内分布的种系，都称之为该生长地区的特有种。药用植物的特有性，不仅体现了其分布的狭域性，也体现了其使用地区的局限性，同时，还体现了当地居民对周边植物的认知、使用具有非常深入了解。根据《广西植物名录》和《中国植物志》以及标本查阅，对凌云县药用植物的广西特有种、中国特有种进行统计（表5-11），凌云县药用植物中广西特有种11种，中国特有种199种。

表5-11 凌云县药用植物特有性统计

| 序号 | 基源中文名 | 科名 | 拉丁学名 | 特有性 |
|---|---|---|---|---|
| 1 | 小檗科 | 靖西十大功劳 | *Mahonia subimbricata* | 广西特有 |
| 2 | 大戟科 | 鸡尾木 | *Excoecaria venenata* | 广西特有 |
| 3 | 木犀科 | 白萼素馨 | *Jasminum albicalyx* | 广西特有 |

续表

| 序号 | 基源中文名 | 科名 | 拉丁学名 | 特有性 |
|---|---|---|---|---|
| 4 | 夹竹桃科 | 广西同心结 | *Parsonsia goniostemon* | 广西特有 |
| 5 | 茜草科 | 广西玉叶金花 | *Mussaenda kwangsiensis* | 广西特有 |
| 6 | 菊科 | 广西斑鸠菊 | *Vernonia chingiana* | 广西特有 |
| 7 | 姜科 | 矮山姜 | *Alpinia psilogyna* | 广西特有 |
| 8 | 姜科 | 矮姜花 | *Hedychium brevicaule* | 广西特有 |
| 9 | 姜科 | 广西姜花 | *Hedychium kwangsiense* | 广西特有 |
| 10 | 姜科 | 匙苞姜 | *Zingiber cochleariforme* | 广西特有 |
| 11 | 姜科 | 乌姜 | *Zingiber lingyunense* | 广西特有 |
| 12 | 松科 | 马尾松 | *Pinus massoniana* | 中国特有 |
| 13 | 松科 | 黄山松 | *Pinus taiwanensis* | 中国特有 |
| 14 | 柏科 | 侧柏 | *Platycladus orientalis* | 中国特有 |
| 15 | 买麻藤科 | 海南买麻藤 | *Gnetum hainanense* | 中国特有 |
| 16 | 买麻藤科 | 垂子买麻藤 | *Gnetum pendulum* | 中国特有 |
| 17 | 木兰科 | 深山含笑 | *Michelia maudiae* | 中国特有 |
| 18 | 五味子科 | 翼梗五味子 | *Schisandra henryi* | 中国特有 |
| 19 | 番荔枝科 | 中华野独活 | *Miliusa sinensis* | 中国特有 |
| 20 | 樟科 | 米槁 | *Cinnamomum migao* | 中国特有 |
| 21 | 樟科 | 毛黑壳楠 | *Lindera megaphylla* f. *trichoclada* | 中国特有 |
| 22 | 樟科 | 木姜子 | *Litsea pungens* | 中国特有 |
| 23 | 樟科 | 大叶新木姜子 | *Neolitsea levinei* | 中国特有 |
| 24 | 青藤科 | 蒙自青藤 | *Illigera henryi* | 中国特有 |
| 25 | 毛茛科 | 打破碗花花 | *Anemone hupehensis* | 中国特有 |
| 26 | 毛茛科 | 裂叶铁线莲 | *Clematis parviloba* | 中国特有 |
| 27 | 毛茛科 | 尾叶铁线莲 | *Clematis urophylla* | 中国特有 |
| 28 | 毛茛科 | 黄连 | *Coptis chinensis* | 中国特有 |
| 29 | 小檗科 | 六角莲 | *Dysosma pleiantha* | 中国特有 |
| 30 | 小檗科 | 八角莲 | *Dysosma versipellis* | 中国特有 |
| 31 | 防己科 | 肾子藤 | *Pachygone valida* | 中国特有 |
| 32 | 防己科 | 血散薯 | *Stephania dielsiana* | 中国特有 |
| 33 | 防己科 | 广西地不容 | *Stephania kwangsiensis* | 中国特有 |
| 34 | 马兜铃科 | 广西马兜铃 | *Aristolochia kwangsiensis* | 中国特有 |
| 35 | 马兜铃科 | 朱砂莲 | *Aristolochia tuberosa* | 中国特有 |

续表

| 序号 | 基源中文名 | 科名 | 拉丁学名 | 特有性 |
|---|---|---|---|---|
| 36 | 马兜铃科 | 地花细辛 | *Asarum geophilum* | 中国特有 |
| 37 | 胡椒科 | 山蒟 | *Piper hancei* | 中国特有 |
| 38 | 胡椒科 | 小叶爬崖香 | *Piper sintenense* | 中国特有 |
| 39 | 白花菜科 | 野槟榔 | *Capparis chingiana* | 中国特有 |
| 40 | 白花菜科 | 马槟榔 | *Capparis masaikai* | 中国特有 |
| 41 | 白花菜科 | 毛叶山柑 | *Capparis pubifolia* | 中国特有 |
| 42 | 堇菜科 | 深圆齿堇菜 | *Viola davidii* | 中国特有 |
| 43 | 堇菜科 | 柔毛堇菜 | *Viola fargesii* | 中国特有 |
| 44 | 远志科 | 尾叶远志 | *Polygala caudata* | 中国特有 |
| 45 | 景天科 | 凹叶景天 | *Sedum emarginatum* | 中国特有 |
| 46 | 石竹科 | 巫山繁缕 | *Stellaria wushanensis* | 中国特有 |
| 47 | 凤仙花科 | 大叶凤仙花 | *Impatiens apalophylla* | 中国特有 |
| 48 | 凤仙花科 | 绿萼凤仙花 | *Impatiens chlorosepala* | 中国特有 |
| 49 | 凤仙花科 | 黄金凤 | *Impatiens siculifer* | 中国特有 |
| 50 | 山龙眼科 | 网脉山龙眼 | *Helicia reticulata* | 中国特有 |
| 51 | 海桐花科 | 短萼海桐 | *Pittosporum brevicalyx* | 中国特有 |
| 52 | 海桐花科 | 卵果海桐 | *Pittosporum lenticellatum* | 中国特有 |
| 53 | 葫芦科 | 翅茎绞股蓝 | *Gynostemma caulopterum* | 中国特有 |
| 54 | 葫芦科 | 短序栝楼 | *Trichosanthes baviensis* | 中国特有 |
| 55 | 葫芦科 | 裂苞栝楼 | *Trichosanthes fissibracteata* | 中国特有 |
| 56 | 葫芦科 | 中华栝楼 | *Trichosanthes rosthornii* | 中国特有 |
| 57 | 秋海棠科 | 戟叶秋海棠 | *Begonia limprichtii* | 中国特有 |
| 58 | 山茶科 | 连蕊茶 | *Camellia cuspidata* | 中国特有 |
| 59 | 山茶科 | 秃房茶 | *Camellia gymnogyna* | 中国特有 |
| 60 | 山茶科 | 毛蕊山茶 | *Camellia mairei* | 中国特有 |
| 61 | 山茶科 | 细枝柃 | *Eurya loquaiana* | 中国特有 |
| 62 | 山茶科 | 长毛柃 | *Eurya patentipila* | 中国特有 |
| 63 | 猕猴桃科 | 糙毛猕猴桃 | *Actinidia fulvicoma* var. *hirsuta* | 中国特有 |
| 64 | 猕猴桃科 | 蒙自猕猴桃 | *Actinidia henryi* | 中国特有 |
| 65 | 猕猴桃科 | 革叶猕猴桃 | *Actinidia rubricaulis* var. *coriacea* | 中国特有 |
| 66 | 水东哥科 | 聚锥水东哥 | *Saurauia thyrsiflora* | 中国特有 |
| 67 | 桃金娘科 | 华南蒲桃 | *Syzygium austrosinense* | 中国特有 |

续表

| 序号 | 基源中文名 | 科名 | 拉丁学名 | 特有性 |
|------|-----------|------|---------|--------|
| 68 | 野牡丹科 | 谷木 | *Memecylon ligustrifolium* | 中国特有 |
| 69 | 野牡丹科 | 锦香草 | *Phyllagathis cavaleriei* | 中国特有 |
| 70 | 野牡丹科 | 红敷地发 | *Phyllagathis elattandra* | 中国特有 |
| 71 | 红树科 | 旁杞木 | *Carallia pectinifolia* | 中国特有 |
| 72 | 藤黄科 | 金丝李 | *Garcinia paucinervis* | 中国特有 |
| 73 | 梧桐科 | 桂火绳 | *Eriolaena kwangsiensis* | 中国特有 |
| 74 | 梧桐科 | 粉苹婆 | *Sterculia euosma* | 中国特有 |
| 75 | 锦葵科 | 拔毒散 | *Sida szechuensis* | 中国特有 |
| 76 | 大戟科 | 山麻杆 | *Alchornea davidii* | 中国特有 |
| 77 | 大戟科 | 绿背山麻杆 | *Alchornea trewioides* var. *sinica* | 中国特有 |
| 78 | 大戟科 | 石山巴豆 | *Croton euryphyllus* | 中国特有 |
| 79 | 绣球花科 | 罗蒙常山 | *Dichroa yaoshanensis* | 中国特有 |
| 80 | 绣球花科 | 西南绣球 | *Hydrangea davidii* | 中国特有 |
| 81 | 绣球花科 | 变叶豆草 | *Saniculiphyllum guangxiense* | 中国特有 |
| 82 | 蔷薇科 | 粉叶栒子 | *Cotoneaster glaucophyllus* | 中国特有 |
| 83 | 蔷薇科 | 小叶枇杷 | *Eriobotrya seguinii* | 中国特有 |
| 84 | 蔷薇科 | 中华绣线梅 | *Neillia sinensis* | 中国特有 |
| 85 | 蔷薇科 | 厚叶石楠 | *Photinia crassifolia* | 中国特有 |
| 86 | 蔷薇科 | 火棘 | *Pyracantha fortuneana* | 中国特有 |
| 87 | 蔷薇科 | 长叶悬钩子 | *Rubus dolichophyllus* | 中国特有 |
| 88 | 蔷薇科 | 宜昌悬钩子 | *Rubus ichangensis* | 中国特有 |
| 89 | 蔷薇科 | 拟覆盆子 | *Rubus idaeopsis* | 中国特有 |
| 90 | 蔷薇科 | 棠叶悬钩子 | *Rubus malifolius* | 中国特有 |
| 91 | 蔷薇科 | 川莓 | *Rubus setchuenensis* | 中国特有 |
| 92 | 蔷薇科 | 灰白毛莓 | *Rubus tephrodes* | 中国特有 |
| 93 | 苏木科 | 火索藤 | *Bauhinia aurea* | 中国特有 |
| 94 | 苏木科 | 大叶云实 | *Caesalpinia magnifoliolata* | 中国特有 |
| 95 | 苏木科 | 华南皂荚 | *Gleditsia fera* | 中国特有 |
| 96 | 蝶形花科 | 丰城鸡血藤 | *Callerya nitida* var. *hirsutissima* | 中国特有 |
| 97 | 蝶形花科 | 亮叶崖豆藤 | *Callerya nitida* | 中国特有 |
| 98 | 蝶形花科 | 绒毛叶杭子梢 | *Campylotropis pinetorum* subsp. *velutina* | 中国特有 |
| 99 | 蝶形花科 | 大金刚藤 | *Dalbergia dyeriana* | 中国特有 |

续表

| 序号 | 基源中文名 | 科名 | 拉丁学名 | 特有性 |
|---|---|---|---|---|
| 100 | 蝶形花科 | 黄檀 | *Dalbergia hupeana* | 中国特有 |
| 101 | 蝶形花科 | 中南鱼藤 | *Derris fordii.* | 中国特有 |
| 102 | 蝶形花科 | 干花豆 | *Fordia cauliflora* | 中国特有 |
| 103 | 蝶形花科 | 密花豆 | *Spatholobus suberectus* | 中国特有 |
| 104 | 金缕梅科 | 瑞木 | *Corylopsis multiflora* | 中国特有 |
| 105 | 黄杨科 | 匙叶黄杨 | *Buxus harlandii* | 中国特有 |
| 106 | 黄杨科 | 野扇花 | *Sarcococca ruscifolia* | 中国特有 |
| 107 | 桦木科 | 亮叶桦 | *Betula luminifera* | 中国特有 |
| 108 | 壳斗科 | 白栎 | *Quercus fabri* | 中国特有 |
| 109 | 桑科 | 藤构 | *Broussonetia kaempferi* var. *australis* | 中国特有 |
| 110 | 桑科 | 珍珠莲 | *Ficus sarmentosa* var. *henryi* | 中国特有 |
| 111 | 桑科 | 爬藤榕 | *Ficus sarmentosa* var. *impressa* | 中国特有 |
| 112 | 桑科 | 岩木瓜 | *Ficus tsiangii* | 中国特有 |
| 113 | 荨麻科 | 广西紫麻 | *Oreocnide kwangsiensis* | 中国特有 |
| 114 | 冬青科 | 细刺枸骨 | *Ilex hylonoma* | 中国特有 |
| 115 | 卫矛科 | 短梗南蛇藤 | *Celastrus rosthornianus* | 中国特有 |
| 116 | 卫矛科 | 纤齿卫矛 | *Euonymus giraldii* | 中国特有 |
| 117 | 翅子藤科 | 无柄五层龙 | *Salacia sessiliflora* | 中国特有 |
| 118 | 茶茱萸科 | 瘤枝微花藤 | *Iodes seguinii* | 中国特有 |
| 119 | 桑寄生科 | 南桑寄生 | *Loranthus guizhouensis* | 中国特有 |
| 120 | 桑寄生科 | 锈毛钝果寄生 | *Taxillus levinei* | 中国特有 |
| 121 | 桑寄生科 | 毛叶钝果寄生 | *Taxillus nigrans* | 中国特有 |
| 122 | 鼠李科 | 光枝勾儿茶 | *Berchemia polyphylla* var. *leioclada* | 中国特有 |
| 123 | 鼠李科 | 山绿柴 | *Rhamnus brachypoda* | 中国特有 |
| 124 | 鼠李科 | 革叶鼠李 | *Rhamnus coriophylla* | 中国特有 |
| 125 | 鼠李科 | 梗花雀梅藤 | *Sageretia henryi* | 中国特有 |
| 126 | 胡颓子科 | 巴东胡颓子 | *Elaeagnus difficilis* | 中国特有 |
| 127 | 胡颓子科 | 披针叶胡颓子 | *Elaeagnus lanceolata* | 中国特有 |
| 128 | 葡萄科 | 三裂蛇葡萄 | *Ampelopsis delavayana* | 中国特有 |
| 129 | 葡萄科 | 叉须崖爬藤 | *Tetrastigma hypoglaucum* | 中国特有 |
| 130 | 葡萄科 | 无毛崖爬藤 | *Tetrastigma obtectum* var. *glabrum* | 中国特有 |
| 131 | 葡萄科 | 海南崖爬藤 | *Tetrastigma papillatum* | 中国特有 |

续表

| 序号 | 基源中文名 | 科名 | 拉丁学名 | 特有性 |
|---|---|---|---|---|
| 132 | 葡萄科 | 桦叶葡萄 | *Vitis betulifolia* | 中国特有 |
| 133 | 芸香科 | 毛齿叶黄皮 | *Clausena dunniana* var. *robusta* | 中国特有 |
| 134 | 芸香科 | 小黄皮 | *Clausena emarginata* | 中国特有 |
| 135 | 芸香科 | 豆叶九里香 | *Murraya euchrestifolia* | 中国特有 |
| 136 | 芸香科 | 秃叶黄檗 | *Phellodendron chinense* var. *glabriusculum* | 中国特有 |
| 137 | 芸香科 | 石山吴萸 | *Tetradium calcicola* | 中国特有 |
| 138 | 芸香科 | 毛竹叶花椒 | *Zanthoxylum armatum* var. *ferrugineum* | 中国特有 |
| 139 | 芸香科 | 石山花椒 | *Zanthoxylum calcicola* | 中国特有 |
| 140 | 芸香科 | 蚬壳花椒 | *Zanthoxylum dissitum* | 中国特有 |
| 141 | 无患子科 | 复羽叶栾树 | *Koelreuteria bipinnata* | 中国特有 |
| 142 | 槭树科 | 中华槭 | *Acer sinense* | 中国特有 |
| 143 | 省沽油科 | 锐尖山香圆 | *Turpinia arguta* | 中国特有 |
| 144 | 胡桃科 | 山核桃 | *Carya cathayensis* | 中国特有 |
| 145 | 山茱萸科 | 狭叶桃叶珊瑚 | *Aucuba chinensis* var. *angusta* | 中国特有 |
| 146 | 鞘柄木科 | 角叶鞘柄木 | *Toricellia angulata* | 中国特有 |
| 147 | 五加科 | 通脱木 | *Tetrapanax papyrifer* | 中国特有 |
| 148 | 伞形科 | 藁本 | *Ligusticum sinense* | 中国特有 |
| 149 | 杜鹃花科 | 灯笼吊钟花 | *Enkianthus chinensis* | 中国特有 |
| 150 | 杜鹃花科 | 广西杜鹃 | *Rhododendron kwangsiense* | 中国特有 |
| 151 | 乌饭树科 | 江南越桔 | *Vaccinium mandarinorum* | 中国特有 |
| 152 | 乌饭树科 | 椭圆叶越桔 | *Vaccinium pseudorobustum* | 中国特有 |
| 153 | 柿科 | 油柿 | *Diospyros oleifera* | 中国特有 |
| 154 | 紫金牛科 | 剑叶紫金牛 | *Ardisia ensifolia* | 中国特有 |
| 155 | 紫金牛科 | 广西密花树 | *Myrsine kwangsiensis* | 中国特有 |
| 156 | 山矾科 | 黄牛奶树 | *Symplocos cochinchinensis* var. *laurina* | 中国特有 |
| 157 | 山矾科 | 密花山矾 | *Symplocos congesta* | 中国特有 |
| 158 | 木犀科 | 女贞 | *Ligustrum lucidum* | 中国特有 |
| 159 | 木犀科 | 多毛小蜡 | *Ligustrum sinense* var. *coryanum* | 中国特有 |
| 160 | 夹竹桃科 | 鸡骨常山 | *Alstonia yunnanensis* | 中国特有 |
| 161 | 夹竹桃科 | 毛药藤 | *Sindechites henryi* | 中国特有 |
| 162 | 夹竹桃科 | 紫花络石 | *Trachelospermum axillare* | 中国特有 |
| 163 | 夹竹桃科 | 贵州络石 | *Trachelospermum bodinieri* | 中国特有 |

续表

| 序号 | 基源中文名 | 科名 | 拉丁学名 | 特有性 |
|------|-----------|------|---------|--------|
| 164 | 萝藦科 | 长叶吊灯花 | *Ceropegia dolichophylla* | 中国特有 |
| 165 | 萝藦科 | 朱砂藤 | *Cynanchum officinale* | 中国特有 |
| 166 | 萝藦科 | 华萝藦 | *Metaplexis hemsleyana* | 中国特有 |
| 167 | 萝藦科 | 催吐鲫鱼藤 | *Secamone minutiflora* | 中国特有 |
| 168 | 茜草科 | 云桂虎刺 | *Damnacanthus henryi* | 中国特有 |
| 169 | 茜草科 | 西南粗叶木 | *Lasianthus henryi* | 中国特有 |
| 170 | 茜草科 | 中华蛇根草 | *Ophiorrhiza chinensis* | 中国特有 |
| 171 | 茜草科 | 钩毛茜草 | *Rubia oncotricha* | 中国特有 |
| 172 | 茜草科 | 柄花茜草 | *Rubia podantha* | 中国特有 |
| 173 | 忍冬科 | 接骨木 | *Sambucus williamsii* | 中国特有 |
| 174 | 忍冬科 | 短序荚蒾 | *Viburnum brachybotryum* | 中国特有 |
| 175 | 忍冬科 | 伞房荚蒾 | *Viburnum corymbiflorum* | 中国特有 |
| 176 | 菊科 | 总序蓟 | *Cirsium racemiforme* | 中国特有 |
| 177 | 菊科 | 岩穴藤菊 | *Cissampelopsis spelaeicola* | 中国特有 |
| 178 | 菊科 | 斑鸠菊 | *Vernonia esculenta* | 中国特有 |
| 179 | 龙胆科 | 福建蔓龙胆 | *Crawfurdia pricei* | 中国特有 |
| 180 | 报春花科 | 广西过路黄 | *Lysimachia alfredii* | 中国特有 |
| 181 | 报春花科 | 灵香草 | *Lysimachia foenum-graecum* | 中国特有 |
| 182 | 报春花科 | 落地梅 | *Lysimachia paridiformis* | 中国特有 |
| 183 | 桔梗科 | 球果牧根草 | *Asyneuma chinense* | 中国特有 |
| 184 | 玄参科 | 来江藤 | *Brandisia hancei* | 中国特有 |
| 185 | 玄参科 | 广西来江藤 | *Brandisia kwangsiensis* | 中国特有 |
| 186 | 玄参科 | 杜氏翅茎草 | *Pterygiella duclouxii* | 中国特有 |
| 187 | 玄参科 | 玄参 | *Scrophularia ningpoensis* | 中国特有 |
| 188 | 爵床科 | 广西赛爵床 | *Justicia kwangsiensis* | 中国特有 |
| 189 | 马鞭草科 | 老鸦糊 | *Callicarpa giraldii* | 中国特有 |
| 190 | 马鞭草科 | 臭茉莉 | *Clerodendrum chinense* var. *simplex* | 中国特有 |
| 191 | 马鞭草科 | 三台花 | *Clerodendrum serratum* var. *amplexifolium* | 中国特有 |
| 192 | 马鞭草科 | 滇桂豆腐柴 | *Premna confinis* | 中国特有 |
| 193 | 马鞭草科 | 毛狐臭柴 | *Premna puberula* var. *bodinieri* | 中国特有 |
| 194 | 唇形科 | 灯笼草 | *Clinopodium polycephalum* | 中国特有 |
| 195 | 唇形科 | 野草香 | *Elsholtzia cyprianii* | 中国特有 |

续表

| 序号 | 基源中文名 | 科名 | 拉丁学名 | 特有性 |
|---|---|---|---|---|
| 196 | 唇形科 | 小叶假糙苏 | *Paraphlomis javanica* var. *coronata* | 中国特有 |
| 197 | 姜科 | 箭秆风 | *Alpinia sichuanensis* | 中国特有 |
| 198 | 姜科 | 广西莪术 | *Curcuma kwangsiensis* | 中国特有 |
| 199 | 百合科 | 深裂竹根七 | *Disporopsis pernyi* | 中国特有 |
| 200 | 百合科 | 短蕊万寿竹 | *Disporum bodinieri* | 中国特有 |
| 201 | 百合科 | 玉簪 | *Hosta plantaginea* | 中国特有 |
| 202 | 百合科 | 野百合 | *Lilium brownii* | 中国特有 |
| 203 | 百合科 | 狭叶沿阶草 | *Ophiopogon stenophyllus* | 中国特有 |
| 204 | 百合科 | 多花黄精 | *Polygonatum cyrtonema* | 中国特有 |
| 205 | 菝葜科 | 云南肖菝葜 | *Heterosmilax yunnanensis* | 中国特有 |
| 206 | 菝葜科 | 无刺菝葜 | *Smilax mairei* | 中国特有 |
| 207 | 薯蓣科 | 毛胶薯蓣 | *Dioscorea subcalva* | 中国特有 |
| 208 | 兰科 | 厚瓣玉凤花 | *Habenaria delavayi* | 中国特有 |
| 209 | 兰科 | 线瓣玉凤花 | *Habenaria fordii* | 中国特有 |
| 210 | 兰科 | 长足石仙桃 | *Pholidota longipes* | 中国特有 |

## 二、药用动物资源

凌云县药用动物主要以野生为主，家养较少，常见类型主要是软体动物、节肢动物、两栖动物、爬行动物、哺乳动物、鱼类、鸟类等。据统计，凌云县药用动物共有220种，详见附录二。

## 三、药用矿物资源

凌云县县域内矿产资源有水晶、锑、铜、金、锌、黄铁矿、铁、煤、芒硝等10多种，记有矿产地60多处，其中大型矿床1处，小型矿床2处，其余为矿点、矿化点。凌云县对矿物药使用的记录非常少，根据调查可知，凌云县矿物药共8种，为钟乳石、钟乳鹅管石、石灰、铜绿、方解石、黄土、石膏、雄黄。

# 第六章　药用资源应用

## 一、市场流通

第四次全国中药资源普查调查队共对凌云县27个药材收购点，进行了详细调查，记录了各调查点主要的收购品种（表6-1）。由统计结果可知，凌云县药材收购站较多的乡镇是泗城镇、逻楼镇、沙里瑶族乡，表明这些乡镇药材资源物种较丰富、储量较大。

表6-1　凌云县药材收购品种情况表

| 序号 | 药材商户 | 收购的药材基源中文名 |
|---|---|---|
| 1 | 凌云县 | 长柱十大功劳、马蓝、绞股蓝、金樱子、何首乌、密花豆、白及、天冬、对叶百部、疏花石斛 |
| 2 | 逻楼镇 | 金线兰、越南槐、长柱十大功劳、马蓝、红腺忍冬、灰毡毛忍冬、桑寄生、何首乌、八角茴香、香椿、金樱子、异形南五味子、绞股蓝 |
| 3 | 泗城镇 | 何首乌、红腺忍冬、马蓝、中华青牛胆、滇黄精、对叶百部、长柱十大功劳、马蓝、何首乌、绞股蓝、大花白及、对叶百部、疏花石斛、黄皮树、杜仲、深绿卷柏、红腺忍冬、七叶一枝花、灰毡毛忍冬、越南槐、白花前胡 |
| 4 | 沙里瑶族乡 | 马蓝、栀子、何首乌、美丽崖豆藤、对叶百部、广州相思子、石南藤、络石、金毛狗脊、滇黄精、小白及、长柱十大功劳、何首乌 |
| 5 | 玉洪瑶族乡 | 红腺忍冬、马蓝、何首乌、对叶百部、灰毡毛忍冬、七叶一枝花、八角茴香、长柱十大功劳 |
| 6 | 朝里瑶族乡 | 八角茴香、何首乌、美丽崖豆藤 |
| 7 | 伶站瑶族乡 | 小白及、八角茴香、何首乌、滇黄精、对叶百部、美丽崖豆藤、光叶菝葜 |

凌云县药材市场主要流通的药材有山豆根、八角、十大功劳、桑寄生、板蓝根、何首乌、夜交藤、百部、金樱子、鸦胆子、天冬、七叶一枝花、通草、栀子、牛大力等34个品种（表6-2）。由表6-2可知，凌云县市场流通药材主要以野生种为主，栽培种仅有八角茴香和香椿子2种。山豆根（越南槐）是目前各收购站收购最大量的物种，年收购量的251 t，一方面说明了该药材在凌云县的储量非常巨大，非常适应凌云县的气候地理环境；另一方面也说明了该药材具有巨大的市场需求量。野生植物资源具有一定的生长周期，大量的采集势必会造成资源的枯竭，当地政府部门应该引导人们对其进行栽培种植。

表6-2　凌云县主流药材

| 序号 | 药材名 | 中文名 | 学名 | 药用部位 | 年销售量/t |
|---|---|---|---|---|---|
| 1 | 八角茴香 | 八角茴香 | *Illicium verum* | 果实和种子类 | 815 |
| 2 | 首乌藤 | 何首乌 | *Polygonum multiflorum* | 茎木类 | 274 |
| 3 | 长柱十大功劳 | 长柱十大功劳 | *Mahonia duclouxiana* | 茎木类 | 151 |

续表

| 序号 | 药材名 | 中文名 | 学名 | 药用部位 | 年销售量/t |
|---|---|---|---|---|---|
| 4 | 香椿子 | 香椿 | *Toona sinensis* | 果实和种子类 | 150 |
| 5 | 南板蓝根 | 马蓝 | *Baphicacanthus cusia* | 根及根茎类 | 88 |
| 6 | 桑寄生 | 桑寄生 | *Taxillus sutchuenensis* | 其它类 | 60 |
| 7 | 宽筋藤 | 中华青牛胆 | *Tinospora sinensis* | 茎木类 | 50 |
| 8 | 忍冬藤 | 红腺忍冬 | *Lonicera hypoglauca* | 茎木类 | 43 |
| 9 | 何首乌 | 何首乌 | *Polygonum multiflorum* | 根及根茎类 | 28 |
| 10 | 黄精 | 滇黄精 | *Polygonatum kingianum* | 根及根茎类 | 15 |
| 11 | 绞股蓝 | 绞股蓝 | *Gynostemma pentaphyllum* | 全草类 | 13 |
| 12 | 大百部 | 对叶百部 | *Stemona tuberosa* | 根及根茎类 | 12.8 |
| 13 | 金樱子 | 金樱子 | *Rosa laevigata* | 果实和种子类 | 11.2 |
| 14 | 鸡血藤 | 密花豆 | *Spatholobus suberectus* | 茎木类 | 10 |
| 15 | 地血香果 | 异形南五味子 | *Kadsura heteroclita* | 果实和种子类 | 10 |
| 16 | 鸡骨草 | 广东相思子 | *Abrus cantoniensis* | 全草类 | 8 |
| 17 | 山银花 | 灰毡毛忍冬 | *Lonicera macranthoides* | 花类 | 6.5 |
| 18 | 大白及 | 白及 | *Bletilla striata* | 根及根茎类 | 6 |
| 19 | 杜仲 | 杜仲 | *Eucommia ulmoides* | 皮类 | 5 |
| 20 | 山豆根 | 越南槐 | *Sophora tonkinensis* | 根及根茎类 | 3.5 |
| 21 | 小白及 | 小白及 | *Bletilla formosana* | 根及根茎类 | 3.1 |
| 22 | 牛大力 | 美丽崖豆藤 | *Millettia speciosa* | 根及根茎类 | 2.025 |
| 23 | 栀子 | 栀子 | *Gardenia jasminoides* | 果实和种子类 | 2 |
| 24 | 石南藤 | 石南藤 | *Piper wallichii* | 全草类 | 2 |
| 25 | 络石藤 | 络石 | *Trachelospermum jasminoides* | 茎木类 | 2 |
| 26 | 狗脊 | 金毛狗脊 | *Cibotium barometz* | 根及根茎类 | 2 |
| 27 | 土茯苓 | 光叶菝葜 | *Smilax glabra* | 根及根茎类 | 1.5 |
| 28 | 疏花石斛 | 疏花石斛 | *Dendrobium henryi* | 茎木类 | 1.05 |
| 29 | 天冬 | 天冬 | *Asparagus cochinchinensis* | 根及根茎类 | 1 |
| 30 | 黄柏 | 黄皮树 | *Phellodendron chinense* | 皮类 | 1 |
| 31 | 石上柏 | 深绿卷柏 | *Selaginella doederleinii* | 全草类 | 1 |
| 32 | 凌云重楼 | 凌云重楼 | *Paris cronquistii* | 根及根茎类 | 0.8 |
| 33 | 前胡 | 白花前胡 | *Peucedanum praeruptorum* | 根及根茎类 | 0.5 |
| 34 | 金线兰 | 金线兰 | *Anoectochilus roxburghii* | 全草类 | 0.01 |

## 二、药物应用传统知识

### 1. 民间疗法

（1）治疗感冒头疼

针刺太阳穴、印堂穴。施针前，先用姜擦要刺的穴位，再快速进针3~5 mm左右，然后用手去挤捏，使之出血或局部充血潮红（或暗红）为止。

（2）治疗眼睛患红眼病或云翳

用针在背部肩胛骨区间找到灰白色或暗红色点挑刺，该点内有白色小筋，要挑断这些筋，然后用姜、生辣椒断面点灸这些挑刺过的点。

（3）治疗痧症、感冒、发热、周身不适

采用刮痧法，刮背部时，先在背部抹上茶油，然后用牛马肋骨、硬币或陶瓷碗边缘刮，反复抹茶油反复刮，刮至局部出现暗红色为止，刮胸部时同理。采用捏痧法，即用单手食指中指两指捏提，捏之前，先准备适量白酒，食指中指的两指间沾满白酒后，在颈部或背部或双眉之间捏提，指间干燥后再沾上白酒，反复捏提，捏至局部出现暗红色为止。

（4）治疗感冒、发热、咳嗽、胸腹背痛、风湿骨痛、肚痛、拔毒

拔罐用具多用竹筒或黄牛角制成的筒。拔罐时取草纸点燃后立即放入罐内，并对准部位迅速盖上去。一般持续10~20分钟。

（5）治疗小孩感冒发热、头痛、咳嗽

采用鸡蛋熨烫刮疗法，取鸡蛋一个连壳放入锅中煮熟，同时加一块硬币大小的银器同煮。蛋熟后取出壳，去掉蛋黄，银器放入蛋白中用布包好，用于刮患者头部或全身，刮5分钟后取出暗黑色银器，将银器用草木灰洗至原色，再放入蛋白中包好继续刮，每5分钟取出银器脱色，如此反复，刮至银器不再变色为止。

（6）治疗龋齿（有洞）疼痛

用油桐果仁燃烧将尽后，熄去明火，待其温度稍降（70~80 ℃），灼烫于龋齿的牙洞中。

（7）治疗脚生鸡眼

将一块砖放入火中烧热后取出，在砖上倒入一些醋，产生热的蒸汽，把患有鸡眼部位放在热气上，反复如此熏多次。

（8）治疗风湿引起的偏瘫

把一些具有舒筋活络、抗风湿的草药切碎放入锅内炒热（酒炒），然后摊于铺有油布的地上或床上，药上再铺一张薄布单，让患者躺在上面，然后再加一张油布（或薄膜塑料），让药的蒸气熏蒸患者。

（9）治疗小孩外感风寒引起的发热、咳嗽、支气管炎、肺炎

用青蒿250 g、生姜50~100 g，加水煎成一面盆的药液，浴洗患儿。

（10）预防感冒，避感风邪

冬季常采柚子叶、柠檬叶、橘子叶放入水中煮后给小孩洗身。

（11）治疗高热、抽筋、惊风、感冒头痛、肚痛

用灯芯草蘸茶油后点燃，直接（明火）或间接（阴火）点灸一定的穴位。小儿皮肤软嫩，故常用阴火间接点灸法。

2. 民间药方

（1）肝炎药

药方：葫芦茶

使用地区：广西凌云县（瑶族）

性能主治：味微苦、涩。归肝经。有清热解毒、消积利湿的作用。主治黄疸型肝炎。

采收加工：野外采收，采集全株，洗净，切细，晒干。

用法疗效：取15~60 g，煎汤，内服。

（2）乙肝药

药方：鸡骨草

使用地区：广西凌云县（汉族）

性能主治：味甘。归肝经。有清热利湿、散瘀止痛的作用。主治黄疸型肝炎。

采收加工：野外采收，采集全草，洗净，晒干。

用法疗效：取15~30 g，煎汤，内服。孕妇慎用。

（3）骨伤药

药方：追风藤

使用地区：广西凌云县（壮族）

性能主治：味苦、辛。归肝、脾经。有活血消肿的作用。主治跌打损伤。

采收加工：野外采收，采集全株，洗净，鲜用或晒干。

用法疗效：取15~25 g，捣烂取汁涂或煎水外洗。

（4）刀伤药

药方：野辣椒

使用地区：广西凌云县（壮族）

性能主治：性凉，味微苦。归肝、脾经。有生肌止血的作用。主治刀斧外伤。

采收加工：野外采收，采集全草洗净，捣敷。

用法疗效：取30~60 g，外用捣敷。

（5）刀伤药

药方：了哥王配金银花（行气活血），配白茅根（凉血止血）。

使用地区：广西凌云县（壮族）

性能主治：味辛，有毒。入心、肺，归小肠经。有消肿散结、止痛的作用。主治跌打损伤。

采收加工：野外采收，采集茎、叶洗净，捣敷。

用法疗效：取3~5 g，外用捣敷，内服煎汤（久煎4小时以上）。本品有剧毒，孕妇忌服。

（6）跌打药

药方：接骨草（接骨丹）

使用地区：广西凌云县（壮族）

性能主治：性温，味辛。有活血祛瘀、祛风利湿的作用。主治骨折、跌打损伤。

采收加工：自产自收，采集叶、茎皮洗净，鲜用。

用法疗效：取8~15 g鲜叶或鲜皮，捣烂外敷患处。

（7）腰腿痛药

药方：穿破石

使用地区：广西凌云县（壮族）

性能主治：味微苦。归肝经。有散瘀止痛的作用。主治风湿性腰腿痛。

采收加工：野外采收，采集根，洗净，斜切薄片，晒干。

用法疗效：取9~30 g，煎汤内服。

（8）痛经药

药方：香附

使用地区：广西凌云县（汉族）

性能主治：性温。归肝、三焦经。有理气解郁、调经止痛的作用。主治痛经、月经不调。

采收加工：野外采收，采集全草，洗净，加醋炒。

用法疗效：取6~9 g，全草洗净加醋炒内服。阴虚血热者忌服。

（9）不孕药

药方：益母草

使用地区：广西凌云县（汉族）

性能主治：味辛。归心、肝经。有活血祛瘀、调经的作用。主治月经不调、胎漏难产。

采收加工：野外采收，采集全草，洗净，晒干。

用法疗效：取10~30 g，煎服。

（10）肝炎药

药方：田基黄

使用地区：广西凌云县（汉族）

性能主治：味甘，微苦。归肝、脾经。有清热解毒的作用。主治急慢性肝炎，早期肝硬化。

采收加工：野外采收，采集全草，洗净，切段，晒干。

用法疗效：取15~30 g，煎煮内服。

（11）骨折药

药方：萝芙木

使用地区：广西凌云县（瑶族）

性能主治：味苦，性寒。归肝经。有活血止痛的作用。主治跌打损伤。

采收加工：野外采收，采集根，洗净，切段，晒干。

用法疗效：取鲜根6~9 g，捣烂外敷患处。

（12）肾结石药

药方：密蒙花根

使用地区：广西凌云县（瑶族）

性能主治：味微苦，性微寒。归肝、胆经。有通淋排石的作用。主治泌尿系统结石。

采收加工：野外采收，采集根，洗净，切片，晒干。

用法疗效：取15~30 g，煎煮内服。

（13）中风药

药方：臭牡丹

使用地区：广西凌云县（壮族）

性能主治：味辛。入心，归肝、脾经。有活血散瘀的作用。主治散瘀中风。

采收加工：野外采收，采集根、茎。

用法疗效：煎汤取10~15 g，外用取30~60 g，水煎服或外洗患处。

（14）风湿药

药方：走马胎配土茯苓，五加皮，杜仲，宽筋藤。

使用地区：广西凌云县（壮族）

性能主治：味苦，微辛。有活血止痛、祛风湿的作用。主治风湿痹痛。

采收加工：野外采收，采集全草，洗净，晒干。

用法疗效：取9~15 g，煎汤内服。

# 第七章　药用资源保护与管理

## 一、保护与管理现状

目前凌云县设有一个国家级自然保护区和一个自治区级自然保护区，即广西岑王老山国家级自然保护区和广西泗水河自治区级自然保护区。保护区内药用植物资源非常丰富，同时管理规范，能够有效保护分布在保护区内的绝大部分药用植物；保护区外分布的广西大宗、优势、道地、特色药材，如十大功劳、石斛、山豆根、白及、天冬、百部、何首乌、黄精、牛大力等多年来被采挖严重，这部分品种急需开展药材的人工种植和保护工作。

## 二、存在主要问题

（1）栽培的药材未规范化种植

由于市场观念、营销意识淡薄，在开发利用和生产种植药用植物方面缺乏统一规划和规范管理，多为散户种植，不能形成系统化、产业化的经营种植规模，难以大规模开发利用。

（2）缺乏中药材种植的技术人才

在技术上，凌云县虽有种植中药材历史，但农民缺乏从种源到栽培、预防病虫害、加工渠道等关联技术，目前又缺少中药材种植方面专业技术人才，无法及时为农民提供技术服务，加上农民经营意识不强，仅满足于眼前利益，经营较粗放，重产量、轻质量，直接影响经济效益。

（3）部分主特产药材受到掠夺性的采挖

黄精、百部、天冬、何首乌等都属于当地的道地和主产药材，因为药材质量好，市场紧缺，因此很多药材一上市就被抢购一空，这就造成老百姓想尽一切办法去采挖，从而使野生资源受到了掠夺性的破坏。

## 三、发展策略与建议

中药资源的合理开发利用和可持续发展，必须遵循经济效益、社会效益和生态效益相统一的原则，应以实现资源、生态环保与经济效益的同步发展为目标。根据国家中药产业发展的总体趋势和凌云县中药资源概况、生态环境和市场需求特点，结合第四次全国中药资源普查结果和凌云县中药材产业现状，提出关于凌云县中药资源开发与产业化发展的几点建议。

（1）政府引导和扶持，鼓励新的经营模式

建立起以政府为引导，企业为主体，农户和社会共同投入的发展机制。引导企业与农民通过销售合同、生产合同、基地建设等多种形式开展合作，对从事一定规模的农民给予补贴，制定鼓励中药企业发展的政策措施。应注重推广"合作社+农户"的经营模式。以乡或村为合作范围成立种植合作社，在合作社的组织和带领下，从种植到销售等环节实行"四统一"，即统一培育种苗、统一苗木发放、统一技术培训和指导、统一采收和销售。

（2）科学种植，提高效益，发展中药材GAP生产基地

引导企业在规范化种植研究的基础上，按照"中药材生产质量管理规范"的要求，逐步建立药材GAP生产基地。

（3）加强中药材发展的技术研究

借助科研单位和院校的科技力量，针对中药材规范化种植，优先开展技术研究，一是解决关键和共性技术问题，如白及栽培及采收技术研究，白及品种选育和栽培技术研究以及相关的种质资源研究等；二是重要药用植物的野生变家种研究，以产业化开发野生中药资源为导向，全面开展百部、天冬、黄精、何首乌等中药材的野生变家种研究，探明中药材原植物的繁殖方法、种植技术，建立示范基地和生产基地，逐步减少直接采集野生中药资源。

（4）加强中药材资源保护

开展中药资源普查，建立县内特色中药材种质资源库，为中药材产业发展提供科学数据。加强野生中药材的抚育保护和研究，推广规范化采集，通过增加人工繁殖和推广规范化采集等措施，建立野生中药材抚育基地。禁止滥采滥伐，建立中药材种植资源保护区，避免常用珍贵药材物种被过度采挖造成资源枯竭，实现中药材资源可持续利用和生态保护。在现有基础上解决机构、人员编制、专项经费问题，尽快组建中药材资源保护监测机构，加强县域内中药材野生资源保护行政执法工作，运用技术和法律手段保护中药材野生植物资源的合理开发和利用，禁止和杜绝非法采挖、破坏中药材野生植物资源的现象。

各 论

# 石刷把

【基原】为松叶蕨科松叶蕨*Psilotum nudum* (L.) Beauv.的全草。

【别名】羊须、岩松。

【形态特征】附生，小型蕨类，高15~51 cm。地上茎直立，无毛或鳞片，多回二叉分枝。枝三棱形，密生气孔。叶二型；不育叶鳞状三角形，无脉，长2~3 mm，先端尖；孢子叶二叉形，长2~3 mm。孢子囊单生于孢子叶腋，球形，2瓣纵裂，常3个融合为三角形的聚囊，直径约4 mm，黄褐色。孢子肾形。

【分布】生于山上岩石裂缝中或附生于树干上。产于西南、华南地区及台湾等地。

【性能主治】味辛，性温。具有活血止血、通经、祛风除湿的功效。主治风湿痹痛，妇女闭经，吐血，跌打损伤，风疹。

【采收加工】夏、秋季采收全草，洗净，鲜用或晒干。

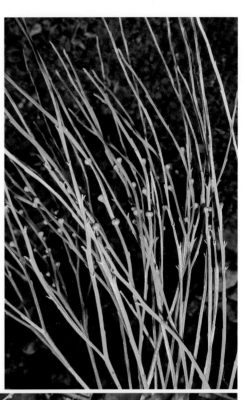

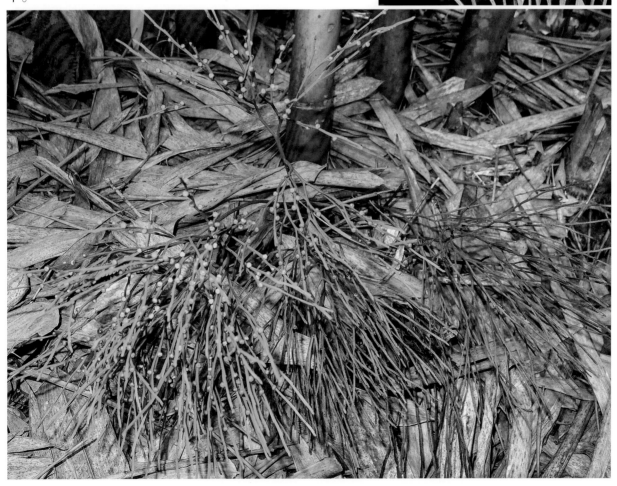

# 千层塔

【基原】为石杉科长柄石杉*Huperzia javanica* (Sw.) Fraser-Jenk.的全草。

【别名】虱婆草。

【形态特征】多年生植物，高10~30 cm。二四至四回二叉分枝，枝上部常有芽胞。叶片狭椭圆形，长1~3 cm，基部楔形，下延有柄，先端急尖或渐尖，边缘平直，有不整齐的尖齿，两面有光泽，中脉突出明显，薄革质；孢子叶与不育叶同形。孢子囊生于孢子叶的叶腋，两端露出，肾形，黄色。

【分布】生于海拔300~2700 m的林荫下。产于东北、长江流域、华南地区及云南等地。

【性能主治】味辛、甘、微苦，性平；有小毒。具有散瘀止血、消肿止痛、清热解毒的功效。主治肺炎，肺痈，劳伤吐血，跌打损伤等。

【采收加工】夏末秋初采收全草，除去泥土，晒干。7~8月采收孢子，干燥。

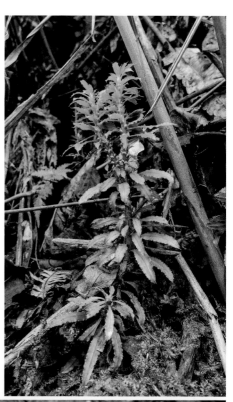

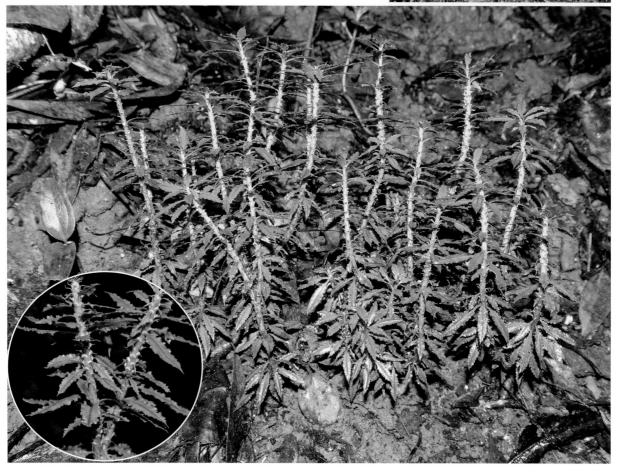

# 过江龙

【基原】为石松科扁枝石松*Diphasiastrum complanatum* (L.) Holub的全草或孢子。

【形态特征】小至中型植物。主茎匍匐状，侧枝近直立，多回不等位二叉分枝，小枝扁平。叶4行排列；叶片三角形，基部贴生在枝上，无柄，先端尖锐，草质。孢子囊穗生于孢子枝顶端，圆柱形，淡黄色；孢子叶宽卵形，覆瓦状排列，长约2.5 mm，先端尾尖，边缘膜质，具齿。孢子囊生于孢子叶腋，内藏，圆肾形，黄色。

【分布】生于海拔850 m以上的山坡草地或林缘。产于西南地区及吉林、江苏、浙江、台湾、广西等地。

【性能主治】味辛、苦，性温。具有祛风除湿、舒筋活血的功效。全草主治风湿痹痛，手足麻木，跌打损伤，月经不调。孢子主治皮肤湿烂，小儿夏季汗疹，咳嗽。

【采收加工】6~7月采收全草，除去根茎、须根。

【附注】扁枝石松的干燥孢子为石松子。

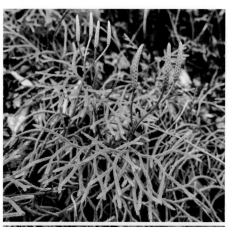

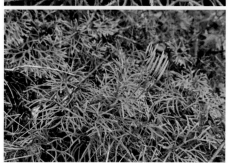

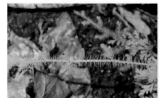
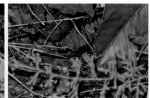

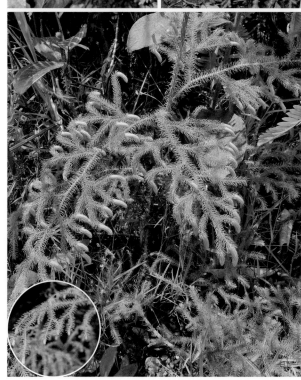

# 铺地蜈蚣

【基原】为石松科垂穗石松*Palhinhaea cernua* (L.) Vasc et Franco.的全草。

【别名】松筋草。

【形态特征】多年生草本植物。主茎直立，高达60 cm，侧枝上斜，二叉分枝。叶螺旋状排列，密集，钻形至线形，无柄，先端渐尖。孢子囊穗单生于小枝顶端，圆柱形，成熟时常下垂；孢子叶卵状菱形，长约0.6 mm，先端急尖，尾状，边缘膜质，具齿；孢子囊生于孢子叶腋，圆肾形，黄色。

【分布】生于海拔100~1800 m的林下、林缘及灌木丛下荫处或岩石上。产于浙江、台湾、香港、广西等地。

【性能主治】味甘，性平。具有祛风湿、舒筋络、活血、止血的功效。主治风湿，肝炎，痢疾，风疹，跌打损伤，烧烫伤等。

【采收加工】7~9月采收，除去泥土杂质，晒干。

## 舒筋草

【基原】为石松科藤石松*Lycopodiastrum casuarinoides* (Spring) Holub ex Dixit的全草。

【别名】伸筋草、灯笼草、石子藤。

【形态特征】木质攀援藤状。不育枝圆柱状，二叉分枝；能育枝扁平，二叉分枝。不育枝叶密生，基部下延，无柄，先端渐尖，具长芒；能育枝叶稀疏，鳞片状，基部下延，无柄，先端渐尖，具芒。孢子囊穗生于孢子枝顶端，圆锥形；孢子叶阔卵形，先端具长芒，边缘具钝齿；孢子囊生于孢子叶腋，圆肾形。

【分布】生于海拔1200 m以下的常绿阔叶林或灌木林中。产于华南、西南地区及浙江、湖北、台湾等地。

【性能主治】味微甘，性平。具有祛风除湿、舒筋活血、解毒等功效。主治风湿关节痛，跌打损伤，盗汗，烧烫伤，疮疡肿毒等。

【采收加工】夏、秋季采收全草，鲜用或晒干。

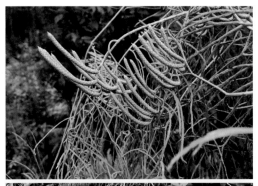
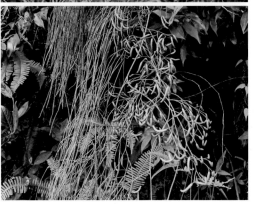

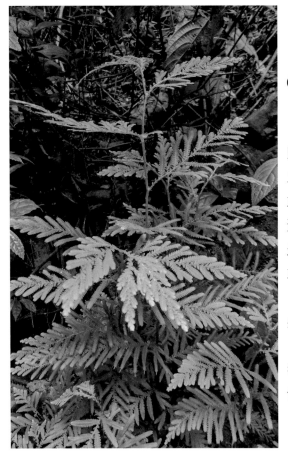

## 薄叶卷柏

【基原】为卷柏科薄叶卷柏*Selaginella delicatula* (Desv.) Alston的全草。

【别名】山柏枝、山扁柏、地柏、岩卷柏。

【形态特征】多年生草本。近直立，基部横卧，高35~50 cm，主茎羽状分枝，背腹压扁。叶二型；中叶斜，窄椭圆形或镰形；侧叶长圆状卵形或长圆形，先端急尖或具短尖头。孢子叶穗四棱柱形，生于小枝末端；孢子叶一型，宽卵形，具白边，先端渐尖。大孢子白色或褐色，小孢子橘红色或淡黄色。

【分布】生于海拔100~1000 m林下或沟谷阴湿处。产于西南华南地区及浙江、台湾、湖北等地。

【性能主治】味苦、辛，性寒。具有清热解毒、活血、祛风的功效。主治肺热咳嗽或咯血，急性扁桃体炎，漆疮，烧烫伤，跌打损伤等。

【采收加工】全年均可采收，鲜用或晒干。

# 地柏枝

【基原】为卷柏科江南卷柏*Selaginella moellendorffii* Hieron.的全草。

【别名】烂皮蛇（广东、广西）。

【形态特征】多年生草本，高20~55 cm。主茎羽状分枝，茎圆柱状。叶二型；中叶卵圆形，先端与轴平行或顶端交叉，具芒，基部斜，近心形；侧叶卵状三角形，先端急尖，上侧边缘基部扩大，边缘有细齿。孢子叶穗四棱柱形，单生于小枝末端；孢子叶一型，卵状三角形。大孢子浅黄色；小孢子橘黄色。

【分布】生于海拔100~1500 m潮湿山坡、林下、溪边或石缝中。产于长江以南各地及陕西、甘肃等地。

【性能主治】味甘，性平。具有清热利湿、止血的功效。主治肺热咯血，外伤出血，发热，小儿惊风，湿热黄疸，水火烫伤等。

【采收加工】7月（大暑前后）采收全草，除去根部泥沙，洗净，鲜用或晒干。

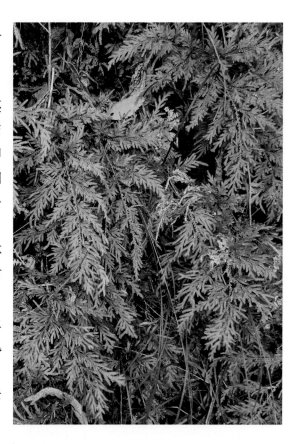

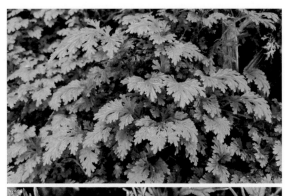

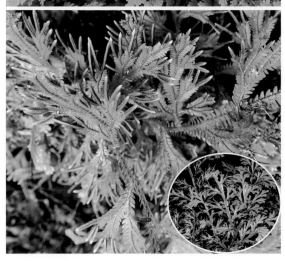

# 石上柏

【基原】为卷柏科深绿卷柏*Selaginella doederleinii* Hieron.的全草。

【别名】金龙草、龙鳞草、地侧柏。

【形态特征】多年生草本，高25~45 cm。主茎羽状分枝；侧枝背腹压扁。叶二型；中叶长圆状卵形，先端具尖头或芒，基部楔形；侧叶长圆状镰形，先端平或尖，上侧基部扩大，覆盖小枝。孢子叶穗四棱柱形，生于小枝末端；孢子叶一型，卵状三角形。大孢子白色；小孢子橘黄色。

【分布】生于海拔200~1000 m的林下湿地、溪边或石上。产于西南、华南、华中等地。

【性能主治】味甘，性平。具有清热解毒、祛风除湿的功效。主治咽喉肿痛，目赤肿痛，肺热咳嗽，风湿痹痛，外伤出血。

【采收加工】全年均可采收，洗净，晒干。

## 密枝问荆

【基原】为木贼科披散木贼*Equisetum diffusum* D. Don的全草。

【别名】小笔筒草、接续草、别合草。

【形态特征】多年生草本。枝一型，高10~30（70）cm，节间长1.5~6.0 cm，多分枝。主枝有脊4~10条，每棱各有一行小瘤伸达鞘齿，鞘筒狭长；鞘齿5~10枚，披针形，先端尾状；侧枝纤细，圆柱状，有脊4~8条，脊的两侧有棱及小瘤，鞘齿4~6个，三角形。孢子囊穗圆柱状，长1~9 cm。

【分布】生于海拔3400 m空旷潮湿的沙土地上。产于西南地区及甘肃、湖南、广西等地。

【性能主治】味甘、微苦，性平。具有清热利尿、明目退翳、接骨的功效。主治感冒发热，小便不利，目赤肿痛，翳膜遮睛，跌打骨折。

【采收加工】夏、秋季采收，洗净，鲜用或晒干。

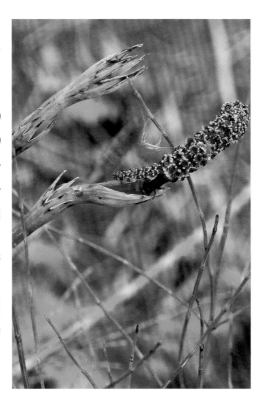

## 西南小阴地蕨

【基原】为阴地蕨科薄叶阴地蕨*Botrychium daucifolium* Wall. ex Hook. et Grev.的全草或根状茎。

【形态特征】多年生草本。总叶柄高10~12 cm；营养叶全长24~27 cm，五角形，短渐尖；下部三回羽状；中部二回羽状，羽片5~7对；基部一对羽片最大，三角形，长10~15 cm，有长柄，二回羽状；叶为薄革质，叶轴上有长毛疏生。孢子叶自总叶柄中部以上生出；孢子囊穗长10~14 cm，圆锥状，二回至三回羽状。

【分布】生于海拔1600~3200 m的溪边林中。产于华南及西南地区。

【性能主治】味甘、辛，性微寒。具有清肺止咳、解毒消肿的功效。主治肺热咳嗽，疬腮，乳痈，跌打肿痛，蛇犬咬伤。

【采收加工】全年均可采收全草，秋季采挖根状茎，除去叶与须根，均洗净，鲜用或晒干。

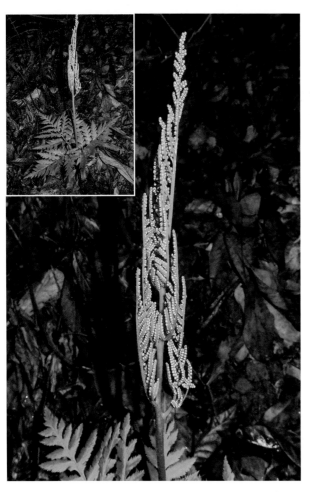

## 瓶尔小草

【基原】为瓶尔小草科瓶尔小草*Ophioglossum vulgatum* L.的全草。

【别名】拨云草。

【形态特征】直立草本，高10~30 cm。叶常单生，总叶柄长6~9 cm，深埋土中；营养叶卵状长圆形或狭卵形，长4~6 cm，宽1.5~2.4 cm，基部急剧变狭并稍下延，无柄，网状脉明显。孢子叶长9~18 cm，自营养叶基部生出；孢子穗长2.5~3.5 cm，远高于营养叶之上。

【分布】生于海拔350~3000 m的林下潮湿草地、灌木林中或田边。产于长江中下游及以南各地和陕西南部。

【性能主治】味甘，性微寒。具有清热凉血、解毒镇痛的功效。主治肺热咳嗽，小儿高热惊风，蛇虫咬伤，跌打肿痛等。

【采收加工】夏、秋季采收全草，洗净，鲜用或晒干。

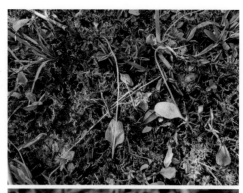
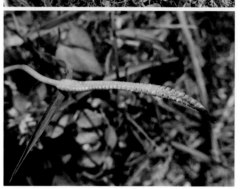

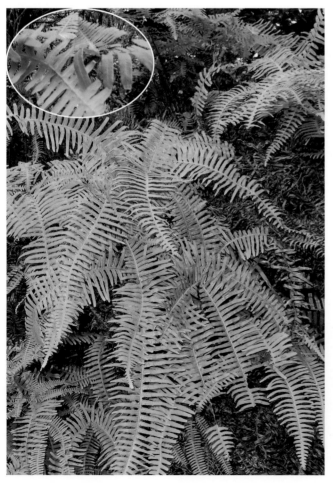

## 大芒萁

【基原】为里白科大芒萁*Dicranopteris ampla* Ching et Chiu的嫩苗及髓心。

【形态特征】多年生草本植物，高1~1.5 m。叶远生，叶轴二叉分枝；末回羽片长20~40 cm；裂片披针形至线形，长4~10 cm，圆顶，基部汇合；背面中脉凸起，侧脉明显，每组5~7分枝。孢子囊群圆形，沿中脉两侧排2~3列，生于每组的基部上侧和下侧小脉弯弓处，由7~15个孢囊组成。

【分布】生于海拔600~1400 m的疏林下或灌木丛中。产于海南、广西、云南等地。

【性能主治】味微甘，性平。具有解毒、止血的功效。主治蜈蚣咬伤，鼻出血，外伤出血。

【采收加工】春、夏季采收嫩苗及髓心，洗净，鲜用或晒干。

# 海金沙

【基原】为海金沙科海金沙*Lygodium japonicum* (Thunb.) Sw.的成熟孢子及根。

【形态特征】攀援草本。叶轴有狭边，羽片多数，对生；能育叶卵状三角形，长、宽12~20 cm，二回羽状；一回小羽片4~5对，互生，长圆披针形，长5~10 cm，一回羽状；二回小羽片3~4对，卵状三角形，羽状深裂。孢子囊穗长2~4 mm，排列稀疏，暗褐色，无毛。

【分布】生于阴湿山坡灌木丛中或路边林缘。产于华南、西南、华中等地。

【性能主治】味甘、咸，性寒。孢子具有清利湿热、通淋止痛的功效。主治热淋，砂淋，石淋，血淋，膏淋，尿道涩痛。根主治肺炎，感冒高热，乙脑，急性胃肠炎，膀胱结石等。

【采收加工】秋季孢子未脱落时采收藤叶，晒干，搓揉或打下孢子，除去藤叶。

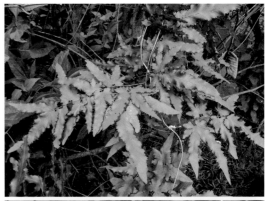
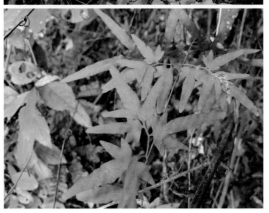

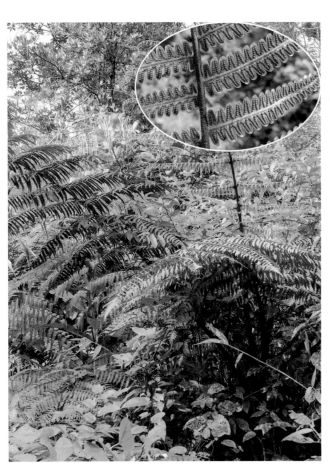

# 大桫椤

【基原】为桫椤科大叶黑桫椤*Alsophila gigantea* Wall. ex Hook.的叶。

【别名】黑狗头。

【形态特征】乔木或灌木状蕨类植物，高2~5 m。叶三回羽裂，长达3 m，叶柄乌木色，疏被头垢状的暗棕色短毛，基部、腹面密被棕黑色鳞片；鳞片条形，长达2 cm；小羽片约25对，互生，条状披针形，长约10 cm。孢子囊群于主脉与叶缘之间，成"V"字形排列。

【分布】生于海拔600~1000 m的溪边密林下。产于广东、广西、云南等地。

【性能主治】味涩，性平。具有祛风除湿、活血止痛的功效。主治风湿关节疼痛，腰痛，跌打损伤。

【采收加工】全年均可采收叶，鲜用或晒干。

## 大叶金花草

【基原】为鳞始蕨科乌蕨*Sphenomeris chinensis* (L.) Maxon 的全草或根状茎。

【别名】上树细辛草、大金花草。

【形态特征】多年生蕨类。叶近生，披针形，长20~40 cm，四回羽状；小羽片小，倒披针形，先端截形，有齿牙，基部楔形。孢子囊群边缘着生，每裂片上1~2枚，生1~2条小脉顶上；囊群盖半杯形，宿存。

【分布】生于海拔200~1900 m的林下、路边或空旷处。产于西南及华南、华中等地。

【性能主治】味微苦，性寒。具有清热、解毒、利湿、止血的功效。主治感冒发热，咳嗽，咽喉肿痛，肠炎，痢疾，肝炎，烧烫伤，蛇犬咬伤，皮肤湿疹，外伤出血等。

【采收加工】夏、秋季采收带根状茎的全草，除去杂质，洗净，鲜用或晒干。

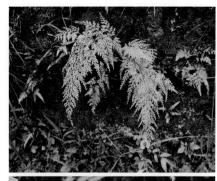
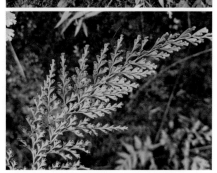

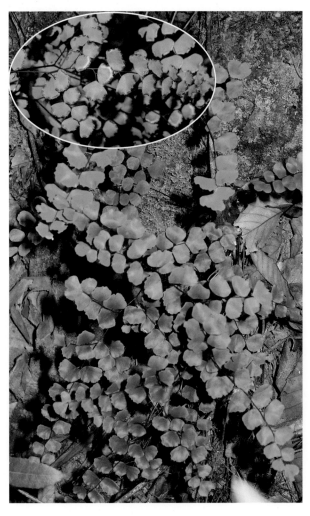

## 猪鬃草

【基原】为铁线蕨科铁线蕨*Adiantum capillus-veneris* L. f. *capillus-veneris*的全草。

【别名】扇叶铁线蕨。

【形态特征】多年生小型蕨类。叶片卵状三角形，二回羽状，中部以上一回奇数羽状；侧生末回小羽片，斜扇形或近斜方形，上缘圆形，具2~4条状裂片，能育裂片先端截形，基部偏斜呈阔楔形，具短柄；叶脉多回二歧分叉，达边缘。孢子囊群每羽片3~10枚，生于能育的末回小羽片上缘；囊群盖膜质，边缘全缘，宿存。

【分布】生于海拔700~1500 m阴湿的溪边石上，或有松林的坡地上。产于华北、华南地区及四川、甘肃、台湾等地。

【性能主治】味苦，性凉。具有清热解毒、利水通淋的功效。主治感冒发热，肺热咳嗽，湿热泄泻，痢疾，淋浊，带下，乳痈，瘰疬，疔毒，烧烫伤，蛇咬伤。

【采收加工】夏、秋季采收全草，洗净，鲜用或晒干。

# 倒挂草

【基原】为铁角蕨科倒挂铁角蕨*Asplenium normale* D. Don的全草。

【形态特征】多年生蕨类，高15~40 cm。根茎密被有虹色的鳞片。叶片披针形，长12~24 cm，中部宽2~3.2 cm，一回羽状；羽片20~30对，中部羽片长8~18 mm，三角状椭圆形，钝头，边缘有粗齿，下部羽片向下反折；叶脉羽状，小脉单一或二叉；叶轴先端处常有1枚被鳞片的芽胞。孢子囊群椭圆形；囊群盖椭圆形。

【分布】生于海拔600~2500 m密林下或溪旁石上。产于华东、华南、西南地区及台湾、湖南、等地。

【性能主治】味微苦，性平。具有清热解毒、止血的功效。主治肝炎，痢疾，外伤出血，蜈蚣咬伤。

【采收加工】全年均可采收，洗净，鲜用或晒干。

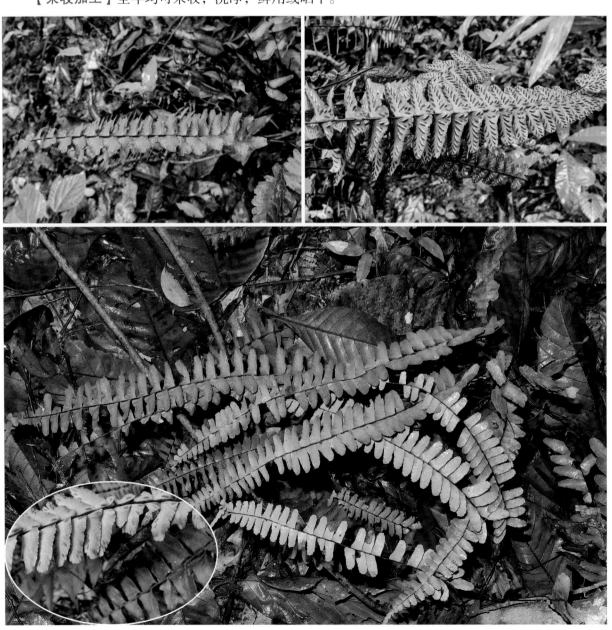

# 贯众

【基原】为乌毛蕨科苏铁蕨*Brainea insignis* (Hook.) J. Sm.的根状茎。

【别名】苏铁蕨。

【形态特征】多年生蕨类，高达1.5 m。主轴木质，顶部与叶柄基部均密被鳞片；鳞片线形，长达3 cm，边缘略具缘毛。叶片椭圆披针形，长达1 m，一回羽状；羽片狭披针形，先端长渐尖，基部心形，近无柄，边缘有细密的齿，中部羽片长达15 cm。孢子囊群无盖，沿主脉两侧小脉着生，成熟时布满主脉两侧。

【分布】生于海拔450~1700 m的向阳山坡。产于华南地区及海南、福建南部、台湾及云南。

【性能主治】味苦，性凉。具有杀虫、清热、解毒、凉血、止血的功效。主治风热感冒，温热斑疹，吐血，鼻出血，肠风便血，血痢，血崩，带下。

【采收加工】春、秋采挖根状茎，除去叶柄、须根，除净泥土，晒干。

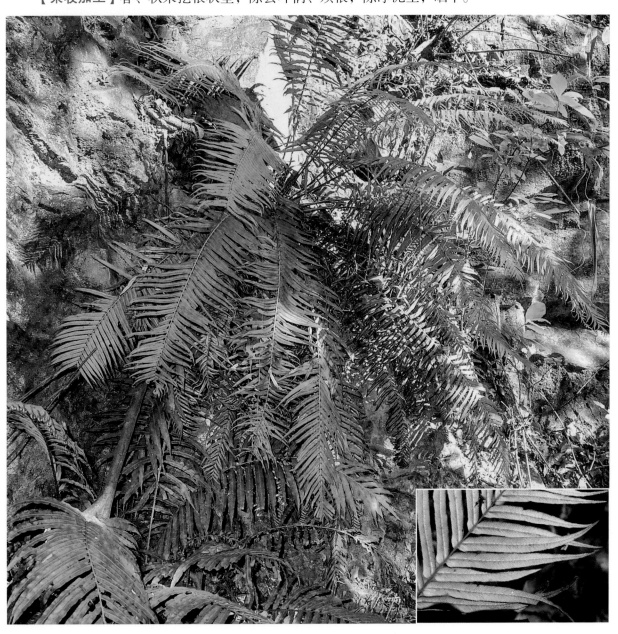

## 变异鳞毛蕨

【基原】为鳞毛蕨科变异鳞毛蕨*Dryopteris varia* (L.) O.ktze. 的根状茎。

【形态特征】多年生蕨类，高50~70 cm，根状茎顶端密被褐棕色、狭披针形鳞片，鳞片1.5~2 cm。叶五角状卵形，长30~40 cm，三回羽状，近革质；叶轴和羽轴疏被黑色毛状小鳞片，小羽轴和裂片中脉背面疏被棕色泡状鳞片。孢子囊群较大，靠近小羽片或裂片边缘着生；囊群盖圆肾形，边缘全缘。

【分布】生于林下湿地或岩缝中。产于华南地区及陕西、河南、江苏、浙江、江西、福建、台湾、湖北、四川、云南等地。

【性能主治】味微涩，性凉。具有清热、止痛的功效。主治内热腹痛，肺结核。

【采收加工】全年均可采挖根状茎，挖出后除去叶柄及须根，洗净，鲜用或晒干。

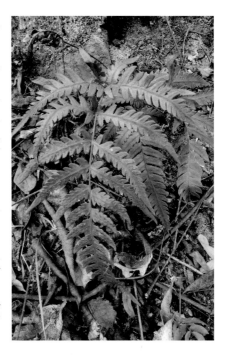

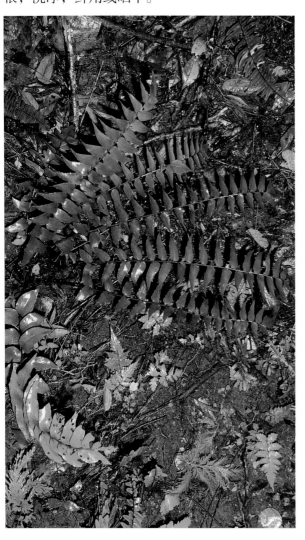

## 贯众

【基原】为鳞毛蕨科贯众*Cyrtomium fortunei* J. Sm.的根状茎。

【别名】阉鸡尾。

【形态特征】多年生蕨类，高25~50 cm。根状茎直立，密被棕色鳞片。叶片矩圆披针形，长达42 cm，奇数一回羽状；侧生羽片7~16对，披针形，多少上弯成镰状，长5~8 cm；具羽状脉，小脉联结成2~3行网眼，背面微凸起；叶轴腹面有浅纵沟，疏生披针形棕色鳞片。孢子囊群遍布羽片背面；囊群盖圆形，盾状，边缘全缘。

【分布】生于海拔2400 m以下的空旷地石灰岩缝或林下。产于华南、华东地区及河北、山西、陕西、甘肃、湖北、云南等地。

【性能主治】味苦、涩，性寒。具有清热解毒、凉血祛瘀、驱虫的功效。主治感冒，热病斑疹，白喉，乳痈，瘰疬，痢疾，黄疸，吐血，便血，崩漏，痔血，带下，跌打损伤，肠道寄生虫。

【采收加工】全年均可采挖根状茎，除去须根后晒干。

## 大叶骨牌草

【基原】为水龙骨科江南星蕨*Lepisorus fortunei* (T. Moore) C.M.Kuo的全草。

【别名】大经刀草。

【形态特征】多年生附生蕨类，高30~100 cm。根状茎长而横走，顶部被鳞片；鳞片盾状着生。叶片披针形，长25~60 cm，顶长渐尖，基渐狭，下延，叶柄有狭翅，有软骨质边；中脉两面明显隆起，小脉网状，内藏小脉分叉。孢子囊群大，圆形，沿中脉两侧排列成较整齐的一行或不规则的两行，靠近中脉。

【分布】生于海拔300~1800 m的林下溪边岩石上或树干上。产于长江流域及其以南的各省区，北达陕西和甘肃。

【性能主治】味苦，性寒。具有清热利湿、凉血解毒的功效。主治热淋，小便不利，赤白带下，痢疾，黄疸，咳血，鼻出血，痔疮出血，瘰疬结核，痈肿疮毒，毒蛇咬伤，风湿疼痛，跌打骨折。

【采收加工】全年均可采收，洗净，鲜用或晒干。

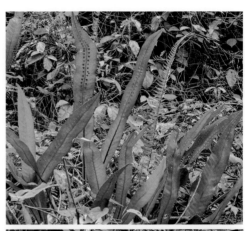

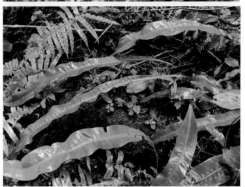

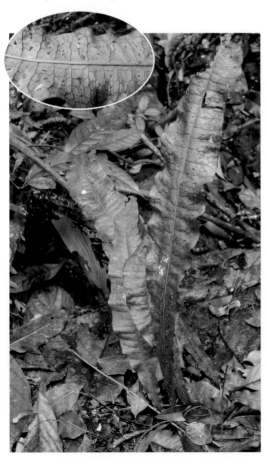

## 断线蕨

【基原】为水龙骨科断线蕨*Leptochilus hemionitideus* (Wall ex Mett.) Noot.的叶。

【别名】斩蛇剑。

【形态特征】多年生蕨类，高30~60 cm。根状茎长而横走，密生鳞片。叶阔披针形至倒披针形，长30~50 cm，先端渐尖，基部渐狭而长，下延达叶柄基部；侧脉两面明显，小脉网状，内藏小脉分叉或单一。孢子囊群近圆形、长圆形至短线形，分离或很少接近，在每对侧脉间排列成不整齐的一行；无囊群盖。

【分布】生于海拔300~2000 m的溪边或林下岩石上。产于福建、台湾、海南、广西、贵州、云南、西藏等地。

【性能主治】味淡、涩，性凉。具有解毒、清热利尿的功效。主治小便短赤淋痛，发痧，蛇咬伤。

【采收加工】全年均可采收，洗净，鲜用或晒干。

# 光石韦

【基原】为水龙骨科光石韦*Pyrrosia calvata* (Baker) Ching的全草。

【别名】棵盟泯（壮语）。

【形态特征】多年生蕨类，高25~70 cm。根状茎被狭披针形鳞片；鳞片具长尾状渐尖头，边缘具毛。叶柄基部密被鳞片和长臂状的星状毛；叶片长披针形，基部狭楔形并下延，腹面光滑，背面幼时被两层星状毛，上层为长臂状，下层为卷曲绒毛状，老时大多脱落。孢子囊群近圆形，聚生于叶片上半部，无盖，幼时略被星状毛覆盖。

【分布】附生于海拔400~1750 m的林下树干或岩石上。产于华南、西南地区及浙江、湖北、陕西、甘肃等地。

【性能主治】味苦、酸，性凉。具有清热、利尿、止咳、止血的功效。主治肺热咳嗽，痰中带血，小便不利，热淋，沙淋，颈淋巴结核，烧烫伤，外伤出血。

【采收加工】全年均可采收，除去杂质，洗净，鲜用或晒干。

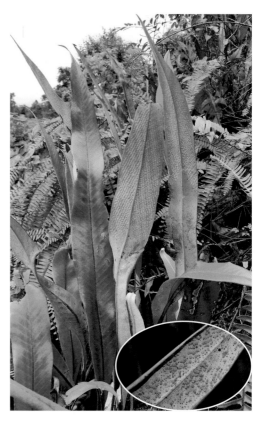

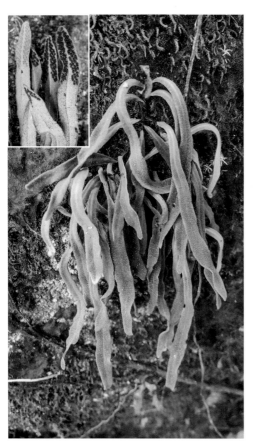

# 宽尾石韦

【基原】为水龙骨科中越石韦*Pyrrosia tonkinensis* (Giesenh.) Ching的全草。

【别名】舌鹅草。

【形态特征】多年生附生蕨类。根状茎密被披针形鳞片。叶近无柄，线状，下半部两边近平行沿主脉下延几到着生处，长8~22 cm，腹面被稀疏的星状毛，或近无毛，背面密被两种星状毛，上层的星状毛臂等长，下层的绒毛状。孢子囊群常聚生于叶背上半部，在主脉两侧排成多行，无盖，幼时被厚层的星状毛覆盖。

【分布】附生于海拔80~1600 m的林下树干上或岩石上。产于华南地区、贵州、云南。

【性能主治】味微苦，性凉。具有清肺热、利尿通淋的功效。主治肺热咳嗽，湿热淋症。

【采收加工】全年均可采收，除去杂质，洗净，鲜用或晒干。

## 宽羽线蕨

【基原】为水龙骨科宽羽线蕨*Colysis elliptica* (Thunb.) Ching var. *pothifolia* Ching的根状茎或全草。

【别名】一包金、骨碎补。

【形态特征】多年生蕨类，高达76 cm。根状茎长而横走，密生鳞片。叶长圆状卵形，长约42 cm，一回羽裂，深达叶轴；羽片约7对，线状披针形或阔披针形，长约18.7 cm，基部狭楔形而下延，在叶轴两侧形成狭翅。孢子囊群线形，斜展，在每对侧脉间各排列成一行，伸达叶边；无囊群盖。

【分布】生于海拔100~2500 m的山坡林下或溪边岩石上。产于华东、华南地区及湖南、华南、贵州和云南等地。

【性能主治】味微涩，性凉。具有祛风通络、散瘀止痛的功效。主治风湿腰痛，跌打损伤。

【采收加工】全年均可采收，洗净，鲜用或晒干。

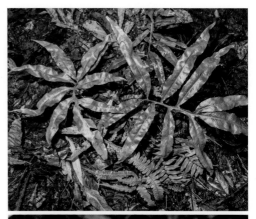
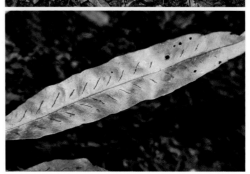

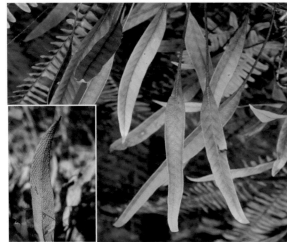
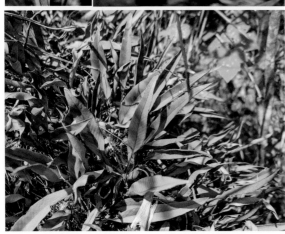

## 石韦

【基原】为水龙骨科石韦*Pyrrosia lingua* (Thunb.) Farwell的叶。

【别名】蛇舌风。

【形态特征】多年生附生蕨类，高10~30 cm。根状茎密被披针形鳞片；鳞片具长渐尖头，边缘有毛。叶片近长圆形，或长圆披针形，边缘全缘，干后革质，腹面无毛，背面被星状毛。孢子囊群近椭圆形，在侧脉间整齐成多行排列，布满整个叶片背面，初为星状毛覆盖而呈淡棕色，熟后孢子囊开裂外露而呈砖红色。

【分布】附生于海拔100~1800 m的林下树干上，或稍干的岩石上。产于长江以南的各省区，北至甘肃、西到西藏、东至台湾。

【性能主治】味甘、苦，性微寒。具有利尿通淋，清肺止咳，凉血止血的功效。主治热淋，血淋，石淋，小便不通，淋沥涩痛，肺热喘咳，吐血，衄血，尿血，崩漏。

【采收加工】全年均可采收，洗净，晒干。

## 鱼鳖金星

【基原】为水龙骨科抱石莲 *Lemmaphyllum drymoglossoides* (Baker) Ching 的全草。

【别名】石钱草。

【形态特征】小型附生蕨类。根状茎细长横走，被鳞片。叶二型；不育叶长圆形至卵形，长1~2 cm，圆头，基部楔形，几无柄，边缘全缘；能育叶舌状或倒披针形，长3~6 cm，基部狭缩，几无柄或具短柄，有时与不育叶同形，肉质，干后革质，下疏被鳞片。孢子囊群圆形，沿主脉两侧各成一行，位于主脉与叶边之间。

【分布】生于海拔200~1400 m，附生阴湿树干和岩石上。产于长江流域及其以南地区及陕西、甘肃等地。

【性能主治】味微苦，性平。具有清热解毒、利水通淋、消瘀、止血的功效。主治小儿高热，疳腮，风火牙痛，痞块，臌胀，淋浊，咯血，吐血，鼻出血，便血，尿血，崩漏，外伤出血，疔疮痈肿，瘰疬，跌打损伤，高血压，鼻炎，气管炎。

【采收加工】全年均可采收，清除泥沙，洗净，鲜用或晒干。

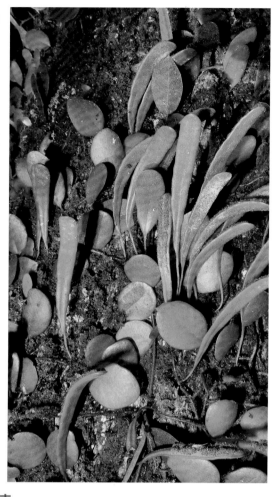

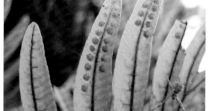

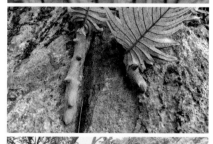

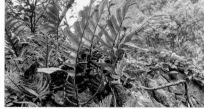

## 石莲姜槲蕨

【基原】为槲蕨科石莲姜槲蕨 *Drynaria propinqua* (Wall. ex Mett.) J. Sm. ex Bedd. 的根状茎。

【形态特征】多年生附生蕨类。叶二型；基生不育叶圆形或卵圆形，长10~20 cm，分裂到叶片的2/3处或更深，边缘为不规则齿状，先端圆钝或尖头；能育叶三角形至卵形，羽状深裂。孢子囊群圆形，在中肋两侧各排成整齐的1行，靠近主脉，生于2~4个小脉交汇处。

【分布】生于海拔500~1900（2800）m，附生于树干上，螺旋状攀援，或生于岩石上，匍匐生长。产于四川、贵州、广西、云南和西藏等地。

【性能主治】味微苦，性温。具有散瘀止血的功效。主治跌打损伤。

【采收加工】全年均可采挖根状茎。去除杂质，晒干。

# 松花粉

【基原】为松科马尾松 *Pinus massoniana* Lamb.的花粉。

【形态特征】乔木。树皮红褐色。针叶2针一束，稀3针，长12~20 cm，两面有气孔线，边缘有细锯齿。雄球花淡红褐色，聚生于新枝下部苞腋；雌球花单生或2~4个聚生于新枝近顶端，淡紫红色。球果卵圆形或圆锥状卵圆形。花期4~5月，球果翌年10~12月成熟。

【分布】生于海拔1500 m以下。产于长江流域及其以南地区。

【性能主治】味甘，性温。花粉具有收敛止血、燥湿敛疮的功效。主治外伤出血，湿疹，黄水疮，皮肤糜烂，脓水淋漓。

【采收加工】春季花刚开时采收花穗，晒干，收集花粉，除去杂质。

【附注】松油主治疥疮，皮癣。松根主治风湿痹痛，风疹瘙痒，白带异常，咳嗽，跌打吐血，风虫牙痛。

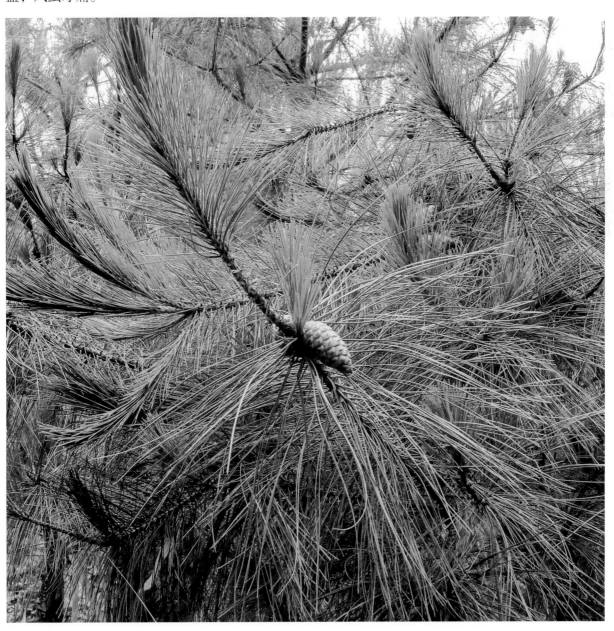

# 柏子仁

【基原】为柏科侧柏*Platycladus orientalis* (L.) Franco的成熟种仁。

【形态特征】乔木。树皮薄，浅灰褐色。叶鳞形，中央的叶的露出部分，呈倒卵状菱形或斜方形，背面中间有条状腺槽，两侧的叶船形，先端微内曲，背部有钝脊，尖头的下方有腺点。雄球花黄色，卵圆形，长约2 mm；雌球花近球形，直径约2 mm，被白粉。球果近卵圆形，成熟后木质，开裂，红褐色。花期3~4月，果期10月。

【分布】生于向阳坡地。全国各地均有分布。

【性能主治】味甘，性平。具有养心安神、润肠通便、止汗的功效。主治阴血不足，虚烦失眠，心悸征忡，肠燥便秘，阴虚盗汗。

【采收加工】秋、冬季采收成熟种子，晒干，除去种皮，收集种仁。

【附注】柏枝节：主治风寒湿痹，历节风，霍乱转筋，牙齿肿痛，恶疮，疥癞。柏根白皮：主治烫伤，灸疮，疮疡溃烂，毛发脱落。柏脂：主治疥癣，癞疮，秃疮，黄水疮，丹毒，赘疣。

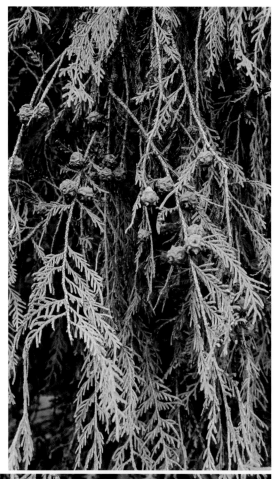

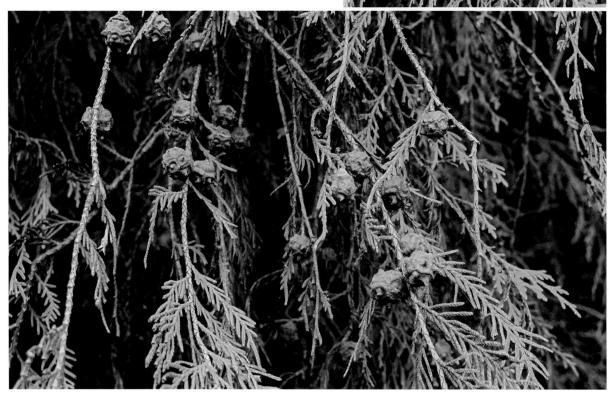

# 买麻藤

【基原】为买麻藤科买麻藤*Gnetum montanum* Markgr.的茎叶。

【别名】木花生。

【形态特征】大藤本。小枝圆或扁圆，光滑。叶形多变，通常呈矩圆形、稀矩圆状披针形或椭圆形，革质或半革质。雄球花穗圆柱形，具13~17轮环状总苞，每轮总苞内有雄花25~45朵；雌球花序侧生老枝上，每轮总苞内有雌花5~8朵。种子矩圆状卵圆形或矩圆形，熟时黄褐色或红褐色，具明显的柄。花期6~7月，果期8~9月。

【分布】生于海拔1600~2000 m的森林中，缠绕于树上。产于云南、广西、广东等地。

【性能主治】味苦，性微温。具有祛风除湿、散瘀性血、化痰止咳的功效。主治风湿痹痛，腰痛，鹤膝风，跌打损伤，溃疡病出血，慢性气管炎。

【采收加工】全年均可采收茎叶，鲜用或晒干。

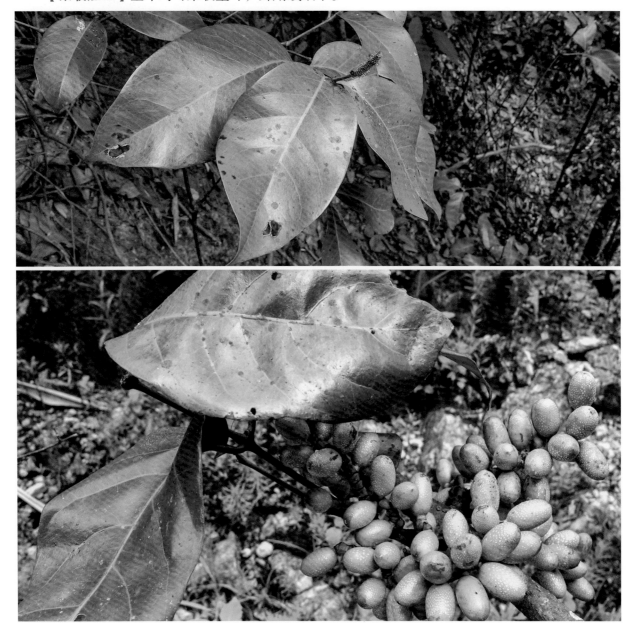

# 买麻藤

【基原】为买麻藤科小叶买麻藤*Gnetum parvifolium* (Warb.) C.Y.Cheng ex Chun的茎叶。

【别名】木花生。

【形态特征】藤本。茎土棕色，皮孔明显。叶片椭圆形、窄长椭圆形或长倒卵形，革质。雄球花穗长1.2~2 cm，具5~10轮环状总苞，每轮总苞内具雄花40~70朵；雌球花穗每轮总苞内有雌花5~8朵。成熟种子假种皮红色，长椭圆形或窄矩圆状倒卵圆形，无种柄或近无种柄。

【分布】生于海拔较低的干燥平地或湿润谷地的森林中，缠绕在大树上。产于广西、广东、湖南、福建等地。

【性能主治】味苦，性微温。具有祛风除湿、散瘀性血、化痰止咳的功效。主治风湿痹痛，腰痛，鹤膝风，跌打损伤，溃疡病出血，慢性气管炎。

【采收加工】全年均可采收茎叶，鲜用或晒干。

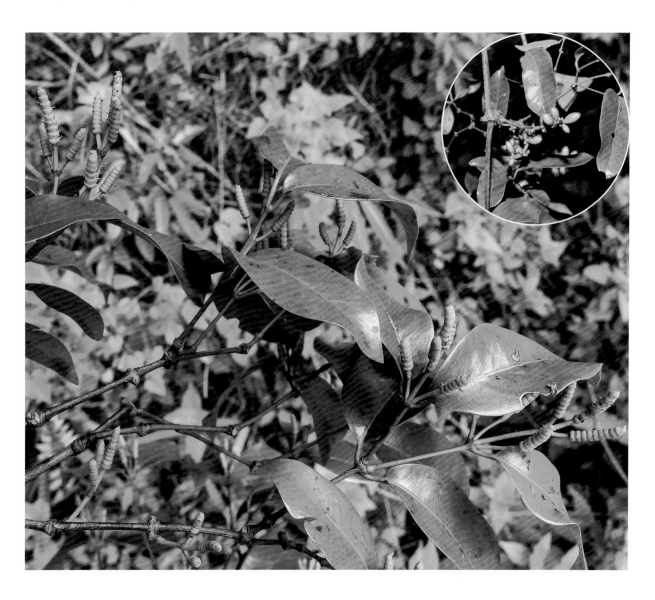

## 八角茴香

【基原】为八角科八角*Illicium verum* Hook. f.的成熟果实。

【别名】唛角（壮语）。

【形态特征】乔木。树皮深灰色。叶片革质至厚革质，在阳光下可见密布透明油点。花粉红色至深红色，单生于叶腋或近顶生；花被片7~12片，雄蕊11~20枚，心皮通常8枚。蓇葖多为8果爿，呈八角形，先端钝或钝尖。正糙果花期3~5月，果期9~10月；春糙果花期8~10月，果期翌年3~4月。

【分布】生于海拔300~800 m的山谷、丘陵或平原中，常为栽培。产于广西、广东、云南、海南等地。

【性能主治】味辛，性温。具有温阳散寒、理气止痛的功效。主治寒疝腹痛，肾虚腰痛，胃寒呕吐，脘腹冷痛。挥发油具有芳香调味及健胃的功效。

【采收加工】秋、冬季果实由绿变黄时采收，置沸水中略烫后干燥或直接干燥。

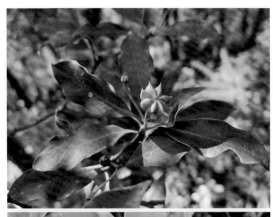
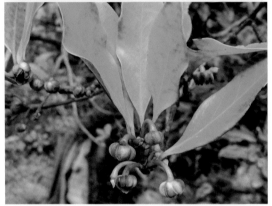

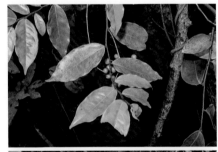
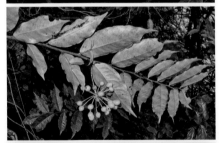
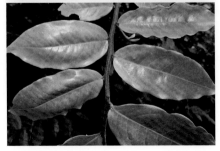

## 野独活

【基原】为番荔枝科中华野独活*Miliusa sinensis* Finet et Gagnep.的茎、枝条。

【别名】勒随农（壮语）、野黄皮、山黄皮。

【形态特征】乔木。小枝、叶背、叶柄、苞片、花梗、花萼两面及花瓣两面均被黄色柔毛。叶片薄纸质或膜质，椭圆形；侧脉9~11对。花单生于叶腋内；萼片披针形；外轮花瓣与萼片等大，内轮花瓣紫红色；心皮卵圆形，被长柔毛，每心皮2个胚珠。果圆球状，熟时紫黑色，种子1~2粒。花期4~9月，果期7~12月。

【分布】生于海拔500~1000 m的山地密林中或山谷灌木林中。产于广东、广西、云南和贵州等地。

【性能主治】性温，味辛；具有祛风除湿、驱疲强筋的功效。具有调谷道、补肾虚、止痛的功效。主治胃痛，肾虚，腰痛。

【采收加工】全年均可采收，洗净切段，晒干。

# 荜澄茄

【基原】为樟科山鸡椒*Litsea cubeba* (Lour.) Pers.的成熟果实。

【形态特征】落叶灌木或小乔木。小枝无毛，枝、叶具芳香味。叶互生，披针形或长圆形。花单性，雌雄异株；伞形花序单生或簇生；每一花序有花4~6朵，花被裂片6枚；能育雄蕊9枚；退化雌蕊无毛，子房卵形，花柱短，柱头头状。果近球形，幼时绿色，熟时黑色。花期2~3月，果期7~8月。

【分布】生于海拔500~3200 m向阳的山地、灌木丛、疏林或林中路旁、水边。产于华南、华中、西南地区及浙江、台湾等地。

【性能主治】味辛，性温。具有温中散寒、行气止痛的功效。主治胃寒呕逆，脘腹冷痛，寒疝腹痛，寒湿郁滞，小便浑浊。

【采收加工】秋季果实成熟时采收，除去杂质，晒干。

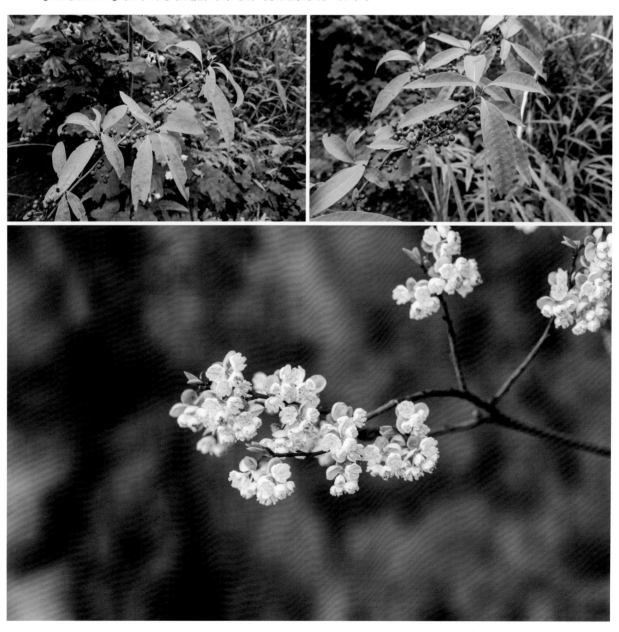

# 山香果

【基原】为樟科网叶山胡椒*Lindera metcalfiana* C.K.Allen var. *dictyophylla* (Allen) H. P. Tsui的成熟果实。

【形态特征】灌木或小乔木。树皮灰黑或淡褐色。叶两面沿脉上略被微柔毛，后渐脱落至无毛，薄革质至革质，常为披针形，侧脉5~8对，干时腹面紫褐色。雄花黄色，花梗长2~3 mm，密被柔毛，花被片6片，两面被柔毛，具腺点；能育雄蕊9枚；雌花黄色，花被片6片，退化雄蕊9枚。果球形，熟时紫黑色。花期3~5月，果期6~10月。

【分布】生于海拔1200~2000 m的常绿阔叶林中或林缘。产于云南、广东、广西、福建等地。

【性能主治】味辛、甘，性温。具有补肝肾、暖腰膝的功效。主治腰膝冷痛，酸软乏力。

【采收加工】夏、秋季果实成熟时采收，洗净，晒干。

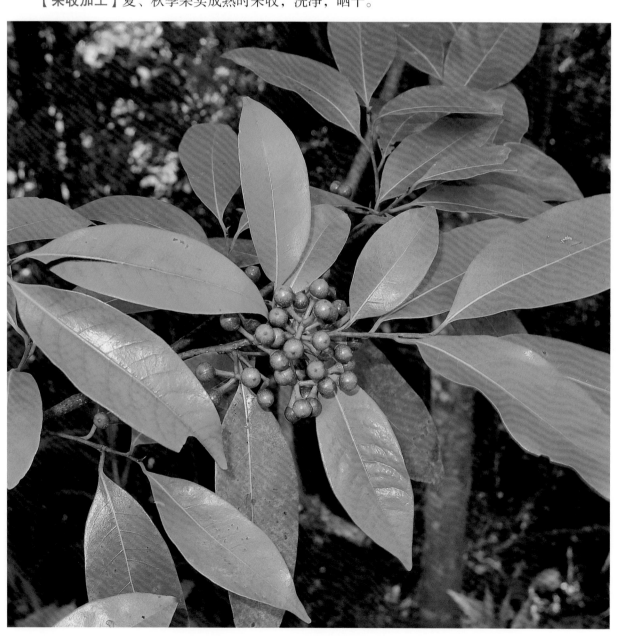

# 樟木

【基原】为樟科樟*Cinnamomum camphora* (L.) Presl的木材。

【别名】吹风散。

【形态特征】常绿大乔木。树皮黄褐色。叶互生，卵状椭圆形，具离基三出脉，侧脉及支脉脉腋具腺窝。花被里面密被短柔毛，花被筒倒锥形，花被裂片椭圆形；能育雄蕊9枚，长约2 mm，花丝被短柔毛；退化雄蕊3枚。果卵球形或近球形，紫黑色。花期4~5月，果期8~11月。

【分布】常生于山坡或沟谷中，但常有栽培。产于东南及西南地区。

【性能主治】味辛，性温。具有祛风散寒、温中理气、活血通络的功效。主治风寒感冒，胃寒胀痛，寒湿吐泻，风湿痹痛，脚气，跌打伤痛，疥癣风痒。

【采收加工】定植5~6年成材后，冬季砍收树干，锯段，劈成小块，晒干。

【附注】香樟根：主治胃脘疼痛，霍乱吐泻，风湿痹痛，皮肤瘙痒。樟树皮：主治风湿痹痛，胃脘疼痛，呕吐泄泻，脚气肿痛，跌打损伤，疥癣疮毒，毒虫螫伤。樟木子：主治吐泻，胃寒腹痛，脚气，肿毒。樟树叶：主治风湿痹痛，胃痛，水火烫伤，疮疡肿毒，慢性下肢溃疡，疥癣，皮肤瘙痒，毒虫咬伤。

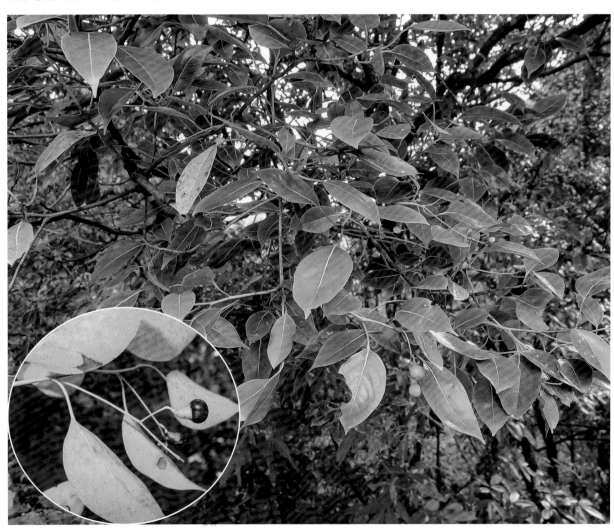

# 红花青藤

【基原】为青藤科（莲叶桐科）红花青藤 *Illigera rhodantha* Hance的根或藤茎。

【形态特征】藤本。幼枝被金黄褐色绒毛。叶互生；叶柄密被金黄褐色绒毛；小叶3片，卵形至卵状椭圆形，基部圆形或近心形。聚伞花序组成的圆锥花序，腋生，密被金黄褐色绒毛；萼片紫红色；花瓣玫瑰红色；雄蕊5枚；子房、花柱被黄色绒毛。果具4翅，翅舌形或近圆形。果期12月至翌年4~5月。

【分布】常生于海拔300~600 m的山谷密林或疏林灌木丛中。产于广东、广西、云南。

【性能主治】味甘、辛，性温。具有祛风止痛、散瘀消肿的功效。主治风湿性关节疼痛，跌打肿痛，蛇虫咬伤，小儿麻痹症后遗症。

【采收加工】夏、秋季采收根或藤茎，洗净，切段晒干。

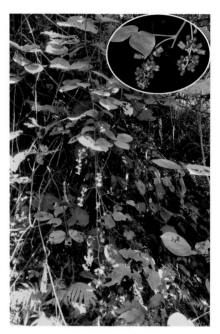

# 打破碗花花

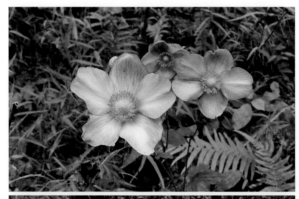

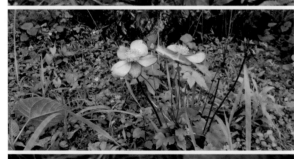

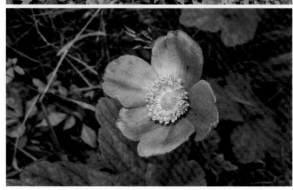

【基原】为毛茛科打破碗花花 *Anemone hupehensis* Lem.的根或全草。

【别名】棵柏夺（壮语）。

【形态特征】多年生草本。基生叶3~5片，常为三出复叶，偶有单叶；小叶片卵形或宽卵形，基部圆形或心形，两面有疏糙毛。花葶疏被柔毛；聚伞花序2~3回分枝，偶不分枝；苞片3片，有柄，叶状；萼片5片，紫红色或粉红色，外面被短绒毛；雄蕊、心皮多数。聚合果球形；瘦果，有细柄，密被绵毛。花期7~10月。

【分布】生于海拔400~1800 m的低山或丘陵的草坡或沟边。产于四川、陕西、湖北、贵州、云南、广西、广东、江西、浙江。

【性能主治】味苦、辛，性平。具有清热利湿、解毒杀虫、消肿散瘀的功效。主治痢疾，泄泻，疟疾，蛔虫病，疮疖痈肿，瘰疬，跌打损伤。

【采收加工】6~8月花未开放前采挖根部，除去茎叶、须根及泥土，晒干。茎叶切段，鲜用或晒干。

# 威灵仙

【基原】为毛茛科柱果铁线莲*Clematis uncinata* Champ. ex Benth.的根及根状茎。

【形态特征】藤本。除花柱有羽状毛及萼片外面边缘有短柔毛外，其余光滑。一回至二回羽状复叶，有5~15片小叶，基部2对常为2~3片小叶，茎基部为单叶或三出叶；小叶片纸质或薄革质。圆锥状聚伞花序，腋生或顶生，多花；萼片4片，开展；雄蕊无毛。瘦果圆柱状钻形，干后变黑。花期6~7月，果期7~9月。

【分布】生于山地、山谷、溪边的灌木丛中或林边，或石灰岩灌木丛中。产于云南、甘肃、陕西、广西、广东、福建、台湾、江苏等地。

【性能主治】味辛、咸、微苦，性温。具有祛风除湿、通络止痛的功效。主治风湿痹痛，肢体麻木，筋脉拘挛，屈伸不利，脚气肿痛，疟疾，骨哽咽喉，并主治痰饮积聚。

【采收加工】秋季采挖根及根状茎，除去茎叶，洗净泥土，晒干，或切段后晒干。

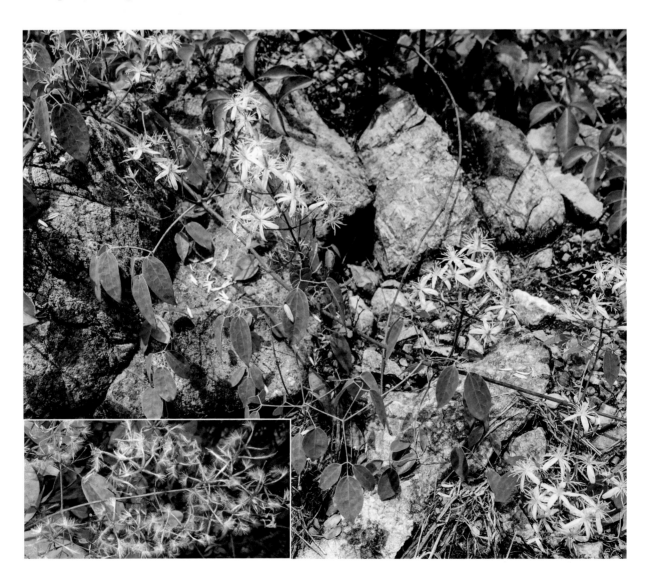

# 功劳木

【基原】为小檗科长柱十大功劳*Mahonia duclouxiana* Gagnep.的茎。

【形态特征】灌木，高1.5~4 m。叶片长圆形至长圆状椭圆形，薄革质，具4~9对无柄小叶；小叶狭卵形、长圆状卵形或椭圆状披针形，每边具2~12刺齿，先端渐尖或急尖。总状花序4~15个簇生；花柱长2~3 mm，胚珠4~7个。浆果球形或近球形，宿存花柱长2~3 mm。花期11月至翌年4月，果期3~6月。

【分布】生于海拔350~2000 m的山坡沟谷林中、灌木丛中、路边或河边。产于云南、四川、广西。

【性能主治】味苦，性平。具有清热补虚、止咳化痰的功效。主治肺痨咳血，骨蒸潮热，头晕耳鸣，腰酸腿软，心烦，目赤。

【采收加工】全年均可采收，截段，晒干。

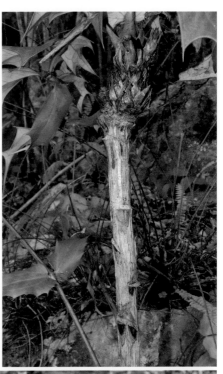

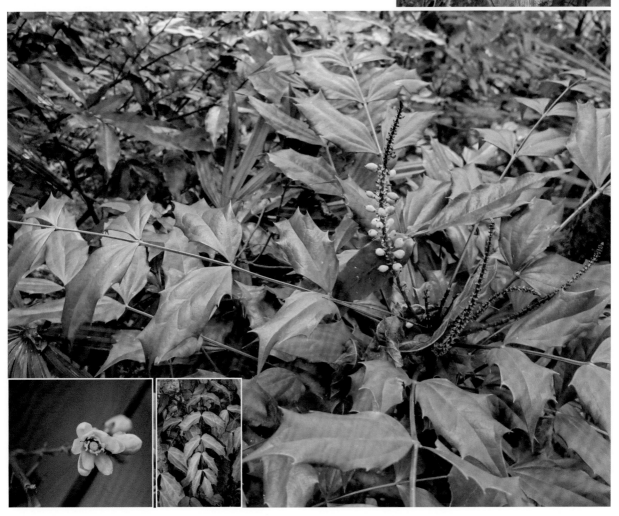

# 小功劳

【基原】为小檗科靖西十大功劳 *Mahonia subimbricata* W.Y.Chun et F. Chun 的根或叶。

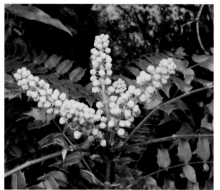

【形态特征】灌木，高约1.5 m。一回羽状复叶，椭圆形至倒披针形，具8~13对小叶；小叶邻接或覆瓦状接叠，基出3脉，微凹陷，小叶卵形至狭卵形，基部圆形或近心形，叶缘每边具2~7刺齿。总状花序9~13个簇生；子房长约2 mm，无花柱，胚珠1~2个。浆果倒卵形。花期9~11月，果期11月至翌年5月。

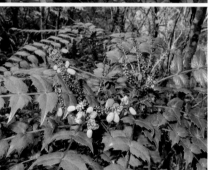

【分布】生于海拔1900 m的山谷、灌木丛中或林中。特产于广西。

【性能主治】味苦，性寒。具有滋阴、清热、解毒的功效。主治痢疾，肝炎，咳嗽，目赤肿痛，肺炎，肺结核，烧烫伤。

【采收加工】秋、冬季砍茎杆挖根，晒干或炕干。叶全年均可采收。

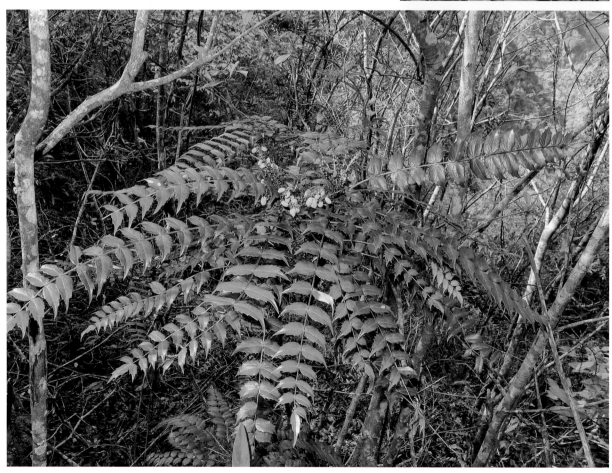

# 木通根

【基原】为木通科三叶木通*Akebia trifoliata* (Thunb.) Koidz.的根。

【别名】八月瓜。

【形态特征】木质藤本。茎皮灰褐色，有皮孔及小疣点。掌状复叶互生，或在短枝上的簇生；小叶3片，薄革质，卵形至阔卵形。总状花序自短枝上的簇生叶中抽出，下部有1~2朵雌花，其上有15~30朵雄花。果长圆形，长6~8 cm，直径2~4 cm，成熟时灰白略带淡紫色；种子极多。花期4~5月，果期7~8月。

【分布】生于海拔250~2000 m的山地沟谷边疏林或丘陵灌木丛中。产于黄河以南的大部分地区。

【性能主治】味苦，性平。具有祛风通络、利水消肿、行气、活血的功效。主治风湿痹痛，跌打损伤，闭经，疝气，睾丸肿痛，脘腹胀闷，小便不利，带下，蛇虫咬伤。

【采收加工】秋、冬季采挖根部，晒干或烘干。

【附注】八月札：主治小便赫，淋浊，水肿，胸中烦热，喉咙疼痛，口舌生疮，风湿痹痛，乳汁不通，闭经，痛经。

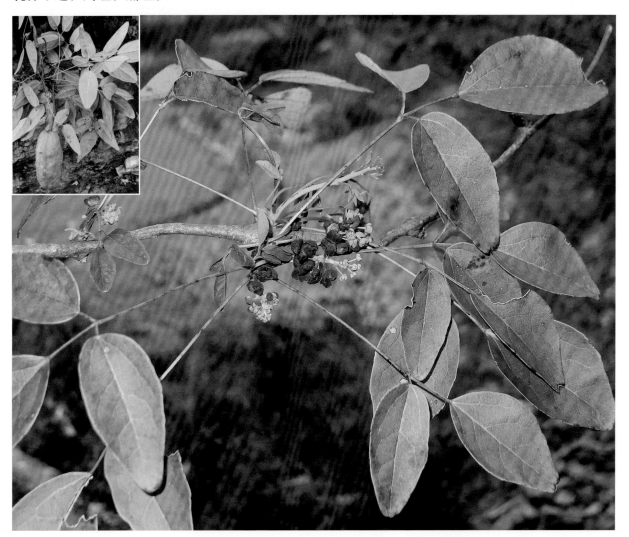

## 百解藤

【基原】为防己科粉叶轮环藤*Cyclea hypoglauca* (Schauer) Diels的根、藤茎。

【形态特征】藤本。小枝纤细，除叶腋有簇毛外无毛。叶阔卵状三角形至卵形，基部平截至圆；叶柄纤细，盾状着生。花序腋生，雄花序为穗状花序状；雄花萼片4或5片，分离，花瓣4~5片；雌花序为总状花序状，雌花萼片和花瓣均2片。核果红色，果核背部中肋二侧各有3列小瘤状凸起。

【分布】生于疏林、石山灌木丛、林缘或草丛中。产于华南地区、云南、贵州、江西、台湾、福建等地。

【性能主治】味苦，性寒。具有清热解毒、祛风止痛、利水通淋的功效。主治风热感冒，咳嗽，咽喉肿痛，白喉，风火牙痛，肠炎，痢疾，尿路感染及尿路结石，风湿疼痛，疮疡肿毒，毒蛇咬伤。

【采收加工】全年均可采收根、藤茎，除去须根或枝叶，洗净，切段，晒干。

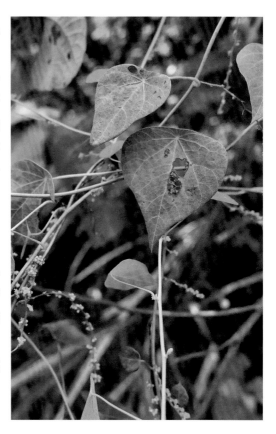

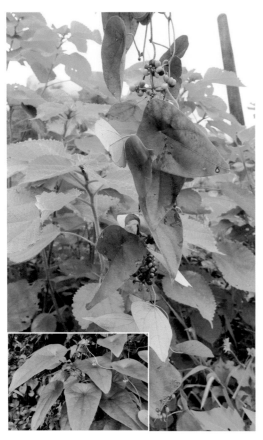

## 粪箕笃

【基原】为防己科粪箕笃*Stephania longa* Lour.的根或全株。

【形态特征】草质藤本。叶纸质，三角状卵形，先端钝，有小凸尖；基部近截平或微圆。复伞形聚伞花序，腋生；雄花萼片8片，偶有6片，排成2轮，花瓣4片，有时3片，聚药雄蕊长约0.6 mm；雌花萼片和花瓣均4片，很少3片。核果红色；果核背部有2行小横肋，每行约10条，胎座迹穿孔。花期春末夏初，果期秋季。

【分布】生于山地、疏林中干燥处，常缠绕于灌木上。产于我国南部地区。

【性能主治】味苦，性寒。具有清热解毒、利湿通便、消疮肿的功效。主治热病发狂，黄疸，胃肠炎，痢疾，便秘，尿血，疮痈肿毒。

【采收加工】秋季采收藤叶或挖取根，洗净泥沙，除去细根，鲜用或晒干。

# 黑风散

【基原】为防己科细圆藤*Pericampylus glaucus* (Lam.) Merr.的根、藤茎和叶。

【形态特征】木质藤本。小枝常被灰黄色绒毛。叶纸质至薄革质，三角状卵形，顶钝或圆，有小凸尖，基近截平至心形；掌状脉5条。聚伞花序伞房状，被绒毛；雄花萼片9枚，排成3轮，花瓣6片，雄蕊6枚；雌花萼片和花瓣与雄花相似，退化雄蕊6枚，柱头2裂。核果红色或紫色。花期4~6月，果期9~10月。

【分布】生于山谷水沟、路旁，山被疏、密林中。产于浙江、台湾、广西、四川、云南等地。

【性能主治】味苦，性凉。具有清热解毒、息风止疫、扶除风湿的功效。主治疮疡肿毒，咽喉肿痛，惊风抽搐，风湿痹痛，跌打损伤，毒蛇咬伤。

【采收加工】全年均可采收根、藤茎和叶，晒干。

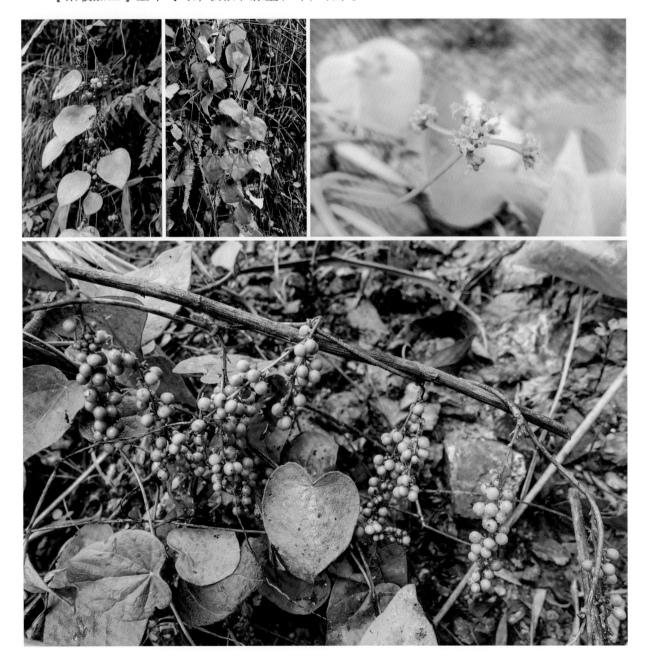

## 衡州乌药

【基原】为防己科樟叶木防己 *Cocculus laurifolius* DC. 的根或全株。

【别名】木防己、十八症、九皮英、托食茶、消食树。

【形态特征】灌木或小乔木，高1~5（8）m。叶片薄革质，椭圆形、卵形或披针状长椭圆形。聚伞花序或聚伞圆锥花序，腋生；雄花萼片6片，花瓣6片，花瓣为深2裂的倒心形，雄蕊6枚；雌花萼片和花瓣与雄花的相似，退化雄蕊6枚，心皮3枚。核果近圆球形；果核骨质，背部有不规则的小横肋状皱纹。花期春、夏季，果期秋季。

【分布】生于林中荫处。产于湖南、福建、台湾、广东、贵州、云南等地。

【性能主治】味辛甘，性温。具有顺气宽胸、祛风止痛的功效。主治胸膈痞胀，脘腹疼痛，疝气，膀胱冷气，小便频数，风湿腰腿痛，跌打伤痛，状痛，神经痛。

【采收加工】春季或冬季采收根或全株，除去泥土、须根，洗净，切段，晒干。

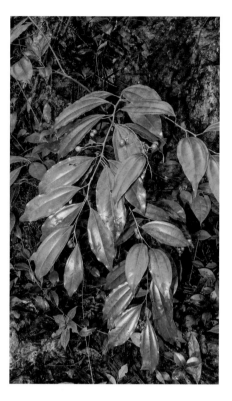

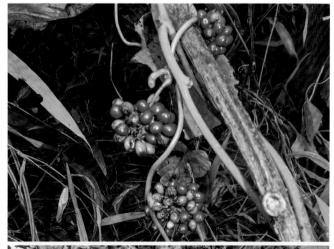

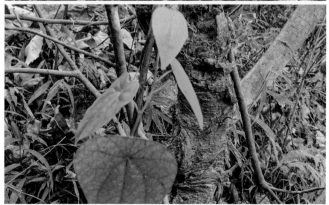

## 山乌龟

【基原】为防己科广西地不容 *Stephania kwangsiensis* H.S Lo 的块根。

【别名】金线吊乌龟。

【形态特征】草质藤本。叶三角状圆形至近圆形。复伞形聚伞花序腋生；雄花萼片6片，排成2轮，花瓣3片，花药4枚；雌花萼片1片，偶有2片，花瓣2片，偶有3片。核果红色；果核倒卵圆形，背部有4行刺状凸起，每行约18~19颗，刺稍扁，末端钩状下弯，胎座迹正中穿孔。花期5月。

【分布】生于石灰岩山壁缝穴中。产于广西西南部、云南东南部地区。

【性能主治】味苦，性寒。具有散瘀止痛、清热解毒的功效。主治胃痛，痢疾，咽痛，跌打损伤，疮疖痈肿，蛇咬伤。

【采收加工】全年均可采挖块根，洗净，切片，晒干。

# 肾子藤

【基原】为防己科肾子藤*Pachygone valida* Diels的根、茎。

【形态特征】木质藤本。枝淡褐黄色，被微柔毛。叶革质，卵形至阔卵形；掌状脉5条。圆锥花序腋生或生于无叶老枝上；雄花萼片6片，排成2轮，花瓣6片，顶部二侧耳状反折，抱着花丝，雄蕊6枚，稍长于花瓣；雌花萼片和花瓣与雄花的相似。核果扁球形，长1.7~1.8 cm；果核近螺状肾形。花期4月，果期12月至翌年1月。

【分布】生于石灰岩的疏林或灌木丛中、土山的密林中或林缘。产于广西、贵州、云南等地。

【性能主治】味苦，性寒。具有祛风除湿、活血镇痛的功效。主治风湿痹痛，肢单板机，腰肌劳损。

【采收加工】全年均可采收根或茎，洗净，切段，晒干。

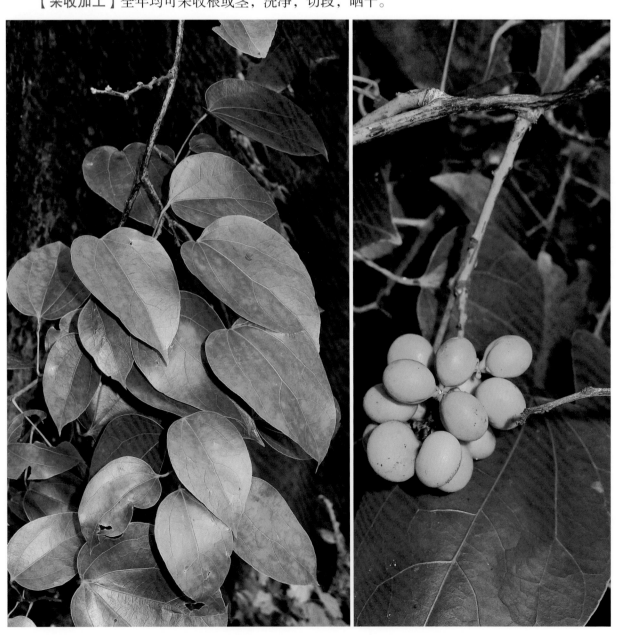

# 血散薯

【基原】为防己科血散薯*Stephania dielsiana* Y. C. Wu的块根。

【形态特征】草质藤本。枝、叶含红色液汁。叶片纸质，三角状近圆形，基部微圆至近截平。复伞形聚伞花序；雄花序1~3回伞状分枝，雌花序近头状；雄花萼片6片，排成2轮，花瓣3片，肉质；雌花萼片1片，花瓣2片。核果红色，倒卵圆形，甚扁；果核背部两侧各有2列钩状小刺，胎座迹穿孔。花期夏初。

【分布】生于山谷、溪边、林中、石缝及峭壁上。产于广西、湖南、广东、贵州等地。

【性能主治】味苦，性寒。具有清热解毒、散瘀止痛的功效。主治上呼吸道感染，咽炎，疮痛，胃痛，胃肠炎，牙痛，神经痛，跌打损伤。

【采收加工】秋、冬季采挖块根，洗净，晒干。

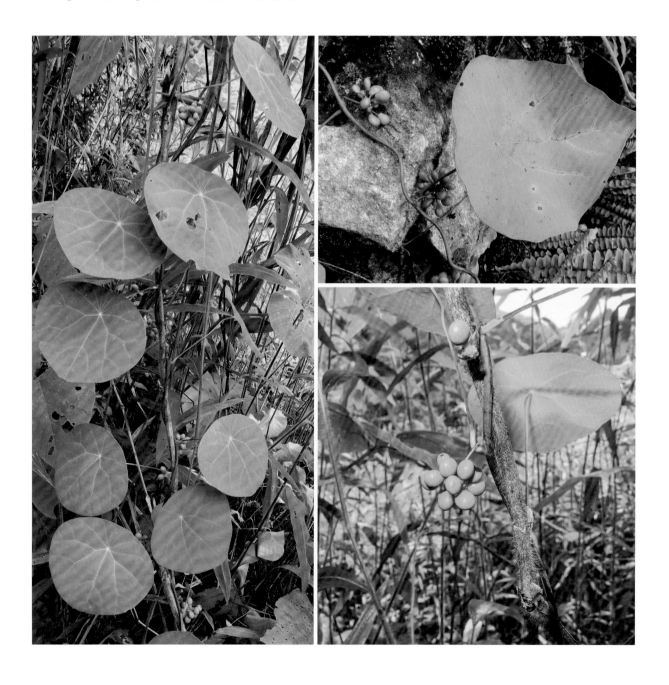

# 大百解薯

【基原】为马兜铃科广西马兜铃*Aristolochia kwangsiensis* Chun et F. C. How ex C. F. Liang的块根。

【别名】总管。

【形态特征】木质大藤本。嫩枝密被污黄色或淡棕色长硬毛。叶片厚纸质至革质，卵状心形或圆形，先端钝或短尖，基部宽心形，两面均密被污黄色或淡棕色长硬毛；基出脉5条。总状花序腋生，有花2~3朵；花被管中部急遽弯曲；合蕊柱顶端3裂。蒴果长圆柱形，有6条棱，顶端具长喙。花期4~5月，果期8~9月。

【分布】生于海拔600~1600 m的山谷林中。产于浙江、福建、湖南、广东、广西、四川、贵州、云南等地。

【性能主治】味苦，性寒。具有理气止痛、清热解毒、止血的功效。主治痉挛性胃痛，腹痛，急性胃肠炎，胃及十二指肠溃疡，痢疾，跌打损伤，疮痈肿毒，外伤出血，蛇咬伤，骨结核。

【采收加工】夏、秋季采挖块根，洗净，鲜用或切片晒干。

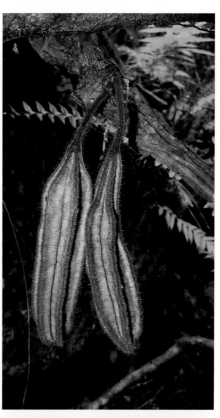

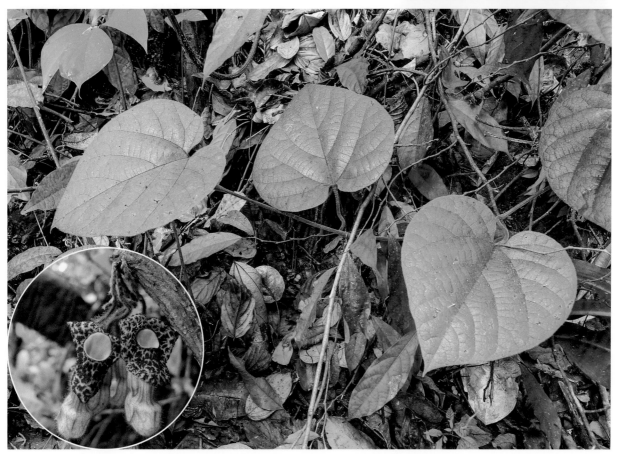

# 大块瓦

【基原】为马兜铃科地花细辛*Asarum geophilum* Hemsl.的根、根状茎或全草。

【形态特征】多年生草本。全株散生柔毛。根状茎横走，根细长。叶片圆心形、卵状心形或宽卵形，先端钝或急尖，基部心形。花紫色；花梗常向下弯垂；花被管短，中部以上与花柱等高处有窄的凸环；子房下位，花柱合生，短于雄蕊，顶端6裂，柱头顶生。果卵状，棕黄色，具宿存花被。花期4~6月。

【分布】生于海拔200~700 m的林下或山谷湿地。产于广西、广东、贵州南部。

【性能主治】味辛，性温。具有疏风散寒、宣肺止咳、止痛消肿的功效。主治风寒感冒，头痛，鼻渊，痰饮咳喘，风寒湿痹，毒蛇咬伤。

【采收加工】4~5月挖取带根全草，除去泥土，置通风处，阴干。

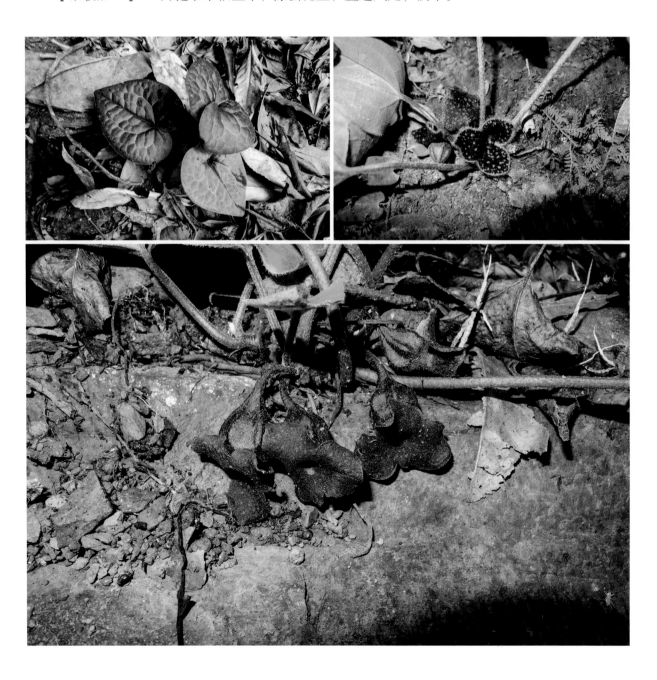

## 豆瓣绿

【基原】为胡椒科豆瓣绿*Peperomia tetraphylla* (Forst.F.) Hook. et Arnott.的全草或根。

【别名】豆瓣菜。

【形态特征】肉质、丛生草本。叶密集，3片或4片轮生；叶片肉质，有透明腺点，阔椭圆形或近圆形，两端钝或圆。穗状花序单生于顶和叶腋；花序轴密被毛；苞片近圆形，有短柄，盾状；花极小，两性，无花被；雄蕊2枚，花丝短；柱头近头状，被短柔毛。浆果近卵形，长近1 mm。花期2~4月及9~12月。

【分布】生于海拔600~3100 m的岩石上或石隙阴湿处。产于四川、云南、贵州、广东、广西等地。

【性能主治】味苦，性微寒。具有舒筋活血、祛风除湿、化痰止咳的功效。主治风湿筋骨痛，跌打损伤，疮疖肿毒，咽喉炎，口腔炎，痢疾，水泻，宿食不消，小儿疳积，劳伤咳嗽，哮喘，百日咳。

【采收加工】夏、秋季采收全草或根，鲜用或晒干。

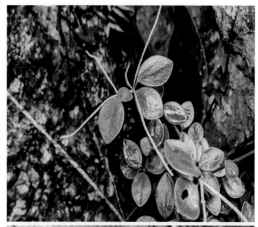
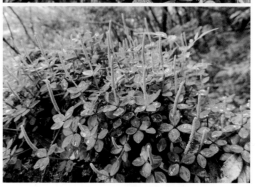

## 假蒟

【基原】为胡椒科假蒟*Piper sarmentosum* Roxb.的根。

【形态特征】多年生草本。叶片近膜质，阔卵形或近圆形，背面沿脉上被极细的粉状短柔毛。花单性，雌雄异株；穗状花序，与叶对生；雄花序轴被毛，雌花序轴无毛；雄花苞片扁圆形，近无柄，盾状，雄蕊2枚；雌花苞片近圆形，盾状，柱头4枚，稀3枚或5枚。浆果近球形，基部嵌生于花序轴中并与其合生。花期4~11月。

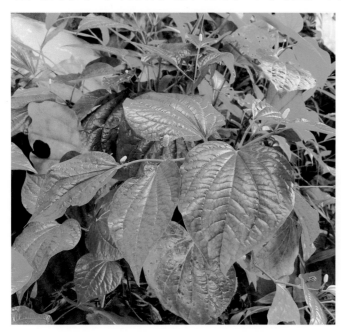

【分布】生于林下或村旁湿地上。产于我国南部地区。

【性能主治】味苦，性温。具有祛风散寒、行气止痛、活络、消肿的功效。主治风寒咳喘，风湿痹痛，脘腹胀满，泄泻痢疾，产后脚肿，跌打损伤。

【采收加工】全年均可采收根，洗净，鲜用或阴干。

# 南藤

【基原】为胡椒科石南藤*Piper wallichii* (Miq.) Hand.-Mazz.的茎叶或全株。

【形态特征】攀援藤本。叶片椭圆形，背面被疏粗毛；叶脉5~7条，最上1对在离基1~2.5 cm处从中脉发出。花单性，雌雄异株；穗状花序，花序轴被毛；雄花苞片圆形，近乎无柄，盾状；雄蕊2枚，稀3枚；雌花苞片柄于果期长达2 mm，密被长毛，子房离生。浆果球形，有疣状凸起。花期5~6月。

【分布】生于海拔300~2600 m的山谷林中阴处或湿润处。产于甘肃、湖北、湖南、广西、四川、云南等地。

【性能主治】味辛、甘，性温。具有祛风湿、强腰膝、补肾壮阳、止咳平喘、活血止痛的功效。主治风寒湿痹，腰膝酸痛，阳痿，咳嗽气喘，痛经，跌打肿痛。

【采收加工】8~10月割取带叶茎枝，晒干。

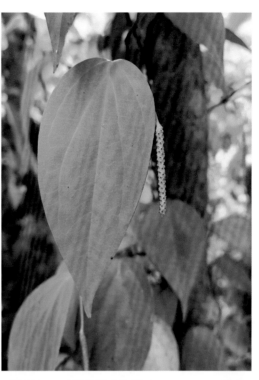

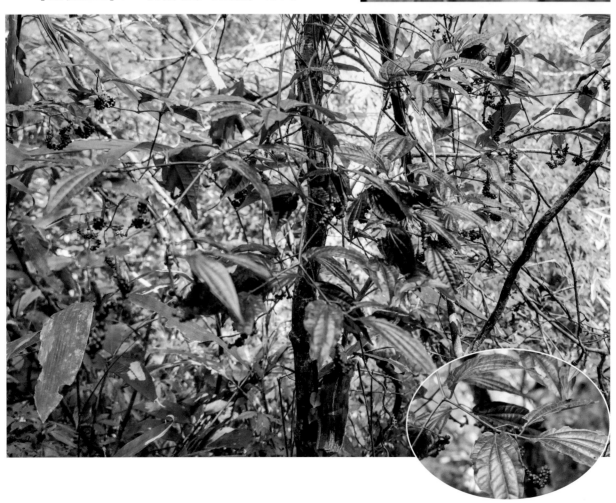

# 山蒟

【基原】为胡椒科山蒟*Piper hancei* Maxim.的茎叶。

【别名】石蒟、穿壁风、爬岩香、石南藤、廿四症、上树风。

【形态特征】攀援藤本。叶片卵状披针形或椭圆形；叶脉5~7条，最上1对互生，离基1~3 cm。花单性，雌雄异株；穗状花序，与叶对生；雄花序长6~10 cm，花序轴被毛，雄花苞片近圆形，近乎无柄，盾状，雄蕊2枚；雌花序与雄花序相同，长约3 cm；子房近球形，离生，柱头4枚或稀有3枚。浆果球形。花期3~8月。

【分布】生于林中，常攀援于树上或岩石上。产于我国南部地区。

【性能主治】味辛，性温。具有祛风除湿、活血消肿、行气止痛、化痰止咳的功效。主治风湿痹痛，胃痛，痛经，跌打损伤，风寒咳喘，疝气痛。

【采收加工】秋季采收茎叶，切段，晒干。

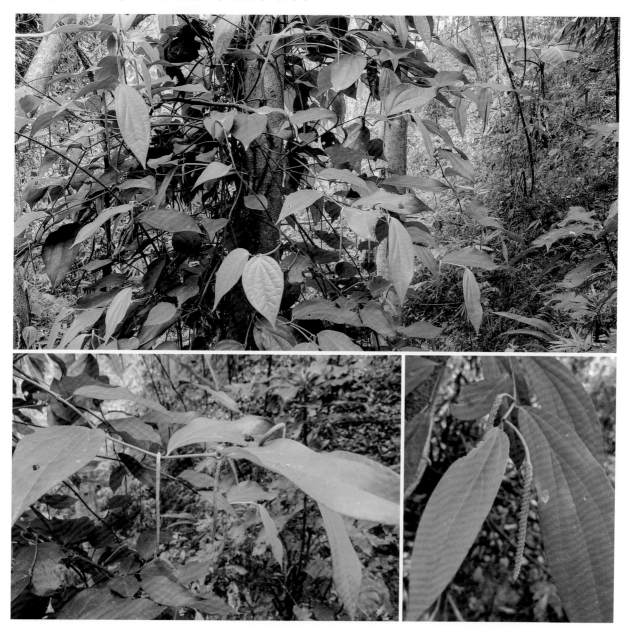

## 鱼腥草

【基原】为三白草科蕺菜*Houttuynia cordata* Thunb.的地上部分。

【别名】折耳根。

【形态特征】多年生草本。具腥臭味。叶片卵形或阔卵形，有腺点，基部心形，背面常呈紫红色；托叶膜质，下部与叶柄合生成鞘。穗状花序，顶生或与叶对生；花小，基部有4片白色花瓣状总苞片；雄蕊3枚；雌蕊由3个合生的心皮所组成，子房上位，花柱3枚，柱头侧生。蒴果近球形，顶端开裂。花期4~7月。

【分布】生于海拔2500 m以下的山地里、沟边、塘边、田梗或林下湿地处。主产于江苏、浙江、四川、云南、广西等地。

【性能主治】味辛，性微寒。具有清热解毒、消痈排脓、利尿通淋的功效。主治肺痈吐脓，痰热喘咳，热痢，热淋，痈肿疮毒。

【采收加工】夏季茎叶茂盛花穗多时采收，除去杂质，晒干。

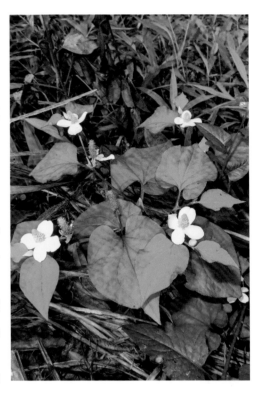

## 地白草

【基原】为堇菜科七星莲*Viola diffusa* Ging.的全草。

【形态特征】一年生草本。全体被糙毛或白色柔毛，花期时生出地上匍匐枝；匍匐枝先端具莲座状叶丛，通常生不定根。叶片卵形或卵状长圆形；叶柄长且具明显的翅。花小，两侧对称；萼片5片，披针形；花瓣5片，淡紫色或浅黄色。蒴果长圆形，顶端常具宿存的花柱。花期3~5月，果期5~8月。

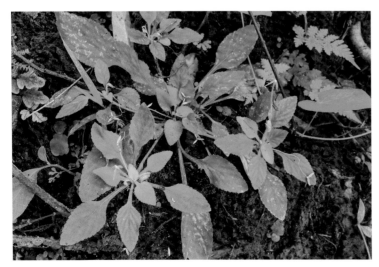

【分布】生于海拔2000 m以下的路边及较湿润地。产于安徽、台湾、浙江、四川、云南、西藏等地。

【性能主治】味苦、辛，性寒。具有清热解毒、散瘀消肿的功效。主治疮疡肿毒，眼结膜炎，肺热咳嗽，百日咳，黄疸型肝炎，带状疱疹，水火烫伤，跌打损伤，骨折，毒蛇咬伤。

【采收加工】夏、秋季挖取全草，洗净，除去杂质，鲜用或晒干。

# 地丁

【基原】为堇菜科紫花地丁*Viola philippica* Sasaki的全草。

【形态特征】多年生草本，高4~14 cm。叶基生；叶片狭卵形或狭卵状披针形。花中等大小，紫堇色，喉部带有紫色条纹；萼片卵状披针形或披针形；花瓣倒卵形或长圆状倒卵形，下部花瓣连距长1.3~2 cm；距细管状；花药药隔顶部有附属物，下方2枚雄蕊背部距细管状。蒴果长圆形。花果期4~9月。

【分布】生于海拔1000 m以下的草地或山坡上。产于辽宁、河北、河南、山东、浙江、广西等地。

【性能主治】味苦，性寒。具有清热利湿、解毒消肿的功效。主治疔疮，痈肿，瘰疬，黄疸，痢疾，腹泻，目赤，喉痹，毒蛇咬伤。

【采收加工】5~8月，果实成熟时采收全草，洗净泥土，晒干。

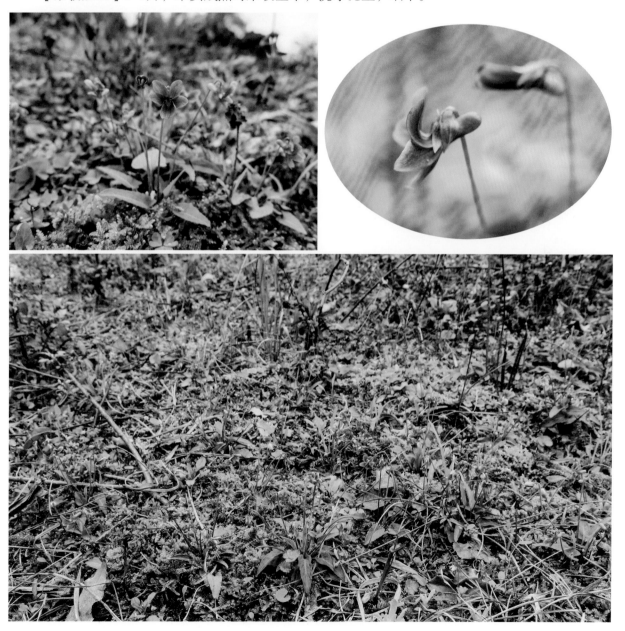

## 蝉翼藤

【基原】为远志科蝉翼藤*Securidaca inappendic-ulata* Hassk.的根。

【别名】五味藤、一摩消、丢了棒、象皮藤。

【形态特征】攀援灌木。小枝细，被紧贴的短伏毛。叶片椭圆形或倒卵状长圆形，背面被紧贴的短伏毛。圆锥花序顶生或腋生，被淡黄褐色短伏毛；苞片早落；萼片5枚；花瓣3片，淡紫红色，龙骨瓣近圆形，顶端具1兜状附属物；雄蕊8枚，花丝2/3以下合生成鞘。核果呈球形，翅长圆形。花期5~8月，果期10~12月。

【分布】生于海拔500~1100 m的密林中。产于广东、广西、云南等地。

【性能主治】味辛、苦，性微寒。具有活血散瘀、消肿止痛、清热利尿的功效。主治急性肠胃炎，跌打损伤。

【采收加工】全年均可采收，洗净，切片，晒干。

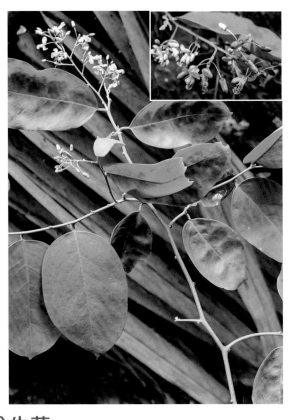

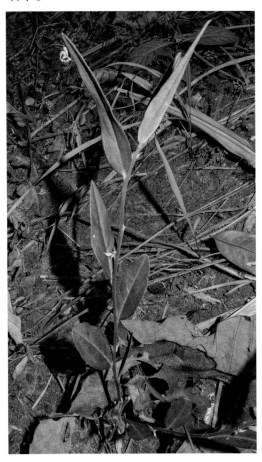

## 大金牛草

【基原】为远志科华南远志*Polygala chinensis* L. var. chinensis的全草。

【别名】银不换。

【形态特征】一年生直立草本。茎基部木质化，分枝被卷曲短柔毛。叶片椭圆形或披针形，先端具短尖头，疏被短柔毛。总状花序腋上生，稀腋生；萼片5枚，宿存；花瓣3片，淡黄色或白中带淡红色，龙骨瓣顶端具2束条裂鸡冠状附属物；雄蕊8枚，花丝中部以下合生成鞘。蒴果圆形，具狭翅及缘毛。花期4~10月，果期5~11月。

【分布】生于海拔500~1500 m的草地灌木丛中。产于我国西南地区及福建、湖北、湖南、广东、海南、广西等地。

【性能主治】味辛、甘，性平。具有祛痰、消积、散瘀、解毒的功效。主治咳嗽咽痛，小儿疳积，跌打损伤，瘰疬，痈肿，蛇咬伤。

【采收加工】春、夏季采收全草，切段，晒干。

# 瓜子金

【基原】为远志科瓜子金*Polygala japonica* Houtt.的全草或根。

【别名】小金不换。

【形态特征】多年生草本。茎、枝直立或外倾，被卷曲短柔毛。叶片卵形或卵状披针形，先端具短尖头。总状花序与叶对生，或腋外生；萼片5枚，宿存；花瓣3片，白色至紫色，龙骨瓣舟状，具流苏状鸡冠状附属物；雄蕊8枚，花丝全部合生成鞘。蒴果圆形，边缘具有横脉的阔翅。花期4~5月，果期5~8月。

【分布】生于海拔800~2100 m的山坡上或田梗上。产于我国东北、华北、西北、华东、中南、西南地区和台湾等地。

【性能主治】味苦、微辛，性平。具有祛痰止咳、散瘀止血、宁心安神、解毒消肿的功效。主治咳嗽痰多，跌打损伤，风湿痹痛，吐血，便血，心悸，失眠，咽喉肿痛，痈肿疮疡，蛇虫咬伤。

【采收加工】秋季采收全草，洗净，晒干。

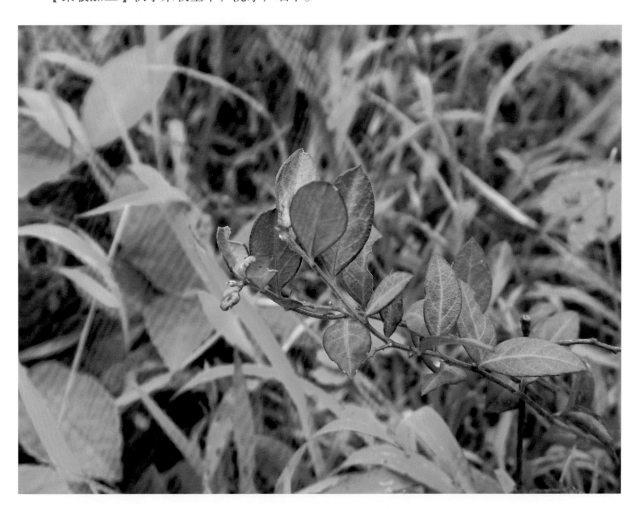

# 佛甲草

【基原】为景天科佛甲草*Sedum lineare* Thunb.的全草。

【别名】土三七、养鸡草。

【形态特征】多年生草本，高10~20 cm。3叶轮生，少有4叶轮生或对生，叶线形，先端钝尖，基部无柄，有短距。花序聚伞状，顶生；萼片5枚，线状披针形；花瓣5片，披针形；雄蕊10枚，较花瓣短；鳞片5片。蓇葖果略叉开，长4~5 mm，花柱短。种子小。花期4~5月，果期6~7月。

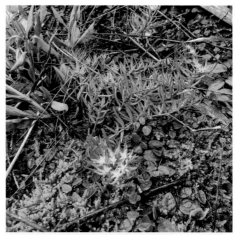

【分布】生于山野水湿地处及岩石上，或栽培于庭园。产于我国东南部地区。

【性能主治】味甘，性寒。具有清热、消肿、解毒的功效。主治咽喉肿痛，痈肿，疔疮，丹毒，烫伤，蛇咬伤，黄疸，痢疾。

【采收加工】夏、秋季采收全草。

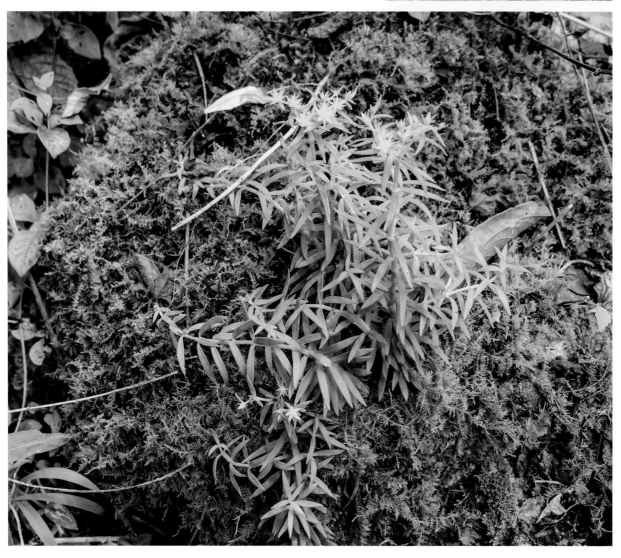

# 繁缕

【基原】为石竹科繁缕*Stellaria media* (L.) Vill.的全草。

【形态特征】一年或二年生草本。茎俯仰或上升，被1或2列毛。叶片宽卵形或卵形。聚伞花序顶生；花梗细弱，具1列短毛；萼片5枚，卵状披针形，外面被短腺毛；花瓣白色，长椭圆形，比萼片短，2深裂达基部；雄蕊3~5枚；花柱3枚，线形。蒴果卵形，顶端6裂，具多数种子。花期6~7月，果期7~8月。

【分布】生于原野上及耕地上。产于全国各地。

【性能主治】味甘微咸，性平。具有活血、散瘀、下乳、催生的功效。主治产后瘀滞腹痛，乳汁不多，暑热呕吐，肠痈，淋病，恶疮肿毒，跌打损伤。

【采收加工】夏、秋季采收全草，鲜用或晒干。

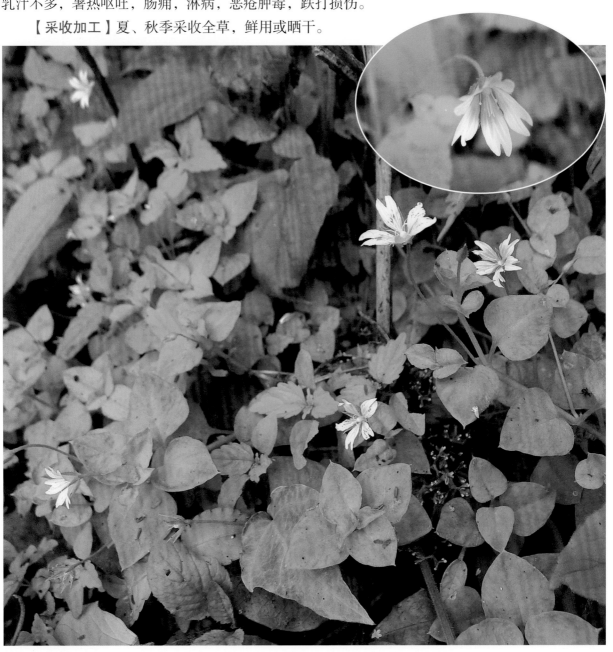

# 荷莲豆菜

【基原】为石竹科荷莲豆草*Drymaria cordata* (L.) Willd. ex Schult.的全草。

【别名】串钱草、水荷兰、水流冰、青钱草。

【形态特征】一年生草本。茎匍匐，纤细。叶片卵状心形，先端凸尖，具3~5条基出脉。聚伞花序顶生；花梗细弱，被白色腺毛；萼片披针状卵形，具3条脉，被腺柔毛；花瓣白色，倒卵状楔形，顶端2深裂；雄蕊稍短于萼片，花药圆形；花柱3枚，基部合生。蒴果卵形，分3果爿。种子近圆形，表面具小疣。花期4~10月，果期6~12月。

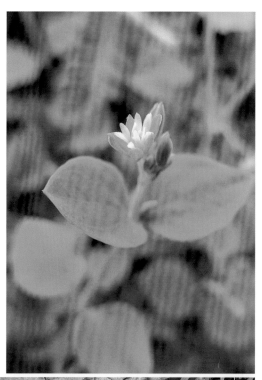

【分布】生于海拔200~1900 m的山野阴湿地带。产于我国南部至西南部地区。

【性能主治】味苦，性凉。具有清热解毒的功效。主治疮疖痈肿，黄疸，疟疾，风湿脚气。

【采收加工】夏季采收全草，鲜用或晒干。

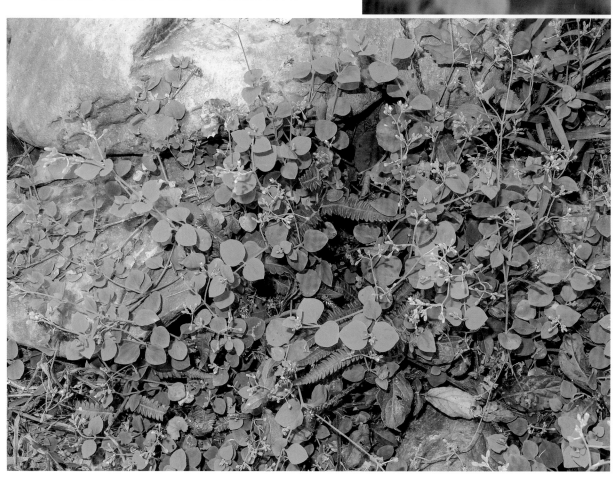

# 土人参

【基原】为马齿苋科土人参*Talinum paniculatum* (Jacq.) Gaertn.的根、叶。

【形态特征】一年或多年生草本。主根粗壮。茎直立，肉质。叶片稍肉质，倒卵形或倒卵状长椭圆形。圆锥花序较大，常二叉状分枝；萼片卵形，早落；花瓣长椭圆形、倒卵形或椭圆形；雄蕊10~20枚；花柱线形，基部具关节；柱头3裂；子房卵球形。蒴果近球形，3瓣裂。花期6~8月，果期9~11月。

【分布】常为栽培，亦有野生于山坡岩石缝中。产于陕西、江苏、台湾、湖北、广西、四川、云南等地。

【性能主治】味甘，性平。具有补中益气、润肺生津的功效。主治气虚乏力，体虚自汗，脾虚泄泻，肺燥咳嗽，乳汁稀少。

【采收加工】秋、冬季采挖根，洗净，切片，晒干。全年均可采收叶，或秋季采收，晒干或蒸后晒干。

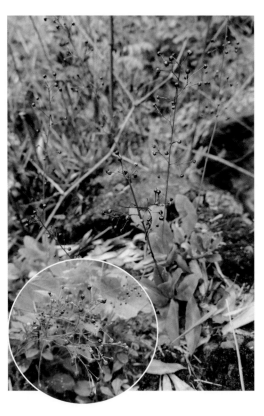

# 火炭母

【基原】为蓼科火炭母*Polygonum chinense* L.的根。

【形态特征】多年生草本。基部近木质。根状茎粗壮。叶卵形或长卵形，先端短渐尖，基部截形或宽心形。花序头状，通常数个排成圆锥状，顶生或腋生，花序梗被腺毛；花被5深裂；雄蕊8枚；花柱3枚，中下部合生。瘦果宽卵形，具3条棱，黑色，包于宿存的花被内。花期7~9月，果期8~10月。

【分布】生于海拔30~2400 m的山谷中、水边、湿地。产于我国华南、西南、华中等地区。

【性能主治】味辛、甘，性平。具有补益脾肾、平降肝阳、清热解毒、活血消肿的功效。主治体虚乏力，耳鸣耳聋，头晕目眩，白带异常，乳痈，肺痈，跌打损伤。

【采收加工】夏、秋季采挖根，鲜用或晒干。

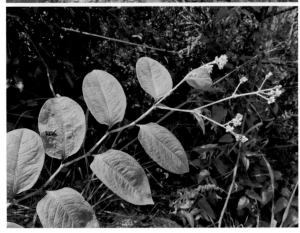

## 荞麦

【基原】为蓼科荞麦*Fagopyrum esculentum* Moench 的叶。

【形态特征】一年生草本。叶三角形或卵状三角形，先端渐尖，基部心形，两面沿叶脉具乳头状凸起；托叶鞘短筒状，顶端偏斜，边缘无缘毛。总状或伞房状花序，顶生或腋生；苞片卵形，长约2.5 mm，每枚苞片内具3~5朵花；花被5深裂，椭圆形；雄蕊8枚；花柱3枚。瘦果卵形，具3条锐棱。花期5~9月，果期6~10月。

【分布】全国各地均有栽培。

【性能主治】味酸，性寒。具有利耳目、下气、止血、降压的功效。主治眼目昏糊，耳鸣重听，嗳气，紫癜，高血压。

【采收加工】夏、秋采收叶，鲜用或晒干。

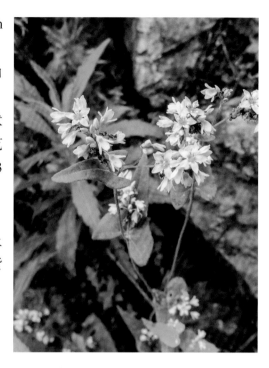

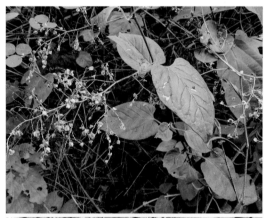

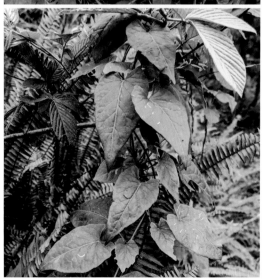

## 首乌藤

【基原】为蓼科何首乌*Fallopia multiflora* (Thunb.) Haraldson的藤茎。

【别名】夜交藤。

【形态特征】多年生草本。块根肥厚。茎缠绕，具纵棱。叶卵形或长卵形，先端渐尖，基部心形或近心形。圆锥状花序，顶生或腋生；苞片三角状卵形，每枚苞片内具2~4朵花；花梗下部具关节；花被5深裂，外面3片背部具翅；雄蕊8枚；花柱3枚。瘦果卵形，具3条棱，包于宿存花被内。花期8~9月，果期9~10月。

【分布】生于海拔200~3000 m的草坡上、路边、山坡石隙中及灌木丛中。产于我国华东、中南、西南地区及河北、山西、陕西、甘肃、台湾等地。

【性能主治】味甘，性平。具有养血安神、祛风通络的功效。主治失眠多梦，血虚身痛，风湿痹痛；外用治皮肤瘙痒。

【采收加工】秋、冬季采收藤茎，除去残叶，捆成把，干燥。

# 小萹蓄

【基原】为蓼科习见蓼*Polygonum plebeium* R. Br.的全草。

【形态特征】一年生平卧草本。叶片狭椭圆形或倒披针形；叶柄极短或近乎无柄；托叶鞘膜质，白色，透明，先端撕裂。花3~6朵，簇生于叶腋；苞片膜质；花梗中部具关节；花被5深裂；雄蕊5枚；花柱3枚，稀2枚。瘦果宽卵形，具3条锐棱或双凸镜状，黑褐色，平滑，有光泽，包于宿存花被内。花期5~8月，果期6~9月。

【分布】生于海拔30~2200 m的原野、荒地、路旁。产于我国长江以南各地，北至河北、陕西等地。

【性能主治】味苦，性凉。具有利尿通淋、清热解毒、化湿杀虫的功效。主治热淋，石淋，黄疸，痢疾，恶疮疥癣，外阴湿痒，蛔虫病。

【采收加工】开花时采收全草，晒干。

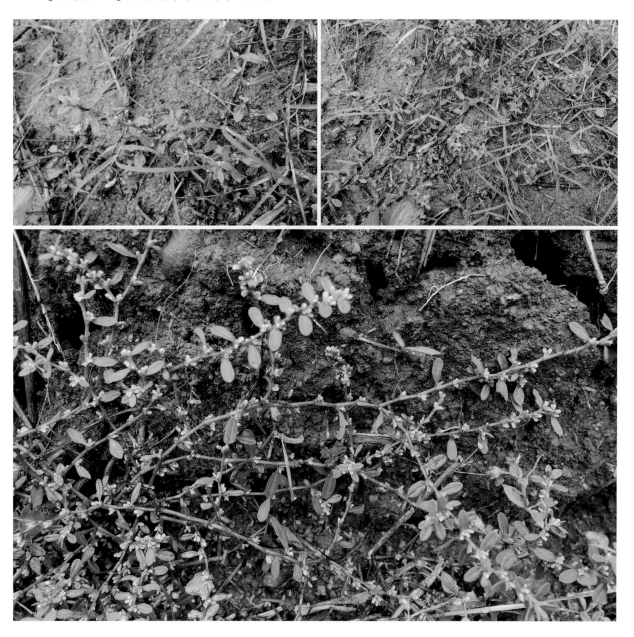

# 商陆

【基原】为商陆科垂序商陆*Phytolacca americana* L.的根。

【别名】洋商陆子。

【形态特征】多年生草本。根粗壮，肥大。茎直立，圆柱形，有时带紫红色。叶片椭圆状卵形或卵状披针形，长9~18 cm，宽5~10 cm，先端急尖，基部楔形。总状花序顶生或侧生；花被5片，雄蕊、心皮及花柱通常均为10枚，心皮合生。果序下垂；浆果扁球形，熟时紫黑色。种子肾圆形。花期6~8月，果期8~10月。

【分布】生于林下、路边及宅旁阴湿处。产于陕西、河北、江苏、山东、浙江、江西、湖北、广西、四川等地。

【性能主治】味苦，性寒；有毒。具有利水消肿的功效。主治水肿，小便不利。

【采收加工】9~10月采挖根，晒干。

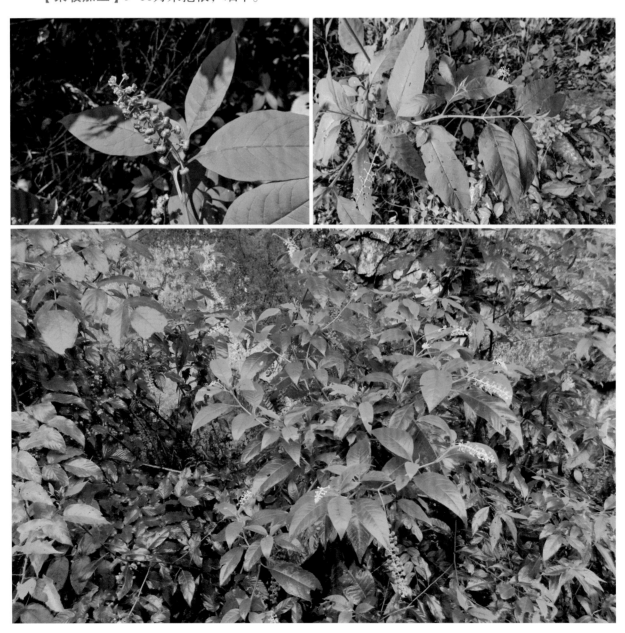

# 商陆

【基原】为商陆科商陆*Phytolacca acinosa* Roxb.的根。

【形态特征】多年生草本。茎直圆柱形，肉质，绿色或红紫色。叶片椭圆形或披针状椭圆形，两面散生细小白色斑点（针晶体）。总状花序顶生或与叶对生，花两性，花被5片，雄蕊8~10枚，心皮通常为8枚。果序直立；浆果扁球形，熟时黑色。种子肾形，黑色，具3条棱。花期5~8月，果期6~10月。

【分布】生于海拔500~3400 m的疏林、林缘、路旁、山沟等湿润的地方。全国大部分地区均有生产，主产于河南、安徽、湖北等地。

【性能主治】味苦，性寒；有毒。具有逐水消肿、通利二便、解毒散结的功效。主治水肿胀满，二便不通，症瘕，疝癖，瘰疬，疮毒。

【采收加工】秋季至翌年春采挖根，除去须根及泥沙，切成块或片，晒干或阴干。

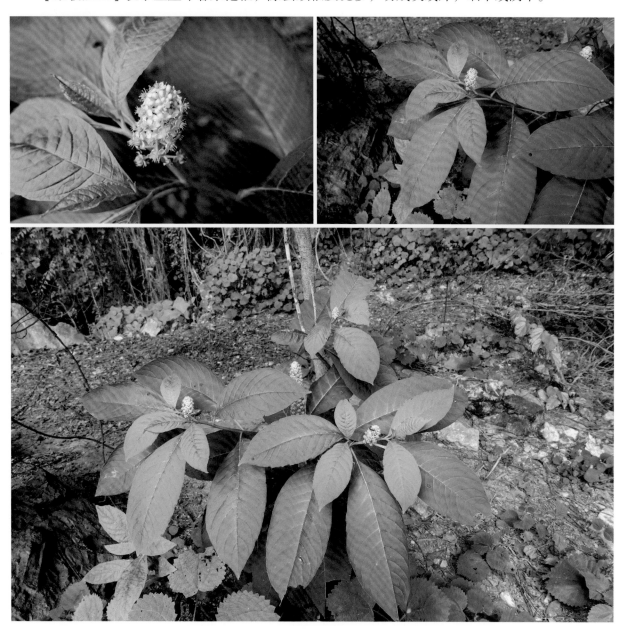

# 牛膝

【基原】为苋科牛膝*Achyranthes bidentata* Blume 的根。

【别名】怀牛膝、牛髁膝、山苋菜、对节草、红牛膝、杜牛膝、土牛膝。

【形态特征】多年生草本。茎有棱角或四方形，有白色贴生或开展柔毛，或近无毛。叶片椭圆形或椭圆披针形，先端尾尖，两面有贴生或开展柔毛。穗状花序顶生及腋生；苞片宽卵形，先端长渐尖；小苞片刺状，先端弯曲，基部有膜质小裂片；花被5片；雄蕊5枚，退化雄蕊顶端平圆。胞果矩圆形。花期7~9月，果期9~10月。

【分布】生于海拔200~1800 m的山野路旁，栽培或野生。产于山西、山东、浙江、湖北、四川、云南、海南等地。

【性能主治】味甘、苦、酸，性平。具有散瘀血、消痈肿的功效。主治淋病，尿血，闭经，症瘕，胞衣不下，产后瘀血腹痛，喉痹，痈肿，跌打损伤。熟用补肝肾，强筋骨。主治腰膝骨痛，四肢拘挛，痿痹。

【采收加工】冬季茎叶枯萎时采挖根，除去须根及泥沙，捆成小把，晒至干皱后，将顶端切齐，晒干。

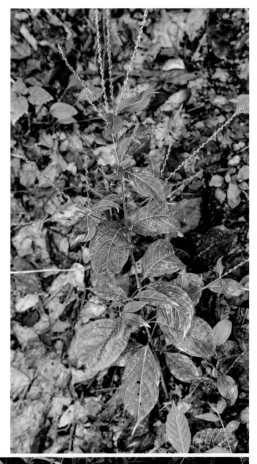

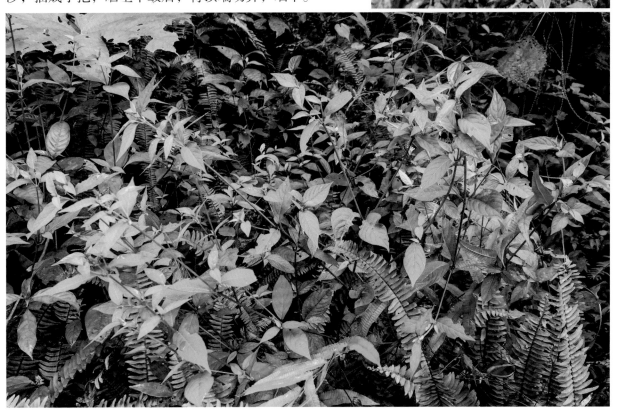

# 青葙子

【基原】为苋科青葙Celosia argentea L.的成熟种子。

【形态特征】一年生草本。全体无毛。叶片矩圆披针形至披针形。穗状花序，塔状或圆柱状；苞片及小苞片披针形，先端渐尖，延长成细芒；花被片矩圆状披针形；子房有短柄，花柱紫色。胞果卵形，包裹在宿存花被片内。种子凸透镜状肾形。花期5~8月，果期6~10月。

【分布】生于海拔1100 m的荒野路旁、山沟、河滩、沙丘等疏松土壤上，也有栽培。我国大部分地区均有分布。

【性能主治】味苦，性凉。具有祛风热、清肝火的功效。主治目赤肿痛，障翳，高血压，鼻出血，皮肤风热瘙痒，疥癞。

【采收加工】8~10月采收地上部分或花穗，晒干后搓出种子，除去杂质，晒干。

【附注】花：主治吐血，鼻出血，崩漏，赤痢，血淋，白带异常，目赤肿痛，目生翳障。

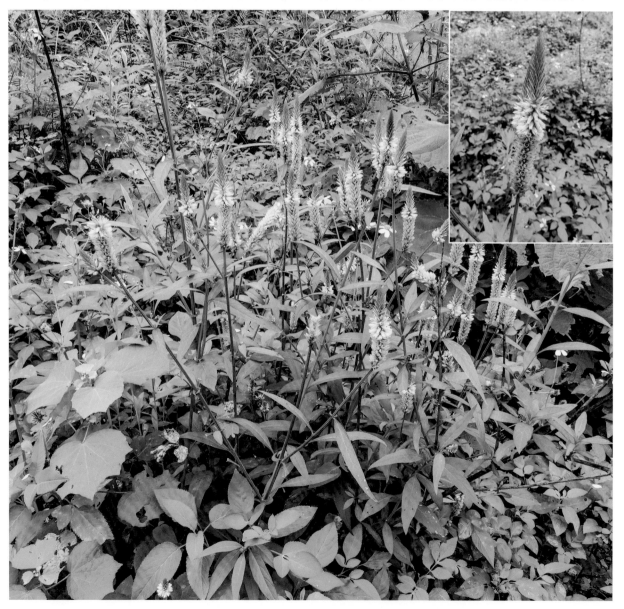

# 白花柴

【基原】为亚麻科米念芭*Tirpitzia ovoidea* Chun et How ex W. L. Sha的枝、茎叶。

【形态特征】灌木。树皮灰褐色，有皮孔。叶片卵形、椭圆形或倒卵状椭圆形，基部宽楔形或近圆形。聚伞花序，腋生；萼片5枚；花瓣5片，白色，阔倒卵形；雄蕊5枚，花丝基部合生成筒状；退化雄蕊5枚，子房5室，花柱5枚。蒴果卵状椭圆形。种子褐色，具膜质翅，翅倒披针形。花期5~10月，果期10~11月。

【分布】生于海拔300~2000 m的山谷中、疏林中。产于我国西南及华南各地区。

【性能主治】味微甘，性平。具有活血散瘀、舒筋活络的功效。主治跌打损伤，骨折，外伤出血，风湿性关节炎，小儿麻痹后遗症，疮疖。

【采收加工】全年均可采收枝和茎叶，鲜用或晒干。

【附注】鲜叶捣烂加酒炒热外敷治骨折；捣烂外敷治外伤出血。枝、茎、叶3~5钱，水煎服或炖猪骨服用于治风湿性关节炎、小儿麻痹后遗症。鲜叶适量，水煎用于外洗治疮疖。

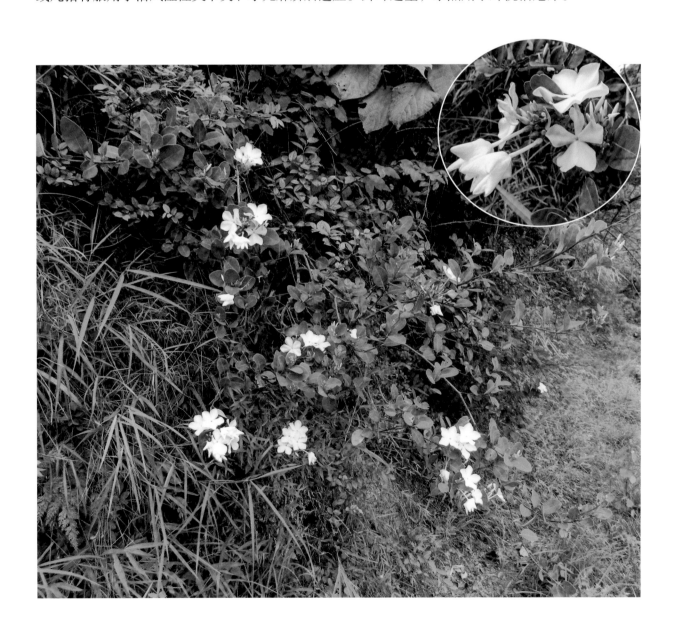

# 麦穗七

【基原】为酢浆草科山酢浆草*Oxalis griffithii* Edgeworth et Hook. f.的全草。

【形态特征】多年生草本。茎短缩不明显。叶基生；小叶3片，三角形，先端凹陷，基部楔形。总花梗基生，单花；花梗长4~15 cm，被柔毛；萼片5枚；花瓣5片；雄蕊10枚，长、短相间，花丝基部合生；子房5室，花柱5枚。蒴果椭圆形或近球形。花期3~9月，果期5~10月。

【分布】生于海拔800~3000 m的密林、灌木丛中和沟谷等阴湿处。产于我国华东、华中、西南地区及陕西、甘肃。

【性能主治】味酸涩，性寒。具有清热解毒、消肿止痛的功效。主治泄泻，痢疾，目赤肿痛，小儿口疮，外用主治乳腺炎，带状疱疹。

【采收加工】夏、秋季采收全草，洗净晒干。

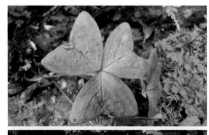
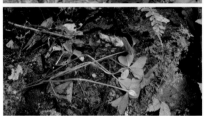
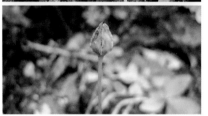

# 凤仙花

【基原】为凤仙花科凤仙花*Impatiens balsamina* L.的花。

【形态特征】一年生草本。茎粗壮，肉质。叶片披针形，边缘有锐齿；叶柄两侧具数对带柄的腺体。花单生或数朵簇生于叶腋；萼片2枚，卵形或卵状披针形；唇瓣深舟状，被柔毛，基部急尖成内弯的距；旗瓣圆形，兜状，先端微凹，具小尖；翼瓣具短柄，2裂；雄蕊5枚。蒴果宽纺锤形，密被柔毛。花期7~10月。

【分布】我国南北各地均有栽培。

【性能主治】味甘、苦，性微温。具有祛风除湿、活血止痛、解毒杀虫的功效。主治风湿肢体痿废，腰胁疼痛，妇女闭经腹痛，产于后瘀血未尽，跌打损伤，骨折，痈疽疮毒，蛇咬伤，白带异常，鹅掌风，灰指甲。

【采收加工】开花期间于下午采收花，除去杂质，晾干，一般以红、白二色者入药较佳。

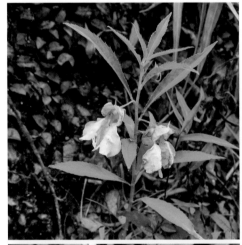
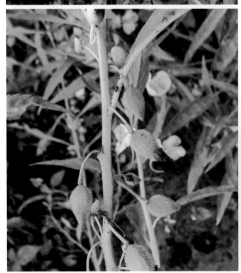
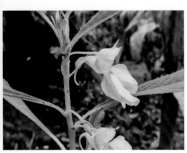

# 毛草龙

【基原】为柳叶菜科毛草龙*Ludwigia octovalvis* (Jacq.) P. H. Raven的全草。

【形态特征】多年生草本或亚灌木。植株各部常被伸展的粗毛。叶片披针形至线状披针形。萼片4枚；花瓣黄色，倒卵状楔形，先端钝圆形或微凹；雄蕊8枚；开花时以四合花粉授于柱头上；柱头近头状；花盘隆起，基部围以白毛，子房圆柱状。蒴果圆柱状，具8条棱。种子每室具多列，离生。花期6~8月，果期8~11月。

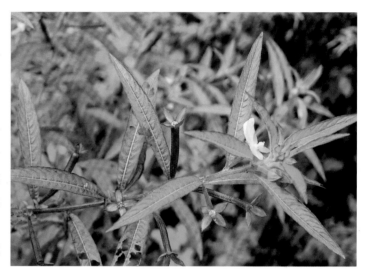

【分布】生于海拔1600 m以下的山坡上、沟边、路旁、田边、荒地里、潮湿草地上。产于我国华东、中南、西南地区及台湾等地。

【性能主治】味苦、微辛，性寒。具有清热利湿、解毒消肿的功效。主治感冒发热，小儿疳热，咽喉肿痛，口舌生疮，高血压，水肿，湿热泻痢，淋痛，白浊，带下，乳痈，疔疮肿毒，痔疮，烧烫伤，蛇咬伤。

【采收加工】夏、秋季采收地上部分，洗净，鲜用或晒干。

# 南方露珠草

【基原】为柳叶菜科南方露珠草*Circaea mollis* Sieb. et Zucc.的全草。

【形态特征】多年生草本，被镰状弯曲毛。叶片狭披针形、阔披针形至狭卵形。总状花序顶生与腋生；花2基数，具花管，花管由花萼与花冠下部合生而成；萼片淡绿色或绿中带白色；花瓣白色，阔倒卵形，先端下凹至花瓣长度的1/4~1/2。果狭梨形至阔梨形或球形，外被硬钩毛，果2室，具2粒种子。花期7~9月，果期8~10月。

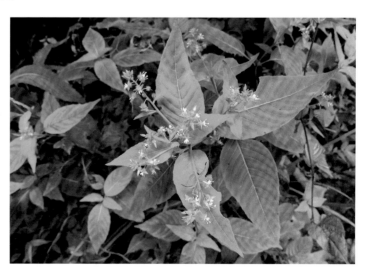

【分布】生于海拔2400 m以下的山坡林下阴湿处。产于我国东北、西南、华中、华南地区及河北、浙江、福建、台湾等地。

【性能主治】味辛、苦，性平。具有祛风除湿、活血消肿、清热解毒的功效。主治风湿痹痛，跌打瘀肿，乳痈，瘰疬，疮肿，无名肿毒，蛇咬伤。

【采收加工】夏、秋季采收全草，鲜用或阴干。秋季采挖根，除去地上部分，洗净泥土，鲜用或晒干。

# 了哥王

【基原】为瑞香科了哥王*Wikstroemia indica* (L.) C. A. Mey.的根、茎叶。

【别名】山棉皮、火索木、毒鱼藤、曝牙郎。

【形态特征】灌木。小枝红褐色，无毛。叶对生；叶片倒卵形、椭圆状长圆形或披针形。花黄绿色，数朵组成顶生头状总状花序；花序梗长5~10 mm，无毛；花萼4枚，近乎无毛；雄蕊8枚，排成2列；子房倒卵形或椭圆形；花柱极短或近乎无，柱头头状，花盘鳞片通常2或4枚。果椭圆形，熟时红色至暗紫色。花果期夏秋间。

【分布】生于海拔1500 m的山脚处及山坡潮湿的灌木丛中。产于广东、广西、台湾、浙江、四川等地。

【性能主治】味苦、辛，性寒；有毒。具有清热解毒、消肿散结、止痛的功效。主治瘰疬，痈肿，风湿痛，百日咳，跌打损伤。

【采收加工】夏季采收叶，秋季采挖根及根内皮。

【附注】种子：主治痈疽，瘰疬，疣瘊。

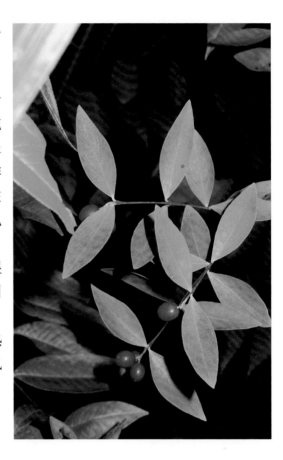

# 网脉山龙眼

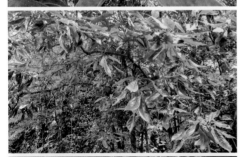
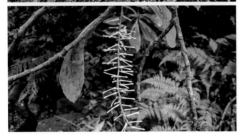

【基原】为山龙眼科网脉山龙眼*Helicia reticulata* W. T. Wang的枝叶。

【形态特征】乔木或灌木，高3~10 m。树皮灰色，芽被褐色或锈色短毛。叶互生，革质，长圆形或倒披针形，长7~27 cm，边缘具疏生齿或细齿；叶脉在两面均隆起。总状花序腋生，花梗常双生，花被4片，雄蕊4枚，子房无毛。果椭圆状，长1.5~1.8 cm，顶端具短尖。花期5~7月，果期10~12月。

【分布】生于海拔300~2100 m的山地湿润常绿阔叶林中。产于江西、福建、广东、广西、贵州、云南等地。

【性能主治】味涩，性凉。具有止血的功效。主治跌打刀伤出血。

【采收加工】秋、冬季采收枝，切段，晒干。夏、秋季采收叶，洗净，鲜用或晒干。

# 马桑根

【基原】为马桑科马桑*Coriaria nepalensis* Wall.的根。

【别名】乌龙须、黑龙须。

【形态特征】灌木。小枝四棱形或成四狭翅，幼枝疏被微柔毛，常带紫色，老枝紫褐色。叶对生，椭圆形或阔椭圆形，具3条基出脉。总状花序，生于二年生的枝条上；花杂性，雄花序先于叶开放，萼片5枚、花瓣5片，雄蕊10枚，存在不育雌蕊，心皮5枚，分离。浆果状瘦果，熟时由红色变紫黑色。种子卵状长圆形。

【分布】生于海拔400~3200 m的山地灌木丛中。产于我国西南地区及陕西、甘肃、广西等地。

【性能主治】味苦，性凉；有毒。具有清热明目、生肌止痛、散瘀消肿的功效。主治风湿麻木，风火牙痛，痰饮，痞块，瘰疬，跌打损伤，急性结膜炎，烧烫伤。

【采收加工】秋、冬季采挖根，除净泥土，晒干。

【附注】叶：主治风湿麻木，风火牙痛，痰饮，痞块，瘰疬，跌打损伤，急性结膜炎，烧烫伤。

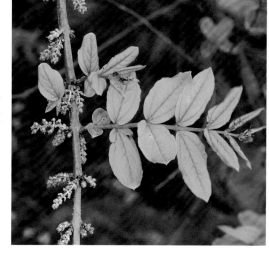

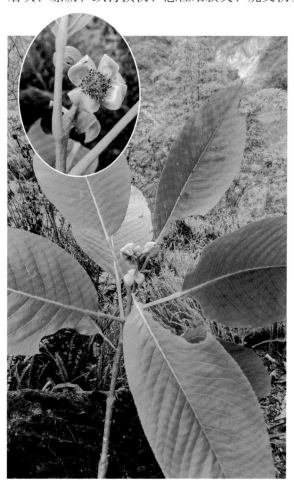

# 大黄树

【基原】为大风子科栀子皮*Itoa orientalis* Hemsl.的根及树皮。

【形态特征】落叶乔木，高达20 m。树皮灰色或浅灰色。叶片椭圆形或卵状长圆形，长达40 cm，边缘有钝齿，背面密被短柔毛。花单性，雌雄异株；萼片4枚，外被毡状毛；雄花圆锥花序，顶生，雄蕊多数；雌花单生于枝顶或叶腋。蒴果椭圆形，密被绒毛。种子多，周围有翅。花期5~6月，果期9~10月。

【分布】生于海拔500~1400 m的阔叶林中。产于四川、云南、贵州和广西等地。

【性能主治】味苦，性寒。具有祛风除湿、活血通络的功效。主治风湿痹痛，跌打损伤，肝炎，贫血。

【采收加工】秋、冬季采挖根，洗去泥土，切片，晒干；剥取树皮，晒干。

# 对叉疔药

【基原】为西番莲科杯叶西番莲*Passiflora cupiformis* Mast.的根、茎叶。

【别名】羊蹄草、半截叶、四方台。

【形态特征】藤本。叶片先端截形至2裂，裂片先端钝，背面被粗伏毛，并具6~25个腺体。花序有多朵花，被棕色毛；花白色；萼片5枚，被毛，外面近顶端具1角状附属器；外副花冠裂片丝状；内副花冠褶状；雄蕊柄长3~5 mm，雄蕊5枚。浆果球形，熟时紫色。花期4月，果期9月。

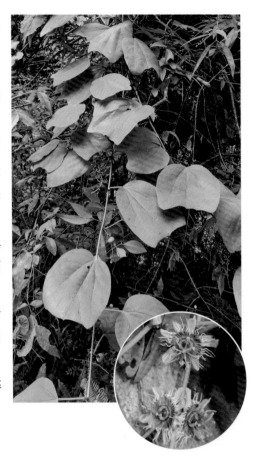

【分布】生于海拔1700~2000 m的山坡上、路旁草丛中及山沟灌木丛中。产于湖北、广西、四川、贵州、云南等地。

【性能主治】味甘、微涩，性温。具有祛风除湿、活血止痛、养心安神的功效。主治风湿性心脏病，血尿，白浊，半身不遂，疔疮，外伤出血，痧气腹胀疼痛。

【采收加工】秋季采收全株，洗净泥土，鲜用或切碎晒干。

# 赤瓟

【基原】为葫芦科大苞赤瓟*Thladiantha cordifolia* (Blume) Cogn.的成熟果实。

【形态特征】草质藤本。全体被长柔毛。叶片卵状心形，基部心形。雌雄异株；雄花3朵至数朵生于总梗上端，呈密集的总状花序；苞片覆瓦状排列，折扇形；萼片5枚，裂片线形；花冠黄色，裂片卵形或椭圆形；雄蕊5枚；雌花单生，花萼及花冠似雄花，子房长圆形，被疏长柔毛，花柱3裂。果实长圆形。花果期5~11月。

【分布】生于海拔800~2600 m的林中或溪旁。产于西藏、云南、广西、广东等地。

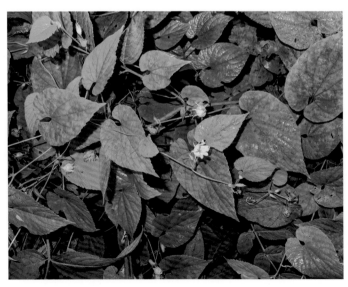

【性能主治】味酸、苦，性平。具有理气、活血、祛痰、利湿的功效。主治反胃吐酸，肺痨咳血，黄疸，痢疾，胸胁疼痛，跌打扭伤，筋骨疼痛，闭经。

【采收加工】果实成熟后连柄摘下，为防止果实破裂，用线将果柄串起，挂于日光下或通风处至晒干为止，置于通风干燥处，防止潮湿霉烂及虫蛀。

# 瓜蒌

【基原】为葫芦科中华栝楼*Trichosanthes rosthornii* Harms 的根、成熟果实。

【别名】天撤、苦瓜、山金匏、药瓜皮。

【形态特征】攀援藤本。茎疏被短柔毛。叶片阔卵形至近圆形，3~7深裂，裂片线状披针形至倒披针形。花雌雄异株；雄花单生或为总状花序，花萼裂片线形，花冠白色，裂片倒卵形，先端具丝状长流苏，雄蕊3枚；雌花单生，子房椭圆形。果实球形或椭圆形，熟时为橙黄色。种子卵状椭圆形，扁平。花期6~8月，果期8~10月。

【分布】生于海拔400~1850 m的山谷密林中、山坡灌木丛中及草丛中。产于甘肃、陕西、湖北、四川、云南、广西等地。

【性能主治】味甘、微苦，性寒。具有清热祛痰、宽胸散结、润燥滑肠的功效。主治燥咳痰黏，肠燥便秘。

【采收加工】秋季果实成熟变为淡黄时采收，悬挂于通风处阴干。

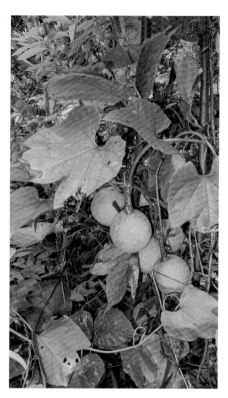

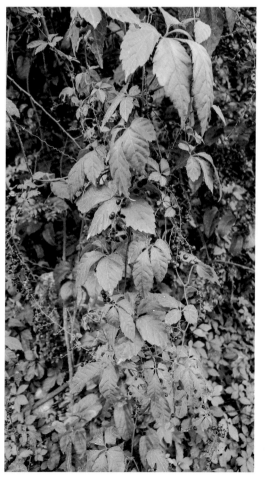

# 绞股蓝

【基原】为葫芦科绞股蓝*Gynostemma pentaphyllum* (Thunb.) Makino的全草。

【别名】七叶胆。

【形态特征】草质攀援植物。茎细弱，无毛或疏被短柔毛。叶鸟足状，具3~9片小叶；小叶卵状长圆形或披针形，边缘具波状齿或圆齿，两面均疏被短硬毛。花雌雄异株，圆锥花序；花萼、花冠、雄蕊均为5枚；子房球形，2~3室，花柱3枚，柱头2裂。果实肉质不裂，球形。花期3~11月，果期4~12月。

【分布】生于海拔100~3200 m的林下或灌木丛中。产于我国长江以南各地和陕西、甘肃。

【性能主治】味苦、微甘，性凉。具有消炎解毒、止咳祛痰的功效。主治体虚乏力，虚劳失精，白细胞减少症，高脂血症，病毒性肝炎，慢性胃肠炎，慢性气管炎。

【采收加工】夏、秋两季均可采收全草，每年可采3~4次，洗净、晒干。

# 马㼎儿

【基原】为葫芦科马㼎儿*Zehneria indica* (Lour.) Keraudren的根、叶。

【形态特征】草质藤本。叶片多型，三角状卵形、卵状心形或戟形、不分裂或3~5浅裂。雌雄同株；雄花单生或几朵组成总状花序，花萼宽钟形，花冠淡黄色，裂片长圆形或卵状长圆形，雄蕊3枚；雌花单生，稀双生，子房狭卵形；柱头3裂。果实长圆形或狭卵形，熟后桔红色或红色。花期4~7月，果期7~10月。

【分布】生于海拔500~1600 m的林中阴湿处、路旁、田边及灌木丛中。产于我国长江流域及其以南各省。

【性能主治】味甘、苦，性凉。具有清热解毒、消肿散结的功效。主治咽喉肿痛，结膜炎；外用治疮疡肿毒，淋巴结结核，睾丸炎，皮肤湿疹。

【采收加工】夏季采收叶，秋季采挖根，洗净，鲜用或晒干。

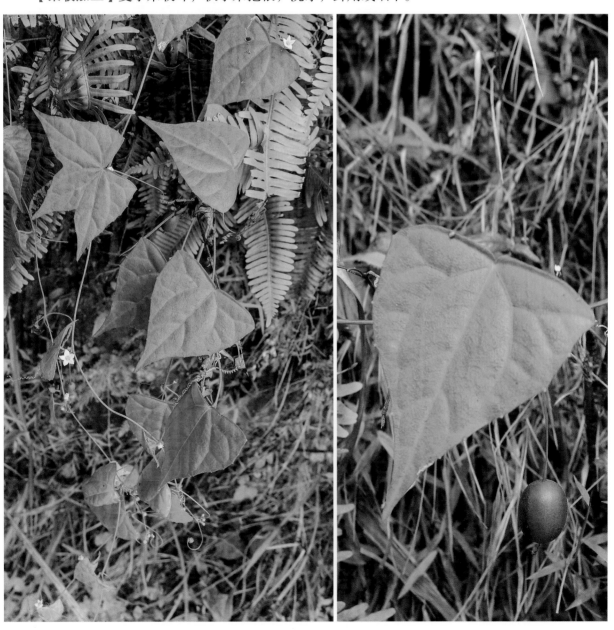

# 茶叶

【基原】为山茶科白毛茶*Camellia sinensis* (L.) Kuntze var. *pubilimba* H. T. Chang的嫩叶或嫩芽。

【形态特征】灌木或小乔木。嫩枝被密柔毛。叶长圆形或椭圆形,背面被密柔毛,边缘有齿。花特别小,1~3朵腋生,白色;苞片2片,早落;萼片5枚,阔卵形至圆形,被灰白毛,宿存;花瓣5~6片,阔卵形;雄蕊基部连生1~2 mm;子房密被白毛,花柱先端3裂。蒴果球形。花期10月至翌年2月。

【分布】产于云南南部、广西。

【性能主治】味甘、苦,性凉。具有清头目、除烦渴、消食、化痰、利尿的功效。主治头痛,目昏,目赤,多睡善寐,感冒,心烦口渴,食积,口臭,痰喘,癫痫,小便不利,泻痢,喉肿。

【采收加工】4~6月采收春茶及夏茶,为鲜叶采摘后,经杀青、探捻、干燥而成。

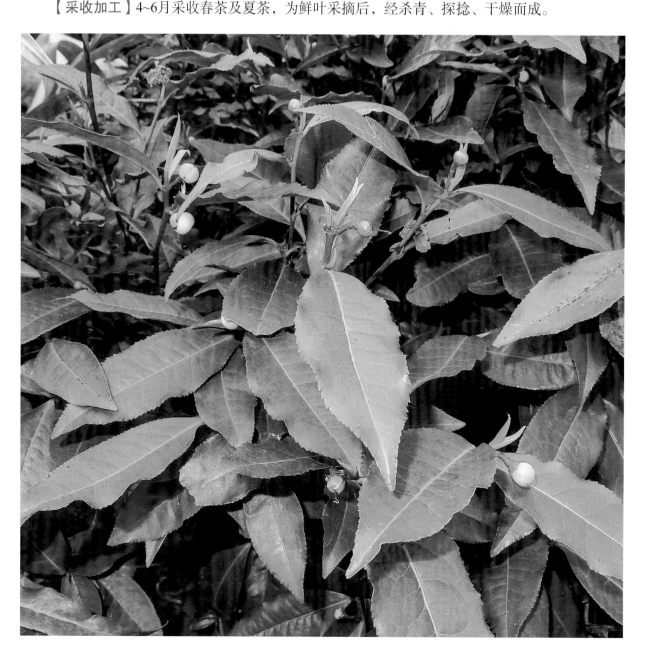

# 子楝树叶

【基原】为桃金娘科子楝树*Decaspermum gracilentum* (Hance) Merr. et L. M. Perry的叶。

【形态特征】灌木至小乔木。嫩枝被灰褐色或灰色柔毛。叶片椭圆形，有时为长圆形或披针形，背面有细小腺点。聚伞花序，稀为短小的圆锥状花序，腋生；花白色，3朵，萼管被灰毛，萼片卵形，先端圆，有毛；花瓣倒卵形，外面被微毛；雄蕊多数。浆果直径约4 mm，被柔毛，有种子3~5颗。花期3~5月。

【分布】生于低海拔至中海拔的森林中。产于台湾、广东、广西等地。

【性能主治】味辛、苦，性平。具有理气化湿、解毒杀虫的功效。主治湿滞脘腹胀痛，痢疾，湿疹，疥癣，脚气。

【采收加工】全年均可采收叶，鲜用或晒干。

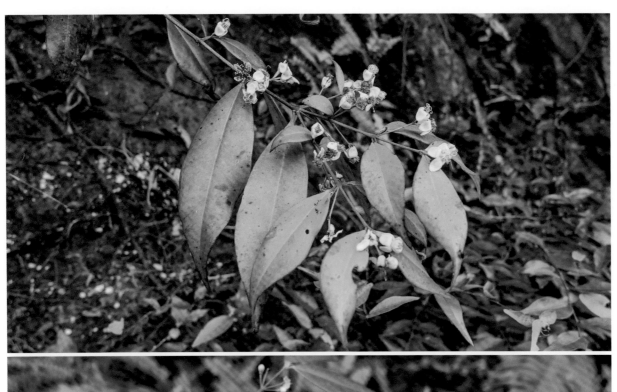

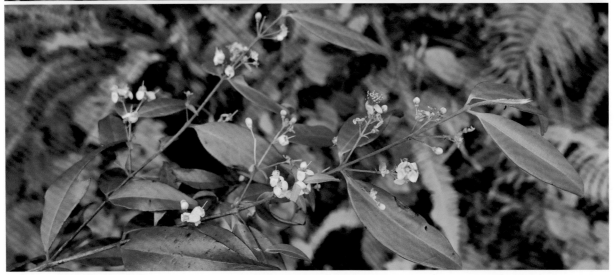

# 崩疮药

【基原】为野牡丹科柏拉木*Blastus cochinchinensis* Lour.的根、叶。

【别名】黄金木、黄金梢、山暗赤。

【形态特征】灌木。茎幼时密被黄褐色小腺点。叶披针形，两面被小腺点。伞状聚伞花序，腋生，总梗短至几乎无，密被小腺点；花萼钟状漏斗形，密被小腺点，裂片4~5枚；花瓣4~5片，白色至粉红色，卵形；雄蕊4~5枚；子房坛形，被疏小腺点。蒴果椭圆形，4裂。花期6~8月，果期10~12月。

【分布】生于海拔200~1300 m的阔叶林内。产于云南、广西、广东、福建、台湾等地。

【性能主治】味苦、涩，性凉。具有收敛止血、清热解毒的功效。主治产于后流血不止，月经过多，肠炎，腹泻，风湿骨痛，肝硬化，疮疡肿毒，烧烫伤，跌打肿痛，外伤出血，湿疹，疥癫。

【采收加工】秋、冬季采挖根部，洗净，切片，晒干。秋季采叶，鲜用或晒干研粉。

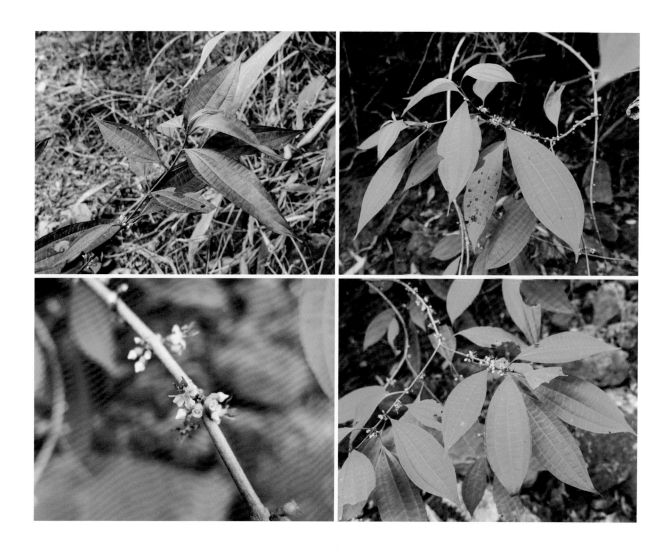

# 地菍果

【基原】为野牡丹科地菍*Melastoma dodecandrum* Lour.的果实。

【别名】铺地稔。

【形态特征】小灌木。茎匍匐上升，逐节生根，幼时被糙伏毛。叶片坚纸质，卵形或椭圆形，两面被糙伏毛。聚伞花序顶生；花萼管长约5 mm，被糙伏毛，裂片5枚；花瓣5片，淡紫红色至紫红色，菱状倒卵形；雄蕊10枚，不等大。蒴果坛状球形，肉质，不开裂。花期5~7月，果期7~9月。

【分布】生于海拔1250 m以下的山坡矮草丛中，为酸性土壤常见的植物。产于贵州、湖南、广西、广东等地。

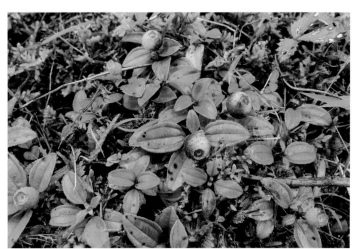

【性能主治】味甘，性温。具有补肾养血、止血安胎的功效。主治肾虚精亏，腰膝酸软，血虚萎黄，气虚乏力，月经过多，崩漏，胎动不安，阴挺，脱肛。

【采收加工】7~9月果实成熟时分批采收，晒干。

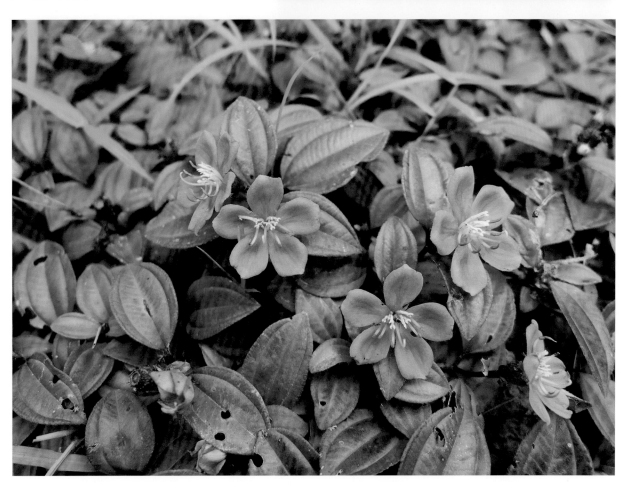

# 羊开口

【基原】为野牡丹科野牡丹*Melastoma malabathricum* L.的根及茎。

【别名】爆牙郎。

【形态特征】灌木。茎密被鳞片状糙伏毛。叶片卵形或广卵形，基部浅心形或近圆形，具7条基出脉，两面被毛。花3~5朵，生于枝端，近头状；花萼密被鳞片状糙伏毛及长柔毛，裂片5枚；花瓣5片，玫瑰红色或粉红色；雄蕊10枚，二型；子房半下位，密被糙伏毛。蒴果坛状球形，密被鳞片状糙伏毛。花期5~7月，果期10~12月。

【分布】生于山地上、草坪上、疏林下及路边。产于广西、福建、广东、海南、湖南、江西、四川、台湾、云南、浙江等地。

【性能主治】味甘、酸、涩，性微温。具有收敛、止血、解毒的功效。主治泻痢，崩漏带下，内、外伤出血。

【采收加工】秋、冬季采收根、茎洗净，切段，干燥。

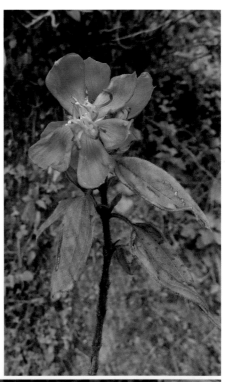

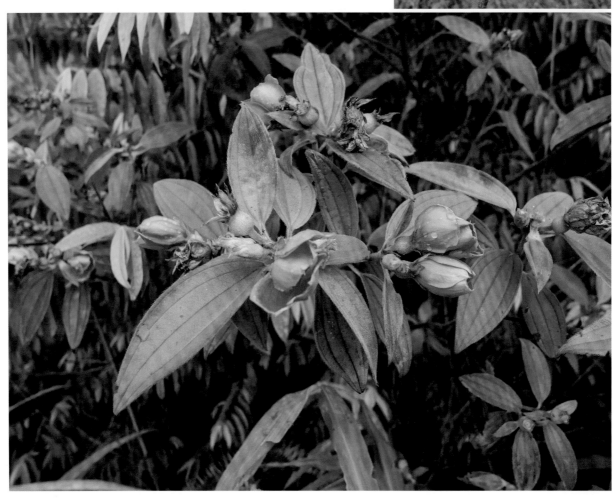

# 遍山红

【基原】为野牡丹科尖子木*Oxyspora paniculata* (D. Don) DC.的全株或根。

【别名】暴牙郎、秤杆菜、大坛子根、大叶朝天罐。

【形态特征】灌木。茎四棱形，幼时被糠秕状星状毛。叶片卵形至狭椭圆状卵形，基部圆形或浅心形，具7条基出脉，背面脉上常被糠秕状星状毛。圆锥花序顶生，被糠秕状星状毛；花萼幼时密被星状毛，裂片4枚，扁三角状卵形；花瓣4片，红色至粉红色，卵形；雄蕊8枚。蒴果倒卵形。花期7~9月，稀10月，果期1~5月。

【分布】生于海拔500~1900 m的山谷密林下，以及疏林下或灌木丛中湿润的地方。产于西藏、贵州、云南、广西等地。

【性能主治】味苦、微甘，性凉。具有清热利湿、凉血止血、消肿解毒的功效。主治湿热泻痢，吐血，尿血，月经过多，产后血崩，带下，疮肿，跌打肿痛，外伤出血。

【采收加工】夏、秋季采收全株，根全年均可采挖，洗净，鲜用或切片晒干。

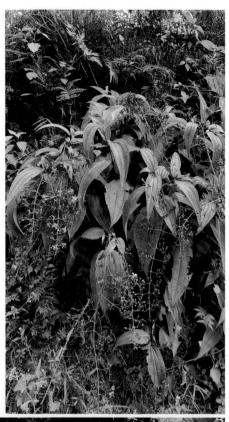

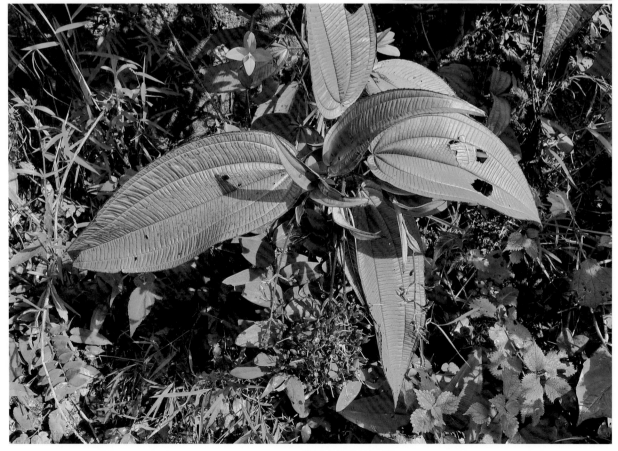

# 锦香草

【基原】为野牡丹科锦香草*Phyllagathis cavaleriei* (H. Lév. et Vaniot) Guillaumin的全草或根。

【别名】白毛虎舌毡、老虎耳、石用、大虎耳草。

【形态特征】草本。茎近乎肉质，密被长粗毛。叶片宽卵形、宽椭圆形或圆形，基部心形，边缘具细齿及缘毛，基出脉7~9条，腹面被紧贴的伏长粗毛，背面脉上被平展的长粗毛。伞形花序，顶生；花萼漏斗状，四棱形；花瓣粉红色至紫色，宽倒卵形；雄蕊8枚，近乎等长；子房杯形，顶端具冠。蒴果杯形。花期6~8月，果期7~9月。

【分布】生于海拔400~1500 m的山谷中、山坡疏林下、密林下阴湿的地方或水沟旁。产于湖南、广西、广东、贵州、云南等地。

【性能主治】味苦、辛，性寒。具有清热凉血、利湿的功效。主治热毒血痢，湿热带下，月经不调，血热崩漏，肠热痔血，小儿阴囊肿大。

【采收加工】春、夏季采收全草，全年均可采收根，洗净，鲜用或切碎晒干。

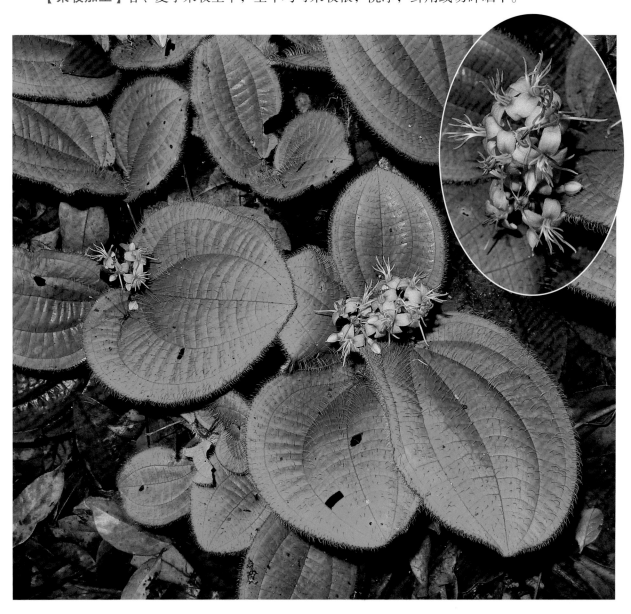

# 使君子

【基原】为使君子科使君子*Quisqualis indica* L.的成熟果实。

【别名】留球子。

【形态特征】攀缘灌木。小枝被棕黄色短柔毛。叶对生或近对生；叶片膜质，卵形或椭圆形，基部钝圆，背面有时疏被棕色柔毛。穗状花序顶生；萼管被柔毛，先端具5枚萼齿；花瓣5片，白色，后转淡红色；雄蕊10枚；子房下位，胚珠3个。果卵形，具明显的锐棱角5条。花期初夏，果期秋末。

【分布】生于平原灌木丛中或路旁。产于福建、台湾、广西、四川等地。

【性能主治】味甘，性温。具有杀虫消积的功效。主治蛔虫病、蛲虫病，虫积腹痛，小儿疳积。

【采收加工】秋季果皮变紫黑色时采收，除去杂质，干燥。

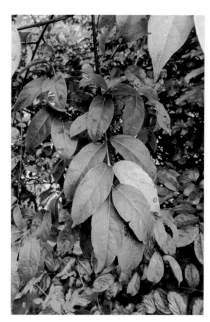

# 田基黄

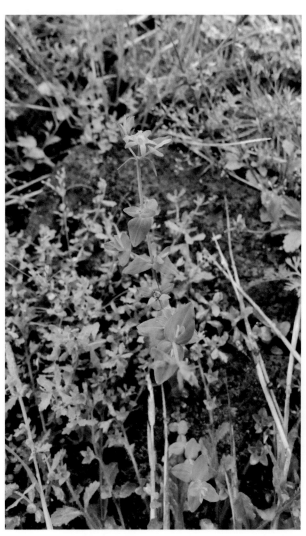

【基原】为金丝桃科地耳草*Hypericum japonicum* Thunb.的全草。

【别名】地耳草、斑鸠窝、雀舌草、红孩儿。

【形态特征】一年或多年生小草本。茎直立或披散，散布淡色腺点。叶片通常卵形或卵状三角形，基部心形至截形，两面均散布透明腺点；无柄。花序具1~30朵花，两岐状或部分呈单岐状；花小，黄色，萼片5枚，花瓣各5片；雄蕊5~30枚；花柱2或3枚。蒴果短圆柱形至圆球形。花期3~月，果期6~10月。

【分布】生于海拔2800 m以下的田边、沟边、草地上及荒地上。产于长江以南地区及辽宁、山东等地。

【性能主治】味甘、苦，性凉。具有清热利湿、解毒、散瘀消肿的功效。主治湿热黄疸，泄泻，痢疾，肠痈，痈疖肿毒，乳蛾，口疮，目赤肿痛，蛇咬伤，跌打损伤。

【采收加工】春、夏季开花时采收全草，鲜用或晒干。

# 娃娃拳

【基原】为椴树科扁担杆*Grewia biloba* G. Don的全草。

【别名】孩儿拳头、麻糖果、拗山皮、棉筋条。

【形态特征】灌木或小乔木。嫩枝被粗毛。叶片薄革质，椭圆形或倒卵状椭圆形，基部楔形或钝，两面被稀疏星状粗毛，具3条基出脉。聚伞花序腋生，多花；萼片5枚，狭长圆形，外面被毛；花瓣5片；雄蕊柄短，被毛；雄蕊多数；子房被毛，花柱与萼片齐平，柱头扩大，盘状，有浅裂。核果红色，有2~4颗分核。花期5~7月。

【分布】生于丘陵上或低山的路边草地上、灌木丛中或疏林中。产于广西、浙江、台湾、安徽、四川等地。

【性能主治】味甘、苦，性温。具有健脾益气、祛风除湿、固精止带的功效。主治脾虚食少，脱肛，小儿疳积，蛔虫病，风湿痹痛，遗精，崩漏，带下，子宫脱垂。

【采收加工】夏、秋季采收全草，洗净，鲜用或晒干。

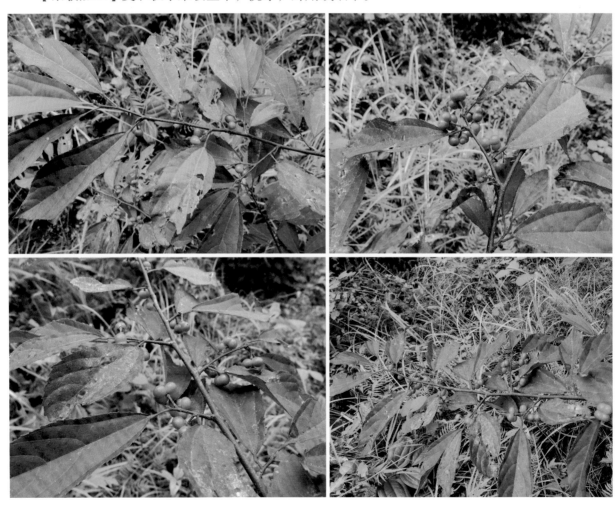

# 昂天莲

【基原】为梧桐科昂天莲*Ambroma augusta* (L.) L. f.的根。

【别名】鬼棉花、仰天盅、水麻、假芙蓉。

【形态特征】灌木。幼枝密被星状茸毛。叶片心形或卵状心形，偶为3~5浅裂，基部心形或斜心形，背面密被短茸毛，基生脉3~7条。聚伞花序，花1~5朵；萼片5枚，披针形，两面均密被短柔毛；花瓣5片，红紫色，匙形；发育雄蕊15枚，每3枚集合成一群；子房5室。蒴果倒圆锥形，被星状毛，具5片纵翅。花期春、夏季。

【分布】生于山谷沟边或林缘。产于广东、广西、云南、贵州等地。

【性能主治】味微苦、辛，性平。具有通经活血、消肿止痛的功效。主治月经不调，疮疡疖肿，跌打损伤。

【采收加工】秋、冬季采挖根部，洗去泥沙，切片，鲜用或晒干。

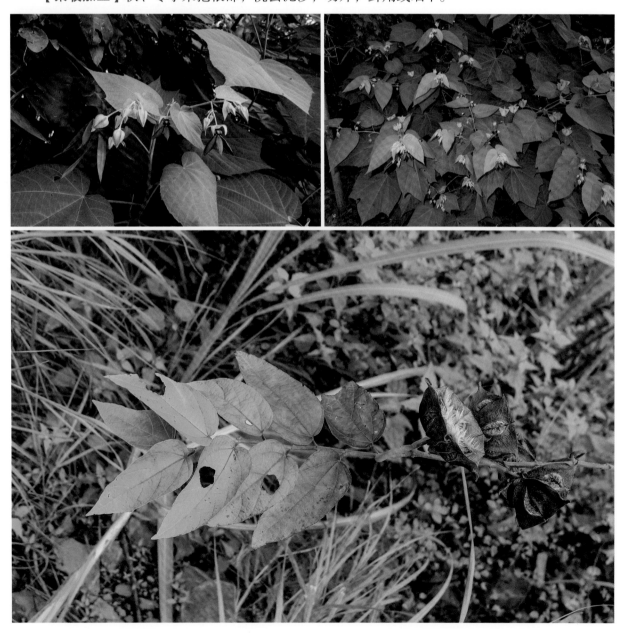

## 红郎伞

【基原】为梧桐科假苹婆*Sterculia lanceolata* Cav. 的叶。

【别名】个则王。

【形态特征】乔木。小枝幼时被毛。叶片椭圆形或椭圆状披针形，先端急尖，基部钝形或近圆形。圆锥花序腋生；花杂性，无花冠；萼淡红色，5裂，仅基部连合；雄花雄蕊柄长2~3 mm，弯曲，花药约10枚；雌花子房被毛，柱头5裂。蓇葖果鲜红色，长椭圆形，顶端有喙，密被短柔毛。种子黑褐色。花期4~6月。

【分布】生于山谷溪旁。产于广东、广西、云南、贵州和四川等地。

【性能主治】味辛，性温。具有散瘀止痛的功效。主治跌打损伤，肿痛。

【采收加工】夏、秋季采收叶，鲜用或晒干。

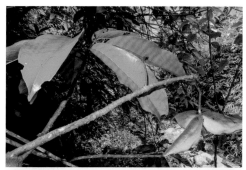
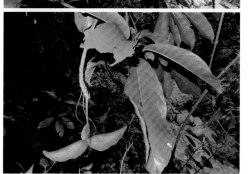

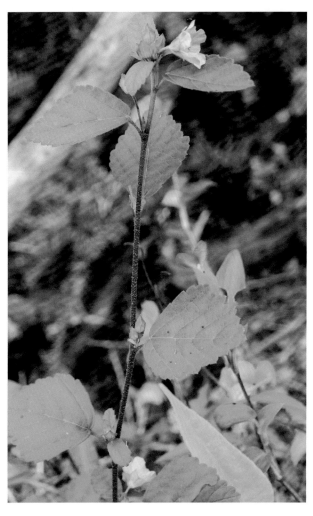

## 拔毒散

【基原】为锦葵科拔毒散*Sida szechuensis* Matsuda的枝叶。

【别名】王不留行、小尼马庄柯、巴掌叶、小拔毒、尼马庄柯。

【形态特征】亚灌木。小枝被星状长毛。叶二型；下部叶宽菱形至扇形，边缘具2枚齿；上部叶长圆状椭圆形至长圆形，背面密被灰色星状毡毛；叶柄长5~10 mm，被星状柔毛。花生于小枝端，萼裂片疏被星状柔毛，花黄色，雄蕊柱被长硬毛。果近圆球形，分果爿8~9个，疏被星状柔毛，具短芒。花期6~11月。

【分布】生于荒坡灌木丛中、松林边、路旁和沟谷边。产于四川、贵州、云南和广西等地。

【性能主治】味苦，性寒。具有下乳、活血、利湿、解毒的功效。主治乳汁不下，乳痈，痈肿，小便淋涩，泄泻，痢疾，闭经，跌打骨折。

【采收加工】秋季采收枝叶，鲜用或晒干。

# 地桃花

【基原】为锦葵科地桃花*Urena lobata* L.的根或全草。

【别名】天下捶、八卦拦路虎、假桃花、粘油子、八卦草。

【形态特征】亚灌木。小枝被星状绒毛。茎下部叶近圆形，先端3浅裂，基部圆形或近心形，边缘具齿；茎上部叶长圆形至披针形；叶背面被星状绒毛。花腋生，淡红色；萼片5枚，较小苞片略短，两者均被星状柔毛；花瓣5片，外被星状柔毛；雄蕊柱无毛；花柱10枚。果扁球形，分果爿被星状短柔毛和锚状刺。花期7~10月。

【分布】生于干热的空旷地、草坡上或疏林下。产于我国长江以南的各地区。

【性能主治】味甘、辛，性凉。具有祛风利湿、活血消种、消热解毒的功效。主治感冒，风湿痹痛，痢疾，泄泻，淋证，带下，月经不调，跌打肿痛，喉痹，乳痈，疮疖，蛇咬伤。

【采收加工】全年均可采收根或全草，洗净，鲜用或晒干。

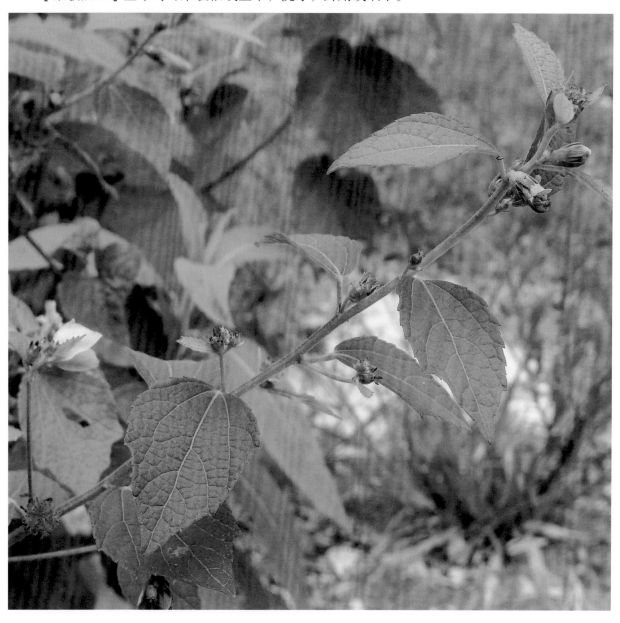

## 磨盘草

【基原】为锦葵科磨盘草*Abutilon indicum* (L.) Sw. 的全草。

【别名】金花草、磨挡草、耳响草、帽笼子。

【形态特征】一年或多年生亚灌木状草本。全株均被短柔毛。叶片卵圆形或近圆形，基部心形，边缘具齿，两面密被星状柔毛。花单生于叶腋；萼片5枚；花瓣5片，黄色；雄蕊柱被星状硬毛；心皮15~20枚，成轮状；花柱5枚，柱头头状。果为倒圆形，似磨盘，分果爿15~20个，先端截形，具短芒，被星状长硬毛。花期7~10月。

【分布】生于海拔800 m以下的地带。产于台湾、福建、广西、云南等地。

【性能主治】味甘、淡，性凉。具有疏风清热、化痰止咳、消肿解毒的功效。主治感冒，发热，咳嗽，泄泻，中耳炎，耳聋，咽炎，腮腺炎，尿路感染，疮痈肿毒，跌打损伤。

【采收加工】夏、秋季采收全草，切碎，晒干。

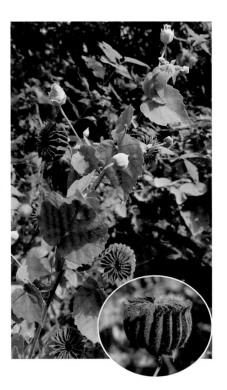

## 木槿皮

【基原】为锦葵科木槿*Hibiscus syriacus* L. 的茎皮或根皮。

【别名】槿皮、川槿皮、白槿皮、芦树皮、槿树皮。

【形态特征】灌木。小枝密被星状绒毛。叶片菱形至三角状卵形，具深浅不同的3裂或不裂，边缘具不整齐齿缺。花单生于枝端叶腋；花萼钟状，密被星状短绒毛，裂片5枚；花钟形，淡紫色，花瓣倒卵形，外面疏被纤毛和星状长柔毛；雄蕊柱长约3 cm；花柱无毛。蒴果卵圆形，密被星状绒毛。花期7~10月。

【分布】产于我国长江流域以南的地区及山东、河北、河南、陕西等地，均有栽培。

【性能主治】味甘、苦，性微寒。具有清热利湿、杀虫止痒的功效。主治湿热泻痢，肠风泻血，脱肛，痔疮，赤白带下，阴道滴虫，皮肤疥癣，阴囊湿疹。

【采收加工】4~5月剥取茎皮，晒干；秋末采挖根，剥取根皮，晒干。

【附注】叶：主治赤白痢疾，肠风，痈肿疮毒；花：主治肠风泻血，赤白下痢，痔疮出血，肺热咳嗽，咳血，白带，疮疖痈肿，烫伤；木槿果实：主治痰喘咳嗽，支气管炎，偏头痛，黄水疮，湿疹。

# 巴豆

【基原】为大戟科巴豆*Croton tiglium* L.的果实。

【别名】双眼龙、大叶双眼龙、江子、猛子树、八百力。

【形态特征】灌木或小乔木。嫩枝被稀疏星状柔毛。叶片卵形，稀椭圆形；基出脉3~5条；叶缘基部各有1个盘状腺体；叶柄长2.5~5 cm。总状花序，顶生；雄花花蕾近球形，疏被星状毛或几乎无毛；雌花的萼片长圆状披针形；子房密被星状柔毛，花柱2深裂。蒴果椭圆状，疏被短星状毛或近乎无毛。花期4~6月。

【分布】生于村旁或山地疏林中，或为栽培。产于我国长江以南的各地区。

【性能主治】味辛，性热；有大毒。具有泻下祛积、逐水消肿的功效。主治恶疮疥癣，疣痣。

【采收加工】秋季果实成熟时采收，堆置2~3天，摊开，干燥。

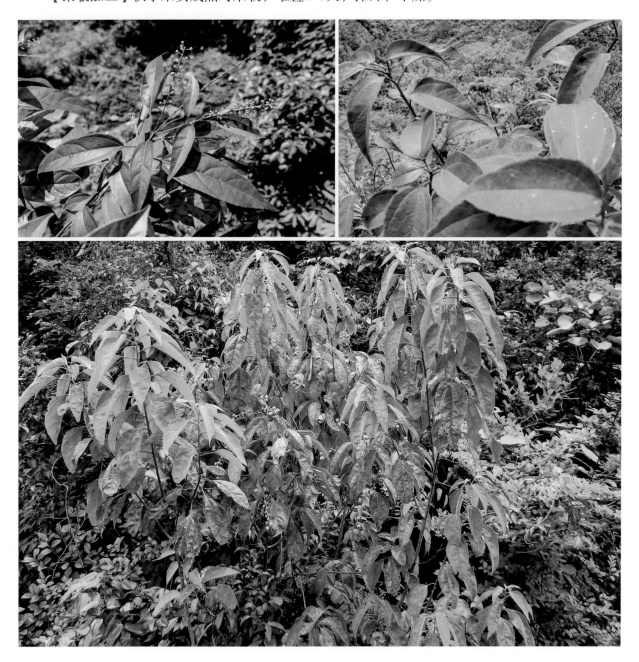

## 白饭树根

【基原】为大戟科白饭树 *Flueggea virosa* (Roxb. ex Willd.) Voigt 的根。

【别名】薏米蔃、鱼眼根。

【形态特征】灌木。全株无毛。叶片椭圆形、倒卵形或近圆形。花小，淡黄色，雌雄异株，多朵簇生于叶腋；雄花的萼片5枚；雄蕊5枚；雌花多朵簇生，有时单生；萼片与雄花的相同；子房卵圆形，3室，花柱3枚，基部合生，顶部2裂。蒴果浆果状，近圆球形，成熟时果皮淡白色。花期3~8月，果期7~12月。

【分布】生于海拔100~2000 m的山地灌木丛中。产于我国华东、华南及西南的各地区。

【性能主治】味苦，性凉。具有祛风湿、清湿热、化瘀止痛的功效。主治风湿痹痛，湿热带下，湿疹瘙痒，跌打损伤。

【采收加工】全年均可采收根，洗净，鲜用或晒干。

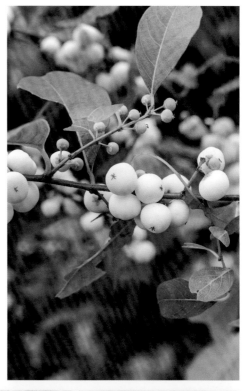

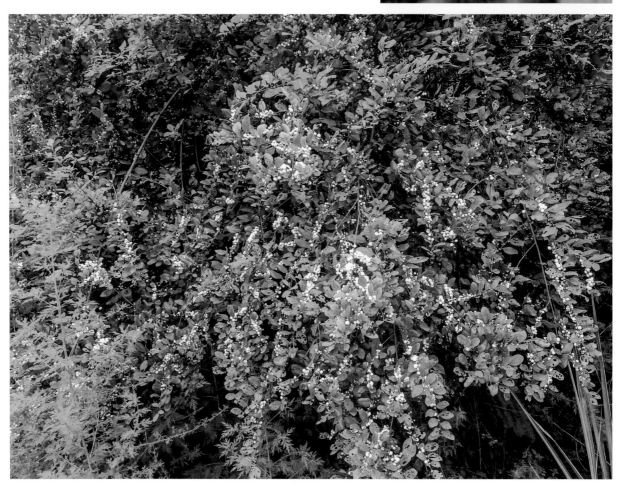

# 红背叶

【基原】为大戟科红背山麻杆*Alchornea trewioides* (Benth.) Müll. Arg.的叶及根。

【别名】红背娘、红帽顶、红罗裙。

【形态特征】灌木。叶片阔卵形，基部浅心形或近截平，边缘疏生具腺小齿，背面浅红色，基部具腺体4个。雌雄异株；雄花序穗状，腋生；雄花多朵簇生于苞腋，萼片4枚，雄蕊7或8枚；雌花序总状，顶生；雌花萼片5或6枚，子房被短绒毛，花柱3枚。蒴果球形，具3条圆棱，被微柔毛。花期3~5月，果期6~8月。

【分布】生于海拔15~400（1000）m的灌木丛中。产于福建、湖南、广西、海南等地。

【性能主治】味甘，性凉。具有清热利湿、凉血解毒、杀虫止痒的功效。主治痢疾，热淋，石淋，血尿，崩漏，带下，风疹，湿疹，疥癣，龋齿痛，褥疮。

【采收加工】春、夏季采收叶，洗净，鲜用或晒干。全年均可采收根，洗净，晒干。

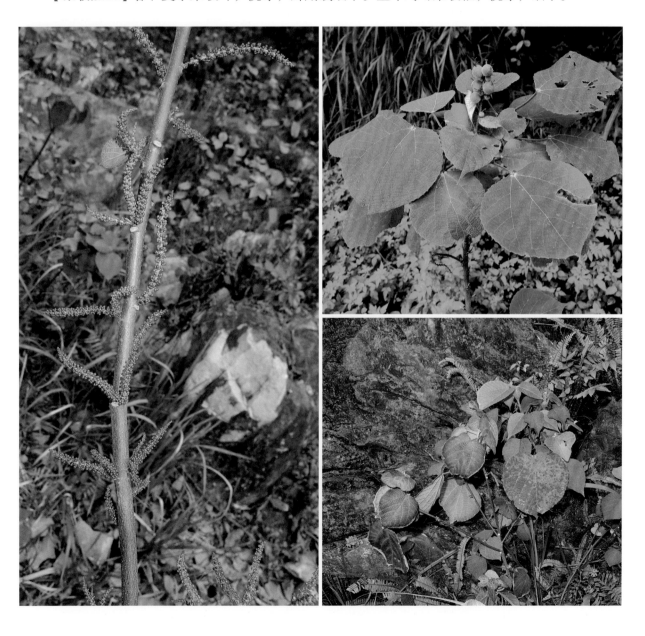

## 绿背山麻杆

【基原】为大戟科绿背山麻杆*Alchornea trewioides* (Benth.) Müll. Arg. var. *sinica* (Benth.) Müll. Arg.的叶及根。

【别名】楳堂撩（壮语）。

【形态特征】灌木。叶片阔卵形，基部浅心形或近截平，背面灰绿色，基部具腺体1枚。雌雄异株；雄花序穗状，腋生；雄花多朵簇生于苞腋，萼片4枚，雄蕊7或8枚；雌花序总状，顶生；雌花萼片6~8枚，子房被淡黄色绒毛，花柱3枚。蒴果球形，具3条圆棱，被微柔毛。花期3~5月，果期6~9月。

【分布】生于海拔500~1200 m的石灰岩山地疏林中。产于四川、贵州、广西、云南等地。

【性能主治】味淡，性平。具有祛风毒、解疮毒的功效。主治风疹，湿疹，痈疮肿毒。

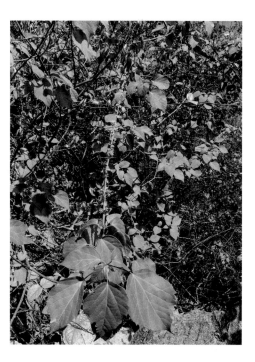

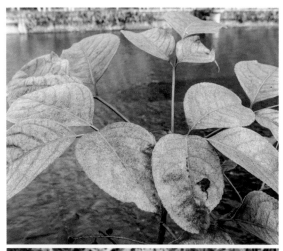

## 秋枫木

【基原】为大戟科秋枫*Bischofia javanica* Blume的根、树皮。

【别名】秋风、水梁木、三叶红、鸭脚枫、千金不倒。

【形态特征】乔木。树皮灰褐色，砍伤后会流出红色汁液。三出复叶，稀5片小叶；小叶卵形、椭圆形或椭圆状卵形，边缘有浅齿。雌雄异株；花小，无花瓣，多朵组成腋生的圆锥状花序；萼片5枚；雄花具雄蕊5枚，雌蕊退化为盾状；雌花子房3~4室，花柱3~4枚，不分裂。浆果，球形。花期4~5月，果期8~10月。

【分布】生于海拔800 m以下的山地潮湿沟谷林中，尤以河边堤岸或行道树为多。产于陕西、华东、河南、华中、华南、西南等地。

【性能主治】味辛、涩，性凉。具有祛风除湿、化瘀消积的功效。主治风湿骨痛，噎膈，反胃，痢疾。

【采收加工】夏、秋季采收树皮或根，鲜用，浸酒或晒干。

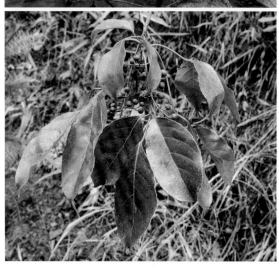

# 算盘子

【基原】为大戟科算盘子*Glochidion puberum* (L.) Hutch.的果实。

【别名】黎击子、野南瓜、柿子椒、算盘珠、八瓣橘。

【形态特征】灌木。小枝密被短柔毛。叶长圆形或长卵形，宽1~2.5 cm。花小，雌雄同株或异株，几朵簇生于叶腋内，雄花常聚生于小枝下部，雌花则聚在上部，或雌、雄花生于同一叶腋；雄花萼片6枚，雄蕊3枚，合生呈圆柱状；雌花萼片与雄花的相似，花柱合生呈环状。蒴果扁球状。花期4~8月，果期7~11月。

【分布】生于海拔300~2200 m的山坡上、溪旁灌木丛中或林缘。产于我国长江流域及其以南大部分地区。

【性能主治】味苦，性凉；有小毒。具有清热除湿、解毒利咽、行气活血的功效。主治痢疾，泄泻，黄疸，疟疾，淋浊，带下，咽喉肿痛，牙痛，疝痛，产后腹痛。

【采收加工】秋季采收果实，除去杂质，晒干。

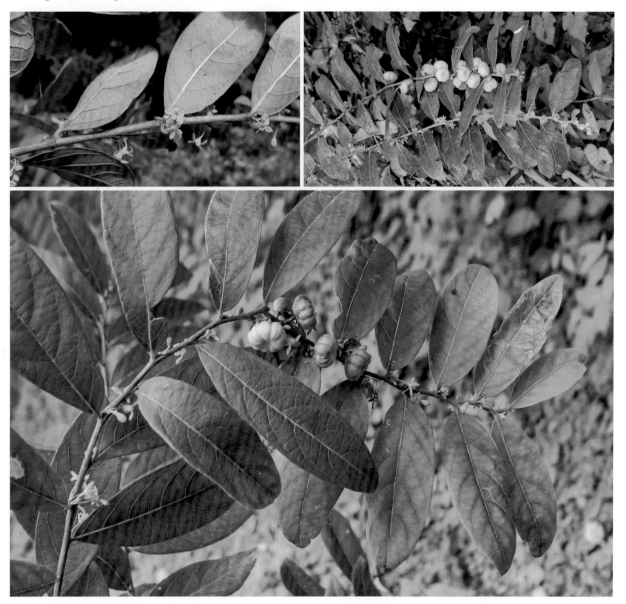

# 铁苋

【基原】为大戟科铁苋菜*Acalypha australis* L.的全草。

【别名】人苋、海蚌含珠、撮斗撮金珠、六合草、半边珠。

【形态特征】一年生草本。叶片长卵形或阔披针形，背面沿中脉具柔毛，具3条基出脉。雌雄花同序，花序腋生，稀顶生；苞腋具雌花1~3朵，具雄花5~7朵；雌花苞片1~4枚，长1.4~2.5 cm，边缘具三角形齿；雄花生于花序上部，排列成穗状或头状；蒴果具3个分果爿。花果期4~12月。

【分布】生于海拔20~1900 m的较湿润耕地上和空旷草地上。产于除我国西部高原或干燥地区外的大部分地区。

【性能主治】味苦、涩，性凉。具有清热利湿、凉血解毒、消积的功效。主治痢疾，泄泻，吐血，鼻衄，尿血，崩漏，小儿疳积，痈疖疮疡，皮肤湿疹。

【采收加工】5~7月采收全草，洗净泥土，鲜用或晒干。

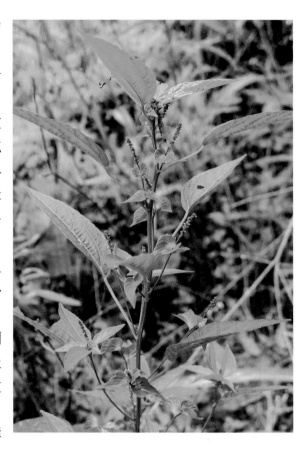

# 通奶草

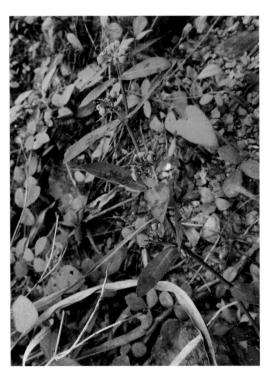

【基原】为大戟科通奶草*Euphorbia hypericifolia* L.的全草。

【别名】大地锦。

【形态特征】一年生小草本。叶对生；叶片狭长圆形或倒卵形，两面被稀疏柔毛。花序数个簇生于叶腋或枝顶；总苞陀螺状，边缘5裂，腺体4个；雄花苞片数枚；雌花苞片1枚，子房柄长于总苞；子房三棱状；花柱3枚，分离；柱头2浅裂。蒴果三棱状，成熟时分裂为3个分果爿。花果期8~12月。

【分布】生于旷野荒地上，路旁，灌木丛中及田间。产于我国长江以南的各省区。

【性能主治】味辛、微苦，性平。具有清热解毒、散血止血、利水通乳的功效。主治水肿，乳汁不通，痢疾泄泻，湿疹，脓胞疮，烧烫伤。

【采收加工】夏、秋二季采收，除去杂质，晒干。

# 乌桕叶

【基原】为大戟科乌桕*Sapium sebiferum* (L.) Roxb.的叶。

【别名】卷子叶、油子叶、虹叶。

【形态特征】乔木。叶菱形或菱状卵形；叶柄纤细，先端具2个腺体。花单性，雌雄同株，聚集成顶生的总状花序；雄花花萼杯状，3浅裂，雄蕊2枚，稀3枚；雌花花萼3深裂，子房卵球形，花柱3枚，基部合生，柱头外卷。蒴果梨状球形，熟时黑色。花期4~8月。

【分布】生于旷野上、塘边或疏林中。产于我国黄河以南的各地区，北达陕西、甘肃。

【性能主治】味苦，性微温；有毒。具有泻下逐水、消肿散瘀、解毒杀虫的功效。主治水肿，大、小便不利，腹水，湿疹，疥癣，痈疮肿毒，跌打损伤，毒蛇咬伤。

【采收加工】全年均可采收，鲜用或晒干。

【附注】种子：主治湿疹，癣疮，皮肤皲裂，水肿，便秘。根皮：有清热利湿、拔毒消肿的作用，主治水肿，臌胀，症瘕积聚，二便不通，湿疮，疥癣，疔毒。

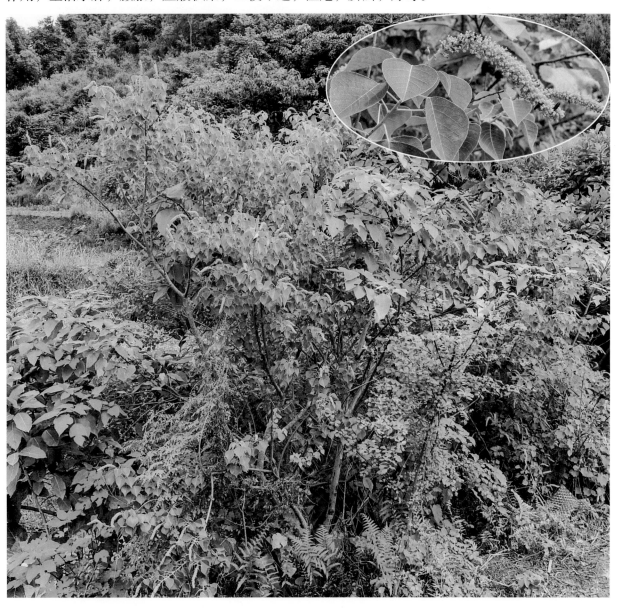

## 小叶黑面神

【基原】为大戟科小叶黑面神*Breynia vitisidaea* (Burm.) C. E. C. Fisch.的全株或根。

【别名】节节红花、小叶清风木、一叶一枝花。

【形态特征】灌木。枝条纤细，圆柱状；全株无毛。叶二列，卵形、阔卵形或长椭圆形，先端钝至圆形，基部钝。花小，绿色，单生或数朵组成总状花序；雄花萼片6枚，阔卵形，雄蕊3枚，合生呈柱状；雌花萼片与雄花的近乎相同，子房卵珠状，花柱短。蒴果卵珠状，顶端扁压状。花期3~9月，果期5~12月。

【分布】生于海拔150~1000 m的山地灌木丛中。产于云南、广西等地。

【性能主治】味苦，性寒。具有清热解毒的功效。主治外感发热，咳喘，泄泻，风湿骨痛，蛇咬伤。

【采收加工】全年均可采收全株或根，洗净，晒干。

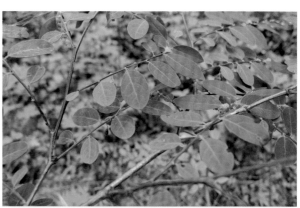
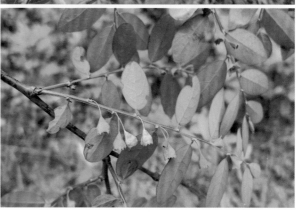

## 常山

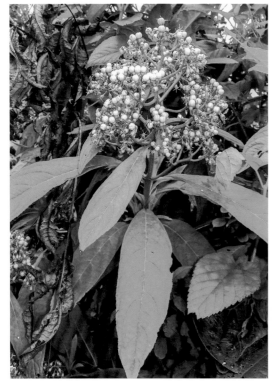

【基原】为绣球花科常山*Dichroa febrifuga* Lour.的根。

【别名】黄常山、鸡骨常山、鸡骨风、风骨木、白常山。

【形态特征】灌木。小枝无毛或被短柔毛。叶形状大小差异大，常椭圆形、倒卵形或披针形，边缘具齿，无毛或仅叶脉被皱卷短柔毛。伞房圆锥状花序，顶生，稀腋生；花蓝色或白色；花萼倒圆锥形，4~6裂；花瓣长圆状椭圆形；雄蕊10~20枚；花柱4~6枚，棒状，柱头长圆形。浆果蓝色。花期2~4月，果期5~8月。

【分布】生于海拔200~2000 m的阴湿林中。产于陕西、甘肃及长江流域以南各地区。

【性能主治】味苦、辛，性寒；有毒。具有涌吐痰涎、截疟的功效。主治痰饮停聚，胸膈痞塞，疟疾。

【采收加工】秋季采挖根，除去须根，洗净，晒干。

# 仙鹤草

【基原】为蔷薇科龙芽草*Agrimonia pilosa* Ledeb.的地上部分。

【别名】鹤草芽、龙牙草、施州龙牙草、瓜香草、黄龙尾。

【形态特征】多年生草本。茎被柔毛，稀被长硬毛。奇数羽状复叶，常有小叶3~4对；小叶倒卵形，两面被疏柔毛，背面有腺点；托叶镰形，边缘有齿或裂片，稀全缘。花序穗状或总状顶生，被柔毛；花黄色，直径6~9 mm；萼片5枚，花瓣5片，雄蕊5~15枚。果实被毛，顶有数层钩刺。花果期5~12月。

【分布】生于海拔100~3800 m的溪边、路旁、草地上、灌木丛中、林缘及疏林下。产于全国各地区。

【性能主治】味苦、涩，性平。具有收敛止血、止痢、杀虫的功效。主治咯血，吐血，尿血，便血，赤白痢疾，崩漏带下，劳伤脱力，痈肿，跌打损伤，创伤出血。

【采收加工】夏、秋季枝叶茂盛未开花时采收地上部分，洗净泥土，晒干。

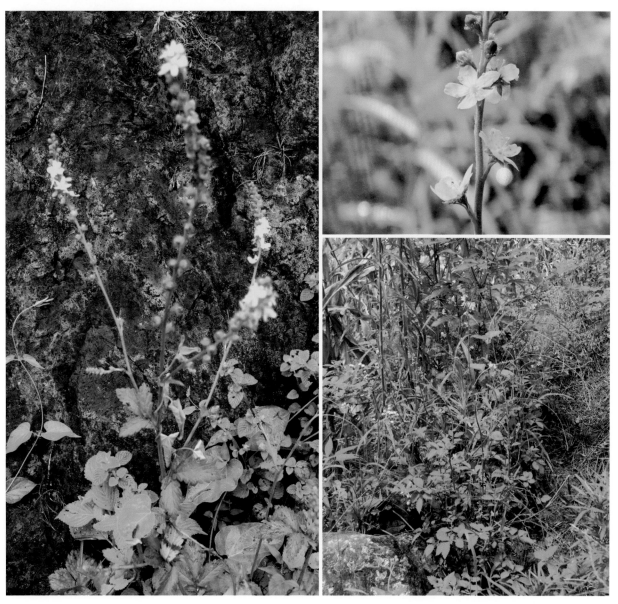

# 白花悬钩子

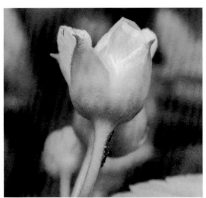

【基原】为蔷薇科白花悬钩子*Rubus leucanthus* Hance的根。

【别名】红沧。

【形态特征】攀缘灌木。枝紫褐色，疏生钩状皮刺。小叶3片，枝上部或花序基部常为单叶，卵形或椭圆形。花3~8朵形成伞房状花序，生于侧枝顶端，稀单花腋生；萼片卵形，先端急尖并具短尖头，内萼片边缘微被绒毛；花瓣长卵形或近圆形，白色；雄蕊、雌蕊多数。果实近球形，红色。花期4~5月，果期6~7月。

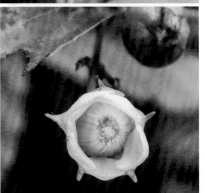

【分布】生于低海拔至中海拔的疏林中或旷野中。产于湖南、福建、广东、广西、贵州、云南等地。

【性能主治】性平，味苦。主治腹泻、赤痢。

【采收加工】秋季采挖根，洗净，切片，晒干。

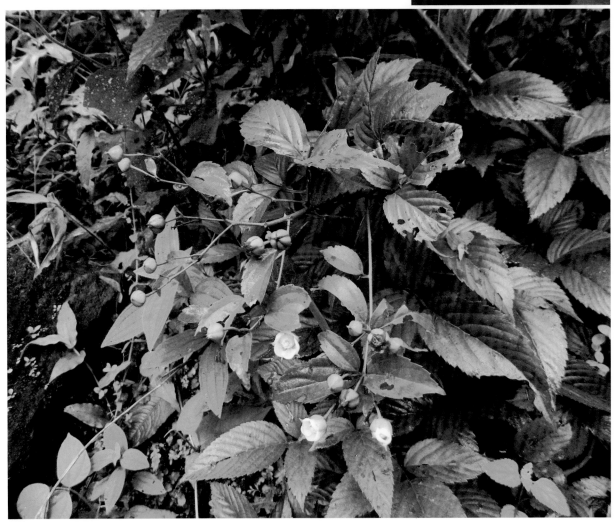

# 粗叶悬钩子

【基原】为蔷薇科粗叶悬钩子*Rubus alceifolius* Poir.的根、叶。

【形态特征】攀缘灌木。枝被绒毛状长柔毛，有皮刺。单叶，叶片近圆形或宽卵形，腹面有长柔毛和囊泡状小突起，背面被绒毛，边缘3~7浅裂，裂片有齿。圆锥花序或近总状花序顶生，或头状花束腋生，被绒毛状长柔毛；苞片大，羽状至掌状或梳齿状深裂；花白色，直径达1.6 cm。果实近球形，肉质，红色。花期7~9月，果期10~11月。

【分布】生于海拔500~2000 m的林缘或灌木丛中。产于我国长江流域及其以南的各省等地区。

【性能主治】味甘、淡，性平。具有清热利湿、止血、散瘀的功效。主治肝炎，痢疾，肠炎，乳腺炎，口腔炎，行军性血红蛋白尿，外伤出血，肝脾肿大，急、慢性肝炎，跌打损伤，风湿骨痛，活血散瘀，清热止血。

【采收加工】全年均可采收根、叶，洗净，晒干。

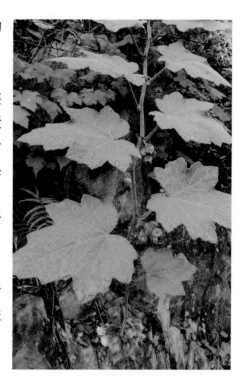

# 倒莓子

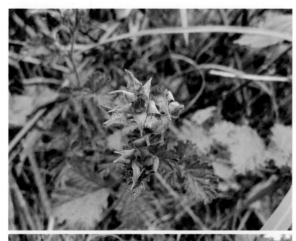

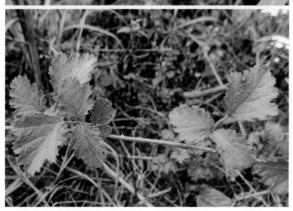

【基原】为蔷薇科茅莓*Rubus parvifolius* L.的枝叶及根。

【形态特征】灌木。枝呈弓形弯曲，被柔毛和稀疏钩状皮刺。小叶3片，偶有5片，菱状圆形或倒卵形，腹面被伏疏柔毛，背面密被灰白色绒毛，边缘有粗齿。伞房花序，顶生或腋生，具花数朵，被柔毛和细刺；花粉红至紫红色。果实卵球形，直径1~1.5 cm，红色。花期5~6月，果期7~8月。

【分布】生于海拔400~2600 m的山坡杂木林下、向阳山谷中、路旁或荒野。产于我国华东、华中、华南地区及四川、山西、陕西等地。

【性能主治】味甘、酸，性平。具有散瘀、止痛、解毒、杀虫、清热凉血、散结、利尿消肿的功效。主治吐血，跌打刀伤，产后瘀滞腹痛，痢疾，痔疮，疥疮。

【采收加工】夏秋采收枝叶，秋季采挖根，鲜用或切段晒干。

# 地蜂子

【基原】为蔷薇科三叶委陵菜*Potentilla freyniana* Bornm.的全草或根。

【形态特征】多年生草本。花茎纤细，直立或上升，被平铺或开展疏柔毛。三出复叶；小叶长圆形、卵形或椭圆形，边缘急尖齿状。伞房状聚伞花序顶生；萼片三角卵形，副萼片披针形；花瓣淡黄色，长圆倒卵形；花柱近乎顶生。瘦果卵球形。花果期3~6月。

【分布】生于海拔300~2100 m的山坡草地上、溪边及疏林下阴湿处。产于全国各地区。

【性能主治】味甘，性温。具有清热解毒、敛疮止血、散瘀止痛的功效。主治咳嗽，痢疾，肠炎，痈肿疔疮，烫伤，口舌生疮，骨髓炎，骨结核，瘰疬，痔疮，毒蛇咬伤，崩漏，月经过多，产后出血，外伤出血，胃痛，牙痛，胸骨痛，腰痛，跌打损伤。

【采收加工】夏季采收带根全草，洗净，鲜用或晒干。

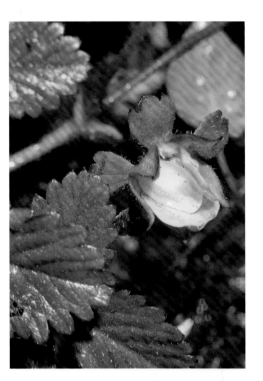

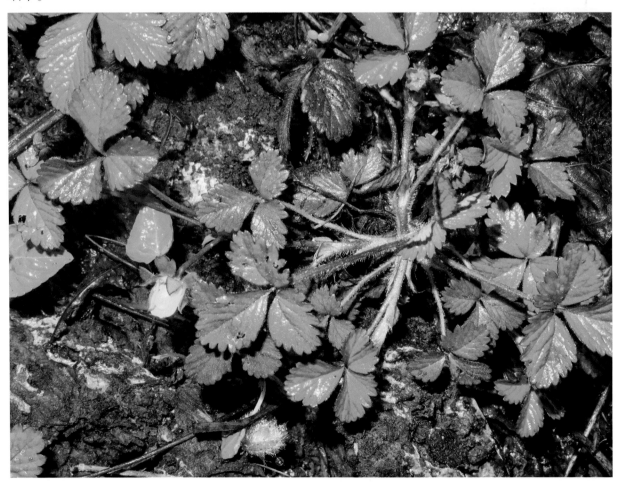

# 黄锁梅根

【基原】为蔷薇科栽秧泡*Rubus ellipticus* Sm. var. *obcordatus* (Franch.) Focke的根。

【形态特征】小灌木。小枝紫褐色，被柔毛，并具稀疏钩状皮刺。小叶3片，倒卵形，先端浅心形或近截平。花密集成顶生短总状花序，或腋生成束；花梗短，被柔毛，几乎无刺毛；花萼外面被黄色绒毛和柔毛，几乎无刺毛；萼片卵形，外密被绒毛；花瓣匙形，白色或浅红色。果实近球形，金黄色。花期3~4月，果期4~5月。

【分布】生于海拔300~2000 m的山坡上、路旁或灌木丛中。产于四川、云南、贵州、广西等地。

【性能主治】味酸、苦，性平。具有舒筋活络、清热利湿、消肿解毒的功效。主治筋骨疼痛，肢体痿软麻木，扁桃体炎，赤白外痢，黄疸型肝炎，肿毒，细菌性痢疾。

【采收加工】秋、冬季采挖根，洗净，切片，鲜用或晒干。

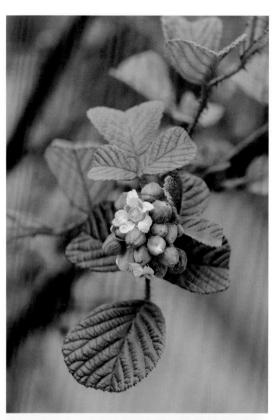

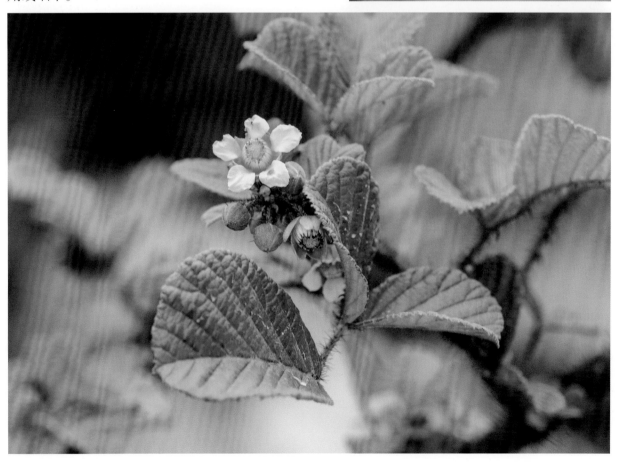

# 火棘

【基原】为蔷薇科火棘*Pyracantha fortuneana* (Maxim.) H. L. Li的果实。

【形态特征】灌木。侧枝短，先端成刺状。叶片倒卵形或倒卵状长圆形，先端圆钝或微凹，边缘有钝齿。花集成复伞房花序，花梗长约1 cm；萼片三角卵形，先端钝；花瓣白色，近圆形；雄蕊20枚；花柱5枚，离生，子房上部密被柔毛。果实近球形，桔红色或深红色。花期3~5月，果期8~11月。

【分布】生于海拔500~2800 m的林下、灌木丛中、草地及河沟路旁。产于陕西、河南与长江流域及其以南各地区。

【性能主治】味甘、酸，性平。有消积止痢、活血止血的功效。主治消化不良，肠炎，痢疾，小儿疳积，崩漏，白带，产后腹痛。

【采收加工】秋季采果；冬末春初挖根，鲜用或晒干；叶随用随采。

【附注】根：主治虚痨骨蒸潮热，肝炎，跌打损伤，筋骨疼痛，腰痛，崩漏，白带，月经不调，吐血，便血。叶：外敷，主治疮疡肿毒。

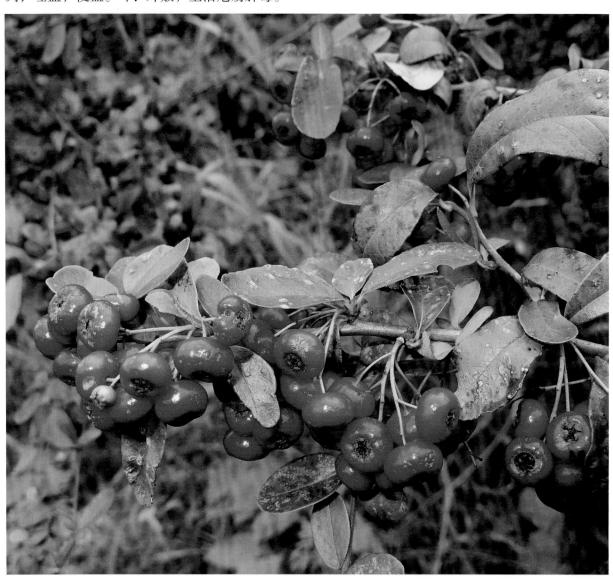

# 金樱子

【基原】为蔷薇科金樱子*Rosa laevigata* Michx.的果实。

【形态特征】攀缘灌木。小枝粗壮，散生扁弯皮刺，无毛，幼时被腺毛。奇数羽状复叶；小叶3或5片，椭圆状卵形或披针状卵形，边缘有锐齿，无毛；小叶柄和叶轴被皮刺和腺毛。花单生于叶腋，白色；花梗和萼筒密被腺毛，随果实成长变为针刺。果梨形、倒卵形，紫褐色，外面密被刺毛，萼片宿存。花期4~6月，果期7~11月。

【分布】生于海拔100~1600 m的山野上、田边、溪畔灌木丛中。产于陕西与长江流域及其以南的等地区。

【性能主治】味酸涩，性平；无毒。具有固精涩肠、缩尿止泻的功效。主治遗精，滑精，遗尿，尿频，崩漏带下，久泻久痢。

【采收加工】10~11月果实成熟时采收，晒干，除去毛刺。

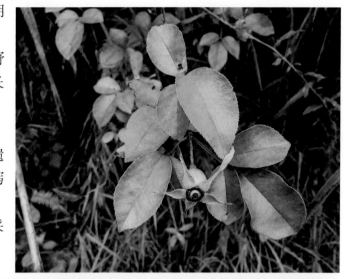

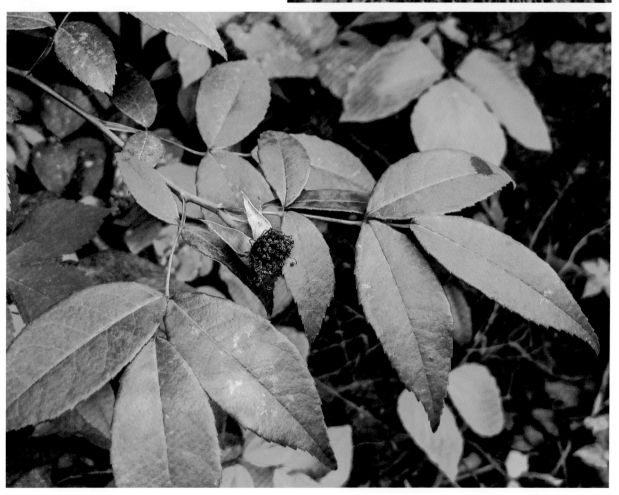

# 枇杷叶

【基原】为蔷薇科枇杷*Eriobotrya japonica* (Thunb.) Lindl.的叶。

【形态特征】小乔木。小枝粗壮，密被绒毛。叶片长12~30 cm，边缘上部有疏齿，基部全缘，腹面多皱，背面密被绒毛。圆锥状花序顶生；总花梗和花梗密被绒毛；花萼外被绒毛；花瓣白色，长圆形或卵形，被绒毛；雄蕊20枚；花柱5枚，离生。果实球形或长圆形，外被柔毛。花期10~12月，果期5~6月。

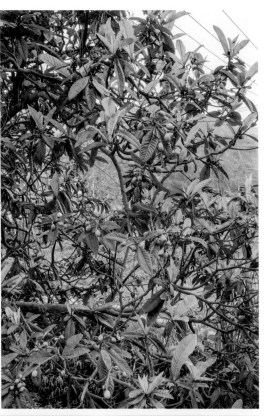

【分布】常栽种于村边、平地上或坡地上。产于甘肃、江苏、浙江、台湾、广西、湖北、四川、云南等地。

【性能主治】味苦，性微寒。具有清肺止咳、降逆止呕的功效。主治肺热咳嗽，气逆喘急，胃热呕逆，烦热口渴。

【采收加工】全年均可采收叶，除去绒毛，用水喷润，切丝，干燥。

【附注】果：主治肺痿咳嗽吐血，鼻出血，燥渴，呕逆。

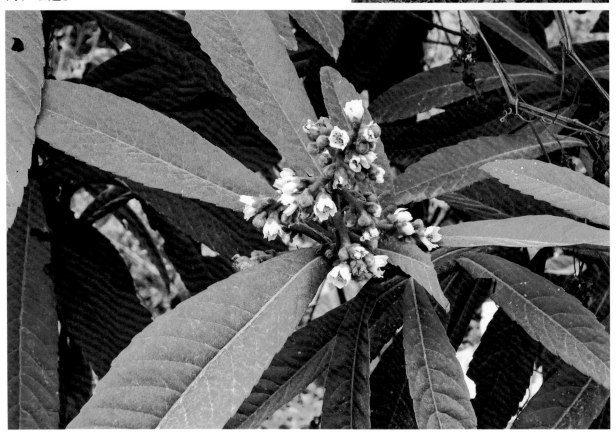

# 蛇莓

【基原】为蔷薇科蛇莓*Duchesnea indica* (Andrews) Focke的全草。

【形态特征】多年生草本。匍匐茎被柔毛。小叶片倒卵形至菱状长圆形，边缘有钝齿，两面被柔毛。花单生于叶腋；萼片卵形；副萼片倒卵形，先端常具3~5枚齿；花瓣倒卵形，黄色，先端钝圆；雄蕊多数；心皮多数，离生；花托在果期膨大，鲜红色。瘦果卵形，暗红色。花期6~8月，果期8~10月。

【分布】生于山坡上、道旁及杂草间。产于辽宁、河北、湖南、四川、广西、云南等地。

【性能主治】味甘、苦，性寒；有毒。具有清热、凉血、止血、消肿、解毒、散瘀的功效。主治热病，惊痫，咳嗽，吐血，咽喉肿痛，痢疾，痈肿，疔疮，蛇虫咬伤，烧烫伤，感冒，黄疸，目赤，口疮，痄腮，疖肿，崩漏，月经不调，跌打肿痛。

【采收加工】夏、秋季采收全草，洗净，鲜用或晒干。

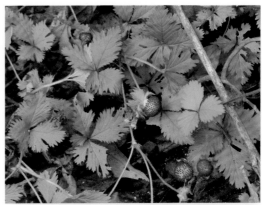

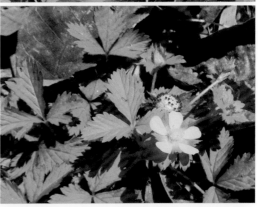

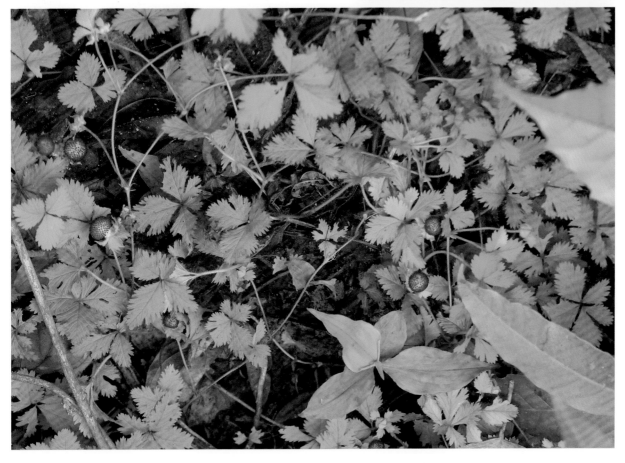

# 桃仁

【基原】为蔷薇科桃*Amygdalus persica* L.的种子。

【别名】桃核仁。

【形态特征】乔木。叶片长圆状披针形或椭圆状披针形，背面脉间被柔毛或无毛，边缘具齿。花单生，先叶开放；萼片卵形至长圆形，外被短柔毛；花瓣长圆状椭圆形至宽倒卵形，粉红色；雄蕊多数。果实形态变化大，卵形或扁圆形，外面密被短柔毛，腹缝明显；果肉多汁。核大，表面具纵、横沟纹和孔穴。花期3~4月，果期8~9月。

【分布】各地区广泛栽培。

【性能主治】味苦、甘，性平。具有破血行瘀、润燥滑肠的功效。主治闭经，症瘕，热病蓄血，风痹，疟疾，跌打损伤，瘀血肿痛，血燥便秘。

【采收加工】6~7月果实成熟时采收，除去果肉及核壳，取出种子，晒干，置于阴凉干燥处，防虫蛀、走油。

【附注】花：主治水肿，脚气，痰饮，利水通便，砂淋，石淋，便秘，闭经，癫狂，疮疹。叶：主治头风，头痛，风痹，疟疾，湿疹，疮疡，癣疮。

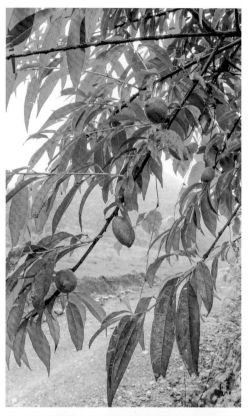

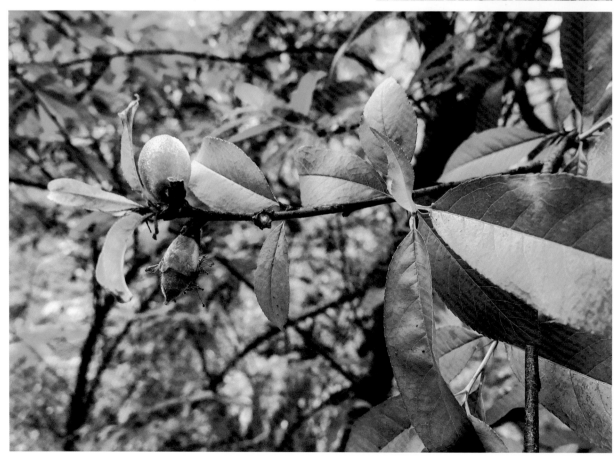

# 小果蔷薇

【基原】为蔷薇科小果蔷薇*Rosa cymosa* Tratt. 的根、叶。

【形态特征】攀缘灌木。小枝圆柱形，有钩状皮刺。小叶3~7片；小叶卵状披针形或椭圆形，边缘有尖锐细齿。复伞房花序；萼片卵形，常有羽状裂片，内面被稀疏白色绒毛；花瓣白色，倒卵形；花柱离生，密被白色柔毛。果球形。花期5~6月，果期7~11月。

【分布】生于海拔250~1300 m的向阳山坡上、路旁、溪边或丘陵地。产于江苏、湖南、四川、云南、广西、台湾等地。

【性能主治】味苦、涩，性平。具有祛风除湿、收敛固脱、解毒消肿的功效。主治风湿性关节痛，牙痛，骨鲠候，痈疖疮疡，烧烫伤。

【采收加工】全年均可采收根、叶，洗净，切碎，晒干。

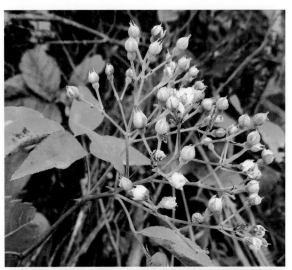

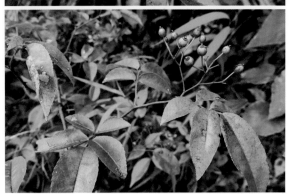

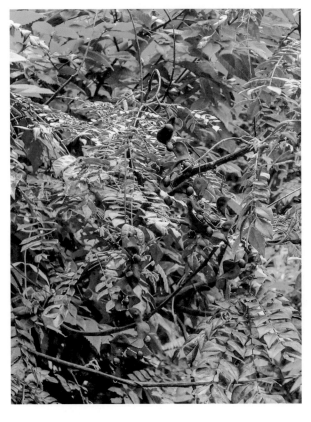

# 猴耳环

【基原】为含羞草科猴耳环*Archidendron clypearia* (Jack.) Kosterm.的带叶茎枝。

【别名】蛟龙木、洗头木、落地金钱。

【形态特征】乔木。小枝有明显的棱角，密被黄褐色绒毛。二回羽状复叶，羽片3~8对；总叶柄四棱柱形，密被黄褐色柔毛，叶轴及叶柄近基部有腺体；小叶6~16对，对生，斜菱形。头状花序排成圆锥状花序，顶生或腋生；花萼与花冠密被褐色柔毛；花冠白色或淡黄色。荚果旋卷，边缘在种子间溢缩。花期2~6月，果期4~8月。

【分布】生于常绿阔叶林中。产于浙江、台湾、广西、云南等地。

【性能主治】味微苦、涩，性微寒。具有清热解毒、凉血消肿的功效。主治咽喉肿痛，胃脘痛，湿热泄泻，肠风下血，痔疮，湿疹。

## 华南皂荚

【基原】为苏木科华南皂荚*Gleditsia fera* (Lour.) Merr.的果实。

【形态特征】小乔木至乔木。枝灰褐色；刺粗壮，具分枝。一回羽状复叶；小叶5~9对，斜椭圆形至菱状长圆形。花杂性，绿白色；小聚伞花序组成总状花序，腋生或顶生；雄花萼片5枚，外面密被短柔毛；雌花花瓣5片，两面均被短柔毛，雄蕊10枚；两性花雄蕊5~6枚；子房密被棕黄色绢毛。荚果扁平。花期4~5月，果期6~12月。

【分布】生于海拔300~1000 m的山地缓坡上、山谷林中或村旁路边向阳处。生于广东、海南、广西、贵州、云南等地。

【性能主治】味苦、辛，性温；有小毒。具有豁痰开窍、消肿止痒的功效。主治中风昏迷，口噤不语，疥疮，顽癣。

【采收加工】夏、秋季采果实，晒干。

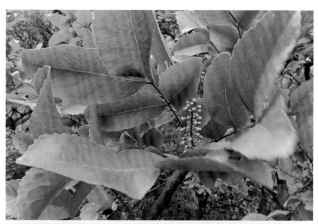
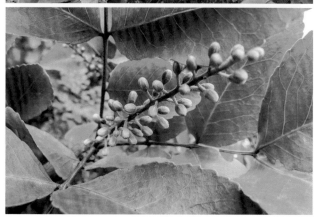

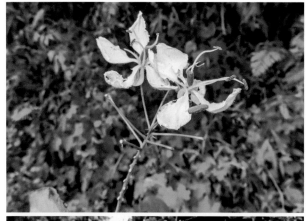
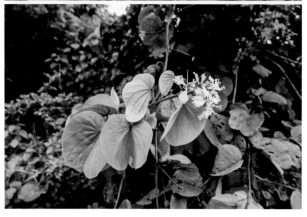

## 火索藤

【基原】为苏木科火索藤*Bauhinia aurea* H. Lév.的全株。

【形态特征】木质藤本。枝密被褐色茸毛。叶片近圆形，基部深或浅心形，先端分裂达叶长的1/3~1/2，腹面仅脉上被毛，背面被黄褐色绒毛。伞房花序顶生或侧生，密被褐色丝质绒毛；萼片披针形，外面被毛；花瓣白色，外被丝质长柔毛；能育雄蕊3枚，花丝无毛；子房密被褐色长柔毛。荚果带状，密被褐色绒毛。花期4~5月，果期7~12月。

【分布】生于山坡上或山沟岩石边的灌木丛中。产于云南、四川、贵州、广西等地。

【性能主治】具有疏风散寒的功效。主治风湿性关节炎。

【采收加工】夏、秋季采收，晒干。

## 鸡嘴簕

【基原】为苏木科鸡嘴簕*Caesalpinia sinensis* (Hemsl.) J. E. Vidal的叶。

【形态特征】藤本。主干和小枝具倒钩刺；嫩枝被锈色柔毛。二回羽状复叶；叶轴上有刺；羽片2~3对；小叶2对，长圆形至卵形，先端渐尖、急尖或钝。圆锥花序，腋生或顶生；萼片5枚；花瓣5片，黄色；雄蕊10枚。荚果革质，压扁，近圆形或半圆形，长约4.5 cm，具狭翅，先端有喙；种子1颗。花期4~5月，果期7~8月。

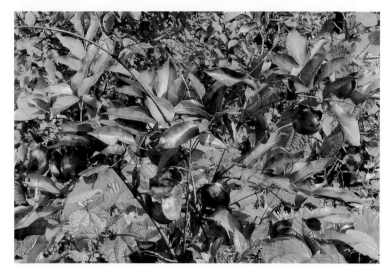

【分布】生于石灰岩山地的灌木丛中。产于惠阳、湛江、肇庆等地。

【性能主治】具有止泻的功效。主治痢疾。

【采收加工】夏、秋季采收叶，晒干。

## 九龙藤

【基原】为苏木科龙须藤*Bauhinia championii* (Benth.) Benth.的根、茎。

【别名】猪蹄叉、羊蹄叉、飞扬藤、羊蹄风。

【形态特征】藤本。嫩枝和花序被紧贴的小柔毛。叶片卵形或心形，先端微凹或2裂，基部截形、微凹或心形。总状花序狭长，腋生；萼片披针形；花瓣白色，瓣片匙形，外面中部疏被丝毛；能育雄蕊3枚，花丝无毛；退化雄蕊2枚；子房具短柄，仅沿两缝线被毛。荚果倒卵状长圆形或带状，扁平。花期6~10月，果期7~12月。

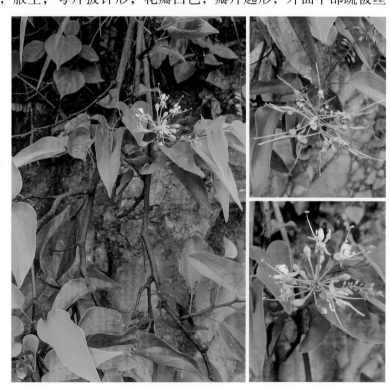

【分布】生于低海拔至中海拔的丘陵灌木丛中、疏林中或密林中。产于浙江、福建、台湾、湖北、广东、海南、广西等地。

【性能主治】味苦，性平；无毒。具有祛风除湿、行气活血的功效。主治风湿痹痛，跌打损伤，偏瘫，胃脘痛，疳积，痢疾。

【采收加工】全年均可采收，切片，晒干。

## 决明子

【基原】为苏木科决明*Senna tora* (L.) Roxb.的成熟种子。

【形态特征】一年生亚灌木草本。偶数羽状复叶；叶轴上每对小叶间有棒状腺体1个；小叶3对，倒卵形或倒卵状长椭圆形，先端圆钝有小尖头，腹面被稀疏柔毛，背面被柔毛。花腋生，常2朵聚生；萼片卵形或卵状长圆形，外面被柔毛；花瓣黄色；能育雄蕊7枚。荚果近四棱柱形，长达15 cm。花果期8~11月。

【分布】生于山坡上、旷野里及河滩沙地上。产于我国长江以南的各地区。

【性能主治】味甘、苦、咸，性微寒。具有清热明目、润肠通便的功效。主治目赤涩痛，羞明多泪，头痛眩晕，目暗不明，大便秘结。

【采收加工】秋季采收成熟果实，打下种子，除去杂质，洗净，晒干。

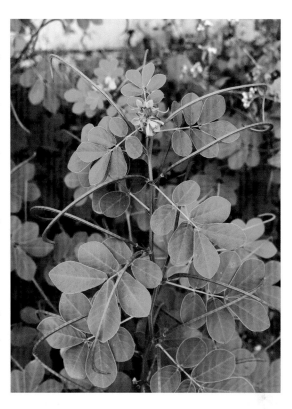

## 老虎刺

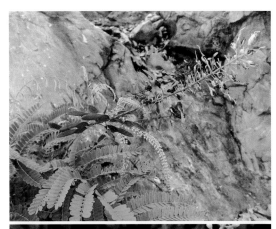

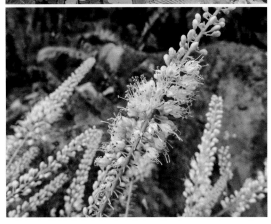

【基原】为苏木科老虎刺*Pterolobium punctatum* Hemsl.的根、叶。

【别名】牛阳了、牛尾簕、老鹰刺、倒钩藤、黄牛筋。

【形态特征】藤本或攀缘灌木。小枝具下弯的短钩刺。叶柄有成对的托叶刺；二回偶数羽状复叶，羽片、小叶片多数；小叶片两面被黄色毛。总状花序被短柔毛，腋上生或于枝顶排列成圆锥状；萼片5枚，花瓣5片；雄蕊10枚；子房扁平，胚珠2个。荚果长4~6 cm，发育部分菱形，翅长约4 cm。果期9月至翌年1月。

【分布】生于海拔300~2000 m的次生灌木丛中，石灰岩地区常见。产于我国长江以南的各地区。

【性能主治】味苦、涩，性凉。具有清热解毒、祛风除湿、消肿止痛的功效。主治肺热咳嗽，咽喉肿痛，风湿痹痛，牙痛，风疹瘙痒，疮疖，跌打损伤。

【采收加工】夏、秋季采收根、叶，洗净，鲜用或切片晒干。

# 望江南

【基原】为苏木科望江南*Senna occidentalis* (L.) Link 的茎、叶。

【别名】野扁豆、狗屎豆、羊角豆、黎茶。

【形态特征】亚灌木或灌木。偶数羽状复叶；叶柄近基部有大而带褐色、圆锥状的腺体1个；小叶4~5对，卵形至卵状披针形。花数朵组成伞房总状花序，腋生和顶生；萼片5枚，不等大；花瓣5片，黄色，不等大；发育雄蕊7枚，3枚不育，无花药。荚果带状镰形。花期4~8月，果期6~10月。

【分布】常生于河边滩地上、旷野里或丘陵的灌木林中，也常见于村边荒地。产于我国东南及西南的各地区。

【性能主治】味苦，性寒；小毒。具有肃肺、清肝、利尿、通便、解毒消肿的功效。主治咳嗽气喘，头痛目赤，小便血淋，大便秘结，痈肿疮毒，蛇虫咬伤。

【采收加工】夏季植株生长旺盛时采收，阴干，鲜用者随用随采。

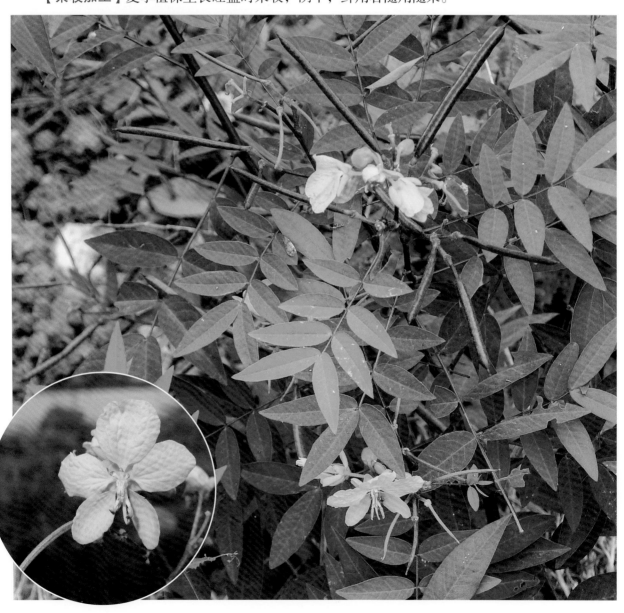

# 云实

【基原】为苏木科云实*Caesalpinia decapetala* (Roth) Alston的种子。

【形态特征】藤本。枝、叶轴和花序均被柔毛和钩刺。二回羽状复叶；羽片3~10对，基部有刺1对；小叶8~12对，长圆形，两端近钝圆，两面均被短柔毛。总状花序顶生；总花梗多刺；萼片5枚，长圆形，被短柔毛；花瓣黄色，圆形或倒卵形。荚果长圆状舌形，脆革质，沿腹缝线膨胀成狭翅，先端具尖喙。花果期4~10月。

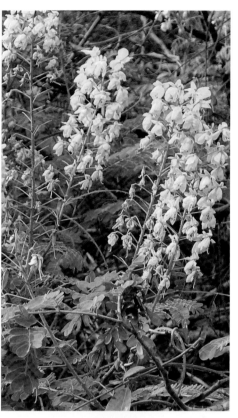

【分布】生于平原上、丘陵地、山谷中及河边。产于我国长江流域及其以南的各地区。

【性能主治】味辛、苦，性温。具有解毒除湿、止咳化痰、杀虫的功效。主治痢疾，疟疾，慢性气管炎，小儿疳积，虫积。

【采收加工】秋季果实成熟时采收，剥取种子，晒干。

【附注】根：主治感冒发热，咳嗽，咽喉肿痛，牙痛，风湿痹痛，肝炎，痢疾，淋证，痈疽肿毒，皮肤瘙痒，蛇咬伤。

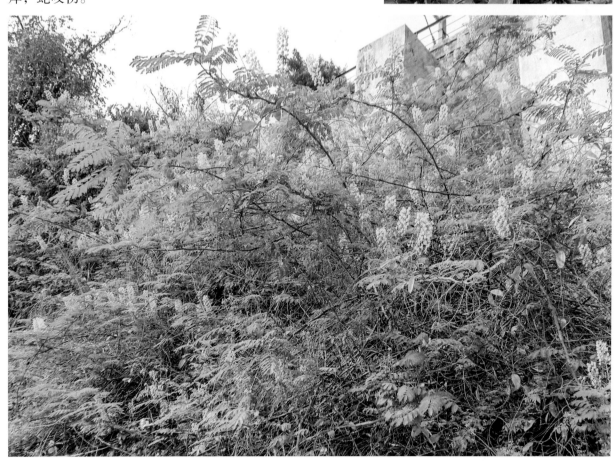

# 大叶千斤拔

【基原】为蝶形花科大叶千斤拔*Flemingia macrophylla* (Willd.) Kuntze ex Prain的根。

【别名】大猪尾、千斤力、千斤红，红药头、白马屎。

【形态特征】灌木。幼枝密被紧贴丝质柔毛。叶具指状小叶3片；叶柄长3~6 cm，具狭翅；顶生小叶宽披针形至椭圆形；具3条基出脉，两面仅脉上被毛，背面被黑褐色小腺点。总状花序常数个聚生于叶腋；花萼钟状，被丝质短柔毛，裂齿线状披针形；花冠紫红色；雄蕊二体。荚果椭圆形，略被短柔毛。花期6~9月，果期10~12月。

【分布】生于海拔200~1500 m的旷野草地上或灌木丛中，山谷路旁和疏林向阳处亦有生长。产于我国长江以南的各地区。

【性能主治】味甘、淡，性平。具有祛风湿、益脾肾、强筋骨的功效。主治风湿骨痛，腰肌劳损，四肢痿软，偏瘫，阳痿，月经不调，带下，腹胀，食少，气虚足肿。

【采收加工】秋季采挖根，洗净泥土，晒干。

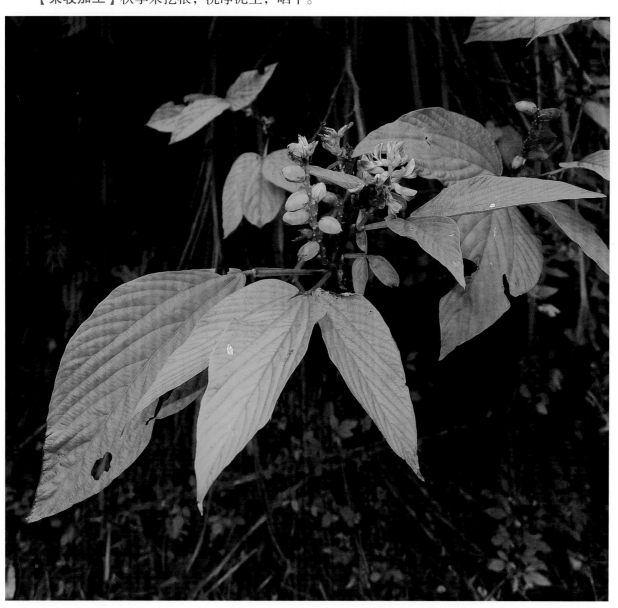

# 葛根

【基原】为蝶形花科葛*Pueraria montana* (Lour.) Merr. 的根。

【别名】野葛。

【形态特征】粗壮藤本。全体被黄色长硬毛，有粗厚的块状根。羽状复叶具3片小叶；顶生小叶宽卵形或斜卵形，两面被柔毛，其中背面较密；托叶卵状长圆形。总状花序长达30 cm；花萼钟形，裂片披针形；花冠长达12 mm，紫色；对旗瓣的1枚雄蕊仅上部离生。荚果长椭圆形，扁平。花期9~10月，果期11~12月。

【分布】生于山地的疏林或密林中、荒地里、林缘等。产于除新疆、青海及西藏外的我国南北各地。

【性能主治】味甘、辛，性凉。具有解肌退热、生津止咳、透疹、升阳止泻、通经活络、解酒毒的功效。主治外感发热头疼，项背强痛，口渴，消渴，麻疹不透，热痢，泄泻，眩晕头痛，中风偏瘫，胸痹心痛，酒毒伤中。

【采收加工】秋、冬季采挖根，趁鲜切成厚片或小块，干燥。

【附注】花：有解酒醒脾的作用，主治伤酒发热烦渴，不思饮食，呕逆吐酸，吐血，肠风下血。

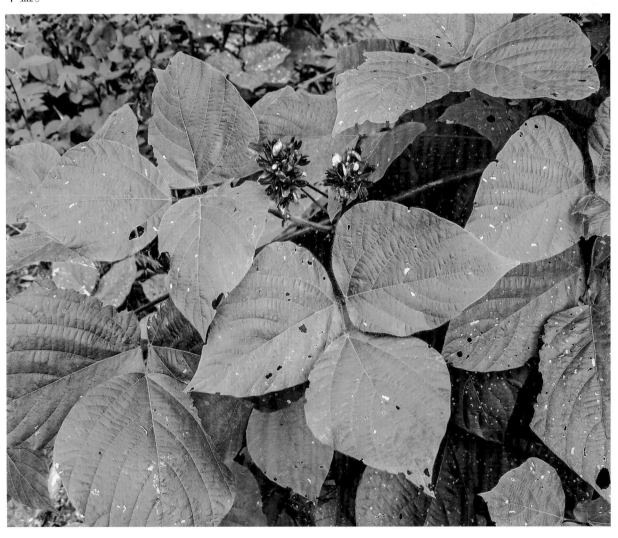

# 红母鸡草

【基原】为蝶形花科大叶山蚂蝗*Desmodium gangeticum* (L.) DC.的全草。

【别名】粘人草、粘草、粘波波、小百解菜、籽蚂蟥、红毛鸡草。

【形态特征】亚灌木。茎稍具棱，被稀疏柔毛。叶具单小叶；叶柄密被直毛和小钩状毛；小叶片长椭圆状卵形，有时为卵形或披针形，边缘全缘。总状花序顶生或腋生，稀为圆锥花序；花萼宽钟状，被糙伏毛；花冠绿白色；雄蕊二体；子房被毛，花柱上部弯曲。荚果密集，有荚节6~8个，被钩状短柔毛。花期4~8月，果期8~9月。

【分布】生于海拔300~900 m的荒地草丛中或次生林中。生于台湾、广东、海南、广西、贵州、云南等地。

【性能主治】味甘、辛，性平。具有祛瘀调经、解毒、止痛的功效。主治跌打损伤，子宫脱垂，脱肛，闭经，牛皮癣，牙痛，头痛。

【采收加工】9~10月采收全草，晒干。

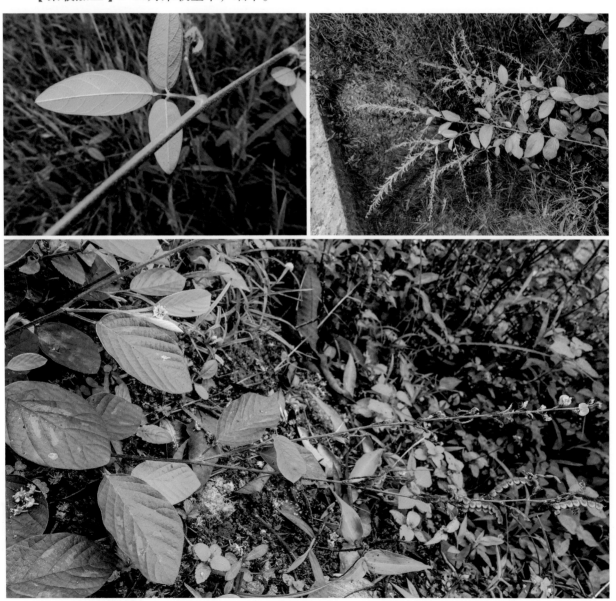

## 苦檀子

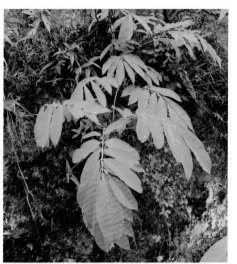

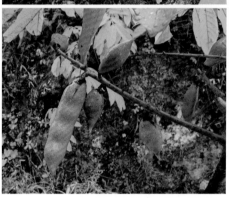

【基原】为蝶形花科厚果崖豆藤*Millettia pachycarpa* Benth.的种子。

【别名】土大风子、冲天子、苦蚕子、猪腰子、日头鸡。

【形态特征】巨型藤本。嫩枝密被黄色绒毛。羽状复叶，小叶6~8对；小叶片长圆状椭圆形至长圆状披针形，背面被绢毛。总状或圆锥花序，密被褐色绒毛，花2~5朵着生于节上；花萼杯状，密被绒毛；花冠淡紫色；雄蕊单体。荚果深褐黄色，肿胀，长圆形，密布浅黄色疣状斑点，果瓣木质，有种子1~5粒。花期4~6月，果期6~11月。

【分布】生于海拔2000 m以下的山坡常绿阔叶林内。产于西藏及我国长江流域以南的各地区。

【性能主治】味苦、辛，性热；大毒。具有攻毒止痛、消积杀虫的功效。主治疥癣疮癞，痧气腹痛，小儿疳积。

【采收加工】果实成熟后采收，除去果皮，取出种子，晒干。

【附注】根：主治跌打损伤，骨折。叶：主治皮肤麻木，癣疥，脓肿。

## 亮叶崖豆藤

【基原】为蝶形花科亮叶崖豆藤*Callerya nitida* (Benth.) R. Geesink的藤茎。

【别名】鸡血藤。

【形态特征】攀缘灌木。枝被锈色细毛，后秃净。羽状复叶；小叶2对，卵状披针形或长圆形，细脉网状，两面均隆起。圆锥花序顶生，密被锈褐色绒毛；花萼钟状，密被绒毛；花冠青紫色，旗瓣密被绢毛；雄蕊二体，正对旗瓣的1枚离生。荚果线状长圆形，长10~14 cm，密被黄褐色绒毛。花期5~9月，果期7~11月。

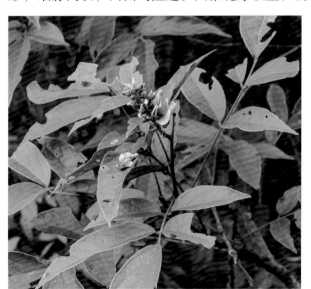

【分布】生于海拔1000 m以上的山地疏林中与灌木丛中。产于浙江、台湾、广西、四川、贵州、云南等地。

【性能主治】味苦、甘，性温。具有补血活血、舒经活络的功效。主治贫血，产后虚弱，头晕目眩，月经不调，风湿痹痛，四肢麻木。

【采收加工】夏、秋季采收藤茎，切片，晒干。

# 菱叶山蚂蝗

【基原】为蝶形花科尖叶长柄山蚂蝗*Hylodesmum podocarpum* (DC.) H. Ohashi et R. R. Mill subsp. *oxyphyllum* (DC.) H. Ohashi et R. R. Mill的根、叶。

【别名】小粘子草。

【形态特征】直立草本。茎疏被短柔毛。羽状三出复叶；顶生小叶菱形，先端渐尖，尖头钝，基部楔形。总状或圆锥花序，顶生或顶生和腋生；总花梗被柔毛和钩状毛；每节常生2朵花；花萼钟形，被小钩状毛；花冠紫红色；雄蕊单体；子房具子房柄。荚果具荚节2个，被钩状毛和小直毛；果颈长3~5 mm。花果期8~9月。

【分布】生于海拔120~2100 m的山坡路旁、草坡上、次生阔叶林下或高山草甸处。产于河北、江苏、广西、四川、云南、西藏、陕西、甘肃等地。

【性能主治】味苦，性温。具有散寒解表、止咳、止血的功效。主治咳嗽，刀伤出血，早泄，阳痿，月经不调。

【采收加工】夏、秋季采收根、叶，鲜用或切段晒干。

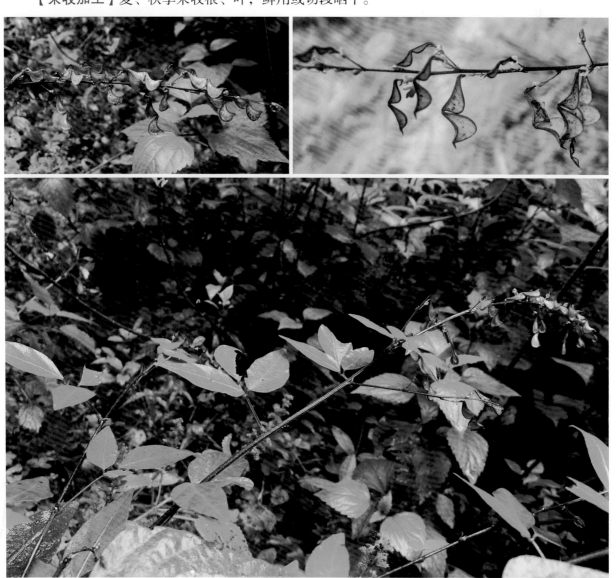

# 山豆根

【基原】为蝶形花科越南槐*Sophora tonkinensis* Gagnep.的根及根状茎。

【别名】广豆根。

【形态特征】灌木。茎纤细，有时攀缘状。小枝被柔毛。奇数羽状复叶；托叶极小或近于消失；小叶5~9对，椭圆形或卵状长圆形，背面被紧贴的柔毛。花序总状或近圆锥状，顶生；总花梗和序轴被丝质毛；花萼被丝质毛；花冠黄色；雄蕊10枚；子房被丝质毛。荚果串珠状，有种子1~3粒。花期5~7月，果期8~12月。

【分布】生于海拔1000~2000 m的亚热带或温带的石山上或石灰岩山地的灌木林中。产于广西、贵州、云南等地。

【性能主治】味苦，性寒；有毒。具有清热解毒、消肿利咽的功效。主治火毒蕴结，咽喉肿痛，齿龈肿痛。

【采收加工】秋季采挖根及根状茎，除去杂质，洗净，干燥。

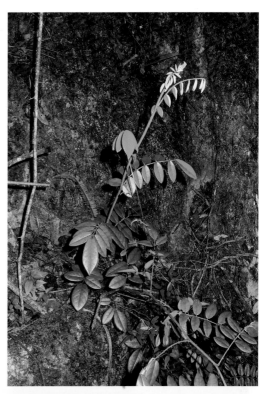

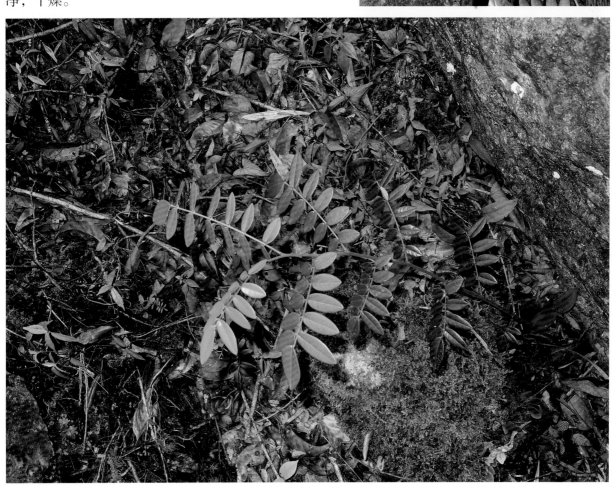

# 响铃豆

【基原】为蝶形花科响铃豆*Crotalaria albida* B. Heyne ex Roth的全草。

【别名】假花生、黄疸草、黄花地丁、小响铃、马口铃。

【形态特征】多年生直立草本。枝被紧贴的短柔毛。叶片倒卵形、长圆状椭圆形或倒披针形，长1~2.5 cm，先端钝或圆，具细小的短尖头，背面略被短柔毛；叶近乎无柄。总状花序顶生或腋生；花萼二唇形；花冠淡黄色，旗瓣椭圆形，先端具束状柔毛，龙骨瓣弯曲，几乎达90度。荚果短圆柱形，无毛。花果期5~12月。

【分布】生于海拔200~2800 m的荒地路旁及山坡疏林下。产于安徽、江西、福建、湖南等地及华南、西南各地区。

【性能主治】味苦、辛，性凉。具有清热解毒、止咳平喘、截疟的功效。主治尿道炎，膀胱炎，肝炎，胃肠炎，痢疾，支气管炎，肺炎，哮喘，疟疾；外用治痈肿疮毒，乳腺炎。

【采收加工】夏、秋季采收全草，洗净，切碎，晒干。

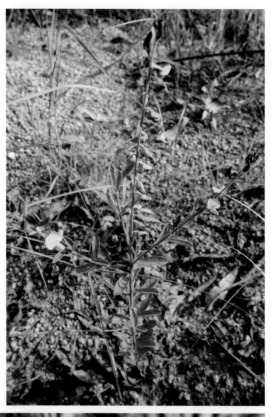

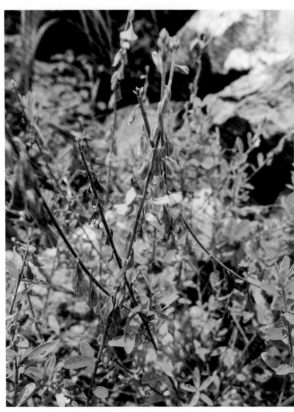

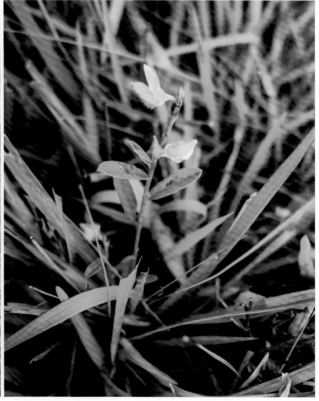

# 猪屎豆

【基原】为蝶形花科猪屎豆*Crotalaria pallida* Aiton的全草。

【别名】白猪屎豆、野苦豆、野花生、大马铃、响铃草。

【形态特征】多年生草本，或呈灌木状。茎枝密被紧贴的短柔毛。叶三出；小叶片长圆形或椭圆形，长3~6 cm，宽1.5~3 cm，背面略被丝光质短柔毛。总状花序顶生，长达25 cm，有花10~40朵；花萼近钟形，5裂，萼齿三角形，密被短柔毛；花冠黄色。荚果长圆形，幼时被毛；种子20~30粒。花果期9~12月。

【分布】生于海拔100~1000 m的荒山草地及沙质土壤中。产于福建、台湾、广东、广西、四川、云南、山东等地。

【性能主治】味苦、辛，性平；有毒。具有清热利湿、解毒散结的功效。主治湿热腹泻，小便淋沥，小儿疳积，乳腺炎。

【采收加工】秋季采收茎叶，除去荚果及种子，鲜用或晒干。

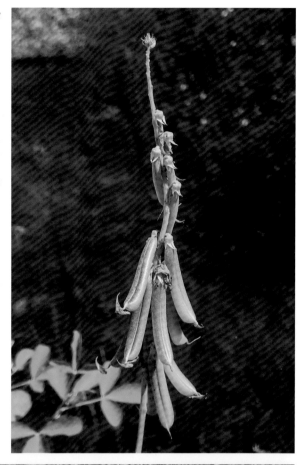

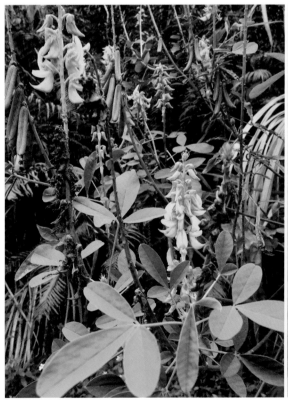

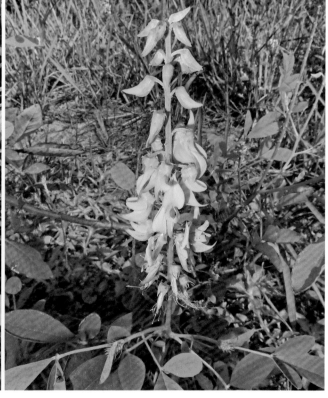

# 猪腰子

【基原】为蝶形花科猪腰豆*Afgekia filipes* (Dunn) R. Geesink的种子。

【形态特征】攀缘灌木。嫩茎圆柱形，密被平伏绢毛或直立髯毛。奇数羽状复叶；小叶8~9对，长圆形。总状花序数个聚集成大型的复合花序，密被绒毛；花萼密被细绒毛，上部2齿，大部分连合；花冠堇青色至淡红色；子房线形，具长柄，胚珠2个。荚果硕大，密被银灰色绒毛。花期7~8月，果期9~11月。

【分布】生于海拔250~1300 m的山谷疏林中。产于广西、云南。

【性能主治】味甘、微辛、性凉。具有清热解毒的功效。主治疮毒。

【采收加工】果实成熟时采收，晒干，打下种子，再次晒干。

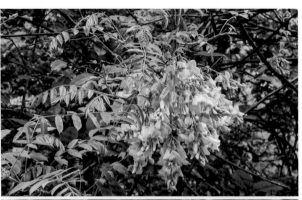
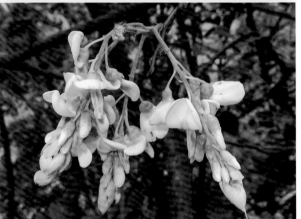
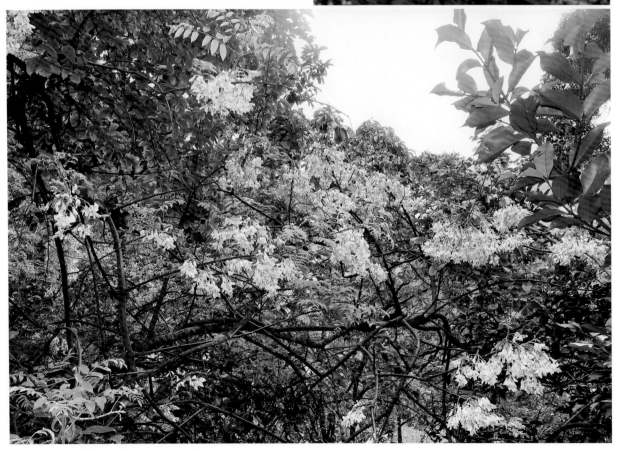

# 小通草

【基原】为旌节花科西域旌节花*Stachyurus himalaicus* Hook. f. et Thomson ex Benth.的茎髓。

【别名】小通花、鱼泡通、喜马拉雅旌节花、通草树、通条树。

【形态特征】灌木或小乔木。叶片坚纸质至薄革质，披针形至长圆状披针形，长8~13 cm，宽3.5~5.5 cm，边缘具细而密的锐齿。穗状花序腋生，无总梗，通常下垂；花黄色，几乎无梗；萼片4枚，宽卵形；花瓣4片，倒卵形；雄蕊8枚；子房卵状长圆形，柱头头状。果实近球形，具宿存花柱。花期3~4月，果期5~8月。

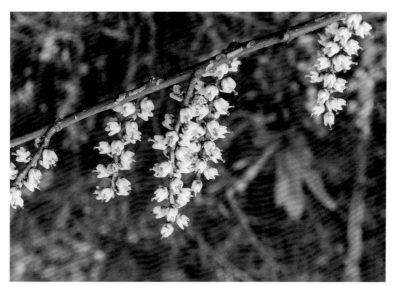

【分布】生于海拔400~3000 m的山坡阔叶林下或灌木丛中。产于陕西、浙江、湖南、湖北及我国西南、华南各地区。

【性能主治】味甘、淡，性寒。具有清热、利尿、下乳的功效。主治小便不利，乳汁不下，尿路感染。

【采收加工】秋季采收茎，截成段，趁鲜取出髓部，理直，晒干。

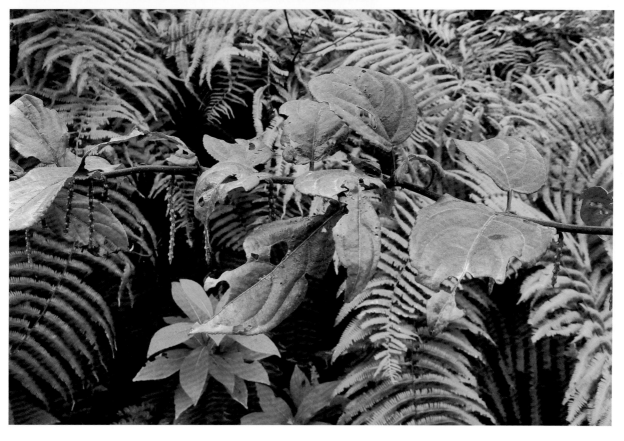

# 路路通

【基原】为金缕梅科枫香树*Liquidambar formosana* Hance的成熟果序。

【别名】九孔子。

【形态特征】乔木。小枝被柔毛。叶阔卵形，掌状3裂，基部心形，背面被毛，后近乎秃净，掌状脉3~5条，边缘有齿。花单性，雌雄同株，无花瓣；短穗状雄花序常排成总状，雄蕊多数；头状雌花序有花24~43朵，萼齿针形；子房有毛。头状果序木质；蒴果藏于花序轴内，有宿存花柱及针刺状萼齿。花期3~4月，果期10月。

【分布】性喜阳光，多生于平地上、村落附近及低山的次生林中。产于我国秦岭及淮河以南的各地区。

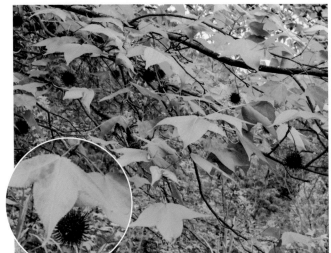

【性能主治】味苦，性平。具有祛风活络、利水通经的功效。主治关节痹痛，麻木拘挛，水肿胀满，乳少闭经。

【采收加工】冬季果实成熟后采收，除去杂质，干燥。

【附注】树皮：主治泄泻，痢疾，大风癞疮，痒疹。叶：主治伤暑腹痛，痢疾，泄泻，痈肿疮疡，湿疹，吐血，咳血，创伤出血。树脂：主治跌打损伤，痈疽肿痛，吐血，鼻出血，外伤出血。

# 野扇花

【基原】为黄杨科野扇花*Sarcococca ruscifolia* Stapf的果实、根。

【别名】三两根、清香桂、大风消。

【形态特征】灌木。小枝被短柔毛。叶片常为卵形或椭圆状披针形，最下一对侧脉和中脉多少成3条离基出脉。总状花序；花小，白色，无花瓣，单性同株；雄花生于花序轴上部，萼片通常4枚；雌花生于花序轴下部，萼片4~6枚，子房2~3室。果实球形，宿存花柱3或2枚。花果期10月至翌年2月。

【分布】生于海拔200~2600 m的山坡上、林下或沟谷中，耐阴性强。产于云南、广西、湖北、陕西、甘肃等地。

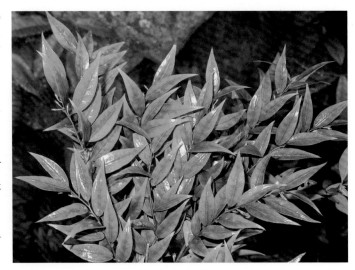

【性能主治】味辛、苦，性平。具有行气活血、祛风止痛的功效。主治风湿性关节痛，胃痛，跌打损伤。

【采收加工】秋、冬季采收果实及根，晒干。

# 栗子

【基原】为壳斗科栗*Castanea mollissima* Blume的种仁。

【别名】板栗、栗果、櫄子、庵子、栗果、大栗。

【形态特征】乔木。小枝灰褐色。托叶长圆形，被疏长毛及鳞腺。叶椭圆形至长圆形，基部近截平或圆，背被星芒状伏贴绒毛，或因脱落近乎无毛。雄花序轴被毛，花3~5朵聚生成簇；雌花1~5朵发育结实，花柱下部被毛。成熟壳斗有锐刺，壳斗连刺径4.5~6.5 cm。花期4~6月，果期8~10月。

【分布】常栽培于海拔100~2500 m的低山丘陵上、缓坡上及河滩等地带。产于辽宁以南各地，除青海、新疆外均有栽培，以我国华北、西南和长江流域各地栽培最为集中，产量最大。

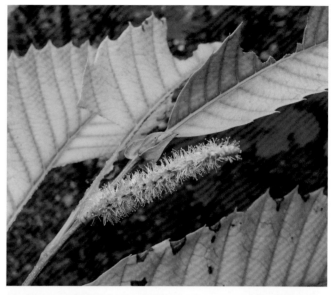

【性能主治】味甘、微咸，性平。具有益气健脾、补肾强筋、活血消肿、止血的功效。主治脾虚泄泻，反胃呕吐，脚膝酸软，筋骨折伤肿痛，瘰疬，吐血，鼻出血，便血。

【采收加工】总苞由青色转黄色，果实微裂时采收，剥出种子，晒干。

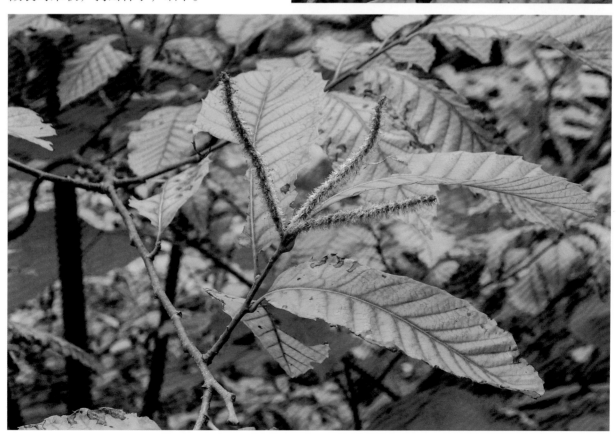

# 假玉桂

【基原】为榆科假玉桂*Celtis timorensis* Span.的根、皮。

【别名】阴香、辣艾树。

【形态特征】常绿乔木。小枝幼时被金褐色短毛。叶幼时被散生的金褐色短毛；具3条基出脉。聚伞圆锥花序，花约10朵，幼时被金褐色毛；小枝下部生雄花花序，上部的花序为杂性。1个果序常有果3~6个，易脱落；果宽卵状，先端残留花柱基部合生成一短喙状，熟时黄色、橙红色至红色。

【分布】生于海拔50~140 m的路旁、山坡上、灌木丛中至林中都有。产于西藏、四川、广西、海南、福建等地。

【性能主治】味辣，气香，性温。具有行气止痛、祛风散寒的功效。主治心气胃痛，风湿痹痛，毒蛇咬伤。

【采收加工】全年均可采收根、皮。

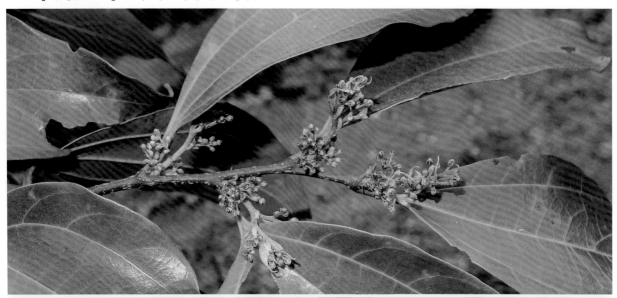

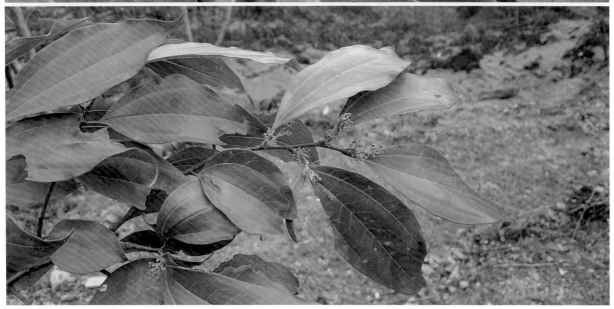

# 穿破石

【基原】为桑科构棘*Maclura cochinchinensis* (Lour.) Corner的根。

【别名】刺楮、山黄芪、野黄芪、九层皮、千层皮。

【形态特征】直立或攀缘灌木。枝无毛，具粗壮弯曲无叶的腋生刺，刺长约1 cm。叶革质，椭圆状披针形或长圆形，边缘全缘，无毛。花雌雄异株，雌雄花序均为具苞片的球形头状花序；雄花花被4片，雄蕊4枚；雌花序微被毛，花被顶部厚。聚合果肉质，直径2~5 cm，微被毛，橙红色。花期4~5月，果期6~7月。

【分布】生于山坡溪边灌木丛中或山谷中、林缘等处。产于安徽、浙江、福建、湖北、海南、广西、四川、云南等地。

【性能主治】味淡、微苦，性凉。具有祛风通络、清热除湿、解毒消肿的功效。主治风湿痹痛，跌打损伤，黄疸，腮腺炎，肺结核，胃和十二指肠溃疡，淋浊，蛊胀，闭经，劳伤咳血，疔疮痈肿。

【采收加工】全年均可采收，挖出根部，除去泥土、须根，鲜用或晒干，或趁鲜切片，晒干。

【附注】果实（山荔枝果）：主治疝气，食积，小便不利。棘刺（奴柘刺）：主治腹中积聚，痞块。

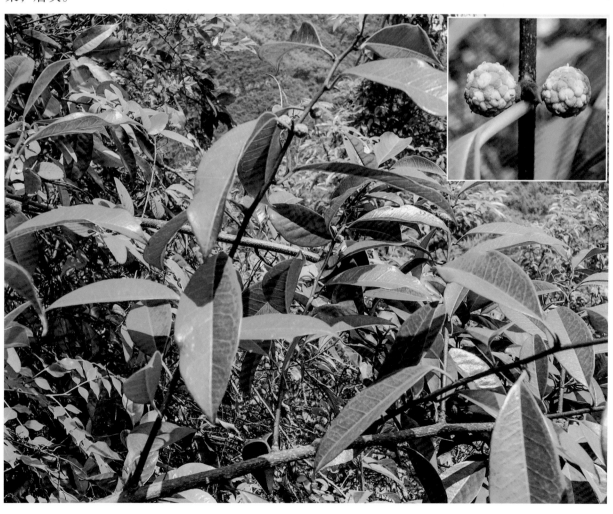

# 榕须

【基原】为桑科榕树*Ficus microcarpa* L. f.的气生根。

【别名】半天吊、榕根须、吊风根、榕树须、榕树倒抛根。

【形态特征】大乔木。老树常有锈褐色气根。树皮深灰色。叶片狭椭圆形。榕果成对腋生或生于已落叶的枝叶腋，成熟时黄色或微红色，扁球形，无总梗，基生苞片3枚，广卵形；雄花、雌花、瘿花生于同一榕果内，花间有少许短刚毛；雄花无柄或具柄；雌花与瘿花相似，花被3片。瘦果卵圆形。花期5~6月。

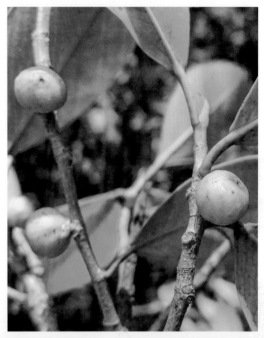

【分布】生于海拔400~800 m的常绿阔叶林中或旷野上，野生或植为行道树。生于我国长江以南的各地区。

【性能主治】味微苦、涩，性凉。具有发汗、清热、透疹的功效。主治感冒高热，扁桃体炎，风湿骨痛，跌打损伤。

【采收加工】全年均可采收，割下气生根，扎成小把，鲜用或晒干。

【附注】汁液（榕树胶汁）：主治赤眼，目翳，瘰疬，唇疗，牛皮癣，赘疣。果：主治疮疖，臁疮；皮：主治泄泻，痔疮，疥癣。叶：主治流感，慢性气管炎，百日咳，扁桃体炎，目赤，牙痛，菌痢，肠炎，乳痈，烧烫伤，跌打损伤。

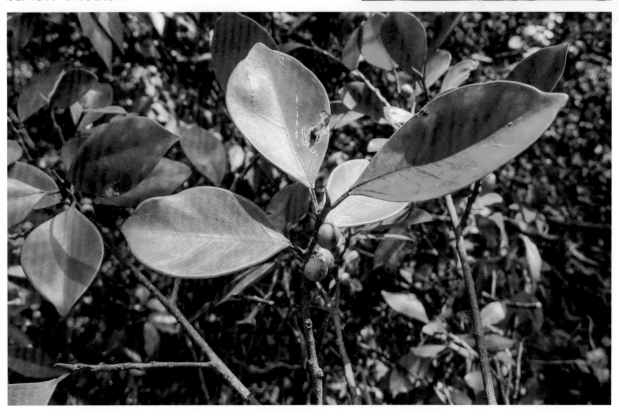

# 桑叶

【基原】为桑科桑*Morus alba* L.的叶。

【形态特征】乔木或灌木。小枝被细毛。叶片卵形或宽卵形，基部圆形至浅心形，边缘具粗齿，背面沿脉被疏毛，脉腋有簇毛。花单性，腋生或生于芽鳞腋内；雄花序下垂，密被柔毛，花被宽椭圆形；雌花序被毛，花无梗，花被倒卵形，无花柱，柱头2裂。聚花果长1~2.5 cm，熟时红色或暗紫色。花期4~5月，果期5~8月。

【分布】生于丘陵上、山坡上、村旁、田野等处，多为人工栽培。产于全国各地。

【性能主治】味甘、苦，性寒。具有杀虫的功效。主治风热感冒，肺热燥咳，头晕头痛，目赤昏花。

【采收加工】初霜后采收叶，除去杂质，晒干。

【附注】根皮（桑白皮）：主治肺热喘咳，水肿胀满尿少，面目肌肤浮肿。桑枝：主治风湿痹痛，肩臂、关节酸痛麻木。果（桑椹）：主治眩晕耳鸣，心悸失眠，须发早白，津伤口渴，内热消渴，血虚便秘。

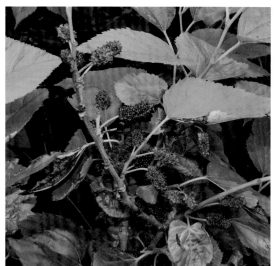

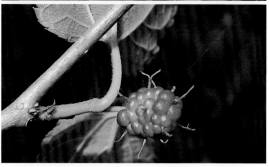

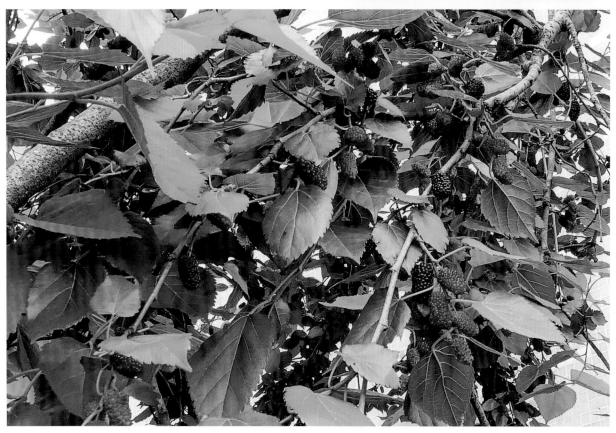

# 台湾榕

【基原】为桑科台湾榕*Ficus formosana* Maxim. 的全株。

【别名】长叶牛奶树、水牛奶、狗奶木、羊屎木、长叶牛乳树。

【形态特征】灌木。小枝、叶柄、叶脉幼时疏被短柔毛。叶片倒披针形，全缘或有疏钝齿，先端渐尖，中部以下渐窄，至基部呈狭楔形。榕果单生于叶腋，卵状球形，熟时绿中带红色，顶部脐状突起，基生苞片3枚；雄花散生于榕果内壁，花被3~4片，雄蕊2或3枚；瘿花花被片4~5片；雌花花被片4片。瘦果球形，光滑。花期4~7月。

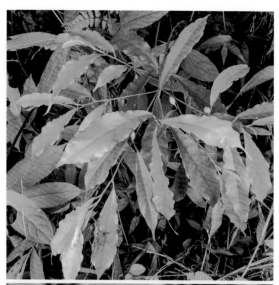

【分布】生于低海拔至高海拔的山地疏林中或旷野上、路旁、溪边。产于我国华南地区及浙江、江西、福建、台湾、湖南、贵州、云南等地。

【性能主治】味甘、微涩，性平。具有活血补血、催乳、止咳、祛风利湿、清热解毒的功效。主治月经不调，产后或病后虚弱，乳汁不下，咳嗽，风湿痹痛，跌打损伤，背痛，乳痈，蛇咬伤，湿热黄疸，急性肾炎，尿路感染。

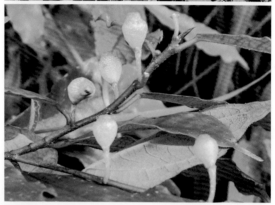

【采收加工】全年均可采收，鲜用或晒干。

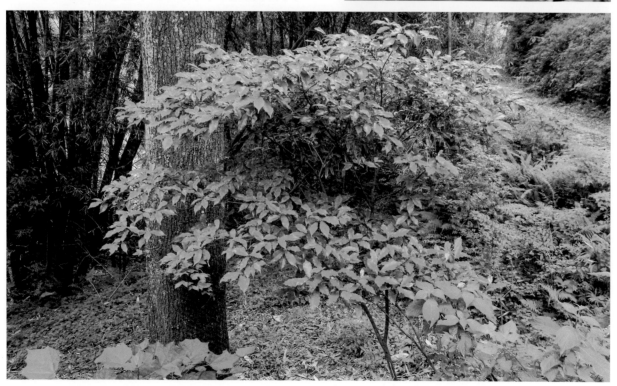

# 藤构

【基原】为桑科藤构*Broussonetia kaempferi* Sieb. var. *australis* T. Suzuki的全株或根、根皮。

【别名】谷皮藤。

【形态特征】蔓生藤状灌木。小枝幼时被浅褐色柔毛。叶片卵状椭圆形，不裂，稀为2~3裂，无毛；叶柄长8~10 mm，被毛。花雌雄异株；雄花序短穗状，花被片3~4片，裂片外面被毛，雄蕊3~4枚，退化雌蕊小；雌花集生为球形头状花序。聚花果直径1 cm，花柱线形，延长。花期4~6月。果期5~7月。

【分布】生于海拔300~1000 m的山谷灌木丛中或沟边山坡路旁。产于浙江、湖北、湖南、安徽、江西、福建、广东、广西、云南、四川、贵州、台湾等地。

【性能主治】味微甘，性平。具有清热利尿、活血消肿的功效。主治肺热咳嗽，砂淋、石淋，黄疸，跌打损伤。

【采收加工】4~11月采全株或根，洗净，切片，鲜用或晒干。

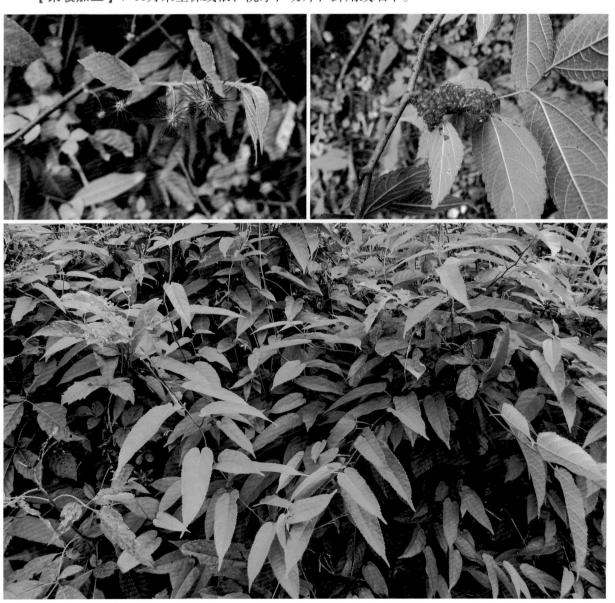

# 糯米藤

【基原】为荨麻科糯米团*Gonostegia hirta* (Blume ex Hassk.) Miq.的带根全草。

【别名】捆仙绳、糯米菜、糯米草。

【形态特征】多年生草本。茎蔓生、铺地或渐升。叶对生；叶片披针形、狭卵形、稀卵形或椭圆形，基出脉3~5条。团伞花序腋生；花通常两性，有时单性，雌雄异株；雄花5基数，花被分生，倒披针形；雌花花被菱状狭卵形，先端有2枚小齿，被疏毛，柱头被密毛。瘦果卵球形，白色或黑色，有光泽。花期5~9月。

【分布】生于海拔100~1000 m（在云贵高原一带可达1500~2700 m）的溪谷林下阴湿处，山麓水沟边。产于陕西、安徽、浙江、河南、广西、四川、云南、西藏等地。

【性能主治】味甘、微苦，性凉。具有清热解毒、健脾消积、利湿消肿、散瘀止血的功效。主治乳痈，肿毒，痢疾，消化不良，食积腹痛，疳积，带下，水肿，小便不利，痛经，跌打损伤，咳血，吐血，外伤出血。

【采收加工】全年均可采收，鲜用或晒干。

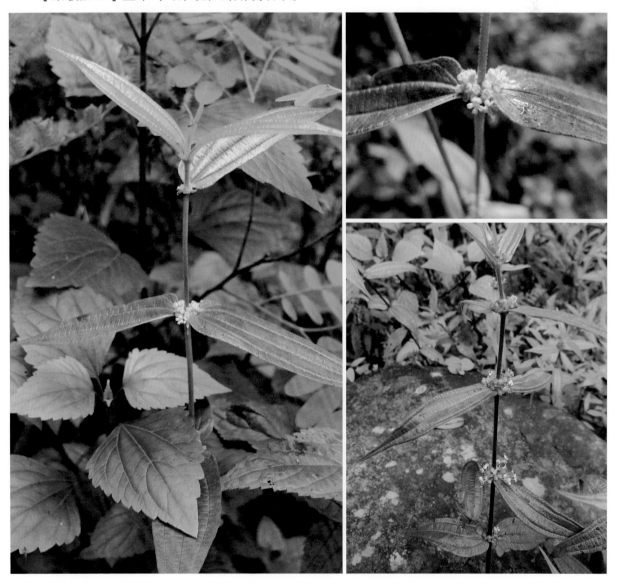

## 透明草

【基原】为荨麻科小叶冷水花*Pilea microphylla* (L.) Liebm.的全草。

【别名】玻璃草。

【形态特征】纤细小草本。无毛。铺散或直立。茎肉质，多分枝。叶很小，同对的不等大，倒卵形至匙形，长3~7 mm。雌雄同株；有时同序，聚伞花序密集成近乎头状，具梗；雄花具梗，花被片4片，卵形，外面近先端有短角状凸起，雄蕊4；雌花小，花被片3片。瘦果卵形，熟时变褐色，光滑。花期夏、秋季，果期秋季。

【分布】生于湿墙上或村舍旁。产于浙江、台湾、海南、广西等地。

【性能主治】味淡、涩，性凉。具有清热解毒的功效。主治痈疮肿痛，丹毒，无名肿毒，烧烫伤，毒蛇咬伤。

【采收加工】夏、秋季采收全草，洗净，鲜用或晒干。

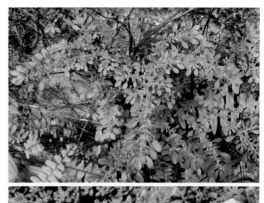

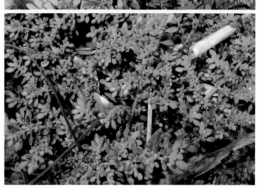

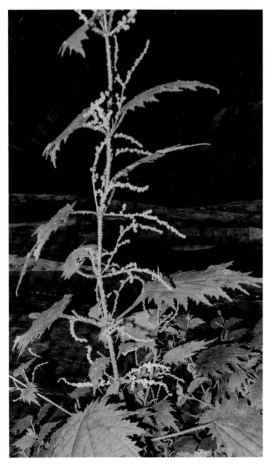

## 荨麻

【基原】为荨麻科荨麻*Urtica fissa* E. Pritz.的全草。

【别名】蝎子草。

【形态特征】多年生草本。茎四棱柱形，密被刺毛和微柔毛。叶片宽卵形、五角形，基部截形或心形，边缘浅裂或掌状3深裂，背面沿脉被短柔毛和刺毛；托叶在叶柄间合生。雌雄同株，稀异株；圆锥状花序，稀近穗状。雄花花被片4片；雌花小，几乎无梗。瘦果近圆形，表面有带红褐色的细疣点。花期8~10月，果期9~11月。

【分布】生于海拔1000 m左右的山坡路旁草丛中或沟边。产于陕西、甘肃、安徽、浙江、湖南、广西、云南等地。

【性能主治】味苦、辛，性温；有毒。具有祛风通络、平肝定惊、消积通便、解毒的功效。主治风湿痹痛，产后抽风，小儿惊风，小儿麻痹后遗症，高血压，消化不良，大便不通，荨麻疹，跌打损伤，蛇虫咬伤。

【采收加工】夏、秋季采收全草，切段，晒干。

# 紫绿草

【基原】为荨麻科粗齿冷水花*Pilea sinofasciata* C. J. Chen的全草。

【别名】走马胎。

【形态特征】草本。茎肉质，有时上部被短柔毛。叶片椭圆形、卵形或长圆状披针形，基部以上有粗大的牙齿或牙齿状锯齿，具3条基出脉。花雌雄异株或同株；聚伞圆锥花序；雄花具短梗，花被片4片；雄蕊4枚；雌花小，花被片3片，近乎等大。瘦果圆卵形，顶端歪斜，熟时外面常有细疣点。花期6~7月，果期8~10月。

【分布】生于海拔700~2500 m的山坡林下阴湿处。分布于云南、四川、贵州、湖南、湖北等地。

【性能主治】性平，味辛。具有祛风、活血、理气止痛的功效。主治胃气痛。

【采收加工】夏、秋季采收全草。

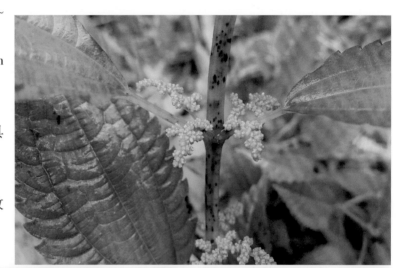

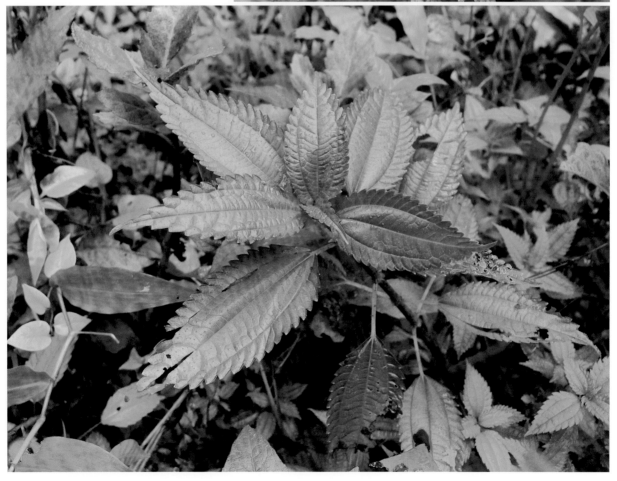

# 火麻仁

【基原】为大麻科大麻*Cannabis sativa* L.的成熟种子。

【别名】大麻仁、火麻、线麻子。

【形态特征】一年生草本。枝密被灰白色贴伏毛。叶掌状全裂，裂片披针形或线状披针形，背面幼时密被灰白色贴伏毛，边缘具粗齿。雄花序长达25 cm；花黄绿色，花被和雄蕊各5枚；雌花花被片1片，紧包子房，略被小毛；子房近球形。瘦果为宿存黄褐色苞片所包裹。花期5~6月，果期7月。

【分布】我国各地均有栽培，也有半野生。产于我国东北、华北、华东、中南等地。

【性能主治】味甘，性平。具有润肠通便的功效。主治血虚津亏，肠燥便秘。

【采收加工】秋季果实成熟时采收，除去杂质，晒干。

【附注】叶（麻叶）：主治疟疾，气喘，蛔虫病。花（麻花）：主治风病肢体麻木，遍身瘙痒，妇女闭经。幼嫩果穗（麻蕡）：主治痛风，痹证，癫狂，失眠，咳喘。根（麻根）：主治跌打损伤，难产，胞衣不下，血崩，淋证，带下。

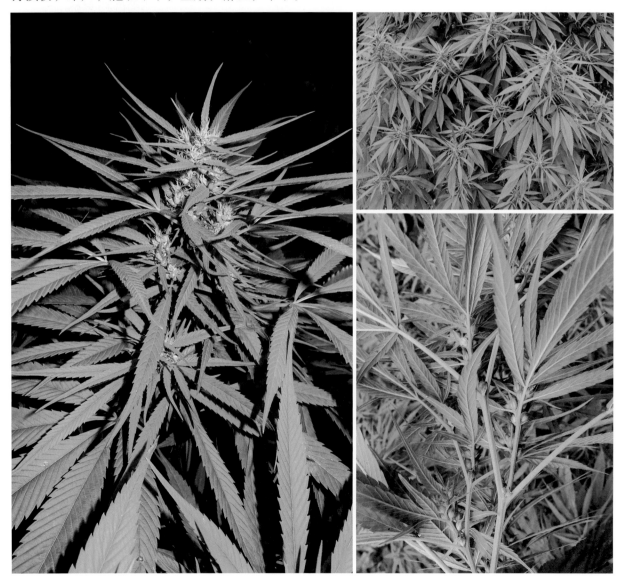

# 山货榔

【基原】为卫矛科显柱南蛇藤*Celastrus stylosus* Wall.的茎。

【形态特征】藤状灌木。小枝通常无毛。叶片长椭圆形，稀近长倒卵形，边缘具钝齿，无毛或叶背脉上幼时被毛。聚伞花序腋生及侧生，花3~7朵；花梗被极短的黄白色短硬毛，关节位于中部之下；萼片近卵形或近椭圆形；花瓣长倒卵形；花盘浅杯状。蒴果近球状；种子一侧凸起，或稍呈新月状。花期3~5月，果期8~10月。

【分布】生于海拔1000~2500 m的山坡林地阔叶林下或灌木丛中。产于广西、云南及西藏东南部。

【性能主治】味苦、辛，性平；有小毒。具有祛风除湿、利尿通淋、活血止痛的功效。主治风湿痹痛，脉管炎，淋证，跌打肿痛。

【采收加工】春、秋季采收茎，切段，晒干。

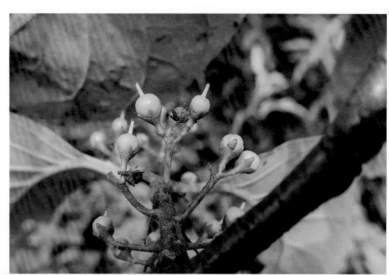

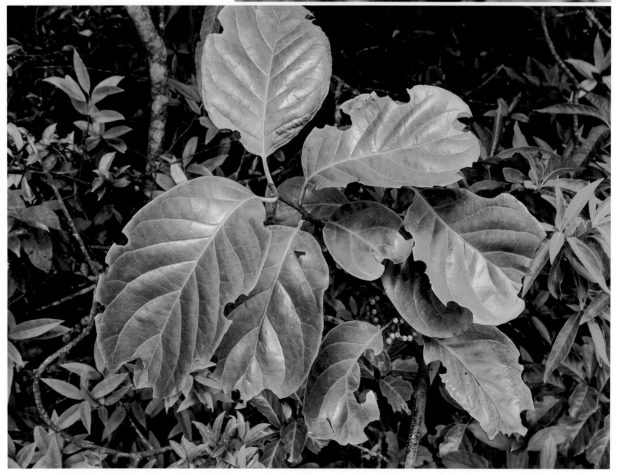

# 吹风藤

【基原】为茶茱萸科小果微花藤*Iodes vitiginea* (Hance) Hemsl.的根及藤茎。

【别名】构芭、双飞蝴蝶、牛奶藤。

【形态特征】木质藤本。小枝压扁，被硬伏毛。叶片长卵形至卵形，基部圆形或微心形，背面密被硬伏毛及柔毛。伞房圆锥花序腋生，密被绒毛。雄花黄绿色；萼片5枚，花瓣5片，稀6片，近基部连合，外部均被毛。雌花较大，子房密被刺状柔毛。核果阔卵形，熟时红色，密被黄色绒毛。花期12月至翌年6月，果期5~8月。

【分布】生于海拔120~1300 m的沟谷雨林中至灌木丛中。产于海南、广西、贵州、云南等地。

【性能主治】味辛，性微温；有毒。具有祛风散寒、除湿通络的功效。主治风寒湿痹，肾炎，劳伤。

【采收加工】夏、秋季采收根及藤茎，洗净，切片，晒干。

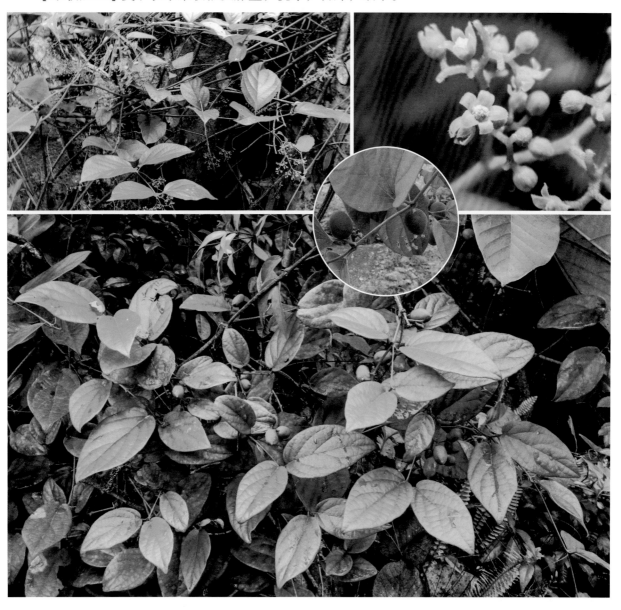

# 黑骨走马

【基原】为茶茱萸科粗丝木*Gomphandra tetrandra* (Wall.) Sleum.的根。

【别名】黑骨梢、山萝卜。

【形态特征】灌木或小乔木。嫩枝绿色，被淡黄色短柔毛。叶片狭披针形、长椭圆形，两面无毛或幼时背面被短柔毛。雌雄异株；聚伞花序与叶对生，稀腋生，密被黄白色短柔毛；雄花黄白色或白绿色，5数；雌花花萼浅5裂；花冠钟形，裂片长三角形。核果椭圆形，成熟时白色，浆果状，果柄略被短柔毛。花果期全年。

【分布】生于海拔500~2200 m的疏林、密林下、石灰岩山林中及路旁灌木丛中、林缘、沟边。产于广东、海南、广西、贵州、云南等地。

【性能主治】味苦，性平。具有清湿热、解热毒的功效。主治湿热吐泻，痈肿疮毒。

【采收加工】全年均可采挖根，洗净，切片，晒干。

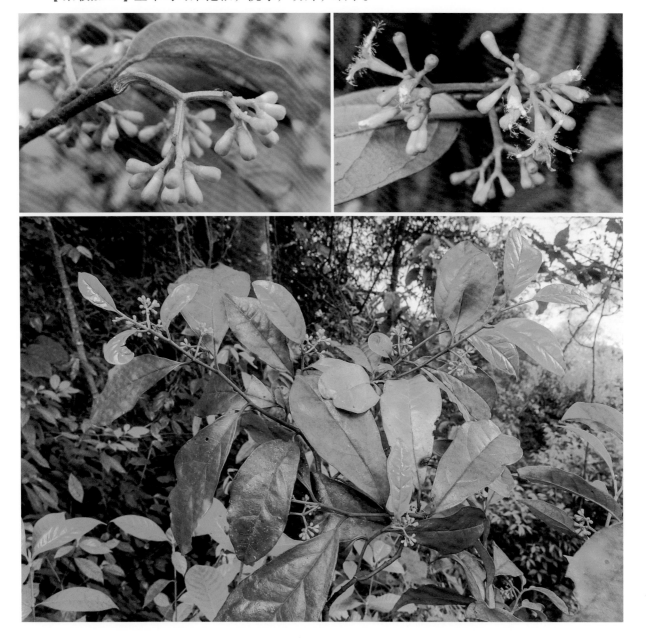

# 甜果藤

【基原】为茶茱萸科定心藤*Mappianthus iodoides* Hand.-Mazz.的根及藤茎。

【别名】黄马胎、假丁公藤、铜钻、藤蛇总管。

【形态特征】木质藤本。幼枝被黄褐色糙伏毛。叶片长椭圆形至长圆形，干时背面呈赭黄色至紫红色。聚伞花序腋生，被黄褐色糙伏毛。雄花花萼浅5裂；花冠黄色，5裂；雄蕊5枚；雌花子房近球形，密被硬伏毛，花柱极短或无，柱头盘状，5圆裂。核果椭圆形，疏被淡黄色硬伏毛。花期4~8月，果期6~12月。

【分布】生于海拔800~1800 m的疏林中、灌木丛中及沟谷林内。产于湖南、广东、广西、贵州、云南等地。

【性能主治】味苦，性凉。具有活血调经、祛风除湿的功效。主治月经不调，痛经，闭经，产后腹痛，跌打损伤，外伤出血，风湿痹痛，腰膝酸痛。

【采收加工】冬季采收，挖取根部或割下藤茎，切片，晒干。

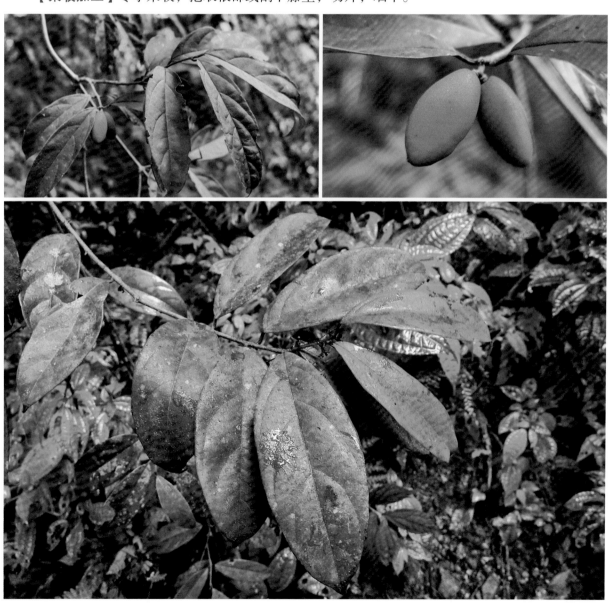

# 红花寄生

【基原】为桑寄生科红花寄生*Scurrula parasitica* L.的带叶茎枝。

【形态特征】寄生性灌木。嫩枝、叶密被锈色星状毛，后脱落变为无毛。叶片卵形至长卵形。总状花序1~3个，腋生或生于小枝落叶腋部，各部均被褐色毛；花红色，密集；花托陀螺状；副萼环状；花冠花蕾时管状，开花时4裂，裂片披针形，反折。果梨形，下半部骤狭呈长柄状，红黄色。花果期10月至翌年1月。

【分布】生于海拔20~2800 m的常绿阔叶林中，寄生于其他植物上。产于我国西南地区及江西、福建、台湾、湖南、广东、广西等地。

【性能主治】味辛、苦，性平。具有祛风湿、强筋骨、活血解毒的功效。主治风湿痹痛，腰膝酸痛，胃痛，乳少，跌打损伤，疮疡肿毒。

【采收加工】全年均可采收带叶茎枝，切片，晒干。

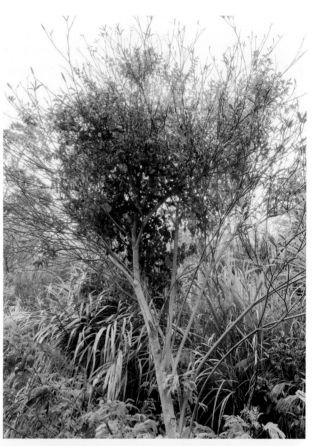

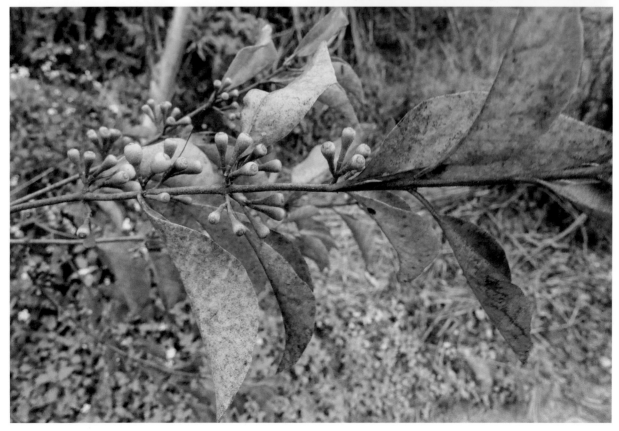

# 杉寄生

【基原】为桑寄生科鞘花 *Macrosolen cochin-chinensis* (Lour.) Tiegh.的茎、枝。

【形态特征】寄生性灌木。全株无毛。叶片革质，阔椭圆形至披针形，有时卵形，中脉腹面扁平，背面凸起。总状花序1~3个，腋生或生于小枝落叶腋部，花4~8朵；花托椭圆状；副萼环状；花冠橙色，长1~1.5 cm，冠管膨胀，具6条棱，裂片6枚，披针形，反折。果近球形，橙色。花期2~6月，果期5~8月。

【分布】生于海拔20~1600 m的平原或常绿阔叶林中，寄生于其它植物上。产于我国长江以南的各地区。

【性能主治】味甘、苦，性平。具有祛风湿、补肝肾、活血止痛、止咳、止痢的功效。主治风湿痹痛，腰膝酸痛，头晕目眩，脱发，跌打损伤，痔疮肿痛，咳嗽，咳血，痢疾。

【采收加工】全年均可采收茎、枝，扎成束，或切碎，晒干。

【附注】叶：主治感冒发热，水肿。

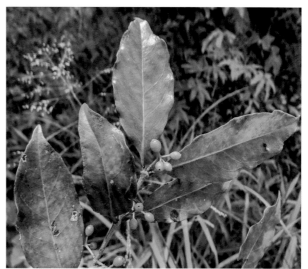

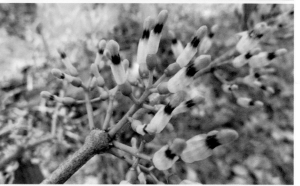

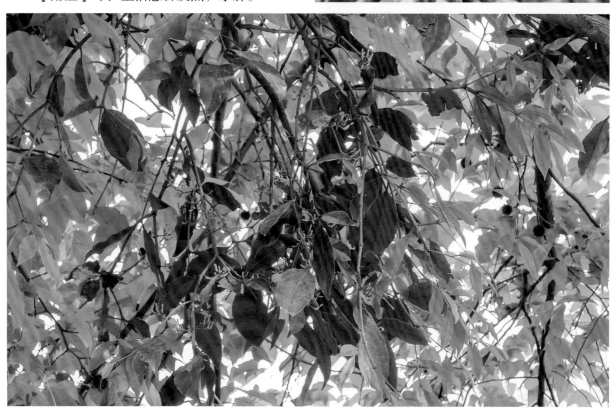

# 枳椇子

【基原】为鼠李科枳椇 *Hovenia acerba* Lindl.的成熟种子或带花序轴的果实。

【别名】木蜜、树蜜、木饧、白石木子、蜜屈律、鸡距子。

【形态特征】高大乔木。叶片宽卵形或椭圆状。二歧式聚伞圆锥花序，顶生或腋生，被棕色短柔毛；花两性；萼片具网状脉或纵条纹，无毛；花瓣椭圆状匙形，具短爪；花盘被柔毛；花柱半裂。浆果状核果近球形，无毛；果序轴明显膨大。花期5~7月，果期8~10月。

【分布】生于海拔2100 m以下的阳光充足的山坡上、沟谷中及路边，也常栽培于庭园内。产于我国华北、华东、中南、西南地区及陕西、甘肃等地。

【性能主治】味甘，性平。具有解酒毒、止渴除烦、止呕、利大小便的功效。主治醉酒，烦渴，呕吐，二便不利。

【采收加工】10~11月果实成熟时连肉质花序轴一并摘下，晒干，取出种子。

【附注】叶：主治风热感冒，醉酒烦渴，呕吐，大便秘结。树汁：主治狐臭；根：主治风湿筋骨痛，劳伤咳嗽，咯血，小儿惊风，醉酒。皮：主治盘脉拘挛，食积，痔疮。

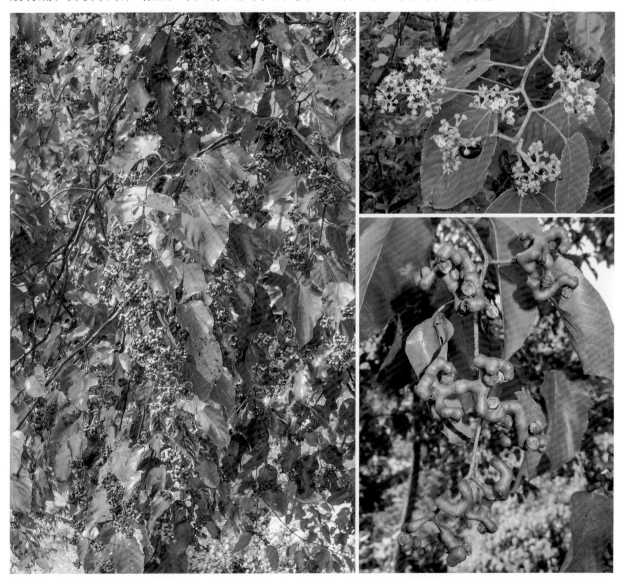

# 扁藤

【基原】为葡萄科扁担藤*Tetrastigma planicaule* (Hook. f.) Gagnep.的根或藤茎。

【别名】腰带藤、羊带风、扁骨风、铁带藤。

【形态特征】木质大藤本。茎扁压，小枝微扁，无毛。卷须不分枝。叶为掌状，具5片小叶；小叶长圆状披针形，两面无毛。花序腋生；萼浅碟形，齿不明显；花瓣4片，卵状三角形，先端呈风帽状；雄蕊4枚。果实近球形，直径2~3 cm，多肉质。花期4~6月，果期8~12月。

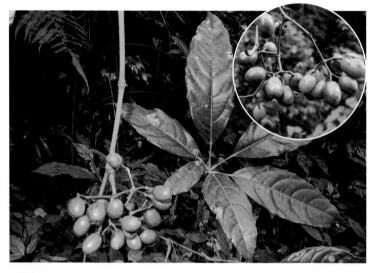

【分布】生于海拔300~400 m的中山地区的森林中，常攀附于乔木上。产于福建、广东、海南、广西、贵州、云南等地。

【性能主治】味辛，性温。具有祛风化湿、舒筋活络的功效。主治风湿痹痛，腰肌劳损，中风偏瘫，跌打损伤。

【采收加工】秋、冬季采收藤茎及根，洗净，切片，鲜用或晒干。

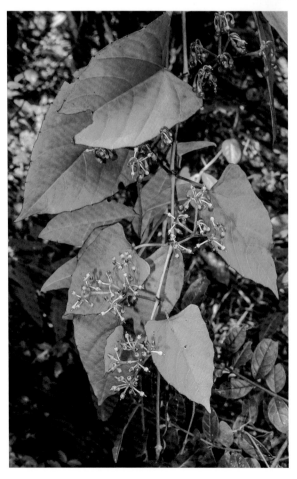

# 独脚乌桕

【基原】为葡萄科白粉藤*Cissus repens* Lam.的块根。

【别名】山番薯、土大黄、独脚乌扣。

【形态特征】草质藤本。小枝圆柱形，常被白粉，无毛。卷须二叉分枝。叶片心状卵圆形，先端急尖或渐尖，基部心形，边缘有细锯齿，无毛。花序顶生或与叶对生；萼片杯形，全缘或波状；花瓣4片，卵状三角形；雄蕊4枚。果倒卵圆形，有种子1颗。种子倒卵圆形，表面有稀疏凸出棱纹。花期7~10月，果期11月至翌年5月。

【分布】生于海拔600 m左右的山坡上、路旁、矿地上或河谷两岸的疏林中。产于我国华南地区及台湾、贵州、云南等地。

【性能主治】味辛，性温。具有活血通络、化痰散结、解毒消痈的功效。主治跌打损伤，风湿痹痛，瘰疬痰核，痈肿疮毒，毒蛇咬伤。

【采收加工】秋、冬季采挖块根，洗净，切片，晒干。

# 毛叶白粉藤

【基原】为葡萄科苦郎藤*Cissus assamica* (M. A. Lawson) Craib的藤茎。

【形态特征】木质藤本。小枝圆柱形，伏生丁字毛或近乎无毛。卷须二叉分枝。叶片阔心形或心状卵圆形，边缘有齿，背面脉上伏生丁字毛或近乎无毛。花序与叶对生，二级分枝集生成伞形；萼碟形，边缘全缘或波状，近乎无毛；花瓣4片，三角状卵形，无毛；雄蕊4枚。果倒卵圆形，熟时紫黑色。花期5~6月，果期7~10月。

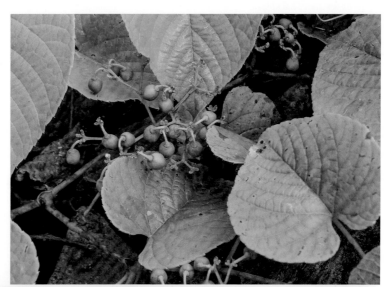

【分布】生于海拔200~1600 m的山谷溪边林中、林缘或山坡灌木丛中。产于我国中南、西南地区及江西、福建、西藏等地。

【性能主治】味辛，性温。具有止咳、平喘、解毒的功效。主治咳嗽，哮喘，蛇咬伤。

【采收加工】全年或夏、秋季采收藤茎，洗净，切段，鲜用或晒干。

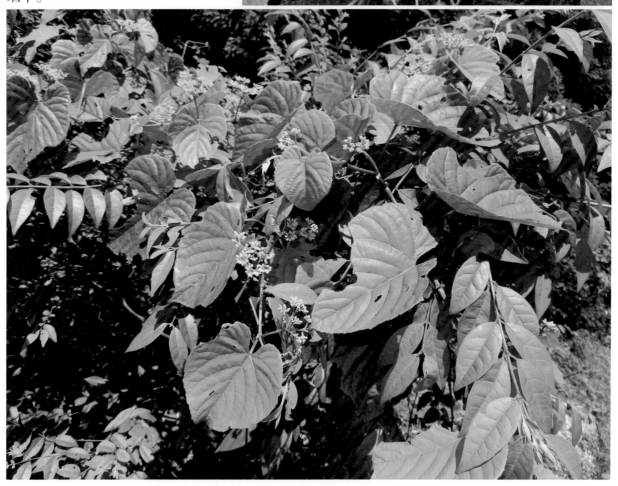

# 蛇附子

【基原】为葡萄科三叶崖爬藤*Tetrastigma hemsleyanum* Diels et Gilg的块根。

【别名】石猴子、石抱子、土经丸。

【形态特征】草质藤本。小枝无毛或被毛。卷须不分枝。叶为3片小叶；小叶片披针形、长椭圆状披针形或卵状披针形，边缘有齿，无毛。花序腋生；花序梗被短柔毛；萼片碟形，萼齿细小；花瓣4片，卵圆形，先端有小角；雄蕊4枚。果近球形，种子1粒。种子腹面洼穴呈沟状从下部斜向上伸展。花期4~6月，果期8~11月。

【分布】生于海拔600~1000 m的阴湿山坡上、山沟里、溪谷两旁树林下或灌木丛中。产于我国西南、华中、华南等地区。

【性能主治】味辛，性温。具有清热解毒、祛风活血的功效。主治高热惊厥，肺炎，哮喘，肝炎，肾炎，风湿痹痛，跌打损伤，痈疔疮疖，湿疹，蛇咬伤。

【采收加工】冬季采挖块根，除去泥土，洗净，切片，鲜用或晒干。

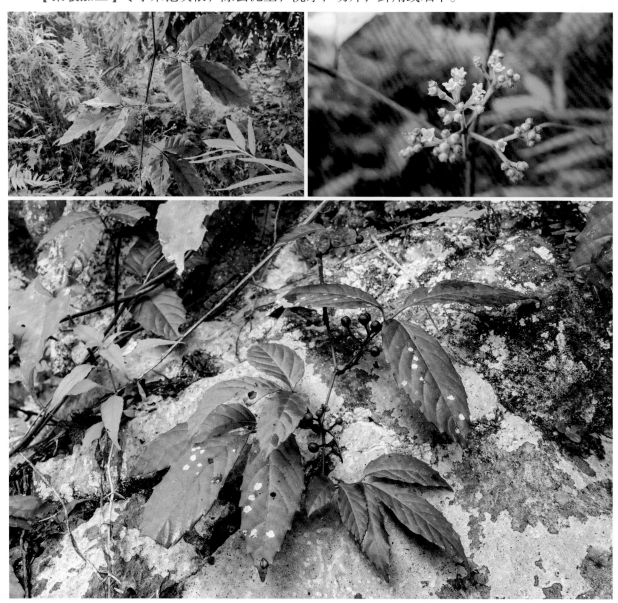

# 甜茶藤

【基原】为葡萄科显齿蛇葡萄*Ampelopsis grossedentata* (Hand.-Mazz.) W. T. Wang的茎叶或根。

【别名】田婆茶、红五爪金龙、乌蔹、苦练蛇。

【形态特征】木质藤本。卷须二叉分枝，与叶对生。一回至二回羽状复叶；小叶片卵状圆形或卵状椭圆形，长2~5 cm，边缘具齿。花序为伞房状聚伞花序，与叶对生；萼片碟形，边缘波状浅裂；花瓣5片，卵状椭圆形，雄蕊5枚；子房下部与花盘合生，花柱钻形。果近球形，有种子2~4粒。花期5~8月，果期8~12月。

【分布】生于海拔400~1300 m的山地灌木丛中、林中、岩石上、沟边。产于江西、福建、湖北、广西、云南等地。

【性能主治】味辛，性温。具有清热解毒、利湿消肿的功效。主治感冒发热，咽喉肿痛，黄疸型肝炎，目赤肿痛，痈肿疮疖。

【采收加工】夏、秋季采收茎叶或根，洗净，鲜用或切片，晒干。

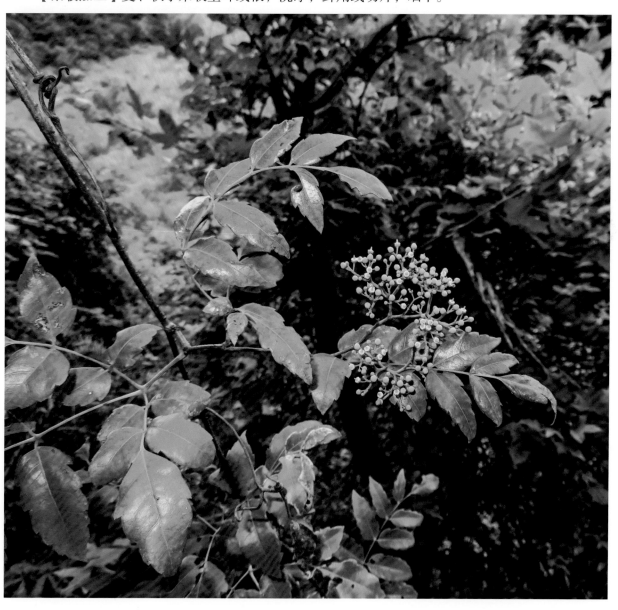

## 走游草

【基原】为葡萄科崖爬藤*Tetrastigma obtectum* (Wall. ex Lawson) Planch. ex Franch.的根或全株。

【别名】藤五甲、蛤蟆巴、小五爪金龙、五叶崖爬藤。

【形态特征】草质藤本。小枝无毛或被疏柔毛。卷须4~7条呈伞状集生。叶为掌状，具5片小叶；小叶菱状椭圆形或椭圆状披针形，边缘有锯齿或细齿，无毛。数朵花集生成单伞形花序，顶生或假顶生于具1~2片叶的短枝上；萼片浅碟形，边缘呈波状浅裂；花瓣4片，长椭圆形，先端有短角。果球形，有种子1颗。花期4~6月，果期8~11月。

【分布】生于海拔800~1400 m的林下阴湿处或岩石壁上。产于我国西南、华中、华南地区及陕西、甘肃等地。

【性能主治】味辛，性温。具有祛风除湿、活血通络、解毒消肿的功效。主治风湿痹痛，跌打损伤，流注痰核，痈疮肿毒，蛇咬伤。

【采收加工】秋季采收全株，去净泥沙及杂质，切碎，晒干。冬季采收根部，洗净，切片，晒干。

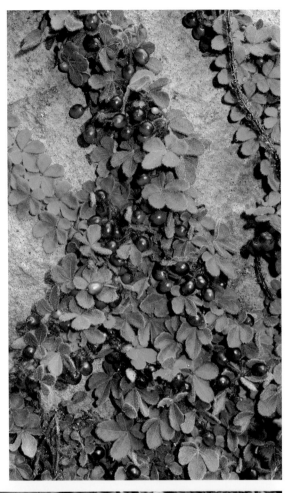

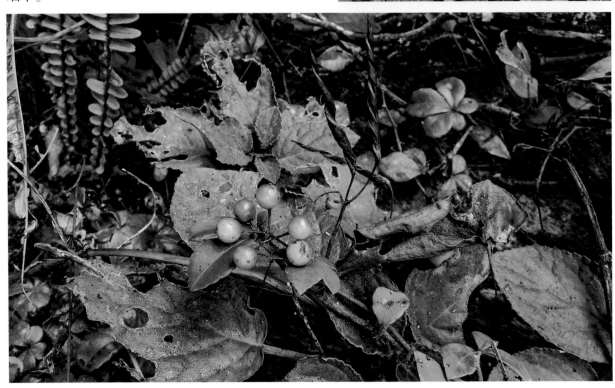

# 大叶花椒

【基原】为芸香科蚬壳花椒*Zanthoxylum dissitum* Hemsl.的成熟果实。

【形态特征】攀缘藤本。奇数羽状复叶；小叶3~9片，形状多样，长达20 cm，边缘全缘，无毛，油点甚小。花序腋生，花序轴被短细毛；萼片及花瓣均4片，油点不显；萼片紫绿色，宽卵形；花瓣淡黄绿色，宽卵形。果密集成团，果梗短；果棕色，果瓣似蚬壳，外果皮比内果皮宽大，平滑。花期4~5月，果期9~10月。

【分布】生于海拔300~1500 m的坡地杂木林中或灌木丛中。产于我国西南地区及陕西、湖北、湖南、广东、广西等地。

【性能主治】味辛，性温；有小毒。具有散寒止痛、调经的功效。主治疝气痛，月经过多。

【采收加工】8~9月果实成熟时采摘，晒干。

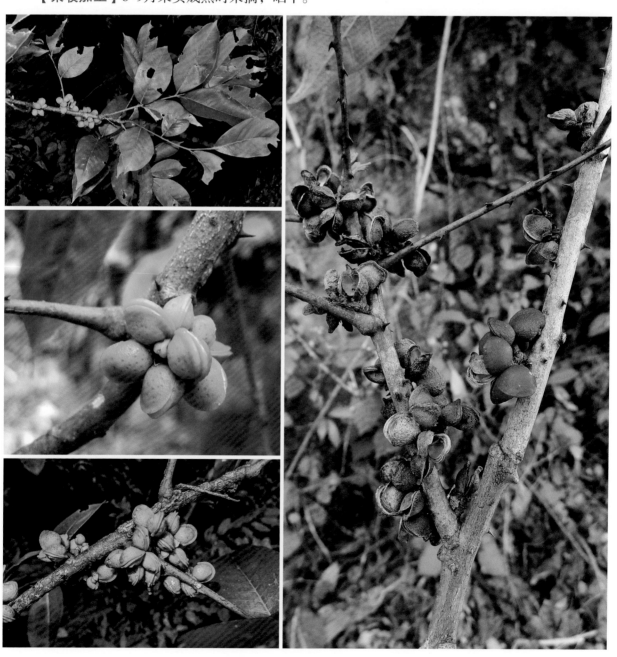

## 飞龙掌血

【基原】为芸香科飞龙掌血*Toddalia asiatica* (L.) Lam.的根皮。

【别名】黄椒、三百棒、飞龙斩血、见血飞。

【形态特征】木质攀缘藤本。老茎有木栓层,茎枝及叶轴有钩刺,嫩枝顶部被锈色细毛,或密被灰白色毛。指状三出复叶,密生透明油点。小叶无柄,卵形、倒卵形、椭圆形或倒卵状椭圆形,叶缘有细裂齿。雄花序为伞房状圆锥花序,雌花序呈聚伞圆锥花序。果橙红色或朱红色。花期几乎全年,果期秋冬季。

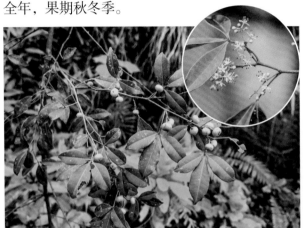

【分布】生于海拔2000 m以下的山地次生林中。产于我国西南、华南、华中地区及陕西、浙江、福建、台湾等地。

【性能主治】味辛、微苦,性温;有小毒。具有祛风止痛、散瘀止血、解毒消肿的功效。主治风湿痹痛,腰痛,胃痛,痛经,闭经,跌打损伤,劳伤吐血,鼻出血,瘀滞崩漏,疮痈肿毒。

【采收加工】全年均可采收,挖根,洗净,鲜用或切段晒干。

## 黄柏

【基原】为芸香科秃叶黄檗*Phellodendron chinense* C. K. Schneid. var. *glabriusculum* C. K. Schneid的树皮。

【别名】檗木、檗皮、黄檗。

【形态特征】乔木。小枝粗壮,暗紫红色,无毛。叶轴及叶柄粗壮,无毛或被疏毛,有小叶7~15片;小叶片纸质,长圆状披针形或卵状椭圆形,叶背沿中脉两侧被疏少柔毛或几乎无毛,有极细小的棕色鳞片状体。花序顶生。果较疏散,蓝黑色,有分核5~10个。花期5~6月,果期9~11月。

【分布】生于海拔900 m以上的杂木林中。产于陕西南部、浙江、江西、湖北、四川、贵州、云南、广西等地。

【性能主治】味苦,性寒。具有清热燥湿、泻火解毒的功效。主治湿热痢疾,泄泻,黄疸,梦遗,淋浊,带下,骨蒸劳热,以及口舌生疮,目赤肿痛,痈疽疮毒,皮肤湿疹。

【采收加工】3~6月采收,选10年以上的黄柏,轮流剥取部分树皮,但不能一次剥尽,以保持原树能继续生长,使其剥皮后,即自行生长新皮,未割部分可在下年采收。将剥下的树皮晒至半干,压平,刮净粗皮(栓皮),至显黄色为度,不可伤及内皮,刷净,晒干,放置于干燥通风处,防霉变色。

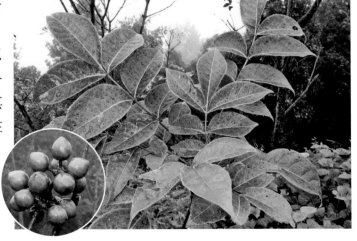

# 九里香

【基原】为芸香科千里香*Murraya paniculata* (L.) Jack.的茎叶。

【别名】千里香、满山香、五里香、过山香。

【形态特征】小乔木。树干及小枝白灰色或淡黄灰色。奇数羽状复叶，小叶3~7片；小叶片卵形或卵状披针形，先端狭长渐尖。伞房状聚伞花序，腋生及顶生；萼片5枚，卵形，被疏缘毛；花瓣5片，白色，倒披针形或狭长椭圆形，散生油点；雄蕊10枚。果橙黄色至朱红色，狭长椭圆形，油点多。种子被绵毛。花期4~9月，果期9~12月。

【分布】生于低丘陵或高海拔的山地疏林中或密林中。产于台湾、海南、广西、云南等地。

【性能主治】味辛，微苦，性温；有小毒。具有行气活血、散瘀止痛、解毒消肿的功效。主治胃脘疼痛，跌打肿痛，疮痈，蛇虫咬伤。

【采收加工】生长旺盛期结合摘心、整形修剪采茎叶，成林植株每年采收枝叶1~2次，晒干。

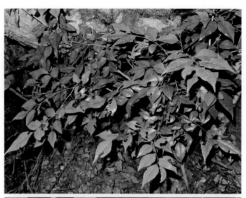
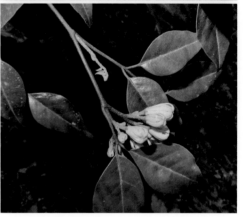

# 满山香

【基原】为芸香科豆叶九里香*Murraya euchrestifolia* Hayata的枝、叶。

【形态特征】小乔木。嫩叶叶轴腹面、花序轴及花梗被微柔毛。奇数羽状复叶，具小叶5~9片；小叶片卵形，稀披针形，先端短尖至渐尖，近乎革质。伞房状聚伞花序；萼片及花瓣4或5片；萼片淡黄绿色，卵形；花瓣倒卵状椭圆形，散生油点；雄蕊8枚，稀10枚。果圆球形，鲜红或暗红色。种皮无毛。花期4~5月或6~7月，果期11~12月。

【分布】生于海拔约1400 m以下的丘陵山地灌木丛中或阔叶林中。产于台湾、广东、海南、广西、贵州等地。

【性能主治】味辛，性温。具有疏风解表、活血散瘀、消肿止痛的功效。主治感冒，咳嗽，头痛，跌打损伤，风湿骨痛。

【采收加工】夏、秋季采收枝、叶，洗净，鲜用或晒干。

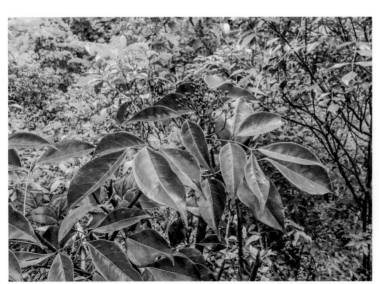

# 吴茱萸

【基原】为芸香科吴茱萸*Tetradium ruticarpum* (A. Juss.) Hartley的未成熟的果实。

【别名】食茱萸、吴萸、茶辣、漆辣子。

【形态特征】小乔木或灌木。奇数羽状复叶，小叶5~11片；小叶片卵形、椭圆形或披针形，宽达7 cm，两面及叶轴密被长柔毛，油点大且多。花序顶生，花序轴被红褐色长毛；雄花疏离，雌花较密集；萼片及花瓣均4或5片；雌花瓣长达5 mm，腹面被毛。果密集，有大油点，每分果只有1粒种子。花期4~6月，果期8~11月。

【分布】生于平地至海拔1500 m的山地疏林中或灌木丛中，多见于向阳坡地。产于我国黄河流域以南大部分地区。

【性能主治】味辛、苦，性热；有小毒。具有散寒止痛、疏肝下气、温中燥湿的功效。主治脘腹冷痛，厥阴头痛，疝痛，脚气肿痛，呕吐吞酸，寒湿泄泻。

【采收加工】栽后3年，早熟品种于7月上旬，晚熟品种于8月上旬，待果实呈茶绿色而心皮未分离时采收，在露水未干前采摘整串果穗（切勿摘断果枝），晒干，用手揉搓，使果柄脱落，扬净。如遇雨天，则用微火烘干。

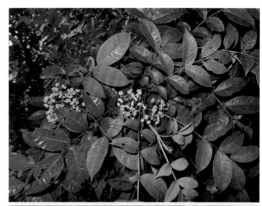
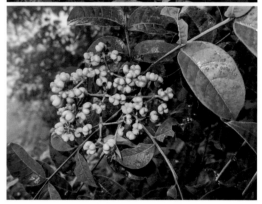

# 小黄皮

【基原】为芸香科小黄皮*Clausena emarginata* C. C. Huang的根、叶、全株。

【别名】九里香、白花千只眼、假鸡皮果。

【形态特征】乔木。幼枝、叶轴均被细钩毛及瘤状油点。奇数羽状复叶；小叶5~11片，几乎无柄，斜卵状披针形或卵形，先端钝且凹缺，边缘有圆齿或钝齿，腹面中脉被短毛。花序顶生或兼有腋生，被短柔毛；萼裂片阔卵形；花瓣长约4 mm；雄蕊10枚。果圆球形，淡黄色或乳黄色，半透明。花期3~4月，果期6~7月。

【分布】生于海拔300~800 m的山谷密林中，常见于石灰岩山地上。产于广西、云南等地。

【性能主治】味辛，性温。具有宣肺止咳、行气止痛、通经活络的功效。主治感冒头痛，风寒咳嗽，偏头痛，胃痛，神经痛，牙痛，风湿性关节炎，跌打损伤。

【采收加工】全年均可采收，晒干。

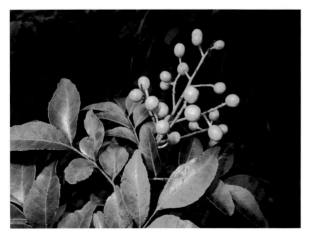

# 野黄皮

【基原】为芸香科齿叶黄皮*Clausena dunniana* H. Lév.的叶、根。

【别名】山黄皮、假黄皮。

【形态特征】小乔木。小枝、叶轴、小叶背面及花序轴均有凸起油点。奇数羽状复叶；小叶5~15片，卵形至披针形，边缘有圆齿或钝齿，稀波状，无毛，或嫩叶脉上被疏短毛。花序顶生或兼有腋生；花萼裂片及花瓣均4片，稀有5片；花瓣白色，长圆形；雄蕊8或10枚。果近圆球形，熟时蓝黑色。花期6~7月，果期10~11月。

【分布】生于海拔300~1500 m的石灰岩灌木丛中或疏林中。产于湖南、广东、广西、贵州、云南等地。

【性能主治】味辛，性温。具有疏风解表、除湿消肿、行气散瘀的功效。主治感冒，麻疹，哮喘，水肿，胃痛，风湿痹痛，湿疹，扭伤挫折。

【采收加工】全年均可采收叶、根。叶，鲜用；根，洗净，切片，晒干。

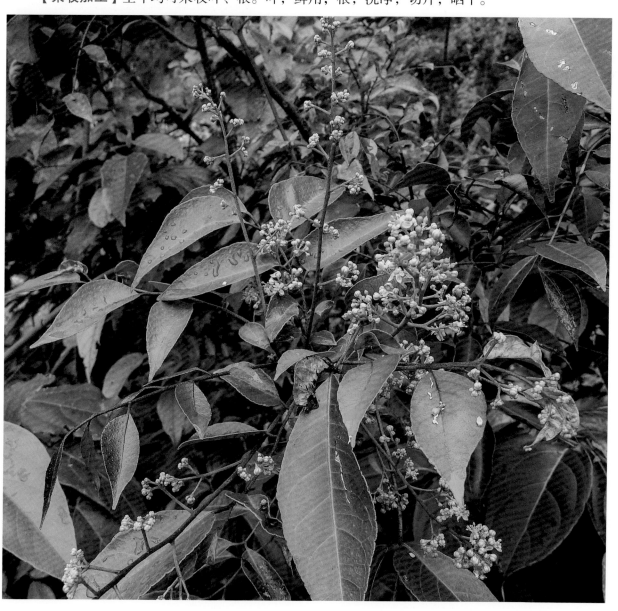

# 柚

【基原】为芸香科柚*Citrus maxima* (Burm.) Merr.的成熟果实。

【别名】条、雷柚、柚子、胡柑、臭橙。

【形态特征】乔木。嫩枝、叶背、花梗、花萼及子房均被柔毛。叶片阔卵形或椭圆形，连叶柄翅长9~16 cm，先端钝或圆，基部圆形。总状花序，稀单花，腋生；花萼3~5枚浅裂；花瓣长达2 cm；雄蕊多达35枚。果球形、梨形或阔圆锥状，果径10 cm以上；果皮海绵质，油胞大，种子多达200余粒。花期4~5月，果期9~12月。

【分布】栽培于丘陵或低山地带。产于我国长江以南各地区。

【性能主治】味辛，性温。具有消食、化痰、醒酒的功效。主治饮食积滞，食欲不振，醉酒。

【采收加工】10~11月果实成熟时采收，鲜用。

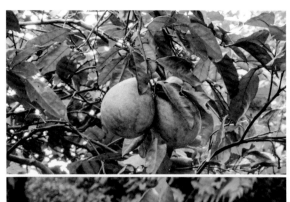

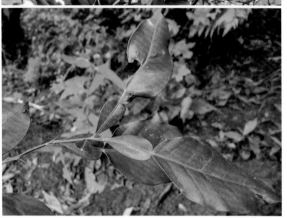

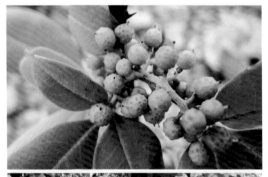

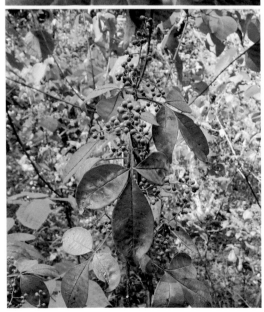

# 竹叶花椒

【基原】为芸香科竹叶花椒*Zanthoxylum armatum* DC.的根、树皮、叶、果实及种子。

【别名】狗花椒、花胡椒、搜山虎、野花椒、臭花椒、三叶花椒。

【形态特征】小乔木。茎枝无毛，具基部宽而扁的锐刺。奇数羽状复叶，叶轴、叶柄有翼；小叶3~11片，对生，披针形；背面中脉有小刺，两侧被丛状柔毛。花序近腋生或兼生于侧枝之顶，无毛；花被片6~8片；雄花的雄蕊5~6枚；雌花有心皮2~3枚。果紫红色，有少数微凸起的油点。花期4~5月，果期8~10月。

【分布】生于海拔2300 m以下的山坡疏林下、灌木丛中及路旁。产于我国华东、中南、西南地区及陕西、甘肃、台湾等地。

【性能主治】味辛，微苦，性温；有小毒。具有温中润燥、散寒止痛、驱虫止痒的功效。主治脘腹冷痛，寒湿吐泻，蛔厥腹痛，龋齿牙痛，湿疹，疥癣痒疮。

【采收加工】全年均可采根、树皮，秋季采果，夏季采叶，鲜用或晒干。

# 苦楝

【基原】为楝科楝*Melia azedarach* L.的根、叶、树皮及果。

【别名】苦楝、楝树果、楝枣子、苦楝树。

【形态特征】落叶乔木。小枝有叶痕。叶为二至三回奇数羽状复叶；小叶对生，卵形或椭圆形，边缘有钝齿，幼时被星状毛。圆锥花序约与叶等长；花萼5枚深裂，外面被微柔毛；花瓣淡紫色，倒卵状匙形，两面均被微柔毛；雄蕊10枚；子房近球形，5~6室。核果球形至椭圆形。花期4~5月，果期10~12月。

【分布】生于低海拔旷野、路旁或疏林中，目前已广泛引为栽培。产于黄河以南各省区。

【性能主治】味苦，性寒；有毒。具有清热、燥湿、杀虫的功效。主治蛔虫病，蛲虫病，风疹，疥癣。

【采收加工】全年均可采收根、叶、树皮及果，晒干。

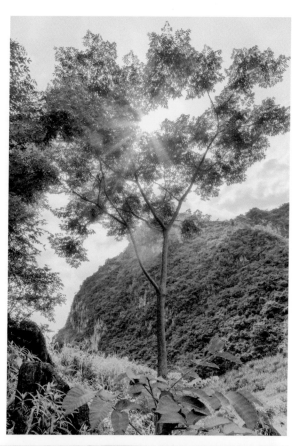

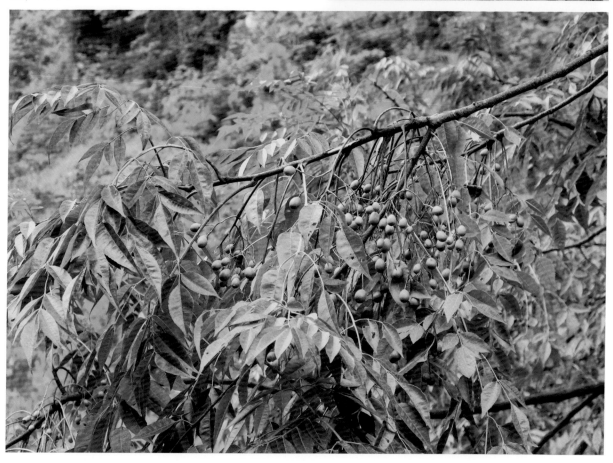

# 摇钱树

【基原】为无患子科复羽叶栾树*Koelreuteria bipinnata* Franch.的花和果实。

【别名】山膀胱、灯笼花、一串钱。

【形态特征】乔木。二回羽状复叶，小叶9~17片，斜卵形，边缘有内弯的小齿。大型圆锥花序，分枝广展，被短柔毛；萼片5裂，深达中部，被缘毛及流苏状腺体，边缘呈啮蚀状；花瓣4片，长圆状披针形，长1.5~3 mm，被长柔毛，鳞片深2裂。蒴果椭圆形，具3条棱，淡紫红色，顶端钝或圆。花期7~9月，果期8~10月。

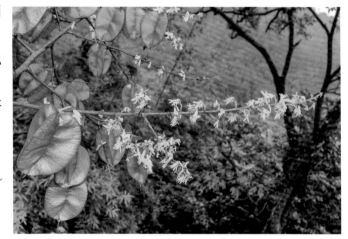

【分布】生于海拔400~2500 m的山地疏林中。产于我国长江以南各地区。

【性能主治】味苦，性寒。具有清肝明目、行气止痛的功效。主治目痛泪出，疝气痛，腰痛。

【采收加工】7~9月采花，晾干；9~10月采果，晒干。

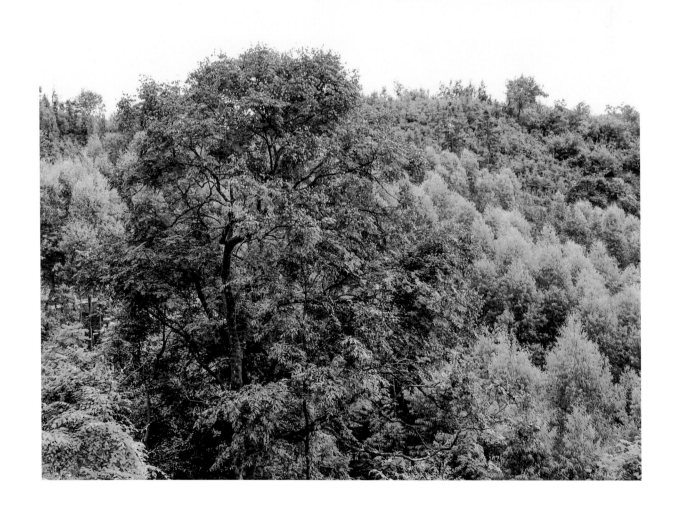

# 青榨槭

【基原】为槭树科青榨槭*Acer davidii* Franch.的根、树皮。

【别名】光陈子、飞故子、鸡脚手、五龙皮。

【形态特征】乔木。小枝细瘦，无毛。叶长圆状卵形或近长圆形，边缘具钝圆齿。总状花序；花黄绿色，杂性，雄花与两性花同株；萼片5枚，椭圆形；花瓣5片，倒卵形；雄蕊8枚，无毛，在两性花中不发育；子房被红褐色的短柔毛，在雄花中不发育。翅果成熟后黄褐色；翅宽1~1.5 cm。花期4月，果期9月。

【分布】生于海拔500~1800 m的疏林中或山脚湿润的稀林中。产于我国华东、华北、中南、西南地区等地。

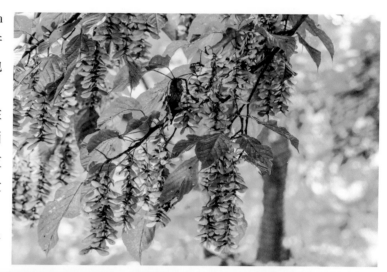

【性能主治】味甘、苦，性平。具有祛风除湿、散瘀止痛、消食健脾的功效。主治风湿痹痛，肢体麻木，关节不利，跌打瘀痛，泄泻，痢疾，小儿消化不良。

【采收加工】夏、秋季采收根和树皮，洗净，切片，晒干。

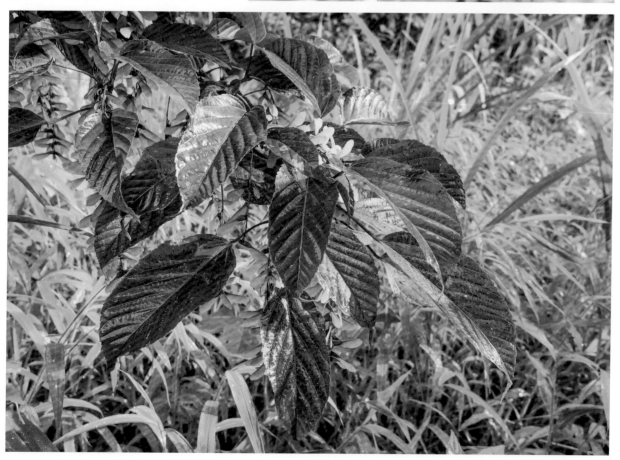

## 小发散

【基原】为清风藤科簇花清风藤*Sabia fasciculata* Lecomte ex L. Chen的全株。

【别名】散风藤。

【形态特征】木质攀缘藤本。嫩枝褐色,有白蜡层。叶片革质,长圆形、倒卵状长圆形或狭椭圆形,长5~12 cm。聚伞花序有花3~4朵,10~20个排成伞房花序;总花梗很短,长1~2 mm;萼片5枚,具红色细微腺点;花瓣5片,中部有红色斑纹。分果爿红色,倒卵形或阔倒卵形。花期2~5月,果期5~10月。

【分布】生于海拔600~1000 m的阔叶林下或灌木丛中。产于福建、广东、广西、云南等地。

【性能主治】味甘、微涩,性温。具有祛风除湿、散瘀消肿的功效。主治风湿痹痛,跌打瘀肿。

【采收加工】全年或秋、冬季采收全株,洗净,切片,晒干。

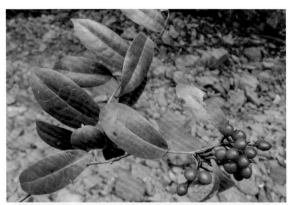
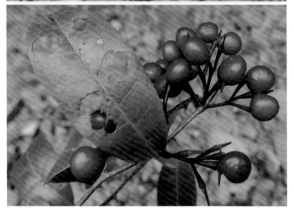

## 小花清风藤

【基原】为清风藤科小花清风藤*Sabia parviflora* Wall. ex Roxb的茎和叶。

【形态特征】木质攀缘藤本。小枝细长,嫩时被短柔毛,后无毛。叶片卵状披针形、狭长圆形或长圆状椭圆形,长5~12 cm,无毛。聚伞圆锥花序,长3~7 cm;花绿色或黄绿色;萼片5枚,卵形或长圆状卵形;花瓣5片,长圆形或长圆状披针形。分果爿近圆形,直径5~7 mm,无毛。花期3~5月,果期7~9月。

【分布】生于海拔800~2800 m的山沟、溪边林中或山坡灌木林中。产于广西、贵州、云南。

【性能主治】味苦,性微寒。具有清热利湿、止血的功效。主治湿热黄疸,外伤出血。

【采收加工】夏、秋季采收茎、叶,洗净,茎切片,叶切碎,鲜用或晒干。

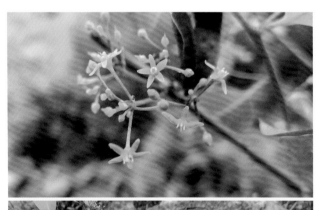
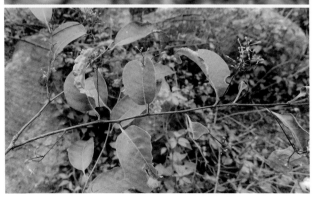

# 南酸枣

【基原】为漆树科南酸枣*Choerospondias axillaris* (Roxb.) B. L. Burtt et A. W. Hill的果实（鲜）或果核。

【别名】五眼果、山枣、人面子、冬东子、酸枣。

【形态特征】乔木。小枝无毛，具皮孔。奇数羽状复叶，小叶3~6对；小叶卵形或卵状披针形，先端长渐尖，基部阔楔形，边缘全缘，背面脉腋被毛。花单性或杂性异株，雄花和假两性花排成聚伞圆锥花序；雌花单生于上部叶腋，花萼5裂；花瓣5片；雄蕊10枚。核果黄色，果核顶端具5个小孔。

【分布】生于海拔300~2000 m的山坡上、丘陵上或沟谷林中，喜光，速生，适应性强。产于我国淮河以南的各省及西藏等地。

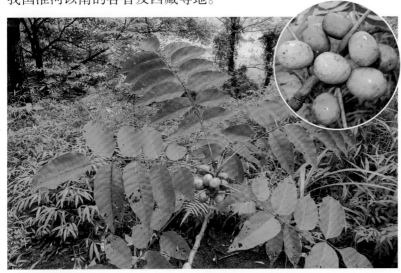

【性能主治】味甘、酸，性平。具有行气活血、养心安神、消积、解毒的功效。主治气滞血瘀，胸痛，心悸气短，神经衰弱，失眠，支气管炎，食滞腹满，腹泻，疝气，烧烫伤。

【采收加工】9~10月果熟时采收，鲜用，或取果核晒干。

【附注】鲜果：主治烧烫伤。果核：主治风毒起疙瘩成疮或疡痛。

# 藤漆

【基原】为漆树科藤漆*Pegia nitida* Colebr.的全株。

【形态特征】木质藤本。小枝紫褐色，密被黄色绒毛。奇数羽状复叶，长20~40 cm，有小叶4~7对；叶轴和叶柄圆柱形，密被黄色绒毛；小叶对生，卵形或卵状椭圆形，背面沿脉上被黄色平伏柔毛，脉腋具黄色髯毛。圆锥花序，密被黄色绒毛；花小，白色。核果黑色，椭圆形，偏斜，稍扁。

【分布】生于海拔500~1750 m的沟谷林中。产于云南、贵州、广西等地。

【性能主治】具有调经、驱虫、镇咳的功效。主治蛋白尿偏高，食肉过多的积食。

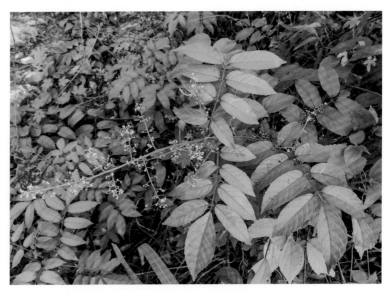

# 五倍子

【基原】为漆树科盐肤木*Rhus chinensis* Mill.的叶上的虫瘿。

【别名】棓子、百药煎、百虫仓。

【形态特征】乔木或灌木。小枝被锈色柔毛。奇数羽状复叶，小叶多达6对，叶轴具宽的叶状翅，与叶柄密被锈色柔毛；小叶多形，椭圆状卵形或长圆形，长6~12 cm，具粗齿或圆齿，背面被白粉和锈色柔毛。圆锥花序，密被锈色柔毛，雄花序较长，雌花序较短。核果扁球形，红色，被柔毛和腺毛。花期8~9月，果期10月。

【分布】生于海拔170~2700 m的向阳山坡上、沟谷中、溪边的疏林中或灌木丛中。产于全国各地（除新疆、青海外）。

【性能主治】味酸、涩，性寒。具有敛肺降火、涩肠止泻、敛汗止血、收湿敛疮的功效。主治肺虚久咳，肺热痰嗽，久泻久痢，盗汗，消渴，便血痔血，外伤出血，痈肿疮毒，皮肤湿烂。

【采收加工】秋季采收虫瘿，置沸水中略煮或蒸至表面呈灰色，杀死蚜虫，取出，干燥，按外形不同，分为"肚倍"和"角倍"。

【附注】花、叶、皮、根均可入药。

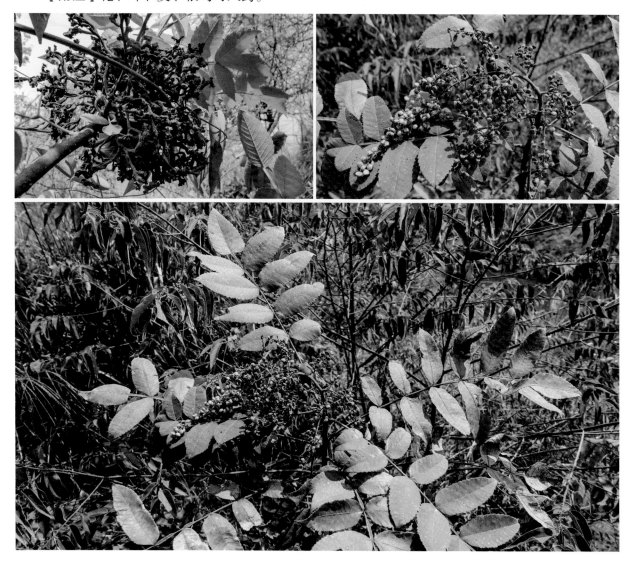

# 野漆树

【基原】为漆树科野漆*Toxicodendron succedaneum* (L.) Kuntze的根、叶、树皮及果。

【别名】染山红、臭毛漆树、山漆、山贼仔。

【形态特征】乔木。小枝粗壮，无毛；顶芽紫褐色，近乎无毛。奇数羽状复叶，互生，集生小枝顶端，小叶4~7对；小叶长圆状椭圆形或阔披针形，先端渐尖或长渐尖。圆锥花序长7~15 cm，为叶长的一半；花小，黄绿色；花萼裂片阔卵形；花瓣长圆形；雄蕊伸出，花丝线形。核果偏斜，压扁，无毛。

【分布】生于海拔150~2500 m的林中。产于我国华北、华东、中南、西南地区及台湾等地。

【性能主治】味苦、涩，性平；有毒。具有散瘀止血、解毒的功效。主治咳血，吐血，外伤出血，毒蛇咬伤。

【采收加工】全年均可采收根、树皮，夏季采收叶，秋、冬季采收果。

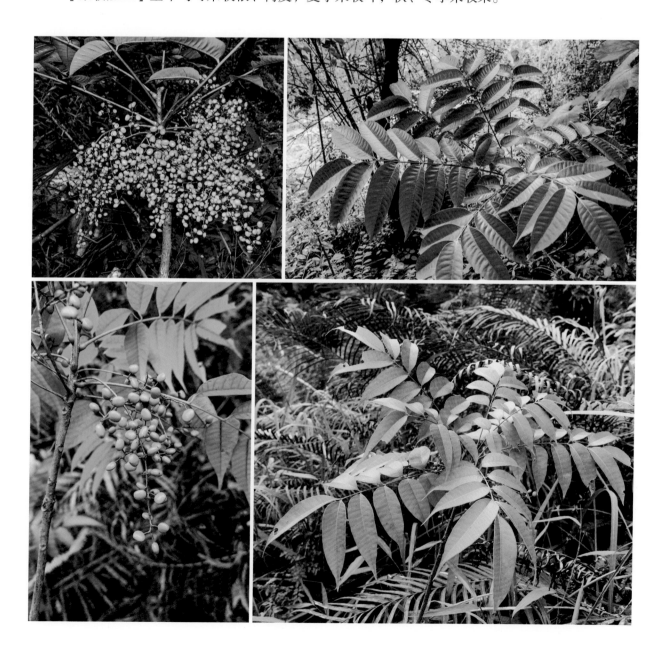

## 八角枫

【基原】为八角枫科八角枫*Alangium chinense* (Lour.) Harms的侧根、须状根（纤维根）及叶、花。

【别名】白金条（侧根名）、白龙须（须状根名）、八角王。

【形态特征】乔木或灌木。幼枝紫绿色。叶片近圆形或椭圆形、卵形，不裂或3~9裂。聚伞花序腋生，被稀疏微柔毛，有7~30（50）花；花萼顶端分裂为5~8枚齿状萼片；花瓣6~8片，线形，长1~1.5 cm，白色，后变黄色。核果卵圆形，长约5~7 mm，黑色。花期5~7月和9~10月，果期7~11月。

【分布】生于海拔1800 m以下的山地上或疏林中。产于我国黄河流域以南的各地区。

【性能主治】味辛，性微温；有毒。具有祛风除湿、舒筋活络、散瘀止痛的功效。主治风湿性关节痛，跌打损伤，精神分裂症。

【采收加工】夏、秋季采收叶及花，鲜用或晒干。

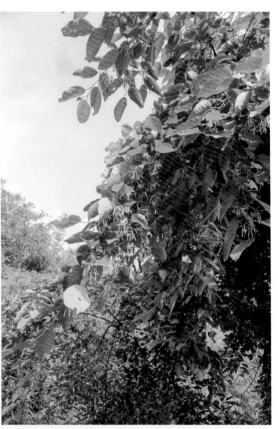

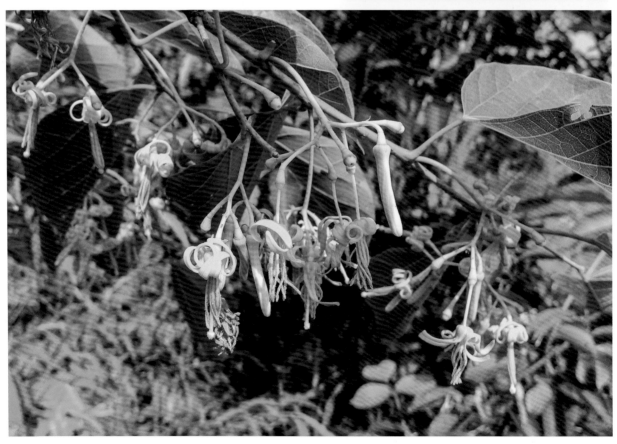

# 白簕

【基原】为五加科白簕*Eleutherococcus trifoliatus* (L.) S. Y. Hu的嫩枝叶。

【别名】白茨叶、白勒远。

【形态特征】攀缘灌木。幼枝疏生下向刺。掌状复叶，小叶3片，稀4~5片；小叶片椭圆状卵形至椭圆状长圆形，无毛，或腹面脉上疏被刚毛，边缘有细齿或钝齿。伞形花序3~10个，或由多个组成顶生圆锥花序；花黄绿色；萼边缘有5枚小齿；花瓣5片，开花时反曲；雄蕊5枚；子房2室；花柱2枚。果实扁球形。花期8~11月，果期9~12月。

【分布】生于海拔3200 m以下的灌木丛中。产于我国秦岭以南的大部分地区。

【性能主治】味苦、辛，性微寒。具有清热解毒、活血消肿、除湿敛疮的功效。主治感冒发热，咳嗽胸痛，痢疾，风湿痹痛，跌打损伤，骨折，刀伤，痈疮疔疖，口疮，湿疹，疥疮，毒虫咬伤。

【采收加工】全年均可采收，鲜用或晒干。

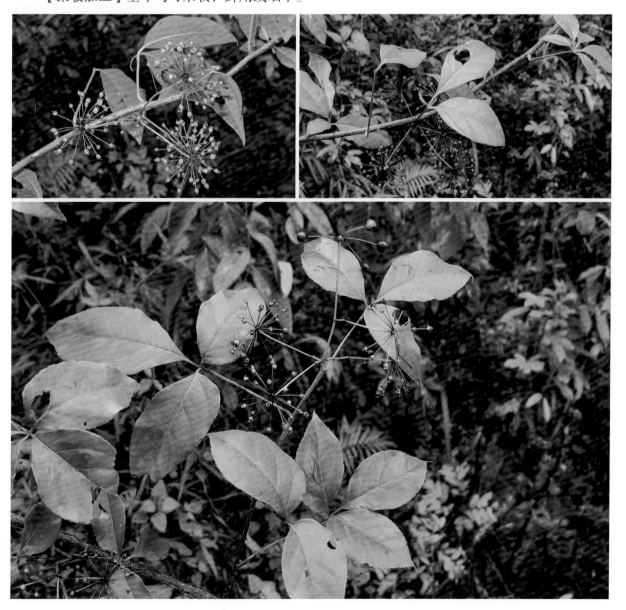

# 通草

【基原】为五加科通脱木*Tetrapanax papyrifer* (Hook.) K. Koch的茎髓。

【别名】通花根、大通草、白通草、方通、泡通。

【形态特征】灌木或小乔木。幼枝被星状厚绒毛。叶集生于茎顶；掌状5~11裂，裂片常为叶全长的1/3或1/2，稀至2/3，裂片再2~3裂，背面被厚绒毛。伞形花序聚成圆锥花序，长50 cm以上；花淡黄白色；萼、花瓣均被星状绒毛；萼近全缘；花片4~5片；雄蕊和花瓣同数。果实球形。花期10~12月，果期翌年1~2月。

【分布】生于海拔10~2800 m的向阳肥厚的土壤中。产于黄河以南大部分地区。

【性能主治】味甘、淡，性微寒。具有清热利尿、通乳的功效。主治淋证涩痛，小便不利，水肿，黄疸，湿温病，小便短赤，产后乳少，闭经，带下。

【采收加工】秋季选择生长3年以上的植株，割取地上茎，切段，捅出髓心，理直，晒干。

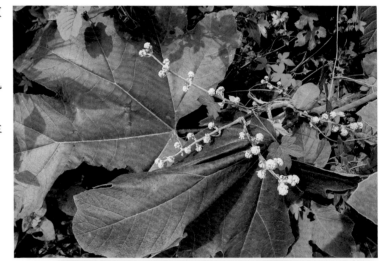

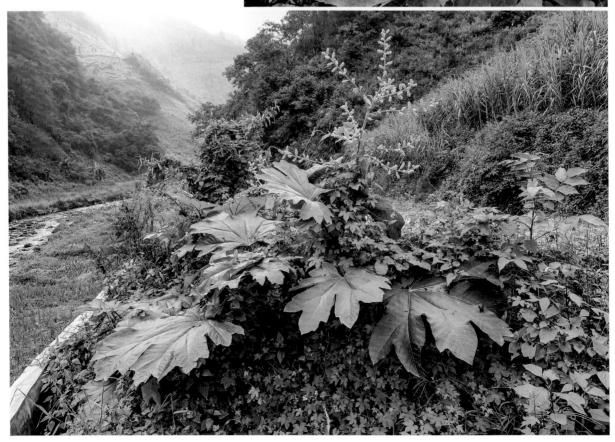

# 鸭脚木

【基原】为五加科鹅掌柴*Schefflera heptaphylla* (L.) Frodin的根皮、根和叶。

【别名】鸭脚板、鸭脚皮、鹅掌柴、五指通、伞托树。

【形态特征】乔木或灌木。小枝幼时密生星状短柔毛。掌状复叶，小叶6~9片，多至11片；小叶椭圆形或长圆状椭圆形，幼时密生星状短柔毛。圆锥花序顶生，长20~30 cm；花白色；萼片近全缘或有5~6枚小齿；花瓣5~6片，开花时反曲；雄蕊5~6枚；子房5~7室，稀9~10室；花柱合生成柱状。果实球形。花期11~12月，果期12月。

【分布】生于海拔100~2100 m的阔叶林。产于浙江、台湾、海南、广西、云南等地。

【性能主治】味辛、苦，性凉。具有发汗解表、祛风除湿、舒筋活络的功效。主治感冒发热，咽喉肿痛，烧烫伤，无名肿毒，风湿痹痛，跌打损伤，骨折。

【采收加工】全年均可采收根、根皮。根洗净，切片，晒干；根皮洗净，蒸透，切片，晒干。

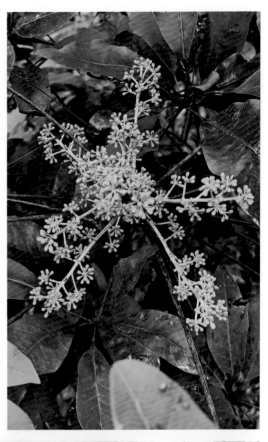

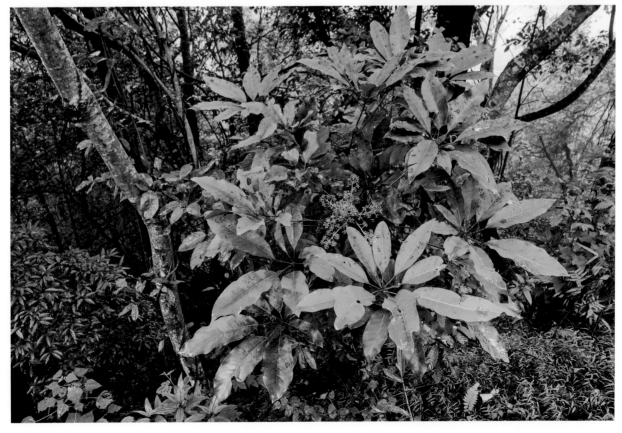

# 红马蹄草

【基原】为伞形科红马蹄草 *Hydrocotyle nepalensis* Hook.的全草。

【别名】塌菜、八角金钱、大叶止血草、水钱草、大雷公根。

【形态特征】多年生草本。茎匍匐。叶片膜质，圆形或肾形，边缘通常5~7浅裂，裂片有钝锯齿，基部心形，疏生短硬毛。伞形花序数个簇生于茎端叶腋，花序梗短于叶柄，有柔毛；小伞形花序有花20~60朵，密集成球形；花白色。果长1~1.2 mm，宽1.5~1.8 mm，熟后黄褐色或紫黑色。花果期5~11月。

【分布】生于海拔350~2080 m的山坡、路旁、阴湿地、水沟和溪边草丛中。产于江西、湖北、湖南、广东、广西、西藏等地。

【性能主治】味辛、微苦，性凉。具有清肺止咳、活血止血的功效。主治感冒，咳嗽，吐血，跌打损伤；外用治外伤出血，痔疮。

【采收加工】全年均可采收全草，晒干。

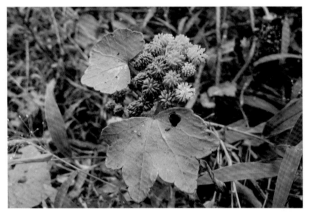

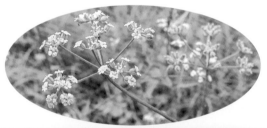

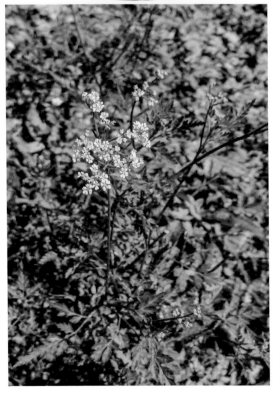

# 窃衣

【基原】为伞形科小窃衣 *Torilis japonica* (Houtt.) DC.的果实或全草。

【别名】华南鹤虱、破子草、水防风、粘粘草、破子衣。

【形态特征】一年或多年生草本。茎有纵条纹及刺毛。叶片长卵形，一至二回羽状分裂，两面疏生紧贴的粗毛，末回裂片披针形至长圆形，边缘有粗齿至缺刻或分裂。复伞形花序顶生或腋生，花序梗有倒生的刺毛，总苞片3~6枚，伞辐4~12枚；小伞形花序有花4~12朵；花白色。果实圆卵形，有内弯或呈钩状的皮刺。花果期4~10月。

【分布】生于杂木林下、林缘、路旁、河沟边以及溪边草丛。产于湖南、广东、广西、四川、贵州等地。

【性能主治】味苦、辛，性平；有小毒。具有活血消肿、杀虫止泻、收湿止痒的功效。主治虫积腹痛，泄痢，疮疡溃烂，阴痒带下，阴道滴虫，湿疹。

【采收加工】秋季果实成熟时采收。

# 水芹

【**基原**】为伞形科水芹*Oenanthe javanica* (Blume) DC.的全草。

【**别名**】水英、细本山芹菜、牛草、楚葵、刀芹。

【**形态特征**】多年生草本。茎直立或基部匍匐。基生叶三角形，一至二回羽状分裂，末回裂片卵形至菱状披针形，边缘有齿或圆齿状齿。复伞形花序顶生；无总苞；伞辐6~16枚，长1~3 cm；小总苞片2~8枚；小伞形花序，有花20多朵；花白色。果实椭圆形或筒状长圆形，果棱隆起，木栓质。花期6~7月，果期8~9月。

【**分布**】生于浅水低洼湿地或池沼、水沟中，常栽培作蔬菜食用。产于长江流域及以南各地区。

【**性能主治**】味辛，甘，性凉。具有清热解毒、利尿、止血的功效。主治感冒，暴热烦渴，吐泻，浮肿，小便不利，淋痛，尿血，便血，吐血，鼻出血，崩漏，经多，目赤，咽痛，喉肿，口疮，牙疳，乳痈，痈疽，瘰疬，腮腺炎，带状疱疹，痔疮，跌打伤肿。

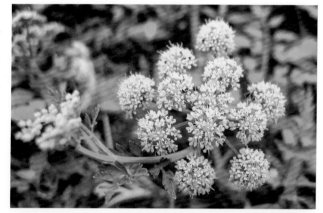

【**采收加工**】9~10月采收全草，洗净，鲜用或晒干。

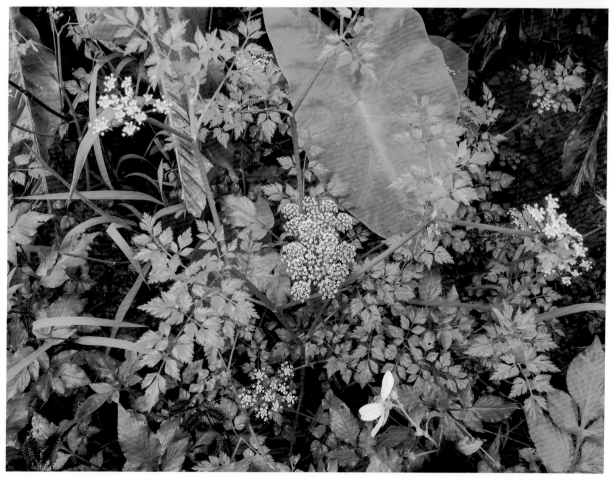

## 滇白珠

【基原】为杜鹃花科滇白珠*Gaultheria leucocarpa* Blume var. *yunnanensis* (Franch.) T. Z. Hsu et R. C. Fang的全株。

【别名】透骨草、满山香、搜山虎、煤炭果、万里香。

【形态特征】灌木。枝条细长，无毛。叶片卵状长圆形，革质，有香味；长7~12 cm，先端尾状渐尖，边缘具锯齿，无毛。总状花序，腋生；小苞片2枚，对生或近对生，生于花梗上部近萼处；花萼裂片5枚，卵状三角形，具缘毛；花冠白绿色，钟形，5裂。浆果状蒴果，黑色，具毛。花期5~6月，果期7~11月。

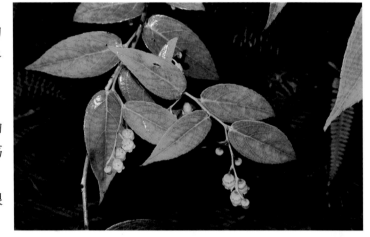

【分布】生于海拔3500 m以下的中低山上。产于长江流域及以南各地区。

【性能主治】味辛、苦，性温；有小毒。具有祛风除湿、解毒止痛的功效。主治风湿性关节痛；外用治疮疡肿毒。

【采收加工】全年均可采收，根切片，其他切碎，晒干。

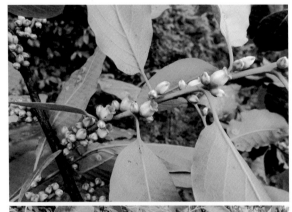

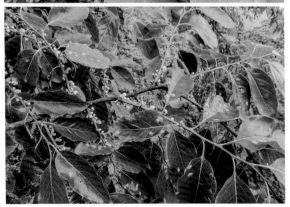

## 黑塔子根

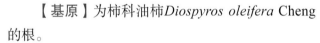

【基原】为柿科油柿*Diospyros oleifera* Cheng的根。

【别名】黑塔子、黑丁香、野油柿。

【形态特征】乔木。枝灰褐色或深褐色。叶长圆形或长圆状倒卵形，两面被柔毛，老叶无毛。雌雄异株或杂性；雄花为聚伞花序，腋生；雌花单生于叶腋；萼片4枚花冠片4片，均有毛；退化雄蕊12~14枚，有长柔毛；子房密被长伏毛；花柱4枚，密被长柔毛。果径约5（8）cm，成熟时暗黄色，被软毛。花期4~5月，果期8~10月。

【分布】通常栽培在村中、果园、路边、河畔等温暖湿润土壤肥沃处。产于我国西南及安徽、浙江、湖北、广西等地。

【性能主治】味苦、涩，性微寒。具有清肺热、凉血止血、行气利水的功效。主治肺热咳嗽，吐血，肠风，痔疮出血，水膨腹胀，疮疖，烧伤。

【采收加工】全年均可采收根，晒干备用。

# 柿蒂

【基原】为柿科柿*Diospyros kaki* Thunb.的宿萼。

【别名】柿钱、柿丁、柿子把、柿萼。

【形态特征】落叶乔木。嫩枝常被毛。叶片卵状椭圆形至倒卵形，较大，长5~18 cm，背面绿色，常被柔毛。花雌雄异株或同株；雄花为短聚伞花序，腋生；雌花单生于叶腋；萼片4深裂，果期增大；花冠淡黄白色，4裂，被毛；雌花有退化雄蕊8枚。果常为球形或扁球形，黄色或橙黄色。花期5~6月，果期9~10月。

【分布】全国各地区多有栽培。

【性能主治】味苦、涩，性平。具有降逆止呃的功效。主治呃逆。

【采收加工】冬季果实成熟时采收，洗净，晒干。

【附注】叶：主治咳喘，消渴，各种内出血。果实：主治咳嗽，吐血，热渴，口疮，热痢，便血。

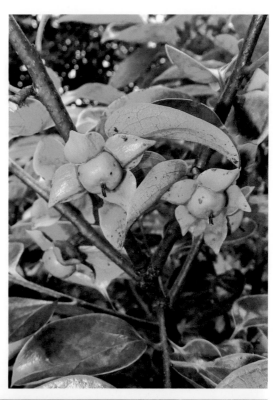

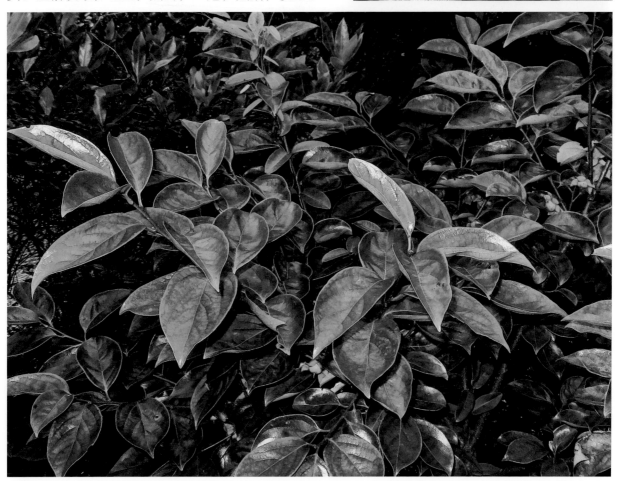

# 百两金

【基原】为紫金牛科百两金*Ardisia crispa* (Thunb.) A. DC.的根及根状茎。

【别名】八爪龙、山豆根、开喉箭、叶下藏珠、状元红。

【形态特征】灌木。幼枝具微柔毛或疏鳞片。叶片椭圆状披针形或狭长圆状披针形，具边缘腺点，两面无毛。亚伞形花序，生于侧生特殊花枝顶，花枝长5~10 cm，常无叶；萼片长圆状卵形或披针形，具腺点，无毛；花瓣白色或粉红色，卵形，具腺点。果鲜红色，具腺点。花期5~6月，果期10~12月。

【分布】生于海拔100~2400 m的山谷、山坡疏密林下或竹林下。产于我国西南及广西、广东等地。

【性能主治】味苦、辛，性凉。具有清热利咽、祛痰利湿、活血解毒的功效。主治咽喉肿痛，咳嗽咯痰不畅，湿热黄疸，小便淋痛，风湿痹痛，跌打损伤，疔疮，无名肿毒，蛇咬伤。

【采收加工】秋、冬季采挖根及根状茎，洗净，鲜用或晒干。

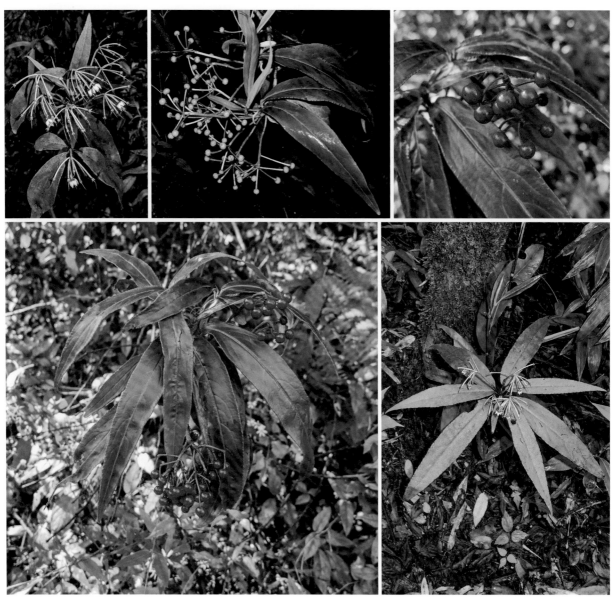

# 杜茎山

【基原】为紫金牛科杜茎山*Maesa japonica* (Thunb.) Moritzi et Zoll.的根或茎叶。

【别名】土恒山、踏天桥、水麻叶、山茄子、胡椒树。

【形态特征】灌木。小枝无毛。叶片革质，椭圆形、披针状椭圆形、倒卵形或披针形，一般长5~15 cm，宽2~5 cm，无毛。总状花序或圆锥花序，无毛；萼片卵形至近半圆形，具明显的脉状腺条纹；花冠白色，长钟形，裂片长为管的1/3或更短，卵形或肾形。果肉质，具脉状腺条纹。花期1~3月，果期10月。

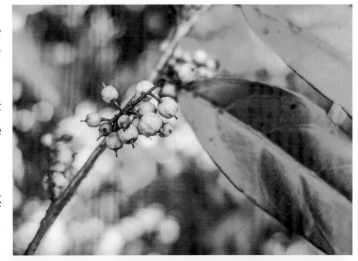

【分布】生于海拔300~2000 m的杂木林下向阳处或灌木丛中。产于我国西南地区及广西、广东。

【性能主治】味苦，性寒。具有祛风邪、解疫毒、消肿胀的功效。主治热性传染病，寒热发歇不定，跌打肿痛，外伤出血等。

【采收加工】全年均可采收根或茎叶，洗净，切段，鲜用或晒干。

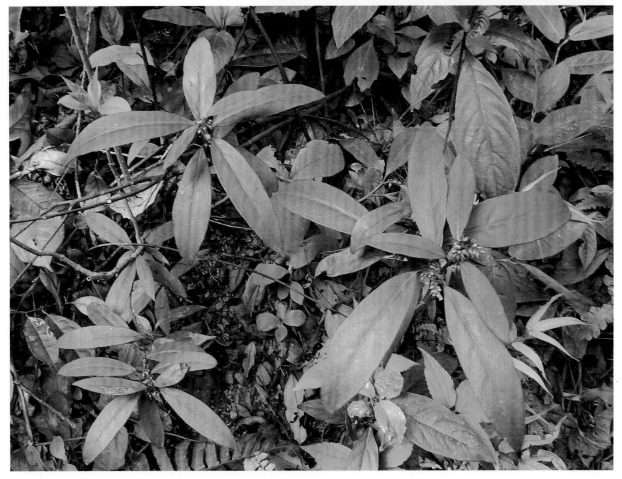

# 广西密花树

【基原】为紫金牛科广西密花树*Myrsine kwangsiensis* (E. Walker) Pipoly et C. Chen的根。

【别名】土厚朴。

【形态特征】小乔木。小枝无毛，有纵纹。叶片革质，倒卵形或倒披针形，先端广急尖或钝，基部楔形，长16~21 cm，宽6~8 cm，全缘，无毛。伞形花序或花簇生，花5朵，稀6朵；萼片卵形，边缘全缘，两面无毛；花瓣长圆状披针形，具腺点。果紫色或紫红色，具纵肋和纵行腺点。花期约5月，果期约4月。

【分布】生于海拔650~1000 m阔叶林下或灌木丛中。产于贵州、云南、广西等地。

【性能主治】性寒，味淡。具有清热利湿、凉血解毒的功效。主治跌打损伤。

【采收加工】全年均可采收，洗净，切片。

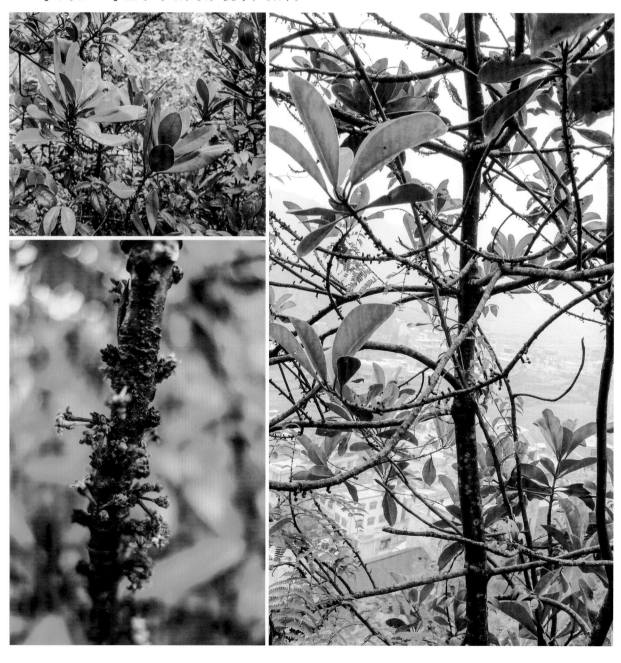

# 厚叶白花酸藤果

【基原】为紫金牛科厚叶白花酸藤果*Embelia ribes* Burm. f. subsp. *pachyphylla* (Chun ex C. Y. Wu et C. Chen) Pipoly et C. Chen的茎、叶。

【别名】土海风藤。

【形态特征】攀缘灌木或藤本。树皮光滑，很少具皮孔；小枝密被柔毛。叶片厚革质，腹面光滑，中脉下陷，背面被白粉。圆锥花序顶生，花5朵，稀4朵；萼片三角形，具腺点；花瓣淡绿色或白色；子房卵珠形，柱头头状或盾状。果球形或卵形，直径2~3 mm，红色或深紫色，具腺点。花期1~7月，果期5~12月。

【分布】生于海拔700~1800 m的疏密林下或灌木丛中。产于云南、广西、广东等地。

【性能主治】味酸，性平。具有消食止泻、活血散瘀的功效。主治痢疾，跌打损伤，风湿骨痛，消化不良。

【采收加工】全年均可采收，洗净，切片，鲜用或晒干。

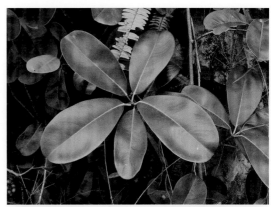
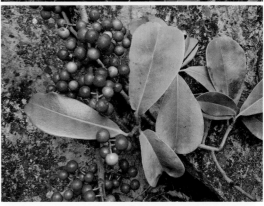
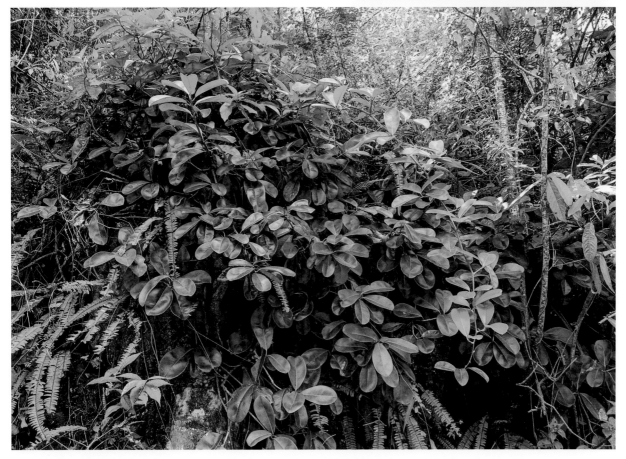

## 金珠柳

【基原】为紫金牛科金珠柳 *Maesa montana* A. DC.的叶或根。

【别名】白胡椒、红斑鸠米、野兰、白子木、普洱茶。

【形态特征】灌木或小乔木。小枝圆柱形。叶片坚纸质，椭圆状或长圆状披针形，边缘具粗齿或疏波状齿，齿尖具腺点。总状花序或圆锥花序，腋生，被疏硬毛；萼片卵形或长圆状卵形，常无腺点，无毛；花冠白色，钟形，裂片与花冠管等长或略长。果白色，略具脉状腺条纹。花期2~4月，果期10~12月。

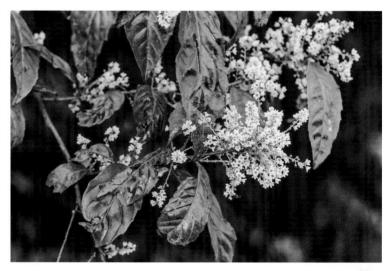

【分布】生于海拔400~2800 m的山间杂木林下或疏林下。产于我国西南至台湾。

【性能主治】味苦，性寒。具有清湿热的功效。主治痢疾，泄泻。

【采收加工】全年均可采收叶或根，洗净，切段，晒干。

## 铺地罗伞

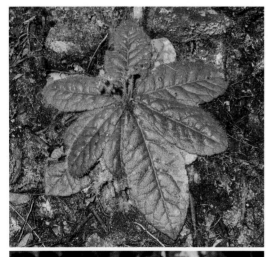
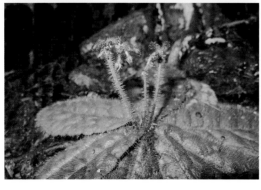

【基原】为紫金牛科莲座紫金牛 *Ardisia primulifolia* Gardner et Champ.的全草。

【别名】老虎毛虫药、落地紫金牛、毛脚皮、脚皮、赫地涩。

【形态特征】矮小灌木。茎短或无，被锈色长柔毛。叶莲座状，椭圆形或长圆状倒卵形，边缘具浅圆齿，具腺点，被锈色长柔毛。聚伞花序，从莲座叶腋中抽出，被锈色长柔毛；萼片与花瓣近等长，具腺点和缘毛；花瓣粉红色。果球形，鲜红色，具疏腺点。花期6~7月，果期11~12月。

【分布】生于海拔600~1400 m的山坡密林下阴湿处。产于江西、福建、广东、海南、广西、云南等地。

【性能主治】味微苦、辛，性凉。具有祛风通络、散瘀止血、解毒消痈的功效。主治风湿性关节痛，咳血，吐血，肠风下血，闭经，恶露不尽，跌打损伤，乳痈，疔疮。

【采收加工】夏、秋季采挖，洗净，鲜用或晒干。

# 朱砂根

【基原】为紫金牛科朱砂根*Ardisia crenata* Sims的根。

【别名】大罗伞、红铜盘、朱砂根、八角金龙、金玉满堂。

【形态特征】灌木。茎粗壮，无毛。叶片革质或坚纸质，椭圆形、椭圆状披针形至倒披针形，具边缘腺点，两面无毛，背面有时具鳞片。伞形或聚伞花序，生于侧生特殊花枝顶；萼片长圆状卵形，无毛，具腺点；花瓣白色，稀略带粉红色，卵形，具腺点。果鲜红色，具腺点。花期5~6月，果期10~12月。

【分布】生于海拔90~2400 m山地林下、沟边、路旁。产于我国长江以南各省。

【性能主治】味苦、辛，性凉。具有清热解毒、散瘀止痛的功效。主治上呼吸道感染，扁桃体炎，急性咽峡炎，白喉，丹毒，淋巴结炎，劳伤吐血，心胃气痛，风湿骨痛，跌打损伤。

【采收加工】秋季采挖根，切碎，晒干。

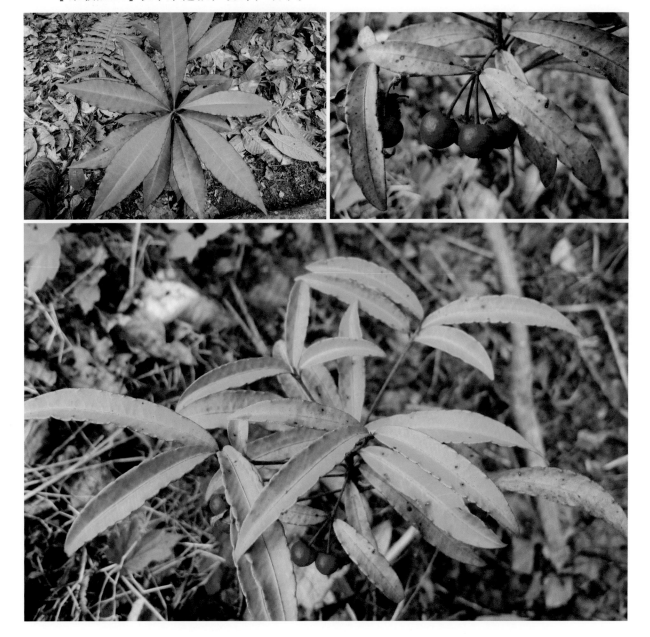

## 大叶醉鱼草

【基原】为马钱科大叶醉鱼草*Buddleja davidii* Franch.的根皮及枝叶。

【别名】紫花醉鱼草、大蒙花、酒药花。

【形态特征】灌木。小枝梢四棱形，与叶背、叶柄和花序均密被星状毛。叶对生；叶片狭卵形至卵状披针形，边缘具齿。总状或圆锥状聚伞花序，顶生；花萼钟状；花冠淡紫色，后变白色，喉部橙黄色，花冠管细长，直径1~1.5 mm，内面被星状毛。蒴果2瓣裂，无毛。种子长椭圆形，两端具尖翅。花期5~10月，果期9~12月。

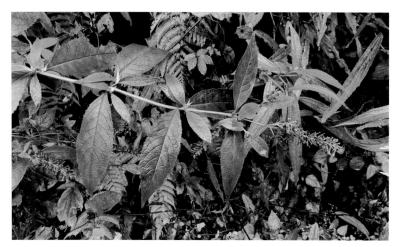

【分布】生于海拔800~3000 m的山坡、沟边灌木丛中。产于湖南、广东、广西、四川、贵州等地。

【性能主治】味辛、微苦，性温；有毒。具有祛风散寒、活血止痛的功效。主治风湿性关节疼痛，跌打损伤，骨折；外用治脚癣。

【采收加工】春、秋季采收根皮，夏、秋季采收枝叶，晒干。

## 钩吻

【基原】为马钱科钩吻*Gelsemium elegans* (Gardn. et Champ.) Benth.的全草。

【别名】吻莽、断肠草、黄藤、烂肠草、朝阳草。

【形态特征】木质藤本。小枝圆柱形，无毛。叶片膜质，卵形至卵状披针形，先端渐尖，基部阔楔形至近圆形。聚伞花序，顶生或腋生；花萼裂片卵状披针形；花冠黄色，漏斗状，花冠裂片卵形；雄蕊着生于花冠管中部。蒴果卵形或椭圆形，2瓣裂。种子有膜质翅。花期5~11月，果期7月至翌年3月。

【分布】生于海拔500~2000 m的向阳山坡、路边草丛或灌木丛中。产于浙江、台湾、海南、云南等地。

【性能主治】味辛、苦，性温；有大毒。具有祛风攻毒、散结消肿、止痛的功效。主治疥癣，湿疹，瘰疬，痈肿，疔疮，跌打损伤，风湿痹痛，神经痛。

【采收加工】全年均可采收全草，切段，鲜用或晒干。

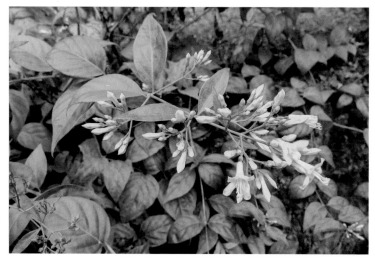

# 密蒙花

【基原】为马钱科密蒙花*Buddleja officinalis* Maxim.的花蕾及其花序。

【别名】蒙花珠、老蒙花、羊耳朵朵尖、水锦花、黄花醉鱼草。

【形态特征】灌木。小枝梢四棱形，与叶背、叶柄和花序均密被星状毛。叶对生；叶片狭椭圆形、长卵形或长圆状披针形，边缘全缘。聚伞圆锥花序，顶生；花萼钟状，与花冠均密被星状毛；花冠紫堇色，后变白色，喉部橘黄色；雄蕊着生于花冠管中部。蒴果椭圆状，2瓣裂，被星状毛。种子两端具翅。花期2~4月，果期4~8月。

【分布】生于海拔200~2800 m的向阳山坡、河边、村旁的灌木丛中或林缘。产于湖南、广西、四川、云南和西藏等地。

【性能主治】味甘，性微寒。具有清热养肝、明目退翳的功效。主治目赤肿痛，多泪羞明，眼生翳膜，肝虚目暗，视物昏花。

【采收加工】春季花未开放时采收花蕾及花序，除去杂质，干燥。

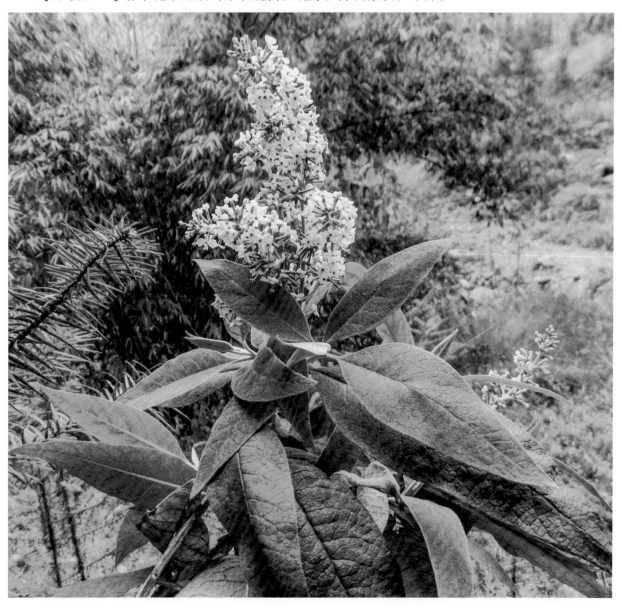

# 破骨风

【基原】为木犀科清香藤*Jasminum lanceolaria* Roxb.的根及茎叶。

【别名】破藤风、碎骨风、散骨藤花木通、小泡通、老鹰柴。

【形态特征】攀缘灌木。叶革质，对生或近对生，三出复叶；小叶片椭圆形或披针形；叶背面光滑或被柔毛，具凹陷的小斑点。复聚伞花序常排成圆锥状，顶生或腋生，多花，密集；花萼筒状，萼齿三角形，不明显，或几近截形；花冠白色，高脚碟状，裂片4~5枚。果球形或椭圆形，黑色。花期4~10月，果期6月至翌年3月。

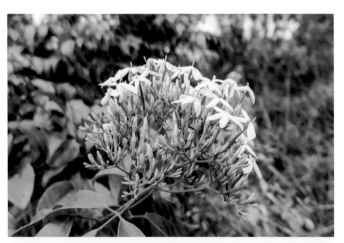

【分布】生于海拔2200 m以下的密林中。产于我国长江流域以南各地区及台湾、陕西、甘肃。

【性能主治】味苦、辛，性平。具有祛风除湿、凉血解毒的功效。主治风湿痹痛，跌打损伤，头痛，外伤出血，无名毒疮，蛇咬伤。

【采收加工】秋、冬季采挖根，洗净，切片；夏、秋季采茎叶，切段，鲜用或晒干。

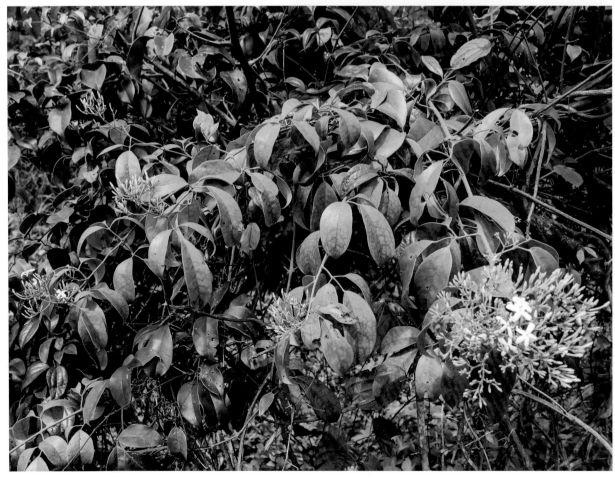

## 个溥

【基原】为夹竹桃科个溥*Wrightia sikkimensis* Gamble的全草。

【形态特征】乔木。叶椭圆形至卵圆形，长6~17 cm，先端长尾尖，基部楔形，侧脉每边9~15条。花淡黄色，数朵组成聚伞花序，顶生，被微柔毛；萼片卵状三角形；花冠裂片长圆形或狭倒卵形；副花冠由10枚鳞片组成，呈舌状。蓇葖果2个，离生，圆柱状。种子线形，顶端具淡黄色种毛。花期4~6月，果期6~12月。

【分布】生于海拔500~1500 m的密林中。产于云南、贵州、广西等地。

【性能主治】具有祛风活络、化瘀散结的功效。主治风湿痹痛，荨麻疹，湿疹，腮腺炎，疮痈。

【采收加工】全年均可采收全草，鲜用或晒干。

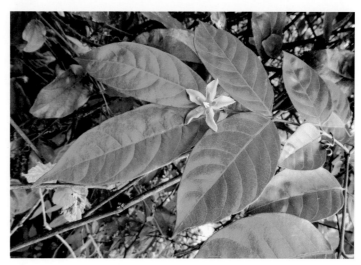

## 广西同心结

【基原】为夹竹桃科广西同心结*Parsonsia goniostemon* Hand.-Mazz.的全株。

【形态特征】攀缘灌木。除花序外，全株无毛。枝柔弱，有皮孔。叶不等大排列，披针形或椭圆状披针形。伞房花序顶生，三歧；萼裂片5枚，三角状披针形；花冠裂片卵圆状披针形；花丝离生，被长柔毛；花盘杯状；花柱长，柱头卵球形。蓇葖果狭纺锤状，合生。花期5~8月，果期8~12月。

【分布】生于海拔800 m的岩石或灌木丛中。产于广西。

【性能主治】具有清热解毒的功效。主治肝脾肿大。

【采收加工】全年均可采收全株，切碎，晒干。

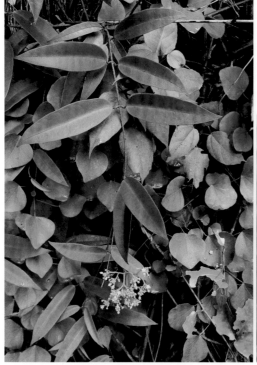

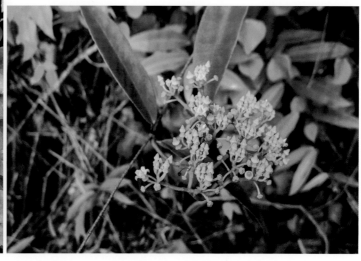

# 鸡骨常山

【基原】为夹竹桃科鸡骨常山*Alstonia yunnanensis* Diels的根、叶。

【别名】三台高、野辣子、永固生、红辣树、白虎木。

【形态特征】直立灌木。具乳汁；嫩枝被柔毛。叶3~5片轮生；叶片倒卵状披针形或长圆状披针形，两面被短柔毛。花紫红色，聚伞花序，顶生，被柔毛；萼片披针形；花冠高脚碟状，裂片花蕾时向左覆盖，长圆形；花盘由2枚舌状鳞片组成。蓇葖果2个，离生，线形，无毛。种子多数，两端被短缘毛。花期3~6月，果期7~11月。

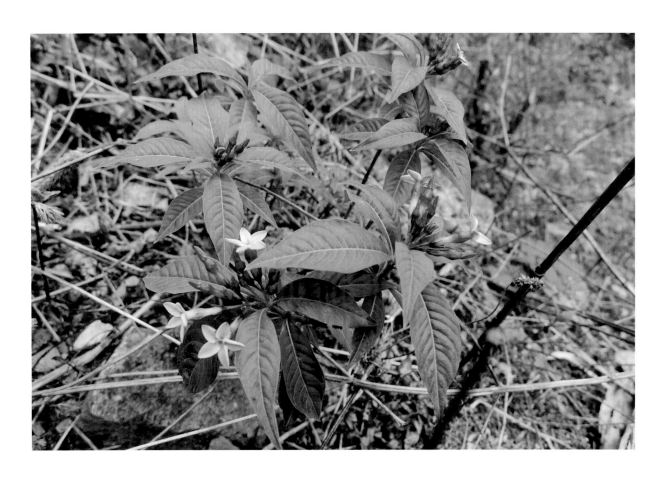

【分布】生于海拔1100~2400 m的灌木丛中。产于云南、贵州和广西。

【性能主治】味苦，性凉；有小毒。具有解热截疟、止血、止痛的功效。主治疟疾，口腔炎；内服兼外用治骨折，跌打损伤。

【采收加工】秋、冬季采挖根，洗净，鲜用或晒干；夏季采叶，晒干。

# 络石藤

【基原】为夹竹桃科络石*Trachelospermum jasminoides* (Lindl.) Lem.的带叶藤茎。

【别名】石鲮、云丹、略石、领石、石龙藤。

【形态特征】木质藤本。小枝被黄色柔毛，老时无毛。叶片椭圆形至宽倒卵形，背面被短柔毛。二歧聚伞花序，腋生或顶生；花萼5深裂，裂片线状披针形，先部反卷；花蕾顶端钝，花冠筒圆筒形；雄蕊着生于花冠筒中部。蓇葖果叉生。种子顶端具白色绢质种毛。花期3~7月，果期7~12月。

【分布】生于山野、荒地或林下。产于我国长江流域及其以南各地区。

【性能主治】味苦，性微寒。具有祛风通络、凉血消肿的功效。主治风湿热痹，筋脉拘挛，腰膝酸痛，喉痹，痈肿，跌打损伤。

【采收加工】冬季至翌年春季采割，除去杂质，晒干。

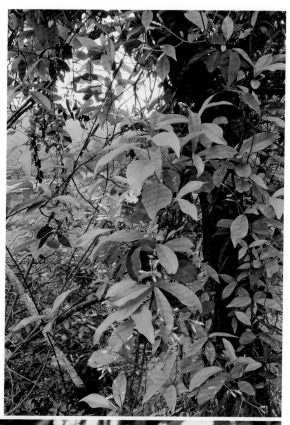

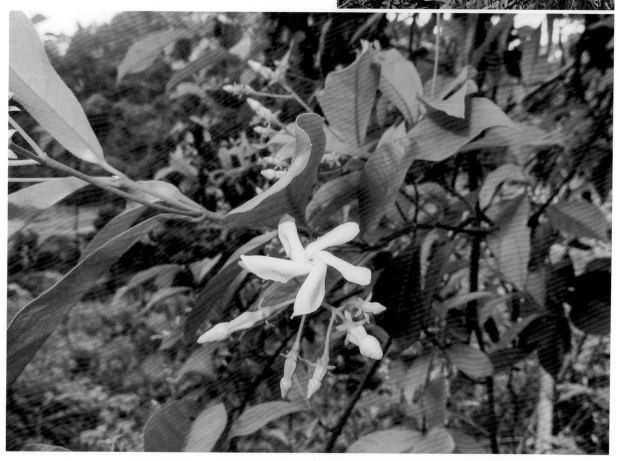

# 刺瓜

【基原】为萝藦科刺瓜*Cynanchum corymbosum* Wight的全草。

【别名】乳蚕、小刺瓜、野苦瓜。

【形态特征】多年生草质藤本。茎的幼嫩部分被两列柔毛。叶片卵形或卵状长圆形，基部心形。伞房状或总状聚伞花序，腋外生；花萼被柔毛，5深裂；花冠绿白色；副花冠大型，顶端具10齿。蓇葖果大形，纺锤状，具弯刺。种子卵形；种毛白色绢质，长3 cm。花期5~10月，果期8月至翌年1月。

【分布】生于海拔100~2100 m的灌木丛中。产于福建、广东、广西、四川和云南等地。

【性能主治】味甘、淡，性平。具有益气、催乳、解毒的功效。主治乳汁不足，神经衰弱，慢性肾炎。

【采收加工】全年均可采收全草，晒干。

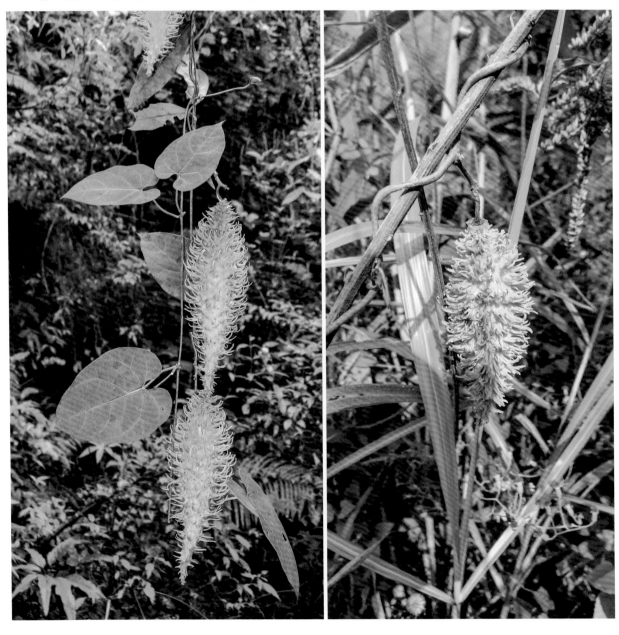

# 黑龙骨

【基原】为萝摩科黑龙骨*Periploca forrestii* Schltr. 的全草。

【别名】滇杠柳、飞仙藤、青蛇胆、黑骨头、达风藤。

【形态特征】藤状灌木。具乳汁，多分枝，全株无毛。叶革质，披针形。聚伞花序腋生，着花1~3朵；花小，黄绿色；萼裂片卵圆形或近圆形；花冠筒短，裂片长圆形，中间不加厚，不反折；副花冠丝状，被微毛。蓇葖果双生，长圆柱形。种子长圆形，扁平，顶端具白色绢质种毛。花期3~4月，果期6~7月。

【分布】生于海拔2700 m以下的杂木林下或灌木丛中。产于西藏、青海、四川、广西等地。

【性能主治】味苦、辛，性温；有小毒。具有舒筋活络、祛风除湿的功效。主治风湿性关节炎，跌打损伤，胃痛，消化不良，闭经，疟疾等。

【采收加工】全年均可采收全草，晒干。

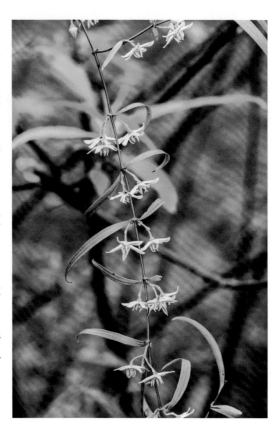

# 莲生桂子花

【基原】为萝摩科马利筋*Asclepias curassavica* L.的全草。

【别名】芳草花、金凤花、莲生桂子草、七姊妹、野鹤嘴。

【形态特征】多年生直立草本，灌木状。全株有白色乳汁。叶片披针形至椭圆状披针形。聚伞花序顶生或腋生，着花10~20朵；花萼裂片披针形，被柔毛；花冠紫红色，裂片长圆形，反折；副花冠5裂，黄色。蓇葖果披针形，两端渐尖。种子卵圆形，顶端具白色绢质种毛。花期几乎全年，果期8~12月。

【分布】生于路旁或次生林旁，多为逸生。我国长江流域及其以南各省均有分布。

【性能主治】味苦，性寒；有毒。具有清热解毒、活血止血、消肿止痛的功效。主治咽喉肿痛，肺热咳嗽，热淋，月经不调，崩漏，带下，痈疮肿毒，湿疹，顽癣，创伤出血。

【采收加工】全年均可采收全草，鲜用或晒干。

## 白花龙船花

【基原】为茜草科白花龙船花*Ixora henryi* H. Lév.的花。

【别名】小龙船花、小仙丹花。

【形态特征】灌木。全体无毛。叶长圆形或披针形；托叶基部阔，长5~8 mm，近顶部骤然收狭成长芒尖。聚伞花序顶生，长达8 cm；萼管长约2 mm，萼片短于萼管；花冠白色，干后变暗红色，花冠管长达3 cm，顶部4裂；花丝极短，花药基部2裂。果球形。花期8~12月。

【分布】生于阔叶林下或灌木丛中。产于广东、广西、台湾、福建等地。

【性能主治】味甘辛，性凉。具有清肝、活血、止痛的功效。主治高血压，月经不调，筋骨折伤，疮疡。

【采收加工】全年均可采收花，鲜用或晒干。

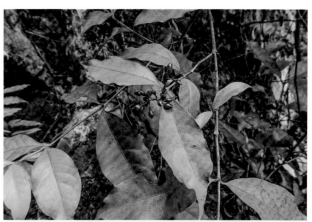
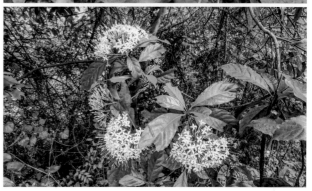

## 白马骨

【基原】为茜草科六月雪*Serissa japonica* (Thunb.) Thunb.的全草。

【别名】路边金、满天星、路边鸡、六月冷、曲节草。

【形态特征】小灌木。叶片革质，卵形至倒披针形，长6~22 mm，无毛。花单生或数朵丛生于小枝顶部或腋生；苞片被毛，边缘浅波状；萼檐裂片细小，锥形，被毛；花冠淡红色或白色，长6~12 mm，裂片扩展，先端3裂；雄蕊突出花冠管喉部外；花柱长突出，柱头2枚。花期5~7月。

【分布】生于河边、溪边或丘陵的杂木林内。产于我国长江流域及其以南各省。

【性能主治】味苦、辛，性凉。具有祛风、利湿、清热、解毒的功效。主治感冒，黄疸型肝炎，肾炎水肿，咳嗽，喉痛，角膜炎，肠炎，痢疾，腰腿疼痛，咳血，尿血，妇女闭经，白带，小儿疳积，惊风，风火牙痛，痈疽肿毒，跌打损伤。

【采收加工】栽后1~2年，于4~6月采收茎叶（可连续收获4~5年），秋季采挖根，洗净，切段，鲜用或晒干。

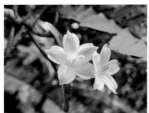
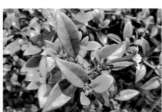
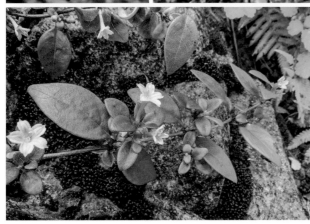

# 钩藤

【基原】为茜草科钩藤*Uncaria rhynchophylla* (Miq.) Miq. ex Havil.的带钩茎枝。

【别名】双钩藤、鹰爪风、吊风根、金钩草、倒挂刺。

【形态特征】藤本。嫩枝方柱形，无毛。叶片椭圆形，干时红褐色，仅背面脉腋窝有黏毛；托叶深2裂，裂片线形至三角状披针形。头状花序，单生于叶腋，或呈单聚伞状排列；萼裂片近三角形，疏被短柔毛；花冠裂片卵圆形，外面无毛或略被粉状短柔毛。小蒴果长5~6 mm，被短柔毛。花果期5~12月。

【分布】生于山谷溪边的疏林或灌木丛中。产于海南、云南、福建、湖北等地。

【性能主治】味甘，性凉。具有清热平肝、息风定惊的功效。主治头痛眩晕，感冒夹惊，惊痫抽搐，妊娠子痫，高血压。

【采收加工】秋、冬季采收茎枝，去叶，切段，晒干。

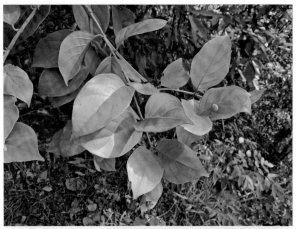

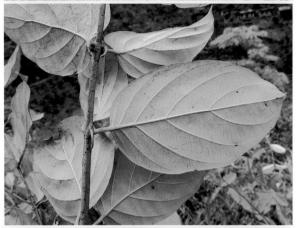

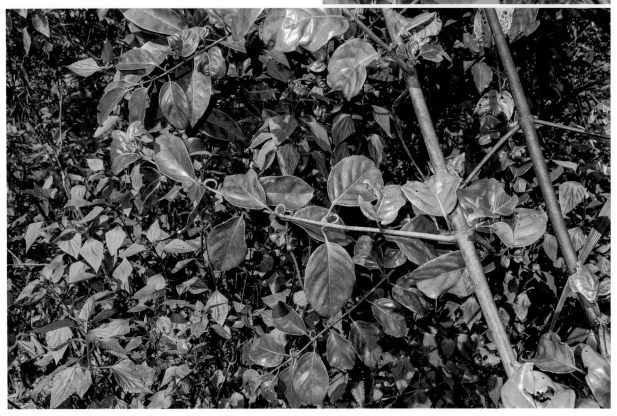

## 钩藤

【基原】为茜草科大叶钩藤*Uncaria macrophylla* Wall.的带钩茎枝。

【别名】双钩藤、鹰爪风、吊风根、金钩草、倒挂刺。

【形态特征】大藤本。嫩枝方柱形。叶片近革质，卵形或阔椭圆形，长10~16 cm，宽6~12 cm，腹面仅脉上有毛，背面被黄褐色硬毛；托叶深2裂，裂片狭卵形。头状花序单生于叶腋，或呈聚伞状排列；花梗长2~5 mm；萼裂片线状长圆形，被短柔毛；花冠裂片长圆形，被短柔毛。蒴果有明显的梗。花期夏季。

【分布】生于次生林中，常攀缘于林冠之上。产于云南、广西、广东、海南等地。

【性能主治】味甘，性凉。具有清热平肝、息风定惊的功效。主治头痛眩晕，感冒夹惊，惊痫抽搐，妊娠子痫，高血压。

【采收加工】秋、冬季采收茎枝，去叶，切段，晒干。

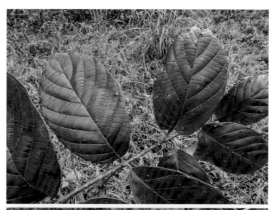
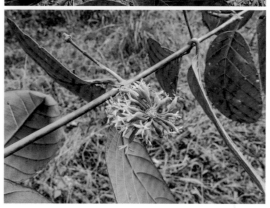

## 鸡屎藤

【基原】为茜草科鸡矢藤*Paederia foetida* Linn.的全草。

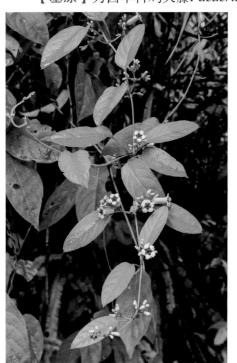

【别名】斑鸠饭、女青、主屎藤、却节、皆治藤。

【形态特征】藤本。叶片纸质或近革质，形状变化大，卵形至披针形，两面无毛或近无毛。圆锥花序式的聚伞花序腋生和顶生，扩展，分枝对生，末次分枝上的花呈蝎尾状排列；萼裂片5枚，三角形；花冠浅紫色。果球形，熟时近黄色，有光泽；小坚果无翅，浅黑色。花期5~7月。

【分布】生于低海拔的疏林内。产于福建、广东等地。

【性能主治】味甘、酸，性平。具有祛风除湿、消食化积、解毒消肿、活血止痛的功效。主治风湿痹痛，食积腹胀，小儿疳积，腹泻，痢疾，中暑，黄疸，肝炎，肝脾肿大，咳嗽，瘰疬，肠痈，无名肿毒，脚湿肿烂，烧烫伤，湿疹，皮炎，跌打损伤，蛇咬蝎螫。

【采收加工】在栽后9~10月除留种外，每年都可采收地上部分，晒干或凉干；或秋季采挖根，洗净，切片，晒干。

# 山大颜

【基原】为茜草科九节*Psychotria asiatica* Linn.的根、叶。

【别名】九节木、大罗伞、火筒树、盆筒、山大刀。

【形态特征】灌木或小乔木。叶片长圆形、椭圆状长圆形或倒披针状长圆形，仅背面脉腋内有束毛。聚伞花序通常顶生；萼管杯状，檐部近截平或微5齿裂；花冠白色，喉部被白色长柔毛，花冠裂片近三角形，开放时反折；雄蕊与花冠裂片互生；柱头2裂。核果球形或宽椭圆形，有纵棱，红色。花果期全年。

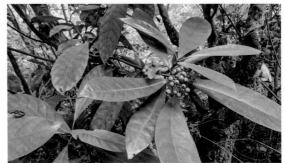
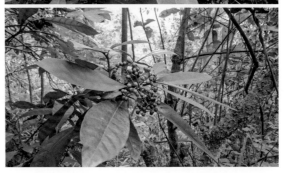

【分布】生于海拔20~1500 m的灌木丛或林中。产于我国长江以南各地区。

【性能主治】味苦，性寒。具有清热解毒、消肿拔毒的功效。根、叶主治白喉，扁桃体炎，咽喉炎，痢疾，肠伤寒，胃痛，风湿骨痛；叶外用主治跌打肿痛，外伤出血，蛇咬伤，疮疡肿毒，下肢溃疡。

【采收加工】全年均可采收根、叶，鲜用或洗净，切片，晒干。

# 山甘草

【基原】为茜草科玉叶金花*Mussaenda pubescens* W. T. Aiton的茎叶。

【别名】白蝴蝶、白茶、凉茶藤、白头公、凉藤。

【形态特征】攀缘灌木。嫩枝被贴伏短柔毛。叶对生或轮生；叶片卵状长圆形或卵状披针形，腹面近无毛或疏被毛，背面密被短柔毛。聚伞花序顶生，密花；花萼管陀螺形，被柔毛，萼裂片线形，常比花萼管长2倍以上，基部密被柔毛；花冠黄色，花冠裂片长圆状披针形。浆果近球形，疏被柔毛。花期6~7月。

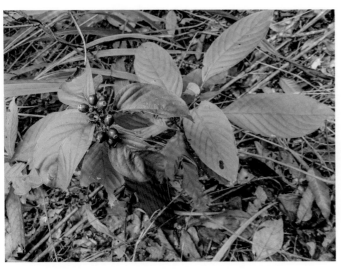

【分布】生于灌木丛、溪谷、山坡或村旁。产于香港、海南、福建、浙江、台湾等地。

【性能主治】味甘、微苦，性凉。具有清热利湿、解毒消肿的功效。主治感冒，中暑，发热，咳嗽，咽喉肿痛，泄泻，痢疾，肾炎水肿，湿热小便不利，疮疡脓肿，蛇咬伤。

【采收加工】夏季采收茎叶，晒干。

【附注】根：主治疟疾。

# 四叶葎

【基原】为茜草科四叶葎*Galium bungei* Steud. 的全草。

【别名】四叶七、小锯锯藤、红蛇儿、天良草、四棱香草。

【形态特征】多年生丛生直立草本。有红色丝状根。茎有4棱。叶4片轮生，叶形变化大，卵状长圆形至线状披针形，长0.6~3.4 cm，中脉和边缘常有刺状硬毛。聚伞花序，顶生和腋生；花小，黄绿色或白色，无毛。果爿近球状，常双生，有小疣点、小鳞片或短钩毛。花期4~9月，果期5月至翌年1月。

【分布】生于海拔50~2520 m的阔叶林中、灌木丛中或草地上。产于湖南、广东、四川、云南等地。

【性能主治】味甘，性平。具有清热解毒、利尿、止血、消食的功效。主治痢疾，尿路感染，小儿疳积，白带，咳血；外用治蛇头疔。

【采收加工】夏秋采收全草，鲜用或晒干。

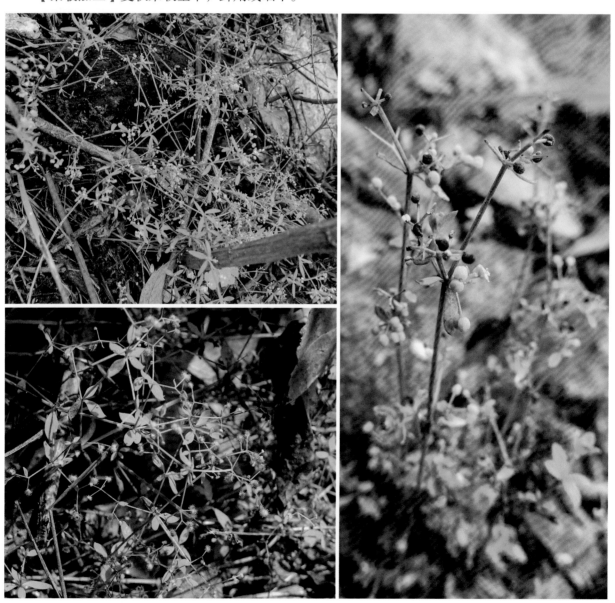

# 玉叶金花

【基原】为茜草科玉叶金花 *Mussaenda pubescens* W. T. Aiton的茎和根。

【别名】白纸扇、野白纸扇、山甘草、土甘草、凉口茶。

【形态特征】攀缘灌木。嫩枝被贴伏短柔毛。叶对生或轮生；叶片卵状长圆形或卵状披针形，腹面近无毛或疏被毛，背面密被短柔毛。聚伞花序顶生，密花；花萼管陀螺形，被柔毛，萼裂片线形，常比花萼管长2倍以上，基部密被柔毛；花冠黄色，花冠裂片长圆状披针形。浆果近球形，疏被柔毛。花期6~7月。

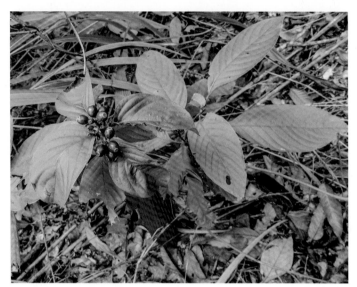

【分布】生于灌木丛、溪谷、山坡或村旁。产于东南各省及香港、台湾等地。

【性能主治】味甘、淡，性凉。具有清热解暑、凉血解毒的功效。主治中毒，感冒，支气管炎，扁桃体炎，咽喉炎，肾炎水肿，肠炎，子宫出血，蛇咬伤。

【采收加工】全年均可采收茎、根，鲜用或洗净，晒干，切碎备用。

# 大花忍冬

【基原】为忍冬科大花忍冬 *Lonicera macrantha* (D. Don) Spreng.的花蕾或带初开的花。

【别名】金银花。

【形态特征】藤本。幼枝被开展糙毛，并散生短腺毛。叶片卵状矩圆形或长圆状披针形，背面脉上有糙毛，并夹有短腺毛。双花腋生，常于小枝集成伞房状花序；萼齿长三角状披针形；花冠长3.5~9 cm，外被糙毛、微毛和小腺毛，内面被柔毛；雄蕊和花柱均略超出花冠。果实圆形或椭圆形。花期4~5月，果期7~8月。

【分布】生于海拔400~500 m的山谷和山坡林中或灌木丛中。产于我国长江以南各地区及香港、台湾等地。

【性能主治】味甘，性寒。具有清热、解毒的功效。主治温病发热，热毒血痢，痈疡，肿毒，瘰疬，痔漏。

【采收加工】夏初花开放前采收，阴干。

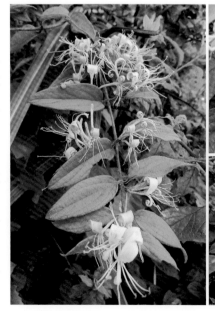

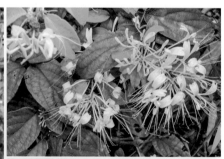

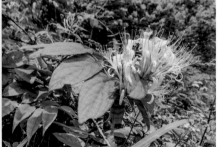

## 荚蒾

【基原】为忍冬科荚蒾*Viburnum dilatatum* Thunb.的茎、叶。

【别名】酸汤杆。

【形态特征】灌木。幼枝和花序均密被粗毛及簇状短毛。叶片宽倒卵形或宽卵形，边缘有齿，腹面被叉状或单伏毛，背面被叉状或簇状毛，脉腋集聚簇状毛，有腺点。复伞形聚伞花序；萼和花冠外均有簇状糙毛，萼筒有细腺点；花冠白色；雄蕊高出花冠。果红色。核扁。花期5~6月，果期9~11月。

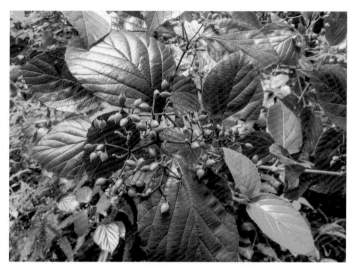

【分布】生于海拔100~1000 m的林缘及山脚灌木丛中。产于河北、陕西、浙江、台湾、湖北、广西、四川、云南等地。

【性能主治】味酸，性微寒。具有疏风解毒、清热解毒、活血的功效。主治风热感冒，疔疮发热，产后伤风，跌打骨折。

【采收加工】春、夏季采收茎、叶，鲜用或切段晒干。

## 接骨草

【基原】为忍冬科接骨草*Sambucus javanica* Blume的全株。

【别名】走马风。

【形态特征】高大草本或半灌木。羽状复叶，具小叶2~3对；小叶片狭卵形，嫩时腹面被疏长柔毛，边缘具细齿，近基部边缘常有腺齿；顶生小叶卵形或倒卵形，小叶无托叶。复伞形花序顶生，被黄色疏柔毛；杯形不孕性花不脱落，可孕性花小；萼筒杯状，萼齿三角形；花冠白色。果实红色，近圆形；核2~3粒。花期4~5月，果期8~9月。

【分布】生于海拔300~2600 m的山坡、林下、沟边和草丛中，亦有栽种。产于我国秦岭以南各省及西藏、台湾等地。

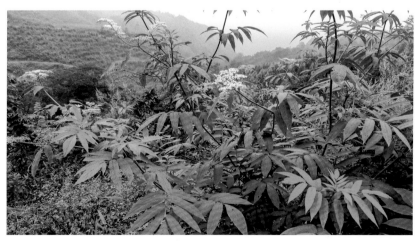

【性能主治】味苦、辛，性微温。具有活血消肿、祛风除湿的功效。主治骨折疼痛，风湿性关节炎，肾炎水肿，脚气，瘰疬，风疹瘙痒，疮痈肿毒。

【采收加工】全年均可采收，洗净，切段，鲜用或干燥。

# 金银花

【基原】为忍冬科菰腺忍冬Lonicera hypoglauca Miq.的花蕾或初开的花。

【别名】银花、双花、二花、二宝花。

【形态特征】落叶藤本。幼枝、叶柄、叶两面和总花梗均密被短柔毛。叶片卵形至卵状矩圆形，背面有无柄或具极短柄的黄色至橘红色蘑菇状腺毛。双花单生至多朵集生；萼筒无毛或略有毛；花冠白色，

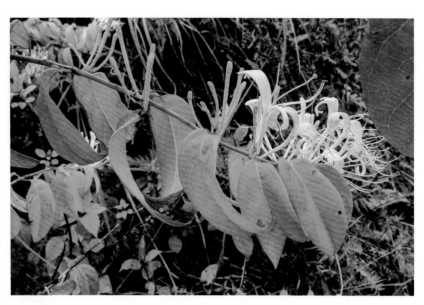

后变黄色，长3.5~4 cm，唇形，外面疏生倒微伏毛，并具腺毛。果实熟时黑色。花期4~6月，果期10~11月。

【分布】生于海拔200~700 m的灌木丛或疏林中。产于我国淮河以南大部分地区。

【性能主治】味甘，性寒。具有清热解毒、凉散风热的功效。主治痈肿疔疮，喉痹，丹毒，热毒血痢，风热感冒，温病发热。

【采收加工】夏初花开放前采收花蕾或初开的花，干燥。

# 细毡毛忍冬

【基原】为忍冬科细毡毛忍冬Lonicera similis Hemsl.的花蕾。

【形态特征】藤本。幼枝被开展的长糙毛和短柔毛，并疏生腺毛，或全无毛。叶片卵状矩圆形至卵状披针形，背面被灰白色或灰黄色的细毡毛，老叶毛变稀而网脉凸起。双花腋生，少数集生于枝端成总状花序；萼齿近三角形；花冠长4~6 cm，外被糙毛和腺毛或全无毛，内有柔毛。果实卵圆形。花期5~7月，果期9~10月。

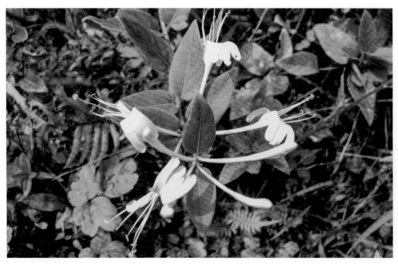

【分布】生于海拔550~1600 m的灌木丛或林中。产于甘肃、浙江、福建、湖北、广西、四川、云南等地。

【性能主治】味苷，性寒。主治风热感冒，咽喉肿痛，肺炎，痢疾，丹毒。

【采收加工】夏初花开放前采收，干燥。

## 长序缬草

【基原】为败酱科长序缬草*Valeriana hardwickii* Wall.的根或全草。

【别名】通经草、岩参、蛇头细辛、疳积药、小蜘蛛香。

【形态特征】多年生草本。茎粗壮，中空，常被疏粗毛。基生叶多为3~7羽状全裂或浅裂；顶裂片大，卵形或卵状披针形，先端长渐尖，基部近圆形；茎生叶与基生叶近相似。圆锥状聚伞花序，顶生或腋生；花小，白色。果序极度延展，长达50~70 cm。瘦果宽卵形，常被白色粗毛。花期6~8月，果期7~10月。

【分布】生于海拔1000~3500 m的草坡、林缘或林下。产于广西南部、东南各地区。

【性能主治】味辛、甘，性平。具有活血调经、祛风利湿、健脾消积的功效。主治月经不调，痛经，闭经，风湿痹痛，小便不利，小儿疳积，跌打伤痛，脉管炎。

【采收加工】夏、秋季采收根或全草，洗净，晒干。

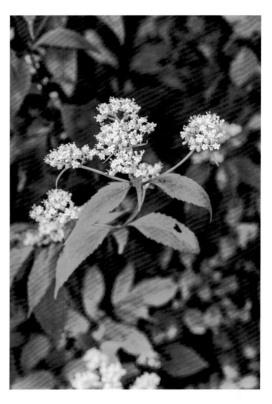

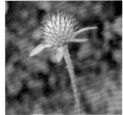
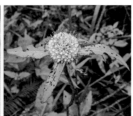
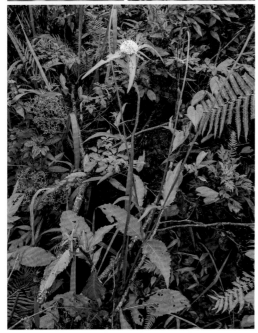

## 续断

【基原】为川续断科川续断*Dipsacus asper* Wall.的根。

【别名】龙豆、属折、接骨、南草、接骨草。

【形态特征】多年生草本。茎具6~8棱，棱上疏生下弯的硬刺。基生叶琴状羽裂，两侧裂片3~4对，叶面被刺毛，背面沿脉密被刺毛；茎叶为羽状深裂，侧裂片2~4对。头状花序球形，直径2~3 cm；小苞片倒卵形，先端具长喙尖；花萼具4棱；花冠管长9~11 mm。瘦果长倒卵柱状，包藏于小总苞内。花期7~9月，果期9~11月。

【分布】生于沟边、草丛、林缘和田野路旁。产于湖北、广西、云南、四川和西藏等地。

【性能主治】味苦、辛，性微温。具有补肝肾、强筋骨、续折伤、止崩漏的功效。主治肝肾不足，腰膝酸软，风湿痹痛，跌打损伤，筋伤骨折，崩漏，胎漏。

【采收加工】秋季采挖根，除去根头和须根，用微火烘至半干，堆置发汗至内部变绿色时，再烘干。

# 白花鬼针草

【基原】为菊科白花鬼针草*Bidens alba* (L.) DC.的全草。

【形态特征】一年生草本。茎钝四棱形。茎下部叶较小，3裂或不分裂；中部叶具长柄，三出，小叶3枚，稀为具5（7）小叶的羽状复叶；顶生小叶较大，边缘有齿，无毛或略被短柔毛。头状花序直径8~9 mm；总苞片条状匙形，上部稍宽；舌状花白色，盘花筒状。瘦果黑色，条形，略扁，顶端有芒刺3~4枚，具倒刺毛。

【分布】生于路边、村旁及荒地中。产于我国华南、华东、华中、西南地区及河北、山西、辽宁等地。

【性能主治】味甘、微苦，性凉。具有清热解毒、利湿退黄的功效。主治感冒发热，风湿痹痛，湿热黄疸，痈肿疮疖。

【采收加工】夏、秋季采收，切段，晒干。

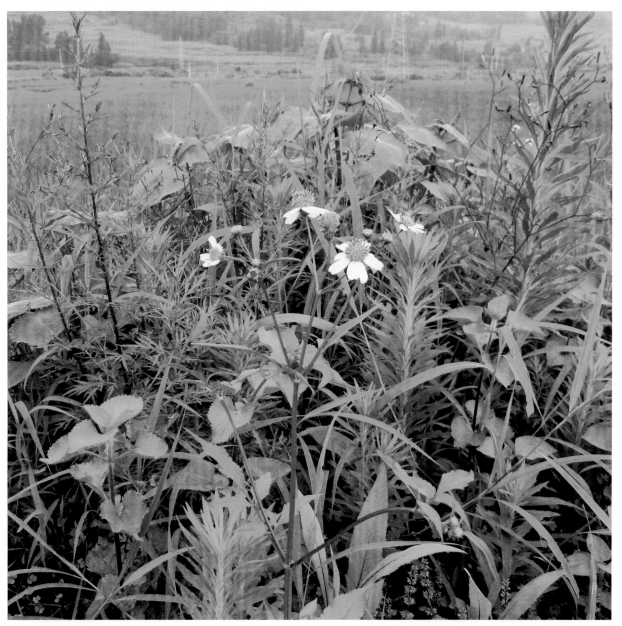

# 苍耳子

【基原】为菊科苍耳*Xanthium sibiricum* Patrin ex Widder的成熟带总苞的果实。

【形态特征】一年生草本。茎被灰白色糙伏毛。叶片三角状卵形或心形，有基出三脉，背面被糙伏毛。雄性头状花序球形，被短柔毛；雌性头状花序椭圆形，内层总苞片结合成囊状，瘦果成熟时变坚硬，外面疏生具钩状的刺，喙坚硬，上端略呈镰刀状。瘦果2枚，倒卵形。花期7~8月，果期9~10月。

【分布】生于平原、丘陵、低山、荒野路边、田边。产于全国各地区。

【性能主治】味辛、苦，性温；有毒。具有散风寒、通鼻窍、祛风湿的功效。主治风寒头痛，鼻塞流涕，鼻衄，鼻渊，风疹瘙痒，湿痹拘挛。

【采收加工】秋季果实成熟时采收，除去梗、叶等杂质，干燥。

【附注】地上部分：主治头风，头晕，湿痹，拘挛，目赤，目翳，风癞，疔肿，热毒疮疡，皮肤瘙痒。干燥根：主治疔疮，痈疽，丹毒，缠喉风，阑尾炎，宫颈炎，痢疾，肾炎水肿，乳糜尿，风湿疼痛。

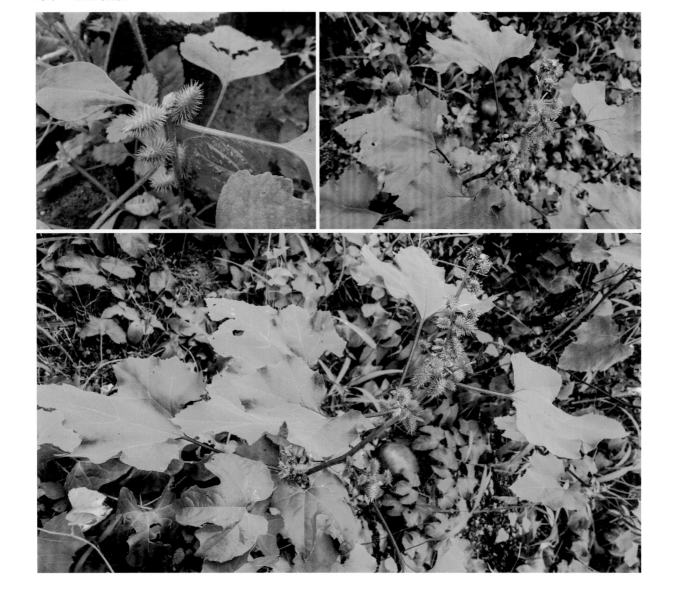

# 东风草

【基原】为菊科东风草*Blumea megacephala* (Randeria) C. C. Chang et Y. Q. Tseng的全草。

【形态特征】攀缘草质藤本。茎多分枝。叶片卵形、卵状长圆形，边缘有疏细齿。头状花序直径1.5~2 cm，常1~7个腋生或在枝端排列成圆锥花序；外层总苞片厚质，卵形，先端钝，背面被密毛；花托直径8~11 mm，密被长柔毛；花黄色，雌花细管状；两性花管状。瘦果圆柱形，有10棱，被疏毛；冠毛糙毛状。花期8~12月。

【分布】生于林缘或灌木丛中，或山坡、丘陵向阳处，极为常见。产于我国西南、东南各地及台湾等。

【性能主治】味苦、微辛，性凉。具有清热明目、祛风止痒、解毒消肿的功效。主治目赤肿痛，翳膜遮睛，风疹，疥疮，皮肤瘙痒，痈肿疮疖，跌打红肿。

【采收加工】夏、秋季采收全草，鲜用或切段晒干。

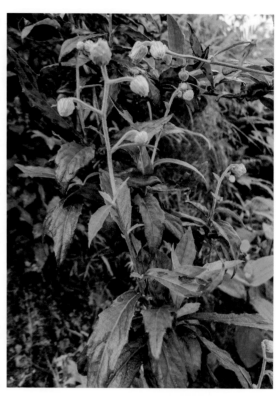

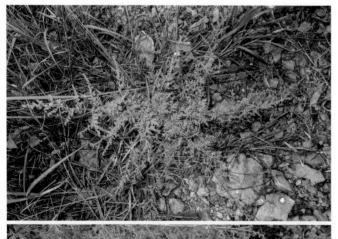

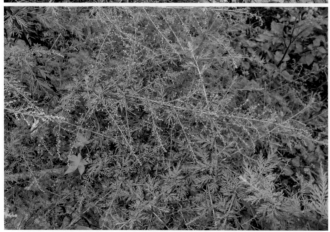

# 黄花蒿

【基原】为菊科黄花蒿*Artemisia annua* L.的全草。

【形态特征】一年生草本。植株有浓烈香气。茎单生，幼时绿色。茎下部叶三回至四回羽状深裂，上部叶一回至二回羽状深裂。头状花序，多数，排成总状或复总状花序；总苞片3~4层，外层长卵形或狭长椭圆形；花深黄色，雌花10~18朵，两性花10~30朵。瘦果小，椭圆状卵形，略扁。花果期8~11月。

【分布】生于荒地或路旁。产于我国各地。

【性能主治】味辛、苦，性凉。具有清热解疟、驱风止痒的功效。主治伤暑，疟疾，潮热，小儿惊风，热泻，恶疮疥癣。

【采收加工】秋季采收全草，晒干或切段晒干。

## 藿香蓟

【基原】为菊科藿香蓟*Ageratum conyzoides* L.的全草。

【形态特征】一年生草本。茎枝淡红色，被短柔毛或上部被长绒毛。茎中部叶卵形或椭圆形，基部钝或宽楔形，边缘具圆齿，两面被短柔毛及腺点。头状花序在茎顶排成伞房状花序；总苞片2层，长圆形或披针状长圆形，无毛，边缘撕裂；花淡紫色。瘦果黑褐色，具5棱，有细柔毛；冠毛膜片状。花果期全年。

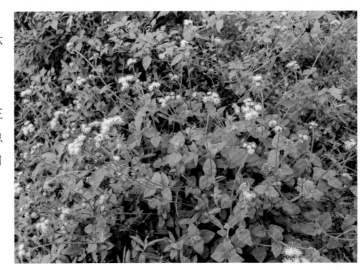

【分布】生于海拔2800 m以下的林缘或荒地。产于我国西南及东南地区。

【性能主治】味辛、微苦，性凉。具有清热、止痛止血、排湿的功效。主治呼吸道感染，扁桃体炎，咽喉炎，急性胃肠炎，胃痛，膀胱炎，湿疹，鹅口疮，痈疮肿毒，蜂窝织炎，下肢溃疡，中耳炎，外伤出血。

【采收加工】夏、秋季采收全草，鲜用或晒干。

## 金盏银盘

【基原】为菊科金盏银盘*Bidens biternata* (Lour.) Merr. et Sherff的全草。

【形态特征】一年生草本。茎无毛或被稀疏卷曲短柔毛。一回羽状复叶；顶生小叶卵形至长圆状卵形，先端渐尖，边缘具齿，两面被柔毛。头状花序，直径7~10 mm；总苞基部有短柔毛，外层苞片条形，先端锐尖，背面密被短柔毛；舌状花淡黄色；盘花筒状。瘦果条形，黑色，顶端芒刺3~4枚，具倒刺毛。

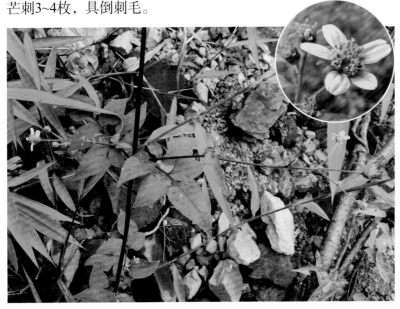

【分布】生于路边、村旁及荒地中。产于我国华南、华东、华中、西南地区及河北、山西、辽宁等地。

【性能主治】味甘、微苦，性凉。具有清热解毒、凉血止血的功效。主治感冒发热，黄疸，泄泻，痢疾，血热吐血，血崩，跌打损伤，痈肿疮毒，鹤膝风，疥癞。

【采收加工】春、夏季采收全草，鲜用或切段晒干。

# 马兰

【基原】为菊科马兰*Aster indica* Linn.的根或全草。

【形态特征】多年生草本。茎上部有短毛。叶片较薄，倒披针形或倒卵状矩圆形，基部渐狭成具翅长柄，边缘有齿或羽状裂片。头状花序，单生于枝端并排成疏伞房状；总苞片2~3层，外层倒披针形；舌状花浅紫色；管状花多数，被短密毛。瘦果极扁，褐色，被腺毛及短柔毛；冠毛不等长，易脱落。花期5~9月，果期8~10月。

【分布】生于林缘、草丛、溪岸、路旁。极常见。产于我国西部、中部、南部、东部各地区。

【性能主治】味辛，性凉。具有凉血止血、清热利湿、解毒消肿的功效。主治吐血，鼻出血，血痢，崩漏，创伤出血，黄疸，水肿，淋浊，感冒，咳嗽，咽痛喉痹，痔疮，痈肿，丹毒，小儿疳积。

【采收加工】夏、秋季采收根或全草，鲜用或晒干。

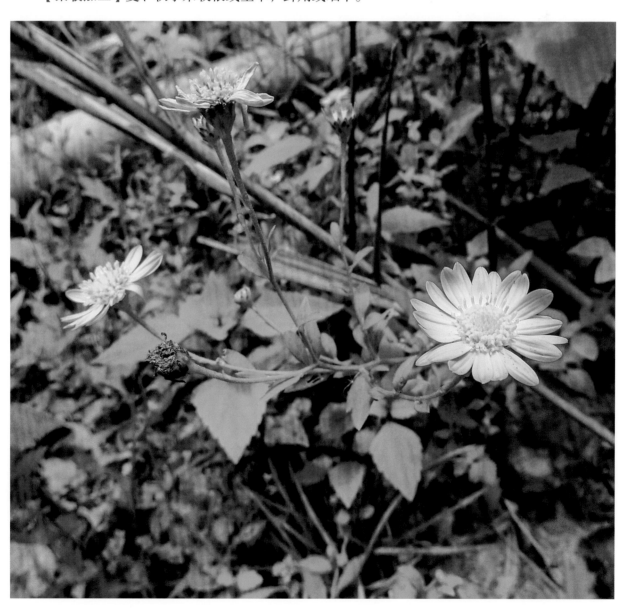

# 佩兰

【基原】为菊科佩兰*Eupatorium fortunei* Turcz.的地上部分。

【别名】水泽兰。

【形态特征】多年生草本。茎枝被稀疏短柔毛。中部茎叶3全裂或3深裂；中裂片较大，长椭圆形或长椭圆状披针形，无毛和腺点，羽状脉，边缘有齿。头状花序于枝端排成复伞房花序。总苞钟状；总苞片2~3层，外层短，卵状披针形；花白色或微红色。瘦果黑褐色，长椭圆形，具5棱，无毛和腺点；冠毛白色。花果期7~11月。

【分布】生于溪边或原野湿地，野生或栽培。产于江苏、浙江、河北、山东、广西等地。

【性能主治】味辛，性平。具有化湿、醒脾开胃、发表解暑的功效。主治湿浊中阻，脘痞呕恶，口中甜腻，口臭，多涎，暑湿表证，头胀胸闷，湿温初起，发热倦怠。

【采收加工】夏、秋季分2次采收地上部分，除去杂质，切段，晒干。

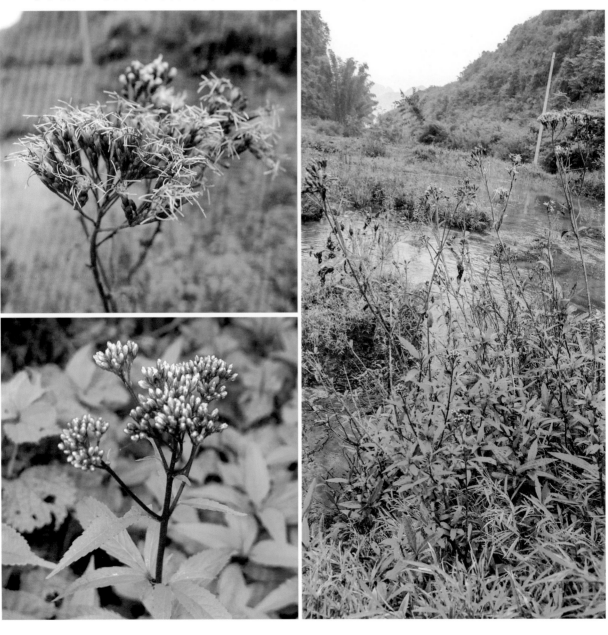

# 千里光

【基原】为菊科千里光*Senecio scandens* Buch.-Ham. ex D. Don的全草。

【别名】九里明。

【形态特征】多年生攀缘草本。叶片卵状披针形至长三角形，先端渐尖，边缘稀全缘，有时具细裂或羽状浅裂，具柄。头状花序有舌状花，多数，排成顶生复聚伞圆锥花序，被短柔毛；总苞片12~13枚，线状披针形；舌状花8~10朵，黄色；管状花多数。瘦果圆柱形，长3 mm，被柔毛；冠毛白色。

【分布】生于路旁及旷野间。产于江苏、浙江、四川、广西等地。

【性能主治】味苦、辛，性凉；有小毒。具有清热解毒、凉血消肿、清肝明目的功效。主治风火赤眼，疮疖肿毒，皮肤湿疹，痢疾腹痛等病症。

【采收加工】夏秋采收全草，洗净，鲜用或晒干。

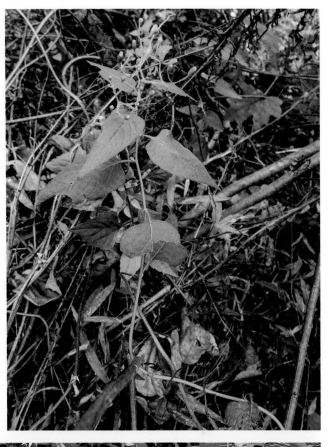

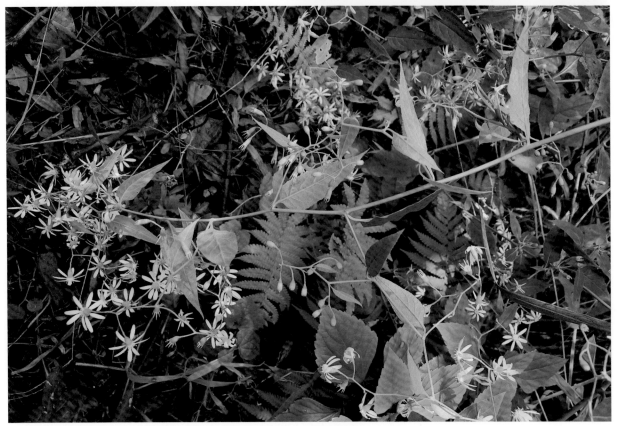

## 天名精

【基原】为菊科天名精*Carpesium abrotanoides* L.的全草。

【形态特征】多年生草本。茎下部近无毛，上部密被短柔毛。下部叶广椭圆形或长椭圆形，密被短柔毛，有腺点，边缘具钝齿。头状花序，沿茎、枝生于叶腋，呈穗状花序式排列；总苞钟球形，直径6~8 mm；苞片3层，外层短，卵圆形，先端钝，背面被短柔毛；雌花狭筒状，两性花筒状。瘦果长约3.5 mm。

【分布】生于山坡、路旁或草坪上。产于我国各地。

【性能主治】味苦、辛，性寒。具有清热、化痰、解毒、杀虫、破瘀、止血的功效。主治乳蛾，喉痹，疟疾，急性肝炎，急慢惊风，虫积，血瘕，鼻出血，血淋，疔肿疮毒，皮肤痒疹。

【采收加工】7~8月采收全草，洗净，鲜用或晒干。

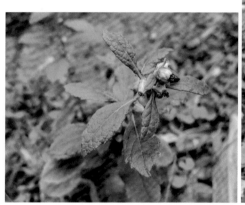
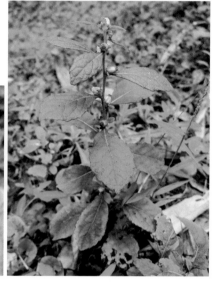

## 豨莶草

【基原】为菊科豨莶*Siegesbeckia orientalis* L.的地上部分。

【别名】肥猪草。

【形态特征】一年生草本。茎被灰白色短柔毛。中部叶三角状卵圆形或卵状披针形，边缘有浅裂或粗齿，两面被毛，背面具腺点，三出基脉。头状花序，排成圆锥花序；总苞片2层，背面被具柄腺毛，外层苞片线状匙形或匙形；雌花舌状，黄色，两性花管状。瘦果具4棱，无冠毛。花期4~9月，果期6~11月。

【分布】生于海拔110~2700 m的林缘、林下、荒野、路边。产于我国东北、华北、华东、中南、西南等地区。

【性能主治】味辛、苦，性寒。具有祛风湿、利关节、解毒的功效。主治风湿痹痛，筋骨无力，腰膝酸软，四肢麻痹，半身不遂，风疹湿疮。

【采收加工】夏、秋季花开前及花期均可采收地上部分，除去杂质，晒干。

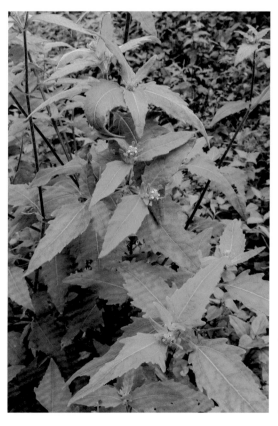

# 烟管头草

【基原】为菊科烟管头草*Carpesium cernuum* Linn.的全草。

【形态特征】多年生草本。茎密被白色长柔毛及卷曲的短柔毛。下部叶匙状长椭圆形，基部长渐狭，收缩成具翅的长柄，腹面被倒伏柔毛，背面被白色长柔毛，两面均有腺点，边缘具齿。头状花序单生于茎、枝端；总苞直径1~2 cm；苞片4层，外层苞片叶状，密被长柔毛，先端钝；雌花狭筒状，两性花筒状。瘦果长4~4.5 mm。

【分布】生于路边荒地及山坡、沟边等处。产于我国东北、华北、华中、华东、华南、西南各地区及陕西、甘肃等地。

【性能主治】味苦、辛，性凉；有小毒。具有清热解毒、消肿止痛的功效。主治感冒发热，咽喉痛，牙痛，泄泻，小便淋痛，瘰疬，疮疖肿毒，乳痈，腮腺炎，毒蛇咬伤。

【附注】根：主治牙痛，阴挺，泄泻，喉蛾。

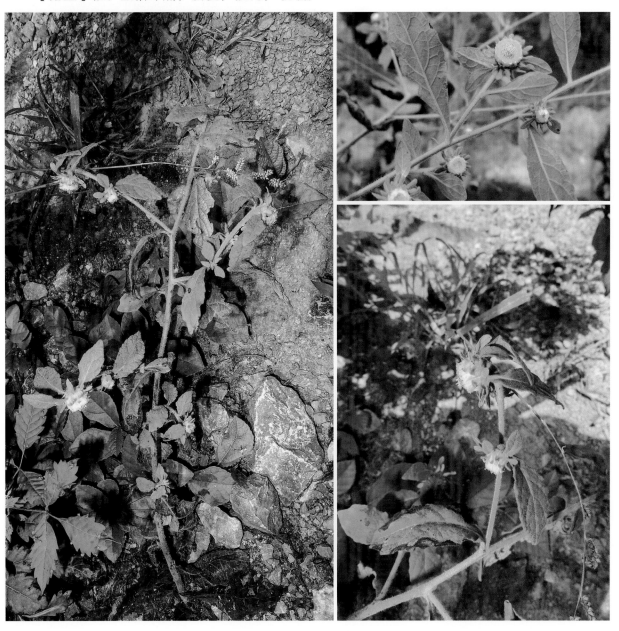

# 羊耳菊

【基原】为菊科羊耳菊*Inula cappa* (Buch.-Ham. ex D. Don) DC.的地上部分。

【别名】白面风。

【形态特征】亚灌木。茎被绢状或绒状绒毛。叶长圆形或长圆状披针形，边缘有细齿，背面被绢状厚绒毛。头状花序于枝端集成聚伞圆锥花序，被绢状绒毛；总苞近钟形，苞片约5层，线状披针形，外被绢状绒毛；边缘小花舌片短小，中央小花管状；冠毛污白色。瘦果长圆柱形，被白色长绢毛。花期6~10月，果期8~12月。

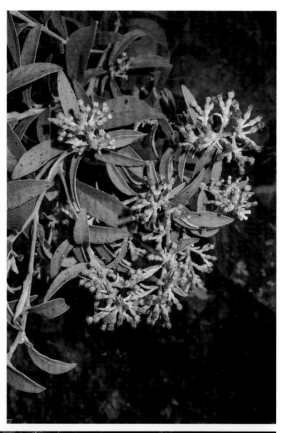

【分布】生于海拔500~3200 m的亚热带和热带的丘陵地、荒地的灌木丛或草地。产于我国长江以南各地区。

【性能主治】味辛、微苦，性温。具有祛风、利湿、行气化滞的功效。主治风湿关节痛，胸膈痞闷，疟疾，痢疾，泄泻，产后感冒，肝炎，痔疮，疥癣。

【采收加工】夏、秋季采收地上部分，除去杂质，干燥。

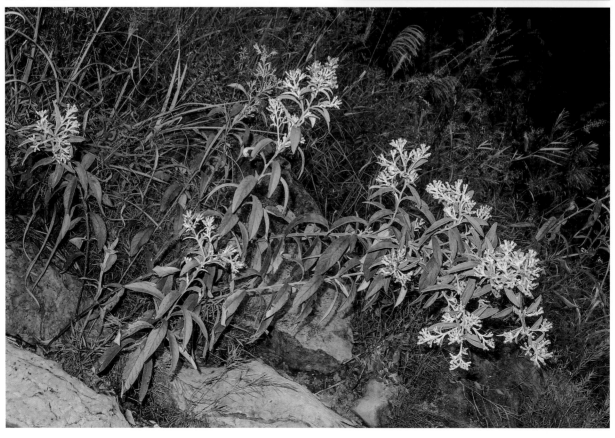

# 野菊花

【基原】为菊科野菊*Chrysanthemum indicum* L.的头状花序。

【形态特征】多年生草本。茎枝被稀疏的毛。茎中部叶卵形、长卵形或椭圆状卵形，羽状半裂、浅裂，有浅锯齿。头状花序直径1.5~2.5 cm，多数排成圆锥花序或伞房花序，顶生；总苞片约5层，外层卵形或卵状三角形，中层卵形，内层长椭圆形；舌状花黄色，舌片长10~13 mm。瘦果长1.5~1.8 mm。花期6~11月。

【分布】生于山坡、河谷、河岸荒地及岩石上。产于我国东北、华北、华东、华中及西南等地区。

【性能主治】味苦、辛，性微寒。具有清热解毒、泻火平肝的功效。主治疔疮痈肿，目赤肿痛，头痛眩晕。

【采收加工】秋、冬季花初开放时采收花序，晒干或蒸后晒干。

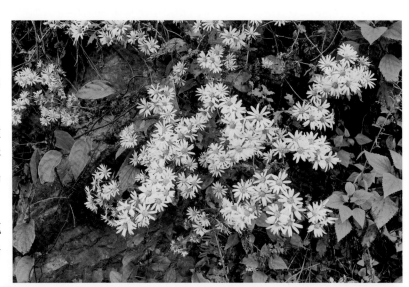

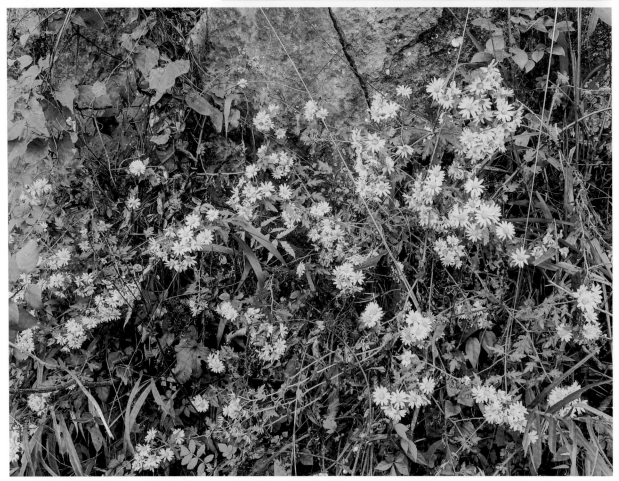

# 一枝黄花

【基原】为菊科一枝黄花*Solidago decurrens* Lour.的根及全草。

【别名】野黄菊。

【形态特征】多年生草本。茎单生或少数簇生。茎中部叶椭圆形或长椭圆形，叶质较厚，两面、沿脉及叶缘均有短柔毛或背面无毛。头状花序长6~8 mm，宽6~9 mm，在茎上部排成总状或伞房圆锥花序；总苞片4~6层，披针形或狭披针形；舌状花舌片椭圆形。瘦果长3 mm，无毛。花果期4~11月。

【分布】生于海拔565~2850 m的阔叶林缘、林下、灌木丛中及山坡草地上。产于长江以南各地区。

【性能主治】味苦、辛，性凉。具有疏风泄热、解毒消肿的功效。主治风热感冒，头痛，咽喉肿痛，肺热咳嗽，黄疸，泄泻，热淋，痈肿疮疖，蛇咬伤。

【采收加工】全年均可采收根和全草，洗净，切断，鲜用或晒干备用。

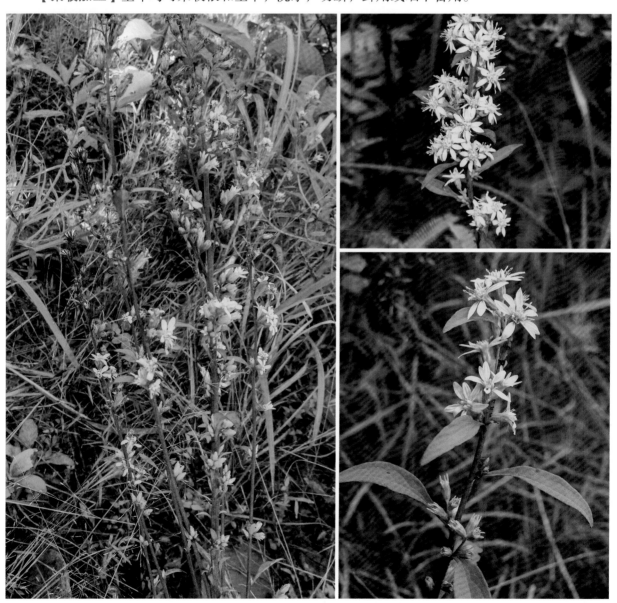

# 广西过路黄

【基原】为报春花科广西过路黄*Lysimachia alfredii* Hance的全草。

【别名】四叶一枝花。

【形态特征】多年生草本。茎被褐色多细胞柔毛。叶片卵形至卵状披针形，两面均被糙伏毛，密布黑色腺条和腺点。总状花序顶生，缩短成近头状；萼裂片狭披针形，背面被毛，有黑色腺条；花冠黄色，裂片披针形，先端钝或锐尖，密布黑色腺条；花丝下部合生成筒。蒴果近球形，褐色。花期4~5月，果期6~8月。

【分布】生于海拔220~900 m的山谷溪边、沟旁湿地、林下和灌木丛中。产于福建、湖南、广西、贵州等地。

【性能主治】味苦、辛，性凉。具有清热利湿、排石通淋的功效。主治黄疸型肝炎，痢疾，尿路感染，腹泻，热淋，石淋，白带异常，骨折，跌打损伤。

【采收加工】全年均可采收全草，洗净，鲜用或晒干。

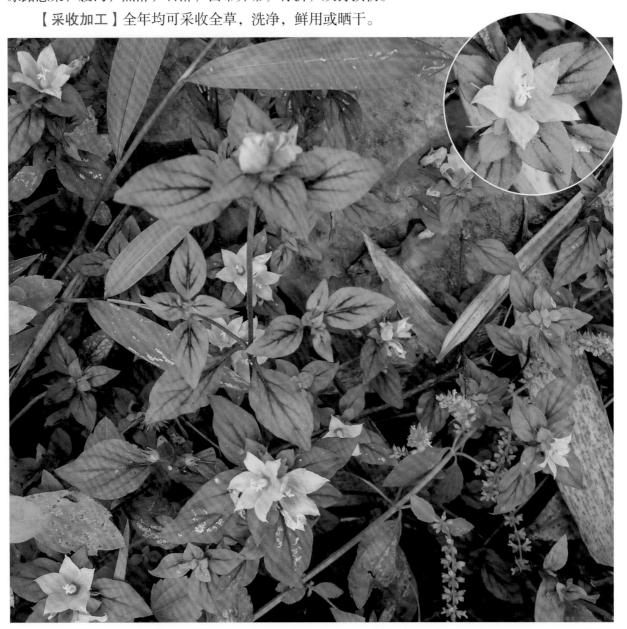

# 临时救

【基原】为报春花科临时救*Lysimachia congestiflora* Hemsl.的全草。

【别名】小过路黄。

【形态特征】多年生草本。茎匍匐，上部上升，密被卷曲柔毛。叶对生；叶片卵形至阔卵形，两面被糙伏毛，近边缘有腺点。花2~4朵集生于茎、枝端成近头状的总状花序；花萼5深裂，裂片披针形；花冠黄色，内面基部紫红色，裂片先端散生腺点；花丝下部合生成筒。蒴果球形。花期5~6月，果期7~10月。

【分布】生于海拔2100 m的水沟边、田埂上和山坡林缘、草地等湿润处。产于我国长江以南各地区以及陕西、甘肃南部和台湾。

【性能主治】味微辛、苦，性温。具有祛风散寒、止咳化痰、消积解毒的功效。主治黄疸，月经不调，产后腹痛，痢疾，疮疖，目赤肿痛，风寒头痛，咽喉肿痛，咳嗽多痰，小儿疳积，腹泻，蛇咬伤。

【采收加工】夏、秋季采收，鲜用或晒干。

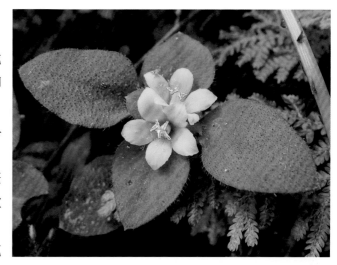

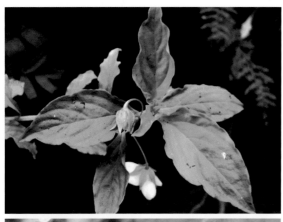

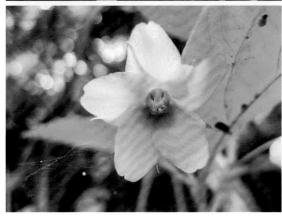

# 灵香草

【基原】为报春花科灵香草*Lysimachia foenum-graecum* Hance的全草。

【别名】零陵草。

【形态特征】多年生草本。高达60 cm，干后有香气。叶互生；叶片广卵形至椭圆形，边缘波状，两面密布腺体；叶柄具狭翅。花单生于叶腋；花梗纤细；花萼5裂近基部，裂片卵状披针形；花冠黄色，5裂近基部，裂片长圆形；花丝极短；花药顶孔开裂。蒴果近球形。花期5月，果期8~9月。

【分布】生于海拔800~1700 m的山谷溪边和林下的腐殖质土壤中。产于云南、广西、广东、湖南等地。

【性能主治】味辛、甘，性温。具有祛风寒、辟秽浊的功效。主治鼻塞，伤风，感冒头疼，下痢，遗精，牙痛，胸腹胀满。

【采收加工】夏、秋季茎叶茂盛时采收，除去杂质，阴干。

# 三叶香草

【基原】为报春花科三叶香草*Lysimachia insignis* Hemsl.的根、全草。

【别名】三叶排草。

【形态特征】多年生草本。全株无毛。茎直立，基部木质化。叶大，常3枚聚生于茎顶，近轮生状，叶片卵形至卵状披针形。总状花序，多数，在叶下沿茎着生；花萼5~6裂，卵形，两面有腺体；花冠白色或黄色，5裂；花丝下部合生，成环状贴于花冠基部；花药顶孔开裂。蒴果球形，白色。花期4~5月，果期10~11月。

【分布】生于海拔300~1600 m的山谷溪边和林下。产于广西、云南。

【性能主治】味辛、涩，性温。具有祛风活络、消肿止痛的功效。主治风湿痹痛，跌打损伤，骨折。

【采收加工】全年均可采收，洗净，鲜用或晒干。

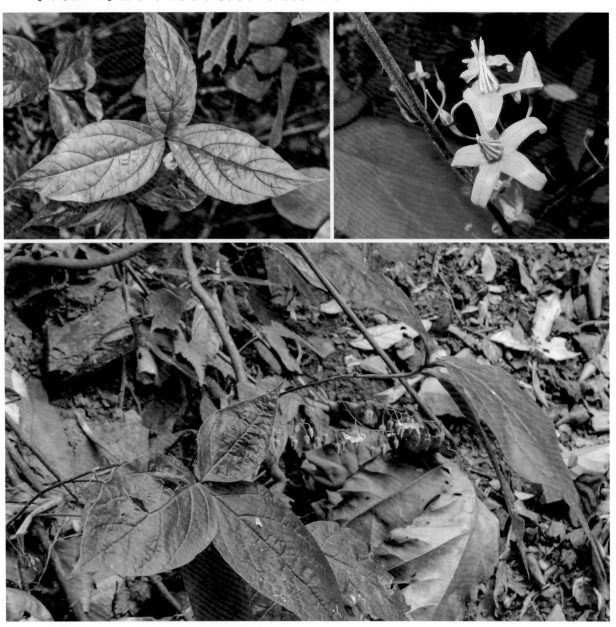

# 白花丹

【基原】为白花丹科白花丹*Plumbago zeylanica* L.的全草。

【别名】白花竹。

【形态特征】常绿半灌木。枝条开散或上端蔓状，具腺点。叶片长卵形。穗状花序，花轴与总花梗有头状或具柄的腺体；萼裂片5枚，三角形，有具柄腺体；花冠白色或微带蓝白色，花冠筒长达2.2 cm，裂片5枚，倒卵形；雄蕊5枚；子房椭圆形，有5棱。蒴果长椭圆形。花期10月至翌年3月，果期12月至翌年4月。

【分布】生于污秽阴湿处或半遮阴的地方。产于长江以南各地区。

【性能主治】味辛、苦、涩，性温；有毒。具有祛风、散瘀、解毒、杀虫的功效。主治风湿性关节痛，慢性肝炎，肝区疼痛，血瘀闭经，跌打损伤，肿毒恶疮，疥癣，肛周脓肿，急性淋巴腺炎，乳腺炎，蜂窝组织炎，瘰疬未溃。

【采收加工】全年均可采收，除去杂质，洗净，润透，切段，干燥。

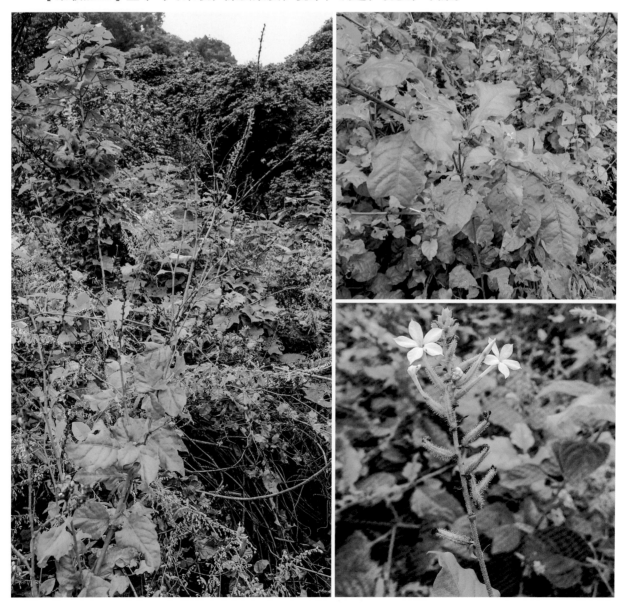

# 车前草

【基原】为车前科车前*Plantago asiatica* L.的全草。

【形态特征】多年生草本。须根多，根茎短。叶基生；叶片宽卵形至宽椭圆形，先端钝圆至急尖，边缘波状、全缘或有齿，两面疏生短柔毛，脉5~7条。穗状花序数个，圆柱状，有短柔毛；花具短梗；萼片先端钝圆或钝尖，龙骨突不延至顶端；花冠白色，裂片狭三角形。蒴果纺锤状卵形，周裂。花期4~8月，果期6~9月。

【分布】生于海拔1800 m以下的山野、路旁、花圃或菜园、河边湿地。产于全国各地。

【性能主治】味甘，性寒。具有清热利尿、凉血、解毒的功效。主治热结膀胱，小便不利，淋浊带下，暑湿泻痢，鼻出血，尿血，肝热目赤，咽喉肿痛，痈肿疮毒。

【采收加工】夏季采收全草，除去泥沙、杂质，洗净，切段，晒干。

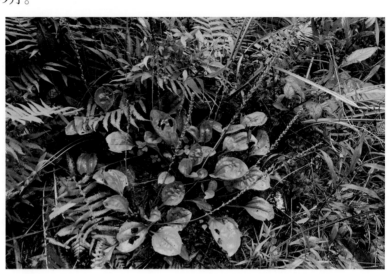

# 大花金钱豹

【基原】为桔梗科桂党参*Campanumoea javanica* Blume subsp. *javanica*的根。

【别名】土党参。

【形态特征】草质缠绕藤本。具乳汁，具胡萝卜状根。茎无毛，多分枝。叶对生，极少互生；具长柄；叶片心形或心状卵形，无毛或稀背面有长毛。花单朵生于叶腋，无毛，花萼5裂，裂片披针形；花冠长15~30 mm，白色或黄绿色，内面紫色，钟状；雄蕊5枚；柱头4~5裂。浆果紫色，直径15~26 mm。花期（5）8~9（11）月。

【分布】生于向阳山坡、沟谷、林中或灌木丛草地。产于广西、广东、湖北、四川及云南等地。

【性能主治】味甘，性平。具有补中益气、润肺生津的功效。主治气虚乏力，脾虚腹泻，肺虚咳嗽，小儿疳积，乳汁稀少。

【采收加工】秋季采挖根，洗净，除去须根，晒干。

## 金钱豹

【基原】为桔梗科金钱豹*Campanumoea javanica* Blume subsp. *japonica* (Maxim. ex Makino) D. Y. Hong的根。

【别名】土党参。

【形态特征】草质缠绕藤本。具乳汁，具胡萝卜状根。茎无毛，多分枝。叶对生，极少互生；叶片心形或心状卵形，无毛或稀背面有长毛，具长柄。花单朵生于叶腋，无毛，花萼5裂，裂片卵状或披针形；花冠长6~13 mm，白色或黄绿色，内面紫色，钟状；雄蕊5枚；柱头4~5裂。浆果白绿色，略带红色，直径7~15 mm。花期8~9月。

【分布】生于低山区的向阳坡地上。产于我国南部和西南部。

【性能主治】味甘，性平。具有补中益气、润肺生津的功效。主治气虚乏力，脾虚腹泻，肺虚咳嗽，小儿疳积，乳汁稀少。

【采收加工】秋季采挖根，洗净，除去须根，晒干。

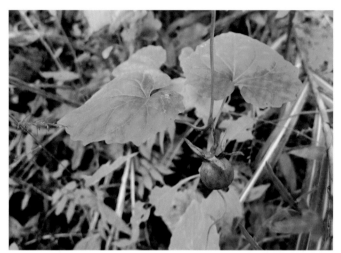

## 铜锤玉带草

【基原】为桔梗科铜锤玉带草*Lobelia angulata* Forst.的全草。

【别名】扣子草。

【形态特征】多年生草本。茎平卧，被开展的柔毛。叶片圆卵形、心形或卵形，边缘有齿，两面疏生短柔毛。花单生于叶腋；花萼筒坛状，裂片条状披针形，每边疏生小齿；花冠紫红色、淡紫色、绿色或黄白色，檐部二唇形，裂片5枚；雄蕊在花丝中部以上连合。浆果，紫红色。热带地区全年均可开花结果。

【分布】生于田边、路旁以及丘陵、低山草坡或疏林中的潮湿地。产于我国华东、西南、华南地区以及台湾、湖北、湖南等地。

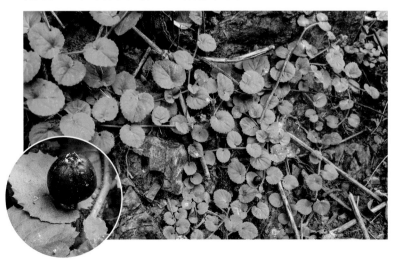

【性能主治】味辛、苦，性平。具有祛风除湿、活血、解毒的功效。主治肺热咳嗽，淋巴结炎，疮疡肿毒，小便不利，小儿疳积，风湿疼痛，跌打损伤，月经不调，目赤肿痛，乳痈，无名肿毒；外用治骨鲠喉。

【采收加工】夏季采收全草，洗净，鲜用或晒干。

# 白英

【基原】为茄科白英*Solanum lyratum* Thunb. 的全草。

【别名】白毛藤。

【形态特征】草质藤本。茎及小枝均密被具节长柔毛。叶片多为琴形，基部常3~5深裂，两面被长柔毛。聚伞花序，顶生或腋外生，被具节的长柔毛；萼杯状，齿5枚；花冠蓝紫色或白色，5深裂；雄蕊5枚；子房卵形。浆果球状，成熟时红黑色。花期夏秋，果期秋末。

【分布】生于海拔600~2800 m的山谷草地或路旁、田边或灌木丛中。全国各地均有分布。

【性能主治】味甘、苦，性微寒；有小毒。具有清热解毒、利湿消肿的功效。主治疟疾，黄疸，水肿，淋病，风湿性关节炎，胆囊炎，癌症，子宫糜烂，白带异常，丹毒，疔疮。

【采收加工】夏秋采收全草，洗净，鲜用或晒干。

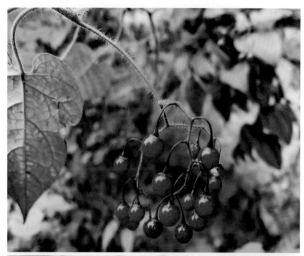

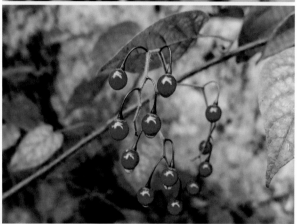

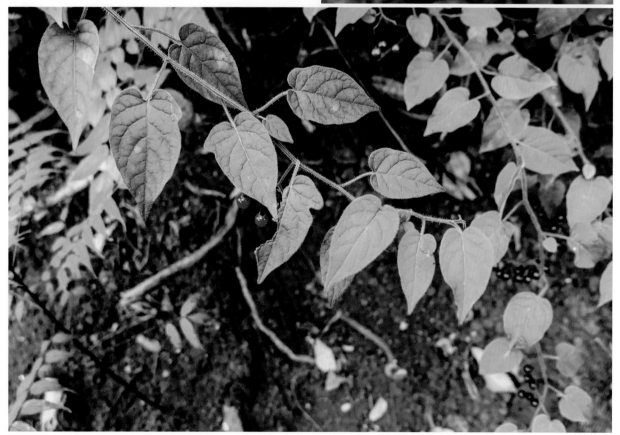

# 丁茄根

【基原】为茄科水茄*Solanum torvum* Sw.的根及老茎。

【形态特征】灌木。小枝疏具皮刺，被星状毛。叶片卵形至椭圆形，边缘半裂或波状，背面中脉、侧脉常有刺，两面均被星状毛。伞房花序腋外生，二歧至三歧，毛被厚；萼杯状，外面被星状毛及腺毛，5裂；花冠白色，5裂，外面被星状毛；子房卵形，柱头截形。浆果黄色，无毛，圆球形。全年均开花结果。

【分布】生于村旁、路旁、园边、半阴湿的土壤肥沃的地方。产于长江以南各地区。

【性能主治】味辛、微苦，性微温；有小毒。具有活血散瘀、消肿止痛的功效。主治跌打损伤，腰肌劳损，胃痛，牙痛，风湿痛，疮毒。

【采收加工】全年均可采收根、老茎，除去须根和杂质，洗净，润透，切厚片，干燥。

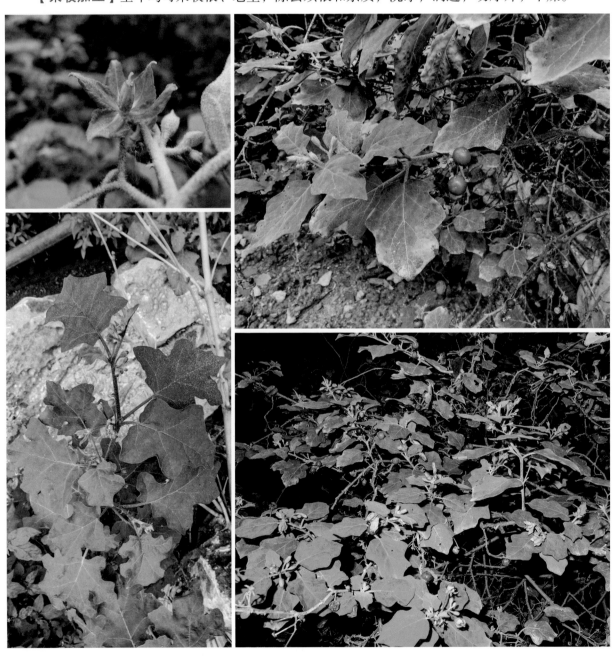

# 丁茄根

【基原】为茄科刺天茄*Solanum violaceum* Ortega的根及老茎。

【形态特征】灌木。全株密生具柄星状绒毛，并生有基部宽扁的淡黄色钩刺。叶片卵形，先端钝，基部心形、截形，边缘5~7深裂或波状浅圆裂，两面均被星状绒毛，脉上有皮刺。花序蝎尾状，腋外生；萼杯状，5裂；花冠辐状，蓝紫色，深5裂。浆果球形，熟时橙红色。花果期全年。

【分布】生于村旁、路旁、园边、半阴湿的土壤肥沃的地方。生于我国长江以南各地区。

【性能主治】味辛、微苦，性微温；有小毒。具有活血散瘀、消肿止痛的功效。主治跌打损伤，腰肌劳损，胃痛，牙痛，风湿痛，疮毒。

【采收加工】全年均可采收，除去须根和杂质，洗净，润透，切厚片，干燥。

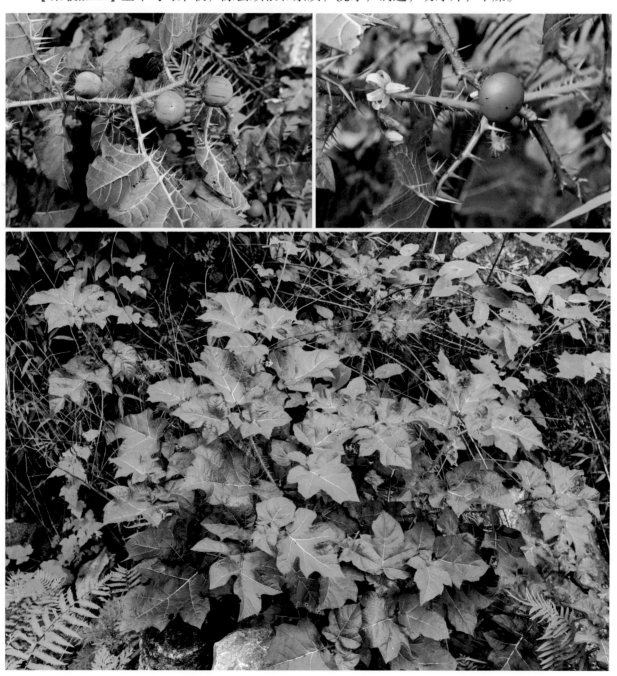

# 古钮菜

【基原】为茄科少花龙葵*Solanum americanum* Mill.的全草。

【别名】钮草、七粒扣、五地茄、乌疗草、衣钮扣。

【形态特征】纤弱草本。茎无毛或近无毛。叶片卵形至卵状长圆形，边缘全缘，波状或有不规则的粗齿，两面均具疏柔毛。花序近伞形，腋外生，具微柔毛，有花1~6朵；萼绿色，5裂达中部；花冠白色，5裂；雄蕊5枚；子房近圆形；花柱纤细，中部以下具白色绒毛。浆果球状，成熟后黑色。花果期几近全年。

【分布】生于溪边、密林阴湿处或林边荒地。产于云南南部、江西、湖南、广西等地。

【性能主治】味微苦、甘，性寒。具有清热利湿、凉血解毒的功效。主治疮疡肿毒，尿路感染，小便不利，肿瘤。

【采收加工】夏秋采收全草，洗净，鲜用或晒干。

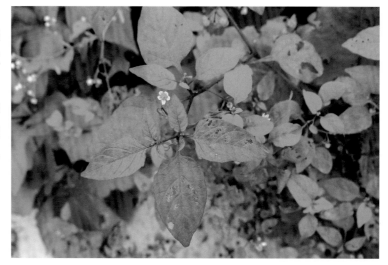

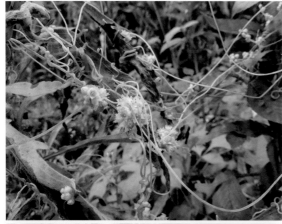

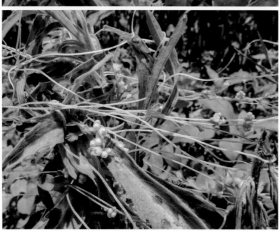

# 金丝草

【基原】为旋花科南方菟丝子*Cuscuta australis* R. Br.的全草。

【形态特征】一年生寄生草本。茎缠绕，金黄色，纤细。花序侧生，少花或多花簇生成小伞形或小团伞花序；花萼3~5裂，裂片长圆形或近圆形；花冠乳白色或淡黄色，裂片卵形或长圆形；雄蕊着生于花冠裂片弯缺处；子房扁球形，花柱2裂，柱头球形。蒴果扁球形，下半部为宿存花冠所包。

【分布】寄生于田边、路旁的草本或小灌木上。全国各地均有分布。

【性能主治】味甘，性平。具有利水消肿的功效。主治水肿胀满，哮喘，肺炎，肝炎，子宫脱垂。

【采收加工】秋季果实成熟时采收全草，晒干，打下种子，除去杂质。

【附注】种子：主治头晕耳鸣，腰膝酸软，遗精，尿频余沥，胎动不安。

# 单色蝴蝶草

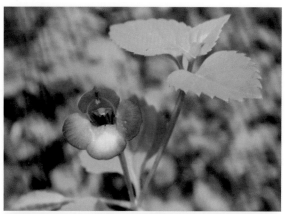

【基原】为玄参科单色蝴蝶草*Torenia concolor* Lindl.的全草。

【别名】蓝花草。

【形态特征】匍匐草本。叶片三角状卵形或长卵形，稀卵圆形，边缘具锯齿。单朵腋生或顶生，稀为伞形花序；花梗长达3.5 cm；萼长达1.7 cm，具5枚宽超1 mm的翅；萼齿2枚，果时裂为5枚；花冠比萼齿部分长11~21 mm，蓝色或蓝紫色；前对花丝，各具1枚长2~4 mm的线状附属物。花果期5~11月。

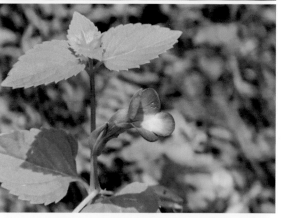

【分布】生于林下、山谷及路旁。产于广东、广西、贵州及台湾等地。

【性能主治】味苦，性凉。具有清热解毒、利湿、止咳、和胃止呕、化瘀的功效。主治蛇咬伤，疮疡肿毒，跌打损伤，发痧呕吐，黄疸，血淋，风热咳嗽，泄泻，疔毒。

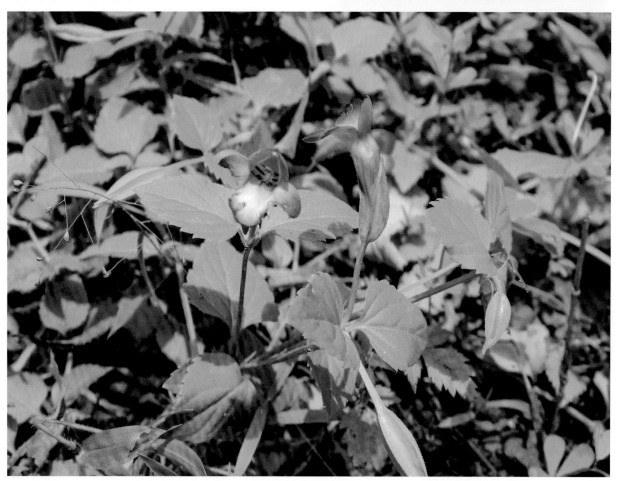

## 广西来江藤

【基原】为玄参科广西来江藤 *Brandisia kwangsiensis* H. L. Li 的地上部分。

【形态特征】攀缘灌木。全株被锈色星状绒毛。叶片长卵圆形至卵状矩圆形。花1~2朵生于叶腋；萼内面有长绢毛，外面具10脉，裂至1/3~1/2处成二唇形；花冠紫红色，上唇2裂，下唇3裂；雄蕊4枚，略2强；花柱约与雄蕊等长；子房密被星状绒毛。蒴果卵圆形，包于宿萼内。花期7~11月。

【分布】生于海拔900~2700 m的灌木丛及林中。生于广西、贵州、云南。

【性能主治】味微辛，性平。具有止咳化痰的功效。主治咳嗽。

【采收加工】秋末冬初采收地上部分，洗净，切碎，晒干。

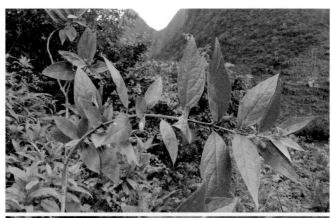
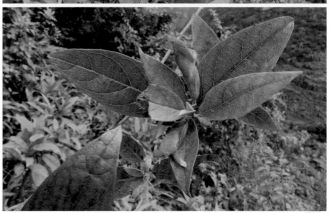

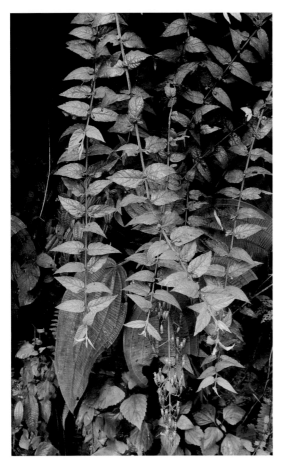

## 蜜桶花

【基原】为玄参科来江藤 *Brandisia hancei* Hook. f. 的地上部分。

【别名】野算盘。

【形态特征】灌木。全株密被锈黄色星状绒毛；枝及叶面后无毛。叶片卵状披针形。花单生于叶腋，花梗中上部有1对小苞片；萼宽钟形，内面密生绢毛，萼齿宽卵形至三角状卵形；花冠橙红色，外面有星状绒毛，上唇宽大，2裂，下唇3裂。蒴果卵圆形，略扁，有短喙，具星状毛。花期11月至翌年2月，果期翌年3~4月。

【分布】多生于海拔1900~3300 m的向阳石灰岩灌木丛中。产于我国华中、西南、华南等地。

【性能主治】味苦、甘，性凉。具有清热解毒、祛风利湿、消炎、解毒的功效。主治急慢性骨髓炎、风湿痛、慢性肝炎等疾病。叶外用治乳痈。

【采收加工】秋末冬初采集，洗净，切碎，晒干。

# 钟萼草

【基原】为玄参科钟萼草*Lindenbergia philippensis* (Cham. et Schltdl.) Benth.的全草。

【形态特征】多年生灌木状草本。全株被多细胞腺毛。叶片卵形至卵状披针形，边缘具尖锯齿。花近无梗，顶生，集成稠密的穗状总状花序；花萼钟形，5裂，被毛；花冠黄色，上唇先端近截形，下唇较长，带紫斑；子房及花柱被毛。蒴果长卵形，密被棕色硬毛。花果期11月至翌年3月。

【分布】生于海拔1200~2600 m的山坡、岩缝、墙缝中。产于湖北、广西、云南等地。

【性能主治】味苦，性平。具有清热解毒、收湿生肌、止痒敛疮、燥湿除邪的功效。主治皮肤湿疮、搔痒无度、流黄臭水，或恶疮、顽癣、久不收敛；外用治骨髓炎。

【采收加工】春、夏季采收全草，洗净，晒干。

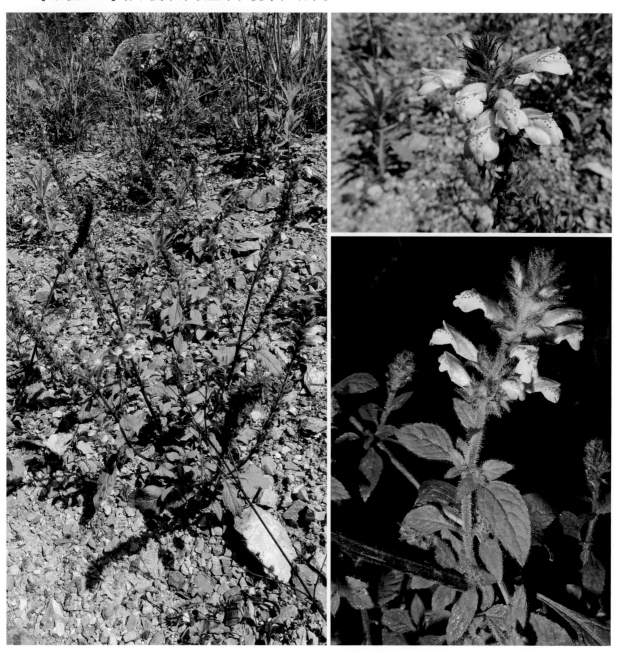

# 石吊兰

【基原】为苦苣苔科吊石苣苔*Lysionotus pauci-florus* Maxim.的全草。

【别名】产后茶。

【形态特征】小灌木。茎长达30 cm。叶3枚轮生，有时对生或4枚轮生；叶片革质，形状变化大。花序有1~5朵花；花萼长3~5 mm，5裂达或近基部；花冠白色带淡紫色条纹，上唇2浅裂，下唇3裂；退化雄蕊3枚；花盘杯状，有尖齿；雌蕊长2~3.4 cm。蒴果线形，长5.5~9 cm。花期7~10月。

【分布】生于海拔300~2000 m的丘陵、山地林中或阴处石崖上或树上。产于云南、广西、台湾、江苏、四川、陕西等地。

【性能主治】味苦，性温。具有软坚散结、止咳化痰、活血祛瘀的功效。主治淋巴结核，肺结核，慢性支气管炎，咳嗽，风湿痹痛，腰痛，月经不调，痛经，闭经，跌打损伤。

【采收加工】夏、秋季叶茂盛时采收全草，鲜用或晒干。

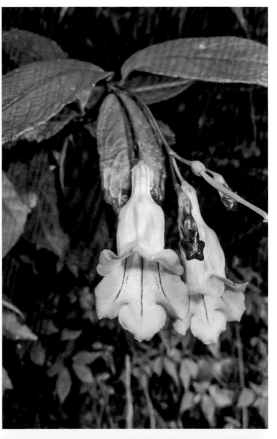

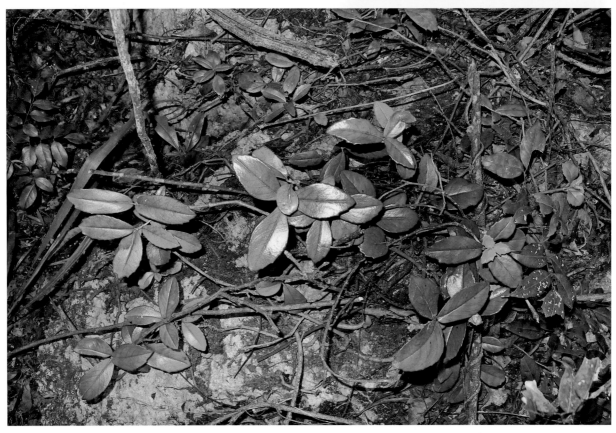

# 朱红苣苔

【基原】为苦苣苔科朱红苣苔Calcareoboea coccinea C. Y. Wu ex H. W. Li的全草。

【形态特征】多年生草本。根状茎粗达1 cm。叶10~20枚，基生；叶片椭圆状狭卵形或长圆形，边缘有小齿，两面被短柔毛。花序有9~11朵花，花序梗密被贴伏柔毛；萼裂片狭线状披针形，外被短柔毛；花冠朱红色，外面密被、内面疏被短毛；退化雄蕊2枚；雌蕊长约2~3 cm。蒴果线形。花期4~6月。

【分布】生于海拔1000~1500 m的石灰山常绿阔叶林下、岩石上或岩缝中。主要分布在云南、广西。

【性能主治】主治咳嗽，吐血。性温，味微苦、微涩。具有宣肺止咳、温化痰湿、消肿止痛等功效。

【采收加工】夏、秋季叶茂盛时采收全草，洗净，晒干。

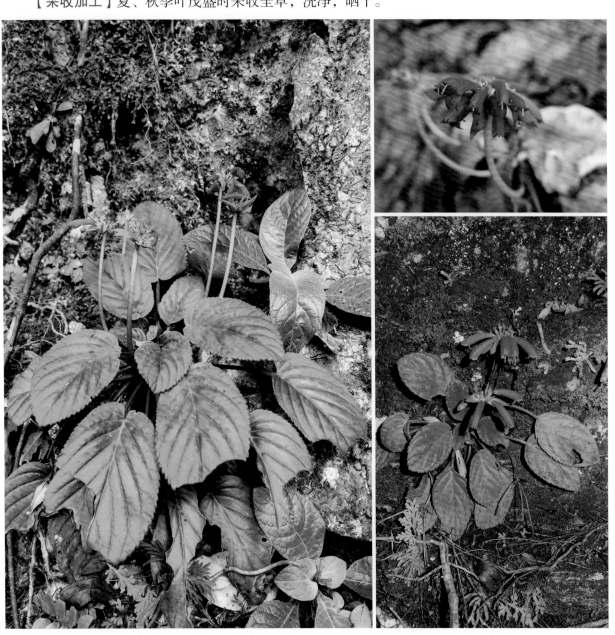

# 蛛毛苣苔

【基原】为苦苣苔科蛛毛苣苔*Paraboea sinensis* (Oliv.) B. L. Burtt的全草。

【别名】回生草。

【形态特征】多年生亚灌木。茎幼枝具褐色毡毛。叶片长圆形或长圆状倒披针形，幼时腹面被绵毛，后近无毛，背面密被淡褐色毡毛。聚伞花序伞状，成对腋生，具10余朵花；花萼绿白色，5裂；花冠紫蓝色，稍二唇形；雄蕊2枚，退化雄蕊1或3枚；雌蕊无毛。蒴果线形，螺旋状卷曲。花期6~7月，果期8月。

【分布】生于山坡林下石缝中或陡崖上。产于广西西南部、云南西南部及东南部、贵州、四川东南部和湖北西部。

【性能主治】主治感冒，中耳炎，风湿痹痛，跌打损伤。

【采收加工】夏、秋季叶茂盛时采收，洗净，晒干。

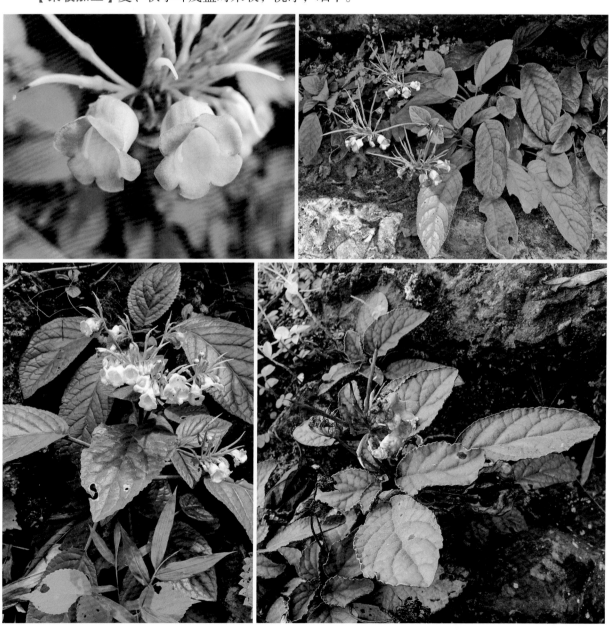

# 菜豆树

【基原】为紫葳科菜豆树*Radermachera sinica* (Hance) Hemsl.的根、叶或果实。

【别名】牛尾豆、蛇仔豆、鸡豆木、豆角木、接骨凉伞。

【形态特征】小乔木。二回羽状复叶，稀三回羽状复叶；小叶卵形至卵状披针形，先端尾状渐尖。圆锥花序，顶生；萼齿5枚，卵状披针形，中肋明显；花冠钟状漏斗形，白色至淡黄色，裂片5枚，圆形；雄蕊4枚，2强，有退化雄蕊；子房光滑，花柱外露，柱头2裂。蒴果细长，下垂，圆柱形。花期5~9月，果期10~12月。

【分布】生于海拔340~750 m的山谷或平地疏林中。产于台湾、海南、广西、云南等地。

【性能主治】味苦，性寒。具有清暑解毒、散瘀消肿的功效。主治伤暑发热，痈肿，跌打骨折，蛇咬伤。

【采收加工】全年均可采挖根，夏、秋季采收叶，秋季采收果实，鲜用或晒干。

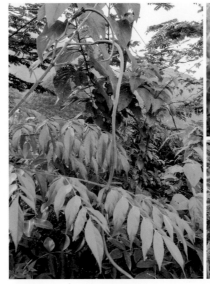
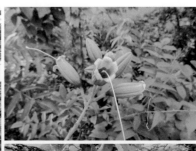
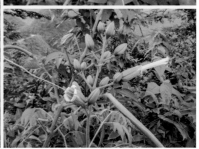
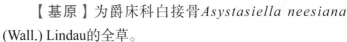

# 白接骨

【基原】为爵床科白接骨*Asystasiella neesiana* (Wall.) Lindau的全草。

【别名】玉龙盘、无骨苎麻、玉梗半枝莲、玉接骨、血见愁。

【形态特征】草本。具白色、富黏液的根状茎；茎高达1 m，略呈四棱形。叶片卵形至椭圆状矩圆形，边缘微波状至具浅齿。总状花序或基部有分枝，顶生；花单生或对生；花萼裂片5枚，主花轴和花萼被有柄腺毛；花冠淡紫红色，外疏生腺毛，裂片5枚；雄蕊2强。蒴果长达2 cm，上部具4粒种子，下部实心，细长似柄。

【分布】生于林下或溪边。产于我国长江以南各地区。

【性能主治】味苦、淡，性凉。具有化瘀止血、续筋接骨、利尿消肿、清热解毒的功效。主治吐血，便血，外伤出血，跌打瘀肿，扭伤骨折，风湿肢肿，腹水，疮疡溃烂，疖肿，咽喉肿痛。

【采收加工】夏、秋季采收全草，鲜用或晒干。

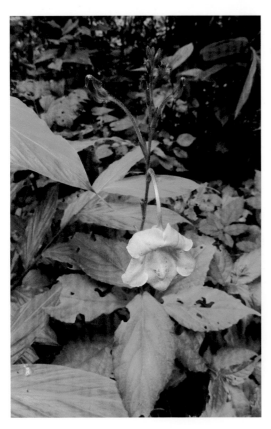

# 九头狮子草

【基原】为爵床科九头狮子草*Peristrophe japonica* (Thunb.) Bremek.的全草。

【别名】接骨草、土细辛、万年青、铁焊椒、绿豆青。

【形态特征】草本。叶片卵状矩圆形，先端渐尖或尾尖，基部钝或急尖。聚伞花序，顶生或腋生；花萼裂片5枚，钻形；花冠粉红色至微紫色，外面疏生短柔毛，二唇形；雄蕊2枚，花药被长硬毛，2室叠生。蒴果长1~1.2 cm，有柔毛，开裂时胎座不弹起，上部具4粒种子，下部实心。种子有小疣状凸起。

【分布】低海拔地区广布，生于路边、草地或林下。产于黄河以南各地区。

【性能主治】味辛、微苦、甘，性凉。具有祛风清热、凉肝定惊、散瘀解毒的功效。主治感冒发热，肺热咳喘，肝热目赤，小儿惊风，咽喉肿痛，痈肿疔毒，乳痈，聤耳，瘰疬，痔疮，蛇虫咬伤，跌打损伤。

【采收加工】夏、秋季采收，鲜用或晒干。

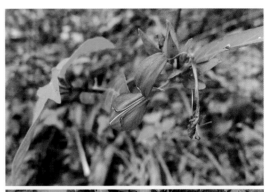
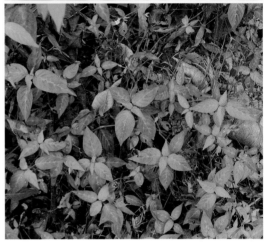

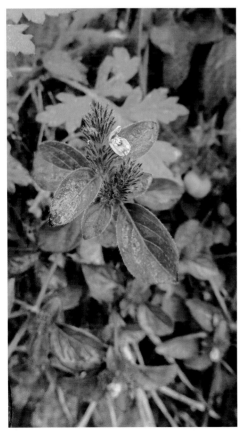

# 爵床

【基原】为爵床科爵床*Justicia procumbens* L.的全草。

【别名】爵卿、香苏、工业区眼老母草、赤眼、小青草。

【形态特征】细弱草本。茎常有短硬毛。叶片椭圆形至椭圆状长圆形，两面常被短硬毛。穗状花序，顶生或腋生；苞片1枚，小苞片2枚，均为披针形；花萼裂片4枚，线形；花冠粉红色，二唇形，下唇3浅裂；雄蕊2枚，药室不等高，下方1室有距。蒴果长约5 mm，上部具4粒种子，下部实心似柄状。

【分布】生于海拔2200~2400 m的山坡林间草丛中，为习见野草。产于黄河以南各省区。

【性能主治】味苦、咸、辛，性寒。具有清热解毒、利湿消积、活血止痛的功效。主治感冒发热，咳嗽，咽喉肿痛，目赤肿痛，疳积，湿热泻痢，疟疾，黄疸，浮肿，小便淋浊，筋肌疼痛，跌打损伤，痈疽疔疮，湿疹。

【采收加工】8~9月盛花期采收全草，晒干。

# 南板蓝根

【基原】为爵床科板蓝*Strobilanthes cusia* (Nees) Kuntze的根状茎和根。

【形态特征】草本。茎稍木质化，幼嫩部分和花序均被锈色、鳞片状毛。叶片椭圆形或卵形，先端短渐尖，边缘有齿，无毛。花无梗，对生，组成穗状花序，腋生和顶生；萼5深裂；花冠堇色、玫瑰红色或白色，5裂，几等大；雄蕊2强。蒴果无毛。种子4粒。花期11月。

【分布】常生于潮湿的地方。产于我国长江以南各地区。

【性能主治】味苦，性寒。具有清热解毒、凉血消斑的功效。主治温疫时毒，发热咽痛，温毒发斑，丹毒。

【采收加工】夏、秋季采挖根状茎和根，除去地上茎，洗净，晒干。

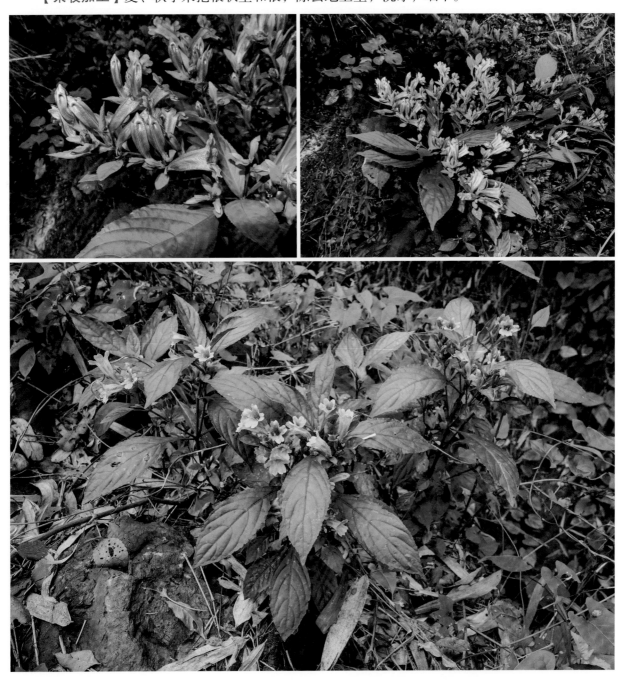

# 赪桐根

【基原】为马鞭草科赪桐*Clerodendrum japonicum* (Thunb.) Sweet的根。

【别名】朱桐、红顶风、红菱、雌雄树、大丹。

【形态特征】灌木。老枝近无毛或被短柔毛。叶片圆心形，基部心形，边缘有疏短尖齿，腹面被伏毛和短柔毛，背面密被盾形腺体。大型圆锥花序，顶生，鲜红色；花萼长1~1.5 cm，外面散生盾形腺体，深5裂；花冠管长达2.2 cm；雄蕊与柱头均长出花冠外。果实椭圆状球形，绿色或蓝黑色。花果期5~11月。

【分布】生于海拔550~2600 m的山坡、平地或水沟、河边。产于河北、陕西、甘肃、湖北、四川、云南等地。

【性能主治】味微甘、淡，性凉。具有祛风利湿、散瘀消肿的功效。主治风湿骨痛，腰肌劳损，跌打损伤，肺结核咳嗽，咯血。

【采收加工】全年均可采收，洗净切碎，鲜用或晒干。

【附注】叶：主治疮疖痈肿。

# 大叶紫珠

【基原】为马鞭草科大叶紫珠*Callicarpa macrophylla* Vahl的叶或带叶嫩枝。

【形态特征】灌木至小乔木。小枝密生灰白色星状绒毛。叶片长椭圆形、卵状椭圆形或长椭圆状披针形，边缘具细齿，背面密生星状绒毛，腺点隐于毛中。聚伞花序宽达8 cm，花序梗粗壮，长达3 cm；萼杯状，被星状毛和腺点，萼齿不显或钝三角形；花冠紫色。果实球形，紫红色。花期4~7月，果期7~12月。

【分布】生于海拔100~2000 m的疏林下和灌木丛中。产于广东、广西、贵州、云南等地。

【性能主治】味辛、苦，性平。具有散瘀止血、消肿止痛的功效。主治鼻出血，咯血，吐血，便血，外伤出血，跌打肿痛。

【采收加工】夏、秋季采收叶或嫩枝，晒干。

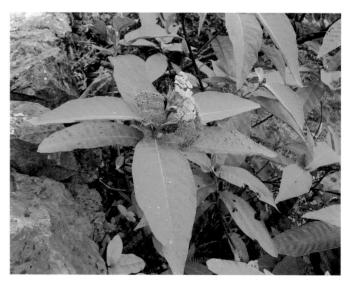

## 滇桂豆腐柴

【基原】为马鞭草科滇桂豆腐柴Premna confinis P'ei et S. L. Chen ex C. Y. Wu的茎。

【别名】美等哦（壮语）。

【形态特征】灌木至小乔木。小枝圆柱形，被糠秕状腺点。叶片长圆形至披针形，背面密被暗黄色腺点。圆锥花序，顶生；花萼密被腺点，二唇形；花冠淡黄色或白色，上部外面密被白色腺点，二唇形；雄蕊2强；子房倒卵形，有腺点。果紫红色，有腺点，微有瘤状凸起。花期5月。

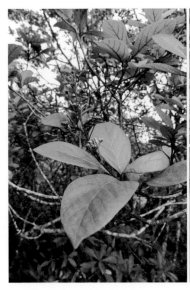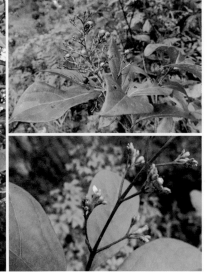

【分布】生于海拔600 m的杂木林中。产于广西、云南。

【性能主治】性甘、平，味苦。有除湿、消肿痛的作用。主治风湿骨痛。

## 红紫珠

【基原】为马鞭草科红紫珠Callicarpa rubella Lindl.的叶及嫩枝。

【别名】野蓝靛。

【形态特征】灌木。小枝被黄褐色星状毛并杂有腺毛。叶片倒卵形或倒卵状椭圆形，基部心形，边缘具齿，背面被星状毛、单毛、腺毛和腺点；叶柄极短或近于无。聚伞花序宽2~4 cm；花萼被星状毛、腺毛和腺点；花冠紫红色，外被毛和腺点；雄蕊长为花冠的2倍。果实紫红色。花期5~7月，果期7~11月。

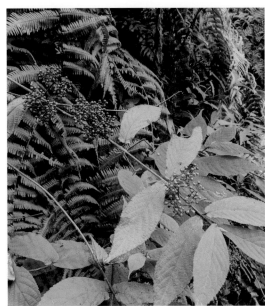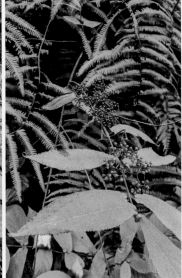

【分布】生于海拔300~1900 m的山坡、河谷的林中或灌木丛中。产于我国淮河以南各地区。

【性能主治】味微苦，性平。具有凉血止血、解毒消肿的功效。主治鼻出血，吐血，咯血，跌打损伤，外伤出血，痈肿疮毒。

【采收加工】夏、秋季采收，鲜用或晒干。

## 老鸦糊

【基原】为马鞭草科老鸦糊*Callicarpa giraldii* Hesse ex Rehder的根、茎、叶、果实。

【别名】万年青。

【形态特征】灌木。小枝圆柱形，被星状毛。叶片宽椭圆形至披针状长圆形，边缘有齿，背面被星状毛和腺点。聚伞花序宽2~3 cm，被星状毛；花萼钟状，被星状毛和腺点；花冠紫色，稍有毛，具腺点；药室纵裂，药隔具腺点；子房被毛。果实球形，初被星状毛，后无毛。花期5~6月，果期7~11月。

【分布】生于海拔200~3400 m的疏林和灌木丛中。产于我国黄河以南各地区。

【性能主治】味苦辛，性凉。具有祛风、除湿、散瘀、解毒的功效。主治风湿关节痛，跌打损伤，外伤出血，尿血。

【采收加工】5~10月采收，鲜用或晒干。

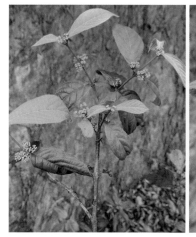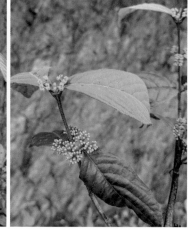

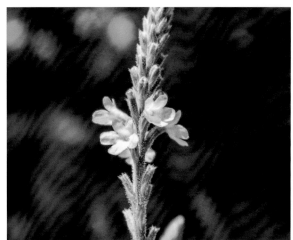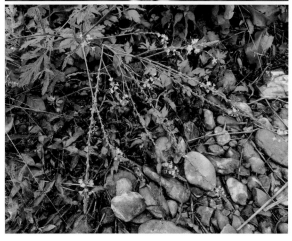

## 马鞭草

【基原】为马鞭草科马鞭草*Verbena officinalis* L.的地上部分。

【别名】鹤膝风、苦练草、顺捋草、靖蜓草。

【形态特征】多年生草本。茎节和棱上有硬毛。叶片卵圆形至长圆状披针形，基生叶通常有粗齿和缺刻；茎生叶多为3深裂，边缘有不整齐齿，两面均有硬毛。穗状花序，顶生和腋生；花萼有硬毛；花冠淡紫色至蓝色，外面有微毛；雄蕊4枚；子房无毛。果长圆形，成熟时4瓣裂。花期6~8月，果期7~10月。

【分布】常生于低至高海拔的路边、山坡、溪边或林旁。产于我国华东、华南、西南及甘肃、新疆等地。

【性能主治】味苦，性凉。具有活血散瘀、解毒、利水、退黄、截疟的功效。主治癥瘕积聚，痛经经闭，喉痹，痈肿，水肿，黄疸，疟疾。

【采收加工】6~8月花开时采收地上部分，除去杂质，晒干。

# 五色梅叶

【基原】为马鞭草科马缨丹*Lantana camara* L.的叶或嫩枝叶。

【别名】臭金凤叶、毛神花叶、五色花叶。

【形态特征】直立或蔓状灌木。茎枝有短柔毛，通常有短倒钩状刺。叶片卵形至卵状长圆形，腹面有短柔毛，背面有小刚毛。花密集成头状；花萼管状，顶部有短齿；花冠黄色或橙黄色，开花后不久转为深红色，花冠管长约1 cm，两面有细短毛。果圆球形。全年开花。

【分布】生于海拔80~1500 m的海边沙滩和空旷地区。原产于美洲热带地区，我国长江以南各地区有逸生。

【性能主治】味辛、苦，性凉。具有清热解毒、祛风止痒的功效。主治痈肿毒疮，湿疹，疥癣，皮炎，跌打损伤。

【采收加工】春、夏季采收叶或嫩枝，鲜用或晒干。

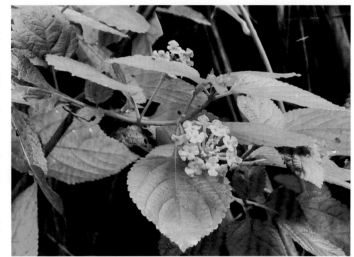

# 紫红鞭

【基原】为马鞭草科锥花莸*Caryopteris paniculata* C. B. Clarke的根或叶。

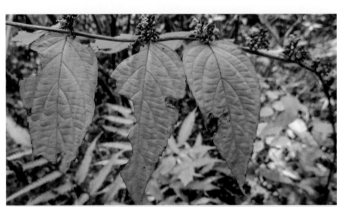

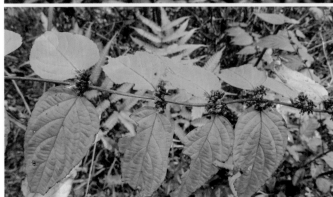

【形态特征】攀缘灌木。小枝被柔毛或近无毛。叶片卵状披针形或阔披针形，具疏齿，两面密被腺点及疏被柔毛。聚伞花序组成圆锥花序，腋生，长1~7 cm；花萼果时长约4 mm，5~6深裂；花冠粉红色至紫红色，5裂，裂片边缘全缘；雄蕊与花柱均伸出花冠管外。蒴果球形，成熟时橙黄色或橙红色。花果期3~9月。

【分布】生于海拔650~2300 m的山坡、路旁、疏林或杂木林中。产于广西、四川、贵州西部、云南等地。

【性能主治】味苦，性平。具有清热解毒、凉血止血的功效。主治痢疾，吐血，便血，崩漏。

【采收加工】夏、秋季采挖，洗净，切片，晒干。

## 毒蛆草

【基原】为透骨草科透骨草*Phryma leptostachya* L. subsp. *asiatica* (Hara) Kitamura的全草。

【别名】透骨草、一马光、接生草、老婆子针线。

【形态特征】多年生草本。茎被倒生、开展短柔毛。叶片卵状长圆形至卵状三角形，边缘有齿，两面被短柔毛。穗状花序，顶生，被柔毛；花萼筒状，有5纵棱；萼齿直立，上方3齿，钻形，先端钩状，下方2齿，三角形；花冠漏斗状筒形；檐部二唇形；雄蕊4枚。瘦果包藏于棒状宿存花萼内。花期6~10月，果期8~12月。

【分布】生于海拔380~2800 m的阴湿山谷或林下。产于我国除西藏、青海外的各地区。

【性能主治】味涩，性凉。具有清热利湿、活血消肿的功效。主治黄水疮，疥疮，湿疹，跌打损伤，骨折。

【采收加工】夏、秋季采收全草，洗净，鲜用或晒干。

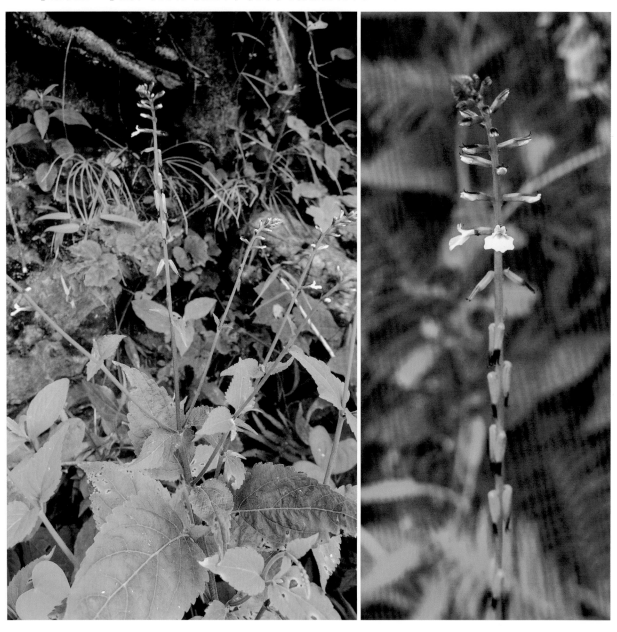

# 广防风

【基原】为唇形科广防风*Anisomeles indica* (L.) Kuntze的全草。

【别名】假豨莶草。

【形态特征】粗壮草本。茎密被贴生短柔毛。叶阔卵圆形，边缘有齿，腹面被短伏毛，背面有短绒毛。轮伞花序排成穗状花序，顶生；花萼钟形，外被长硬毛及腺柔毛，有黄色小腺点，内有细长毛，齿5枚，三角状披针形，边缘具纤毛；花冠淡紫色，内有斜向毛环；雄蕊伸出。小坚果黑色，具光泽。花期8~9月，果期9~11月。

【分布】生于热带及南亚热带地区海拔40~1580 m的林缘或路旁等荒地上。产于广西、西藏、四川、台湾等地。

【性能主治】味辛、苦，性微温。具有祛风解表、理气止痛的功效。主治感冒发热，风湿性关节痛，胃痛，胃肠炎；外用治皮肤湿疹，神经性皮炎，蛇虫咬伤，痈疮肿毒。

【采收加工】夏秋采收全草，洗净，鲜用或晒干。

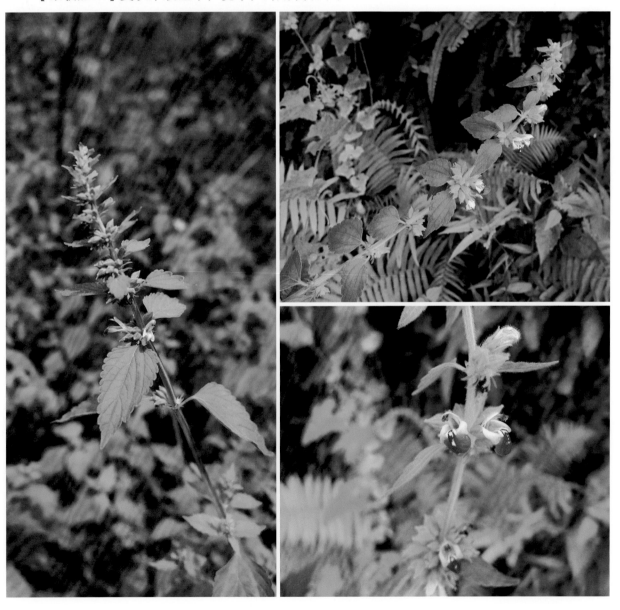

# 活血丹

【基原】为唇形科活血丹Glechoma longituba (Nakai) Kuprian.的全草。

【别名】遍地香、地钱儿、钹儿草、连钱草、铜钱草。

【形态特征】多年生草本。具匍匐茎，幼嫩部分被长柔毛。叶心形或近肾形，基部心形，边缘具圆齿，腹面被粗伏毛或微柔毛，背面脉上被柔毛或长硬毛。轮伞花序具2朵花，稀具4~6朵花；花萼管状，外被长柔毛，齿5枚，齿卵状三角形，先端芒状；花冠淡蓝色至紫色，二唇形。小坚果长圆状卵形。花期4~5月，果期5~6月。

【分布】生于海拔50~2000 m的林缘、疏林下、草地中、溪边等阴湿处。除青海、甘肃、新疆和西藏外，全国各地均产。

【性能主治】味苦、辛，性凉。具有利湿通淋、清热解毒、散瘀消肿的功效。主治热淋，石淋，湿热黄疸，疮痈肿痛，跌打损伤。

【采收加工】4~5月采收，鲜用或晒干。

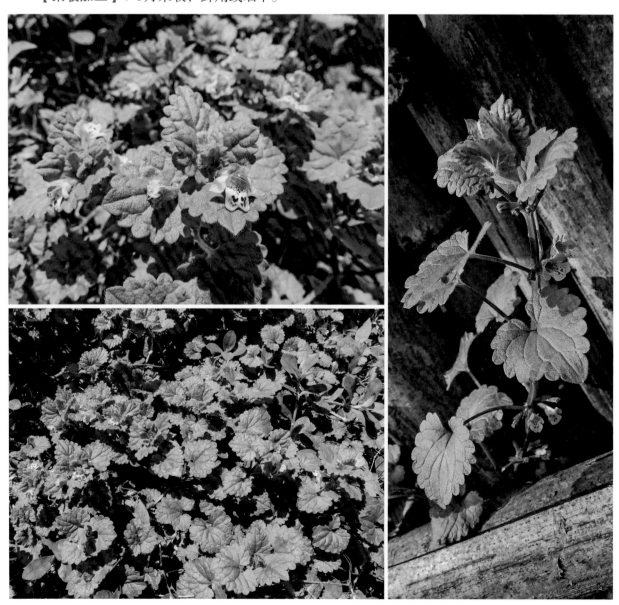

# 剪刀草

【基原】为唇形科细风轮菜*Clinopodium gracile* (Benth.) Matsum.的全草。

【别名】玉如意、山薄荷、土薄荷、野薄荷、野仙人草。

【形态特征】纤细草本。茎多数，柔弱，被倒向短柔毛。叶卵形，边缘具齿，背面脉上被短硬毛。轮伞花序分离，或密集于茎端成短总状花序；花萼管状，外被短硬毛，内喉部被柔毛，上唇3齿，果时外翻，下唇2齿，先端钻状，齿均被毛；花冠白色至紫红色；雄蕊4枚，前对能育。小坚果卵球形。花期6~8月，果期8~10月。

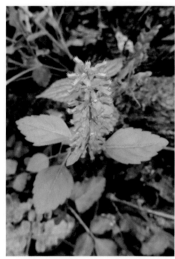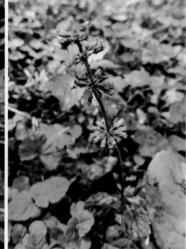

【分布】生于海拔2400 m的路旁、沟边、空旷草地、林缘、灌木丛中。产于我国长江以南各地区及陕西等地。

【性能主治】味苦、辛，性凉。具有祛风清热、行气活血、解毒消肿的功效。主治感冒发热，食积腹痛，呕吐，泄泻，痢疾，白喉，咽喉肿痛，痈肿丹毒，荨麻疹，毒虫咬伤，外伤出血。

【采收加工】6~8月采收，洗净，鲜用或晒干。

# 筋骨草

【基原】为唇形科金疮小草*Ajuga decumbens* Thunb.的全草。

【别名】白毛夏枯草、散血草、青鱼胆草、苦草、苦地胆。

【形态特征】一年或二年生草本。平卧或上升，茎被长柔毛或绵状长柔毛。基生叶较多，较茎生叶长而大；叶匙形或倒卵状披针形，两面被糙伏毛或柔毛。轮伞花序多花，排成穗状花序；花萼漏斗状，萼齿5枚，被疏柔毛；花冠筒状，挺直，长8~10 mm，冠檐二唇形；雄蕊4枚，伸出。小坚果倒卵状三棱形。花期3~7月，果期5~11月。

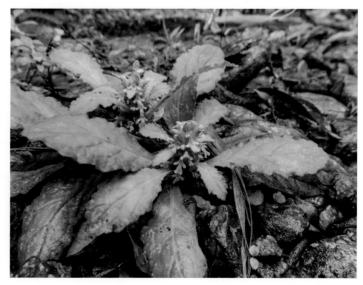

【分布】生于海拔360~1400 m的溪边、路旁及湿润的草坡上。产于我国长江以南各地区。

【性能主治】味苦，性寒。具有清热解毒、凉血消肿的功效。主治咽喉肿痛，肺热咯血，跌打肿痛。

【采收加工】5~8月花开时采收，洗净，鲜用或晒干。

## 散瘀草

【基原】为唇形科紫背金盘*Ajuga nipponensis* Makino的全草。

【别名】退血草、散血草、地龙胆、紫背金盘、破血丹。

【形态特征】一年或二年生草本。茎四棱形，柔软，被柔毛，基部常带紫色。叶片阔椭圆形或卵状椭圆形，先端钝，基部楔形，边缘具圆齿，两面被糙伏毛或柔毛。轮伞花序多花，组成顶生穗状花序；萼齿5枚，被长柔毛；花冠淡蓝色或蓝紫色，二唇形；雄蕊2强。小坚果卵状三棱形。花期12月至翌年3月，果期翌年1~5月。

【分布】生于海拔100~2300 m的田边、矮草地湿润处、林内及向阳坡地。产于我国东部、南部及西南各地区。

【性能主治】味苦，性寒。具有消炎、凉血、接骨的功效。主治支气管炎，扁桃腺炎，肺热咳血，疮疖，乳腺炎，脱肛，痔疮，肿瘤，外伤出血，烧烫伤，骨折。

【采收加工】春、夏季采收全草，洗净，晒干。

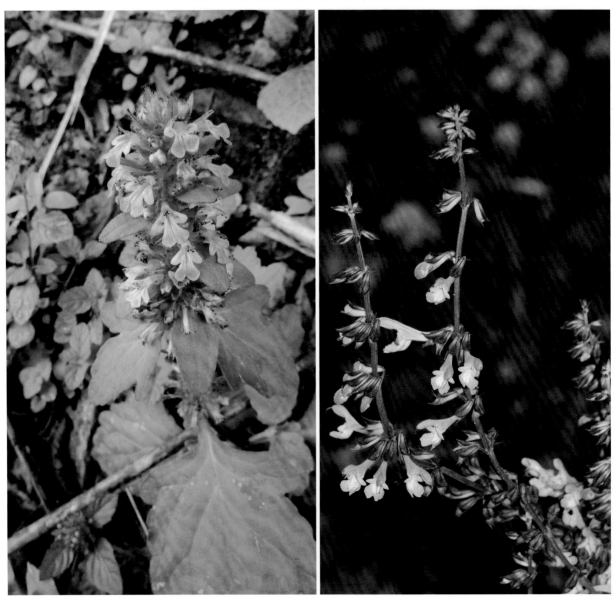

# 山藿香

【基原】为唇形科血见愁*Teucrium viscidum* Blume的全草。

【别名】血见愁、血芙蓉、大叶藜、杂配藜。

【形态特征】多年生草本。茎上部具腺毛和短毛。叶片卵圆形至卵圆状长圆形，边缘具带重齿的圆齿。假穗状花序，由具2朵花的轮伞花序组成，密被腺毛；萼钟形，齿5枚，近等大；花冠白色、淡红色或淡紫色；唇片与冠筒成钝角，中裂片正圆形；雄蕊伸出，与冠等长。小坚果扁球形。花期中部7~9月，南部6~11月。

【分布】生于海拔120~1530 m的山地林下湿润处。产于长江流域以南各省区。

【性能主治】味辛、苦，性凉。具有凉血止血、解毒消肿的功效。主治咳血，吐血，鼻出血，肺痈，跌打损伤，痈疽肿毒，痔疮肿痛，漆疮，脚癣，狂犬咬伤，蛇咬伤。

【采收加工】7~8月采收全草，洗净，鲜用或晒干。

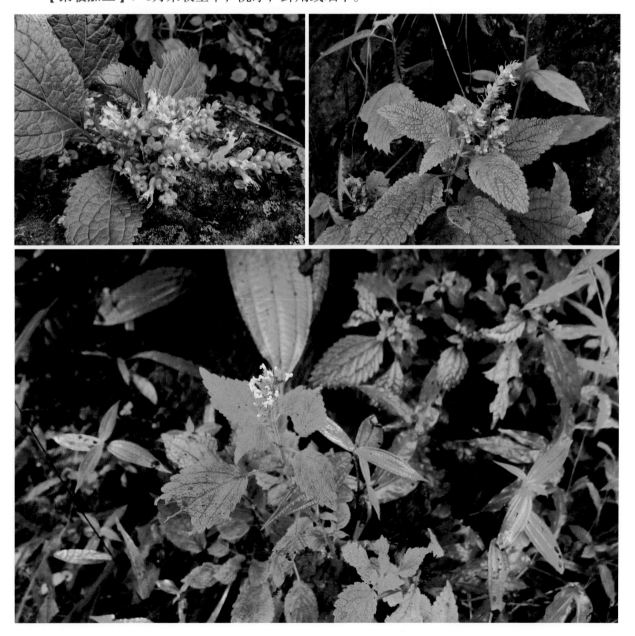

## 四方蒿

【基原】为唇形科四方蒿*Elsholtzia blanda* (Benth.) Benth.的全草。

【别名】沙虫药、四棱蒿、黑头草、白香薷、大香薷。

【形态特征】直立草本。茎、枝四棱形，密被短柔毛。叶片椭圆形至椭圆状披针形，边缘具齿，腹面被微柔毛及腺点，背面脉被平伏毛。穗状花序顶生或腋生，近偏向一侧；苞片钻形至披针状钻形。花萼圆柱形，外被平伏毛，萼齿5枚。花冠白色，外面被平伏毛，二唇形；雄蕊4枚。小坚果长圆形。花期6~10月，果期10~12月。

【分布】生于海拔800~2500 m的林中空旷处、沟边或路旁。产于云南、广西和贵州。

【性能主治】味辛、微苦，性平。具有发汗解表、利湿止痛的功效。主治感冒，肠炎，痢疾，肾炎，肾盂肾炎；外用治湿疹，脚癣。

【采收加工】全年均可采收全草，鲜用或切碎晒干，或研细备用。

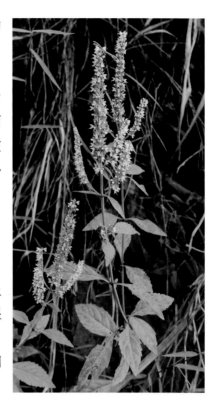

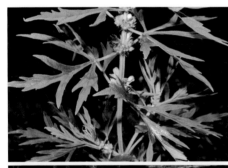

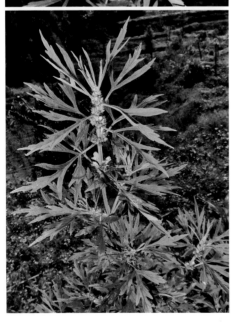

## 益母草

【基原】为唇形科益母草*Leonurus japonicus* Houtt.的地上部分。

【别名】益母蒿、益母艾、红花艾、坤草、茺蔚。

【形态特征】一年或二年生草本。茎有倒向糙伏毛。茎下部叶卵形，掌状3裂，裂片再分裂；中部叶常3裂成长圆状线形的裂片。轮伞花序腋生；小苞片刺状，有微柔毛；花梗无；萼管状钟形，外有微柔毛，齿5枚，先端刺尖；花冠外被柔毛，内有毛环；雄蕊4枚。小坚果长圆状三棱形。花期6~9月，果期9~10月。

【分布】生于海拔3400 m的多种生境，尤以阳处为多。产于全国各地。

【性能主治】味苦、辛，性微寒。具有活血调经、利尿消肿、清热解毒的功效。主治月经不调，痛经经闭，恶露不尽，水肿尿少，疮疡肿毒。

【采收加工】春季幼苗期至初夏花前期采割，鲜用，夏季茎叶茂盛、花未开或初开时采割，晒干，或切段晒干备用。

# 大苞鸭跖草

【基原】为鸭跖草科大苞鸭跖草 *Commelina paludosa* Blume的全草。

【形态特征】多年生粗壮大草本。茎直立，幼时疏生短毛。叶片披针形至卵状披针形，无柄，常无毛；叶鞘密生棕色长刚毛。总苞片漏斗状，数个在茎顶集成头状；蝎尾状聚伞花序，花数朵；萼片膜质；花瓣蓝色，匙形或倒卵状圆形。蒴果卵球状三棱形，3室，3片裂，每室有1粒种子。花期8~10月，果期10月至翌年4月。

【分布】生于海拔2800 m以下的林下及山谷溪边。产于西藏、四川、广西、台湾等地。

【性能主治】味甘、淡，性寒。具有清热解毒的功效。主治感冒，水肿，泌尿系统感染，咽炎，急性扁桃体炎，急性肠炎，痢疾等。

【采收加工】夏、秋季采收，晒干。

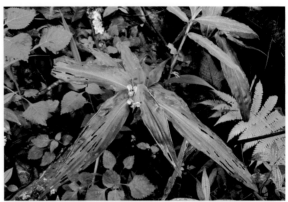

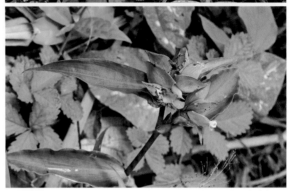

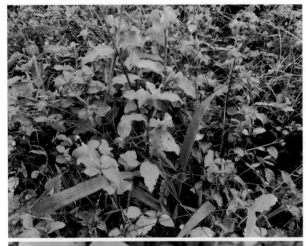

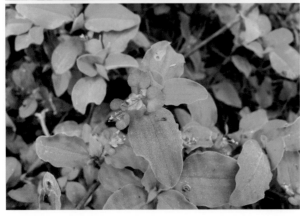

# 饭包草

【基原】为鸭跖草科饭包草 *Commelina benghalensis* L.的全草。

【别名】竹叶菜、千日菜、火柴头。

【形态特征】多年生披散草本。茎被疏柔毛。叶片卵形，近无毛；叶鞘口有睫毛。总苞片漏斗状，下部边缘合生，被疏毛；花序下面1枝具1~3朵不孕的花，上面1枝有花数朵，结实，不伸出佛焰苞；花瓣蓝色，圆形。蒴果椭圆状，3室，腹面2室各具2颗种子，背面1室仅有1颗种子，或无种子。花期夏秋。

【分布】生于海拔2300 m以下的湿地。产于山东、陕西、云南、广西、海南、江苏、浙江、台湾等地。

【性能主治】味苦，性寒。具有清热解毒、利湿消肿的功效。主治小便短赤涩痛，赤痢，疔疮。

【采收加工】全年均可采收、洗净、晒干。

# 竹叶子

【基原】为鸭跖草科竹叶子 *Streptolirion volubile* Edgeworth 的全草。

【别名】水百步还魂、大叶竹菜、猪鼻孔、酸猪草、小竹叶菜。

【形态特征】多年生攀缘草本。茎常无毛。叶片心状圆形，有时心状卵形，先端常尾尖，基部深心形，腹面略被柔毛。蝎尾状聚伞花序，花1朵至数朵，集成圆锥状；萼片3枚，舟状；花瓣3片，线形，白色；雄蕊6枚；子房椭圆状三棱形。蒴果顶端有长达3 mm的芒状突尖，3片裂。花期7~8月，果期9~10月。

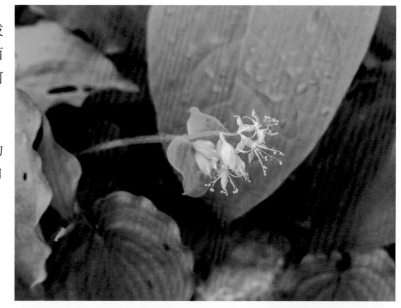

【分布】通常生于海拔2000 m以下的山地。产于我国西南、华北地区及辽宁、浙江、河南、广西等地。

【性能主治】味甘，性平。具有清热、利水、解毒、化瘀的功效。主治感冒发热，肺痨咳嗽，口渴心烦，水肿，热淋，白带异常，咽喉疼痛，痈疮肿毒，跌打损伤，风湿骨痛。

【采收加工】夏、秋季采收，洗净，鲜用或晒干。

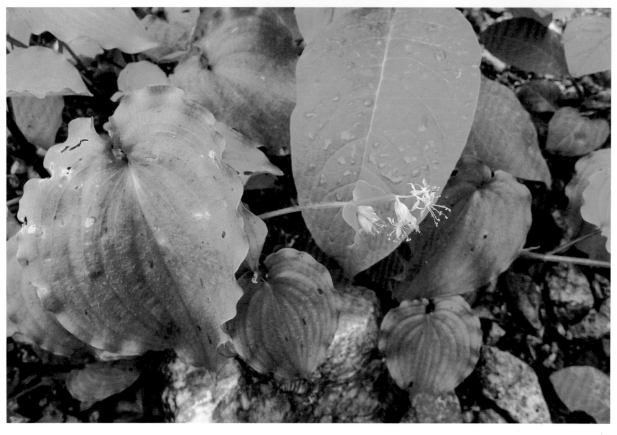

# 黄姜

【基原】为姜科黄姜花*Hedychium flavum* Roxb.的根状茎。

【别名】黄姜片、白姜花。

【形态特征】多年生草本。叶片长圆状披针形或披针形，先端渐尖，具尾尖，无毛；无柄。穗状花序长圆形；每一苞片内有花3朵；花黄色；花萼管外被粗长毛；花冠裂片线形；侧生退化雄蕊，倒披针形；唇瓣倒心形；花丝长约3 cm，花药长1.2~1.5 cm，弯曲；柱头漏斗形，子房被长粗毛。花期8~9月。

【分布】生于海拔900~1200 m的山谷密林中。产于西藏、四川、云南、贵州、广西等地。

【性能主治】味辛，性温。具有温中健胃、止咳平喘、祛风除湿的功效。主治咳嗽，头晕，乳痈，腰痛，跌打损伤，风湿疼痛。

【采收加工】秋、冬季采挖根，除去须根和泥沙，切片，晒干。

【附注】花：主治消化不良，腹泻。

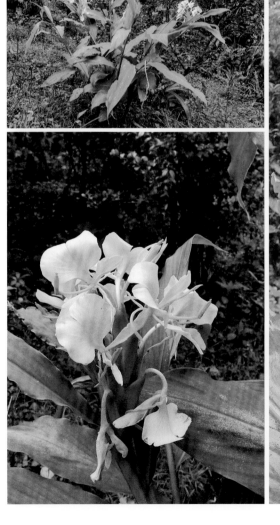

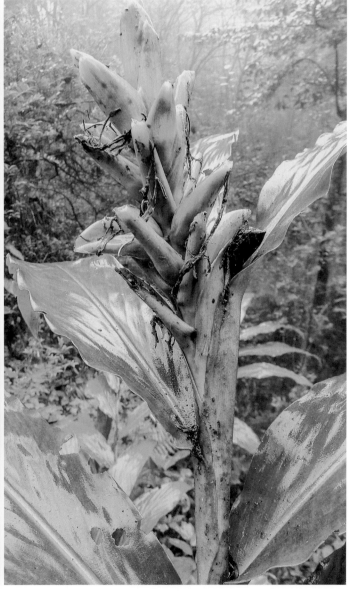

## 箭杆风

【基原】为姜科华山姜*Alpinia oblongifolia* Hayata的根状茎。

【别名】山姜、小发散、行杆、竹节风。

【形态特征】多年生草本。叶片披针形或卵状披针形，先端渐尖或尾状渐尖，基部渐狭，无毛；叶舌膜质，2裂，具缘毛。狭圆锥花序，花2~4朵；花白色，萼管状，具3齿；花冠管略超出，裂片长圆形，后方1枚兜状，唇瓣卵形，先端微凹；退化雄蕊2枚。果球形，直径5~8 mm。花期5~7月，果期6~12月。

【分布】生于海拔100~2500 m的林荫下。产于我国东南部至西南部各地区。

【性能主治】味辛、微苦，性温。具有祛风除湿、行气止痛的功效。主治风湿骨痛，腹泻，胃痛，跌打损伤。

【采收加工】全年均可采收根状茎，除去茎叶，洗净，鲜用或切片晒干。

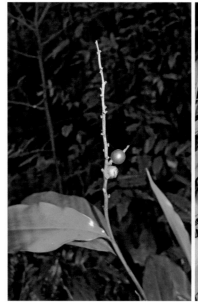
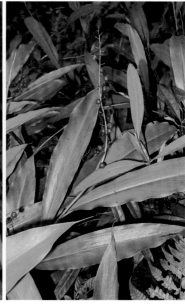

## 砂仁

【基原】为姜科砂仁*Amomum villosum* Lour.的成熟果实。

【别名】缩沙蜜、缩砂仁、缩砂密。

【形态特征】多年生草本。根茎匍匐地面。叶片长披针形或线形，无毛，无柄；叶舌半圆形，长3~5 mm。穗状花序，由根茎抽出；花萼具3浅齿，白色，被柔毛；花冠裂片倒卵状长圆形，白色；唇瓣圆匙形，先端具2裂；药隔附属体3裂，裂片半圆形。蒴果成熟时紫红色，密被柔刺。花期5~6月，果期8~9月。

【分布】栽培或野生于山地阴湿处。产于福建、广东、广西和云南等地。

【性能主治】味辛，性温。具有化湿开胃、温脾止泻、理气安胎的功效。主治湿浊中阻，脘痞不饥，脾胃虚寒，呕吐泄泻，妊娠恶阻，胎动不安。

【采收加工】夏、秋季果实成熟时采收，晒干或低温干燥。

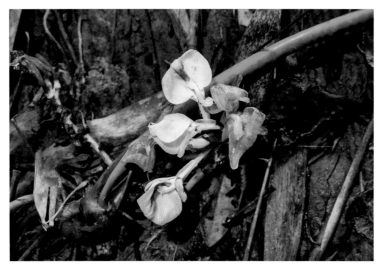

# 山姜

【基原】为姜科山姜*Alpinia japonica* (Thunb.) Miq. 的根状茎。

【别名】美草、箭杆风。

【形态特征】多年生草本，高达70 cm。叶片披针形或狭长椭圆形，两面被短柔毛；叶舌2裂，长约2 mm。总状花序，顶生，花序轴密生绒毛；小苞片极小，早落；花常2朵聚生；花萼棒状，被毛；花冠裂片长圆形，外被绒毛；子房密被绒毛。果球形或椭圆形，被短柔毛，熟时橙红色。花期4~8月，果期7~12月。

【分布】生于林下阴湿处。产于我国东南部、南部至西南部各地区。

【性能主治】味辛，性温。具有温中、散寒、祛风、活血的功效。主治脘腹冷痛，肺寒咳嗽，风湿痹痛，跌打损伤，月经不调，劳伤吐血。

【采收加工】3~4月采挖根状茎，洗净，晒干。

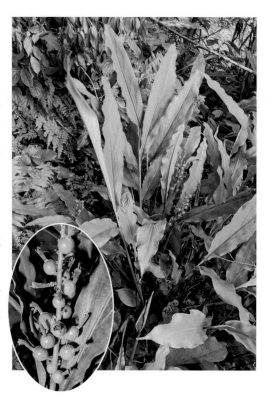

# 郁金

【基原】为姜科郁金*Curcuma aromatica* Salisb.的根状茎。

【别名】桂郁金、温郁金。

【形态特征】多年生草本。根状茎肉质，肥大，椭圆形，黄色，芳香；根端膨大呈纺锤状。叶基生；叶片长圆形，背面被短柔毛。花葶由根状茎抽出，穗状花序；花萼被柔毛，3裂；花冠漏斗形，喉部被毛，裂片长圆形，白色而带粉红色；侧生退化雄蕊淡黄色，倒卵状长圆形；唇瓣黄色，倒卵形，顶微2裂；子房被长柔毛。花期4~6月。

【分布】生于阔叶林下，多为栽培。产于我国东南部至西南部各地区。

【性能主治】味辛、苦，性寒。具有活血止痛、行气解郁、清心凉血、利胆退黄的功效。主治胸胁刺痛，胸痹心痛，经闭痛经，乳房胀痛，热病神昏，癫痫发狂，血热吐血，黄疸，尿赤。

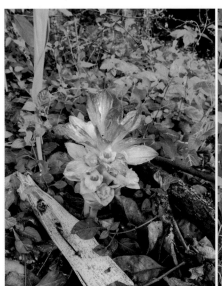
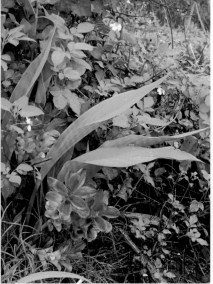

# 柊叶

【基原】为竹芋科柊叶*Phrynium rheedei* Suresh et Nicolson的全草。

【别名】冬叶、棕叶。

【形态特征】多年生草本。叶基生；叶片长圆形或长圆状披针形，长25~50 cm。头状花序直径5 cm，无柄，自叶鞘内生出；苞片长圆状披针形，长2~3 cm，紫红色；每一苞片内有花3对；萼片线形，被绢毛；花冠管紫堇色；子房被绢毛。果梨形，具3棱。花期5~7月。

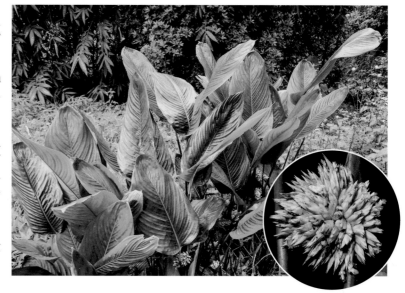

【分布】生于海拔500~1300 m的密林中阴湿处。产于广东、广西、云南等地。

【性能主治】味甘、淡，性微寒。具有清热解毒、凉血止血、利尿的功效。主治感冒发热，咽喉痛，痢疾，吐血，咳血，小便不利，失音。

【采收加工】夏、秋季采收全草，鲜用或切片晒干。

# 百合

【基原】为百合科野百合*Lilium brownii* F. E. Br. ex Miellez的肉质鳞叶。

【别名】百合蒜、蒜脑薯。

【形态特征】多年生草本。鳞茎球形；茎高达2 m。叶散生；叶片披针形至条形，宽（0.6）1~2 cm。花单生或数朵排成近伞形；花喇叭形，乳白色，无斑点，向外张开或先端外弯；外轮花被片宽2~4.3 cm，内轮花被片宽3.4~5 cm，蜜腺两边具小乳头状凸起；雄蕊向上弯。蒴果矩圆形，有棱。花期5~6月，果期9~10月。

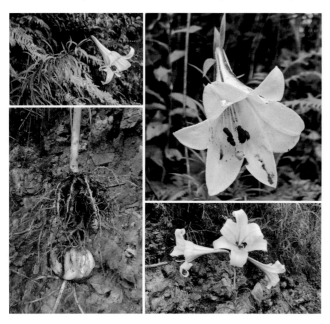

【分布】生于海拔600~2150 m的山坡、灌木林下、路边、溪旁或石缝中。产于我国华南、华东、西南地区及陕西、甘肃等地。

【性能主治】味甘，性寒。具有养阴润肺、清心安神的功效。主治阴虚燥咳，劳嗽咳血，虚烦惊悸，失眠多梦，精神恍惚。

【采收加工】秋季采挖鳞茎，洗净，剥取鳞叶，置沸水中略烫，干燥。

【附注】花：主治咳嗽痰少或黏，眩晕，夜寐不安，天疱湿疮。

# 百尾笋

【基原】为百合科万寿竹*Disporum cantoniense* (Lour.) Merr.的根状茎及根。

【别名】石竹根、竹林梢、万花梢、黄牛尾巴。

【形态特征】多年生草本。根粗长，肉质。茎高达150 cm。叶片披针形至狭椭圆状披针形。伞形花序，花3~10朵，生于与上部叶对生的短枝顶端；花被片6枚，斜出，倒披针形，基部有长2~3 mm的距；雄蕊6枚，内藏；子房3室。浆果近球形，熟时黑色。花期5~7月，果期8~10月。

【分布】生于海拔700~3000 m的灌木丛中或林下。产于台湾、湖北、广西、四川、陕西和西藏等地。

【性能主治】味甘，性平。具有润肺止咳、健脾消积的功效。主治虚损咳喘，痰中带血，肠风下血，食积胀满。

【采收加工】夏、秋季采挖根状茎及根，洗净，晒干。

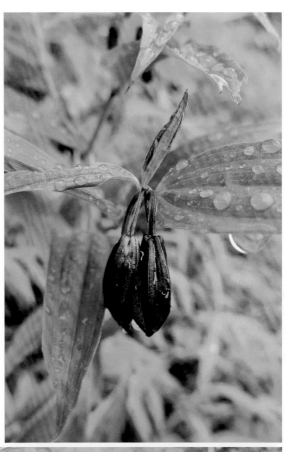

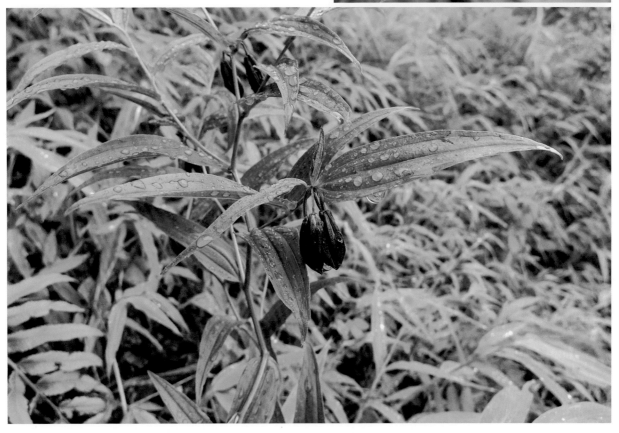

## 黄精

【基原】为百合科滇黄精*Polygonatum kingianum* Collett et Hemsl.的根状茎。

【别名】大黄精。

【形态特征】多年生草本。根状茎近圆柱形或连珠状，肥厚。茎高1~3 m，顶端作攀缘状。叶轮生，每轮3~10枚；叶片条形、条状披针形或披针形，先端拳卷。花序具1~6朵花，下垂；花被粉红色，合生成筒，长18~25 mm，裂片6枚，长3~5 mm；雄蕊6枚。浆果红色。花期3~5月，果期9~10月。

【分布】生于海拔700~3600 m的林下、灌木丛中或阴湿草坡上，有时生于岩石上。产于云南、四川、贵州、广西等地。

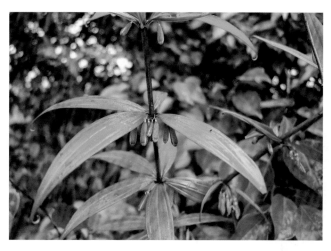

【性能主治】味甘，性平。具有补气养阴、健脾、润肺、益肾的功效。主治脾胃气虚，体倦乏力，胃阴不足，口干食少，肺虚燥咳，劳嗽咳血，精血不足，腰膝酸软，须发早白，内热消渴。

【采收加工】春、秋季采挖根状茎，除去须根，洗净，置沸水中略烫或蒸至透心，干燥。

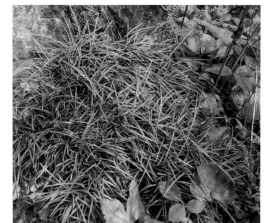

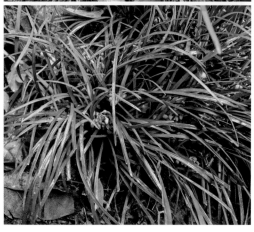

## 麦冬

【基原】为百合科麦冬*Ophiopogon japonicus* (Linnaeus f.) Ker Gawler的块根。

【别名】麦门冬、沿阶草。

【形态特征】多年生草本。根较粗，中间或近末端常有小块根；地下走茎细长。茎很短，叶基生成丛，禾叶状。花葶常比叶短得多，总状花序长2~5 cm，具几朵至十几朵花；花1~2朵生于苞片腋内；花被片常不展开，披针形，长约5 mm，白色或淡紫色。种子球形。花期5~8月，果期8~9月。

【分布】生于海拔2000 m以下的山坡阴湿处、林下或溪旁。产于广西、台湾、浙江、江苏、四川、云南、河北等地。

【性能主治】味甘、微苦，性微寒。具有养阴生津、润肺清心的功效。主治肺燥干咳，阴虚痨嗽，喉痹咽痛，津伤口渴，内热消渴，心烦失眠，肠燥便秘。

【采收加工】夏季采挖块根，洗净，反复暴晒、堆置，至七八成干，除去须根，干燥。

# 山猫儿

【基原】为百合科山菅*Dianella ensifolia* (L.) DC.的根状茎或全草。

【别名】碟碟草、老鼠砒、家鼠草、铰剪王。

【形态特征】多年生草本。根状茎圆柱状，横走。叶片狭条状披针形，基部稍收狭成鞘状，套迭或抱茎。圆锥花序，顶生；花被片条状披针形，绿白色、淡黄色至青紫色，5脉；雄蕊6枚，花药条形，花丝上部膨大。浆果近球形，深蓝色。花果期3~8月。

【分布】生于海拔1700 m以下的林下、山坡或草丛中。产于广东、广西、福建、台湾等地。

【性能主治】味辛，性温；有毒。具有拔毒消肿、散瘀止痛的功效。主治瘰疬，痈疽疮癣，跌打损伤。

【采收加工】全年均可采收根状茎或全草，洗净，晒干。

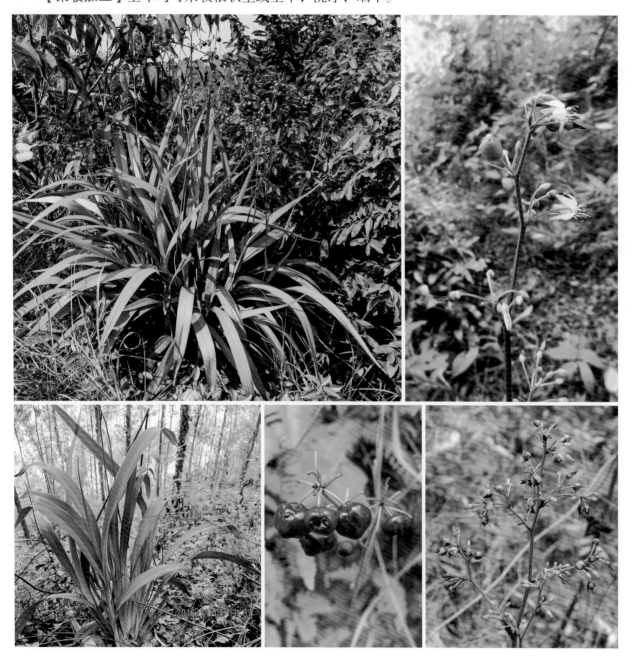

# 天冬

【基原】为百合科天门冬*Asparagus cochinchinensis* (Lour.) Merr.的块根。

【别名】大当门根。

【形态特征】攀缘植物。根稍肉质，中部或近末端呈纺锤状膨大。茎平滑，分枝具棱或狭翅。叶状枝通常每3枚成簇，扁平或略呈锐三棱形，镰刀状；叶鳞片状，基部具硬刺。花通常每2朵腋生，淡绿色；花梗长2~6 mm；雄花花被6枚；花丝不贴生于花被片上。浆果熟时红色。花期5~6月，果期8~10月。

【分布】生于海拔1750 m以下的山坡、路旁、疏林下、山谷或荒地上。产于我国中部、西北、长江流域及南方各地。

【性能主治】味甘、苦，性寒。具有养阴润燥、清肺生津的功效。主治肺燥干咳，顿咳痰黏，腰膝酸痛，骨蒸潮热，内热消渴，热病津伤，咽干口渴，肠燥便秘。

【采收加工】秋、冬季采挖块根，洗净，除去茎基和须根，置沸水中煮或蒸至透心，趁热除去外皮，洗净，干燥。

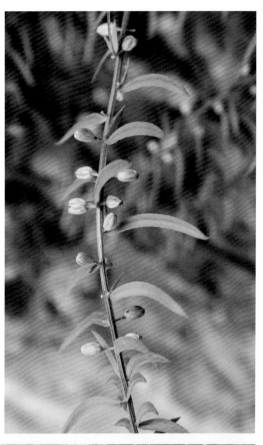

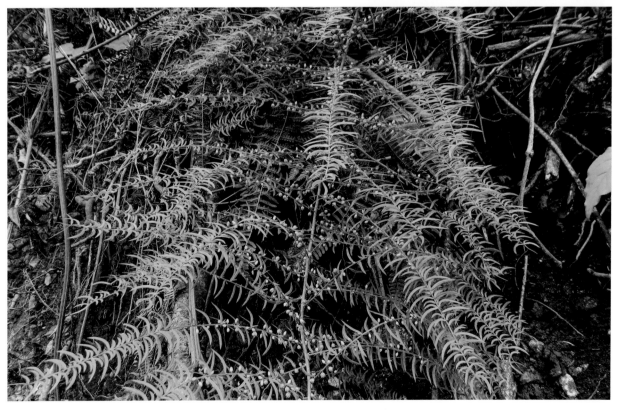

## 菝葜

【基原】为菝葜科菝葜*Smilax china* L.的根状茎。

【别名】金刚根、王瓜草、金刚骨、金刚藤。

【形态特征】攀缘灌木。根状茎粗厚，坚硬，块状。茎疏生刺。叶片圆形、卵形或宽卵形，干后通常呈红褐色或近古铜色；叶柄几乎都有卷须，脱落点靠近卷须处。伞形花序，常球形；花序托近球形；花绿黄色，外花被3枚，内花被3枚，稍狭。浆果熟时红色，有粉霜。花期2~5月，果期9~11月。

【分布】生于海拔2000 m以下的林下、灌木丛中、路旁、河谷或山坡上。产于我国华东、华南、中南、西南及台湾等地。

【性能主治】味甘、微苦、涩，性平。具有利湿去浊、祛风除痹、解毒散瘀的功效。主治小便淋浊，带下量多，风湿痹痛，疔疮痈肿。

【采收加工】秋末至翌年春采挖根状茎，除去须根，洗净，晒干；或趁鲜切片，干燥。

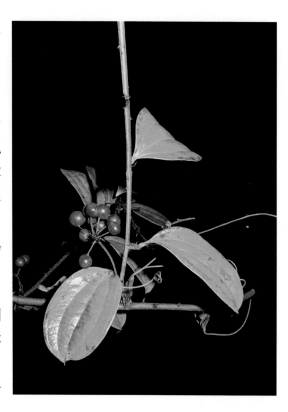

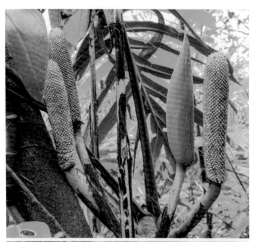

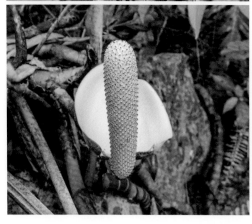

## 大过山龙

【基原】为天南星科爬树龙*Rhaphidophora decursiva* (Roxb.) Schott的根或茎。

【别名】大过江龙、青竹标、麒麟尾、爬树龙。

【形态特征】附生藤本。茎粗壮，节环状，生多数肉质气生根。成熟枝叶片长60~70 cm，轮廓卵状长圆形、卵形，羽状深裂，裂片6~15对。肉穗花序，腋生，圆柱形；雄蕊4枚；子房正六角状锥形，花柱明显，长约1 cm；胚珠每室多数。果序粗棒状；浆果锥状楔形。花期5~8月，果期翌年夏、秋季。

【分布】生于海拔2200 m以下的季雨林和亚热带沟谷常绿阔叶林内。产于台湾、海南、广西、西藏等地。

【性能主治】味苦、辛，性寒。具有活血舒筋、解表镇咳、消肿解毒的功效。主治跌打骨折，风湿痹痛，流脑，感冒，百日咳，咽喉肿痛，痈疮疖肿，外伤出血，蛇咬伤。

【采收加工】全年均可采收根或茎，洗净，鲜用或切片晒干。

# 海芋

【基原】为天南星科海芋*Alocasia odora* (Roxb.) K. Koch的根状茎。

【别名】天荷、羞天草、隔河仙、观音莲。

【形态特征】多年生草本。具匍匐根状茎。叶片箭状卵形，边缘波状，长50~90 cm，有的长宽都在1 m以上。花序柄2~3枚丛生，圆柱形；佛焰苞管部绿色，长3~5 cm；肉穗花序；雌花序白色；能育雄花序淡黄色；附属器圆锥状，长3~5.5 cm，粗1~2 cm。浆果红色，卵状。花果期全年。

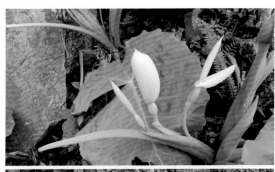
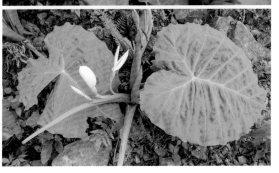

【分布】生于海拔1700 m以下的热带雨林林缘或河谷野芭蕉林下。产于福建、台湾、湖南、广西、四川、云南等地。

【性能主治】味辛，性寒；有毒。具有清热解毒、行气止痛、散结消肿的功效。主治感冒，腹痛，肺结核，风湿骨痛，痈疽肿毒，斑秃，疥癣，虫蛇咬伤。

【采收加工】全年均可采收，用刀削去外皮，切片，清水浸漂5~7天，并多次换水，取出鲜用或晒干。

# 金钱蒲

【基原】为天南星科金钱蒲*Acorus gramineus* Soland.的根状茎。

【别名】昌本、九节菖蒲。

【形态特征】多年生草本。根状茎芳香，淡黄色。叶片线形，长20~30 cm，宽不足6 mm，无中肋。叶状佛焰苞，长3~14 cm，为肉穗花序长的1~2倍，宽1~2 mm；肉穗花序黄绿色，圆柱形，长3~9.5 cm。果序粗达1 cm，果黄绿色。花期5~6月，果期7~8月。

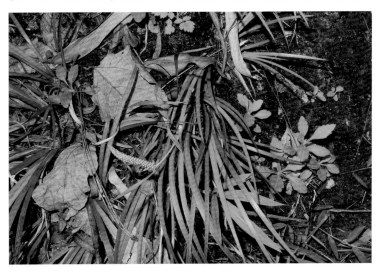

【分布】生于海拔1800 m以下的水旁湿地或石上。产于浙江、湖北、广西、陕西、甘肃、四川、西藏等地。

【性能主治】味辛、苦，性温。具有开窍豁痰、醒神益智、化湿开胃的功效。主治神昏癫痫，健忘失眠，耳鸣耳聋，脘痞不饥，噤口下痢。

【采收加工】秋、冬季采挖根状茎，除去须根和泥沙，晒干。

# 石菖蒲

【基原】为天南星科石菖蒲*Acorus tatarinowii* Schott的根状茎。

【别名】菖蒲叶、山菖蒲、水剑草、香菖蒲。

【形态特征】多年生草本。根状茎芳香，淡褐色。叶片线形，宽7~13 mm，无中肋，无柄。花序柄腋生，三棱形；叶状佛焰苞长13~25 cm，为肉穗花序长的2~5倍或更长；肉穗花序圆柱状，粗4~7 mm；花白色。成熟果序长7~8 cm，粗可达1 cm。果熟时黄绿色或黄白色。花果期2~6月。

【分布】生于海拔20~2600 m的密林下、湿地或溪旁石上。产于黄河以南各地区。

【性能主治】味辛、苦，性温。具有开窍豁痰、醒神益智、化湿开胃的功效。主治神昏癫痫，健忘失眠，耳鸣耳聋，脘痞不饥，噤口下痢。

【采收加工】秋、冬季采挖根状茎，除去须根和泥沙，晒干。

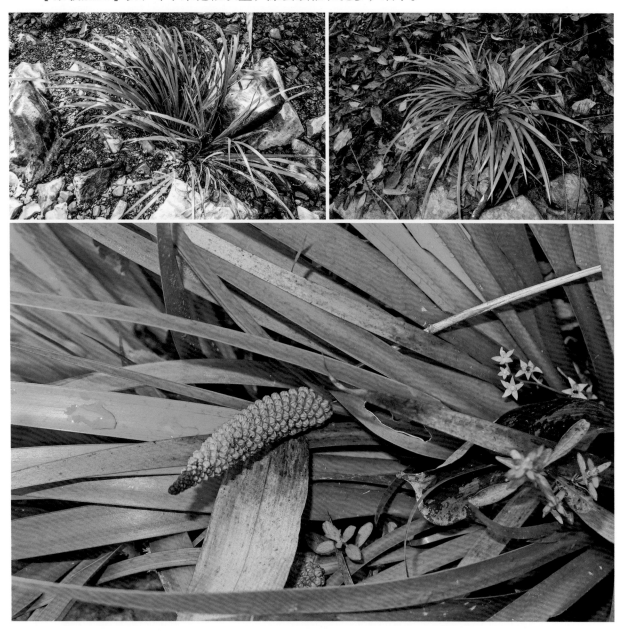

# 石柑子

【基原】为天南星科石柑子*Pothos chinensis* (Raf.) Merr.的全草。

【别名】石气柑、青蒲芦茶、石葫芦。

【形态特征】附生攀缘亚灌木。叶片椭圆形、披针状卵形至披针状长圆形，宽1.5~5.6 cm；叶柄倒卵状长圆形或楔形，长1~4 cm，约为叶片大小的1/6。肉穗花序，腋生，椭圆形至近圆球形，淡绿色、淡黄色。浆果黄绿色至红色，卵形或长圆形，长约1 cm。花果期全年。

【分布】生于海拔2400 m以下的阴湿密林中，常匍匐于岩石上或附生于树干上。产于台湾、湖北、广东、广西、四川、贵州、云南等地。

【性能主治】味辛、苦，性平；有小毒。具有行气止痛、消积、祛风湿、散瘀解毒的功效。主治心、胃气痛，疝气，食积胀满，风湿痹痛，脚气，跌打损伤，中耳炎，鼻窦炎。

【采收加工】春、夏季采收全草，洗净，鲜用或切段晒干。

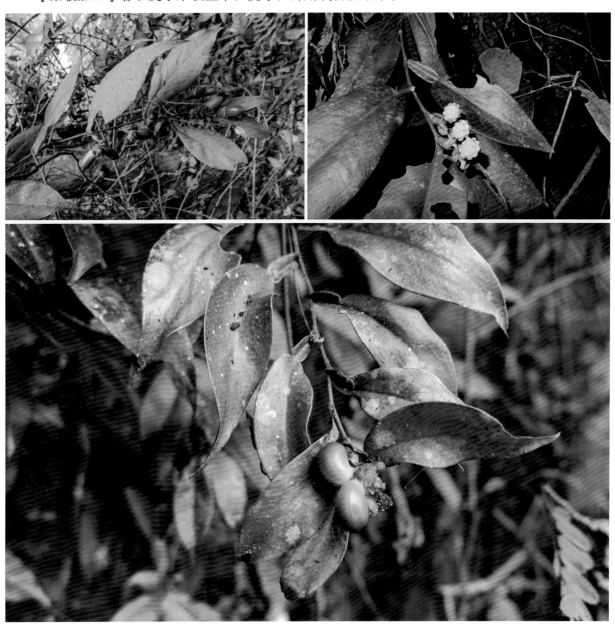

# 天南星

【基原】为天南星科一把伞南星*Arisaema erubescens* (Wall.) Schott的块茎。

【别名】天南星、虎掌南星、麻蛇饭。

【形态特征】多年生草本。块茎扁球形，直径达6 cm。叶1片，稀2片；叶片放射状分裂；裂片多至20枚，披针形、长圆形至椭圆形。肉穗花序单性；雄花序长2~2.5 cm，花密；雌花序长约2 cm；雄花具短柄，雄蕊2~4枚；雌花子房卵圆形，柱头无柄。浆果红色。花期5~7月，果期9月。

【分布】生于海拔3200 m以下的林下、灌木丛、草坡、荒地中。产于河北、陕西、湖北、四川、云南、广西等地。

【性能主治】味苦、辛，性温；有毒。具有散结消肿的功效。主治痈肿，蛇虫咬伤。

【采收加工】秋、冬季茎叶枯萎时采挖块茎，除去须根及外皮，干燥。

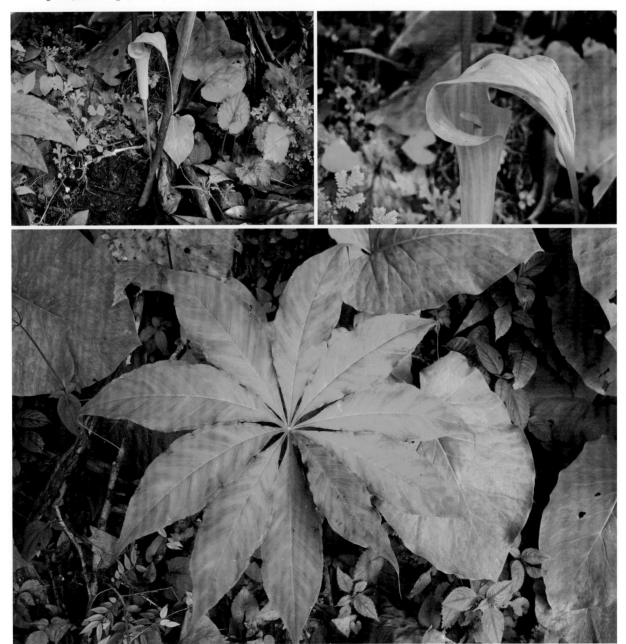

# 石蒜

【基原】为石蒜科石蒜*Lycoris radiata* (L' Hér.) Herb.的鳞茎。

【别名】老鸦蒜、乌蒜、银锁匙、独蒜。

【形态特征】多年生草本。具地下鳞茎。秋季出叶，叶片狭带状，长约15 cm，宽约0.5 cm。花茎高约30 cm；伞形花序有花4~7朵，花鲜红色；花被漏斗状，上部6裂，裂片狭倒披针形，长约3 cm，极度皱缩和反卷；雄蕊6枚，伸出花被外，比花被长1倍左右。花期8~9月，果期10月。

【分布】生于山地阴湿处或林缘、溪边、路旁，庭园亦有栽培。产于我国华东、中南、西南、华南及陕西等地。

【性能主治】味辛、甘，性温；有毒。具有祛痰催吐、解毒散结的功效。主治咽喉肿痛，食物中毒，胸腹积水，恶疮肿毒，痔漏，跌打损伤，风湿性关节痛，顽癣，烧烫伤，蛇咬伤。

【采收加工】全年均可采收鳞茎，洗净，鲜用或切片晒干。

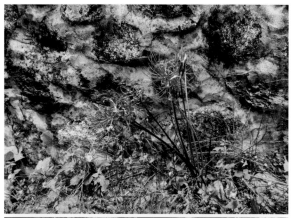

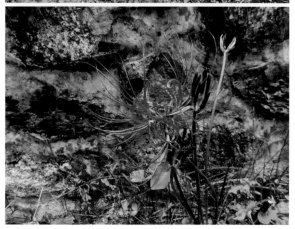

# 蝴蝶花

【基原】为鸢尾科蝴蝶花*Iris japonica* Thunb.的全草。

【别名】铁扁担、燕子花、蓝花铰剪、紫燕。

【形态特征】多年生草本。根状茎长，块状，节明显。叶基生；叶片宽1.5~3 cm，无明显的中脉。花茎直立，顶生总状聚伞花序，分枝5~12个；花淡蓝色或蓝紫色，直径约5 cm；外花被裂片倒卵形或椭圆形，中脉上有隆起的黄色鸡冠状附属物；花柱上部3分枝，呈花瓣状。蒴果椭圆状柱形。花期3~4月，果期5~6月。

【分布】生于海拔3000~3300 m的山坡较阴蔽而湿润的草地、疏林下或林缘草地。产于江苏、福建、湖北、广西、陕西、甘肃、云南等地。

【性能主治】味苦，性寒；有小毒。具有消肿止痛、清热解毒的功效。主治肝炎，肝肿大，肝区痛，胃痛，咽喉肿痛，便血。

【采收加工】春、夏季采收全草，切段，晒干。

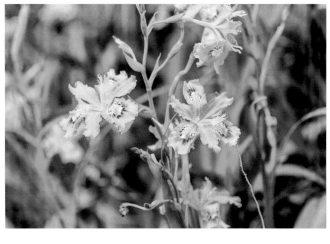

# 百部

【基原】为百部科大百部*Stemona tuberosa* Lour.的块根。

【别名】百部根、白并、玉箫、箭杆。

【形态特征】多年生攀缘性草本。块根肉质，纺锤状。叶对生或轮生，稀兼有互生；叶片卵状披针形或宽卵形，宽2~17 cm，基部心形；叶柄长3~10 cm。花单生或2~3朵排成总状花序，生于叶腋，稀贴生于叶柄上；花被片4枚，黄绿色；雄蕊4枚，紫红色。蒴果光滑，具多数种子。花期4~7月，果期5~8月。

【分布】生于海拔370~2240 m的山坡丛林下、溪边、路旁以及山谷和阴湿岩石缝中。产于台湾、湖北、四川、云南等地。

【性能主治】味甘、苦，性微温。具有润肺、下气止咳、杀虫灭虱的功效。主治新久咳嗽，肺痨咳嗽，顿咳；外用治头虱，体虱，蛲虫病，阴痒。

【采收加工】春、秋季采挖块根，除去须根，洗净，置沸水中略烫或蒸至无白心，晒干。

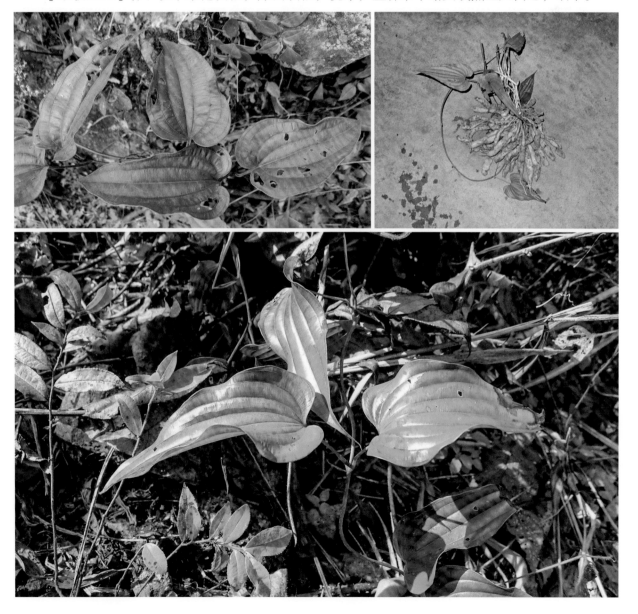

# 褐苞薯蓣

【基原】为薯蓣科褐苞薯蓣*Dioscorea persimilis* Prain et Burkill的块茎。

【别名】山薯、土淮山。

【形态特征】缠绕草质藤本。块茎长圆柱形。茎右旋，常有棱。叶片卵形至长椭圆状卵形，基部宽心形或戟形。雄花为穗状或圆锥花序，腋生；苞片有紫褐色斑纹；雄花的外轮花被片宽卵形，有褐色斑纹，内轮倒卵形；雄蕊6枚；雌花为穗状花序，腋生。蒴果不反折，三棱状扁圆

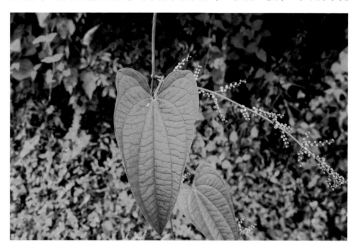

形。花期7月至翌年1月，果期9月至翌年1月。

【分布】生于海拔100~1950 m的山坡、路旁、山谷杂木林中或灌木丛中。产于湖南、广东、贵州、云南等地。

【性能主治】味甘、涩，性平。具有补脾止泻、补肺敛气的功效。主治脾虚久泻，干咳，气短。

【采收加工】秋、冬季采挖块茎，鲜用或切片晒干。

# 黄药子

【基原】为薯蓣科黄独*Dioscorea bulbifera* L.的块茎。

【别名】黄药根、木药子。

【形态特征】缠绕草质藤本。块茎卵圆形或梨形。茎左旋，无毛。叶腋内有珠芽。单叶互生；叶片宽卵状心形或卵状心形。雄花序穗状，丛生于叶腋，有时呈圆锥状；雄花单生，密集，基部有卵形苞片2枚；花被片6枚，披针形；雄蕊6枚，着生于花被基部。蒴果反折，三棱状长圆形。花期7~10月，果期8~11月。

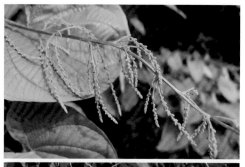

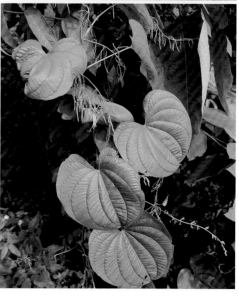

【分布】生于海拔2000 m以下的河谷边、山谷阴沟或杂木林边缘。产于陕西、甘肃、江苏、浙江、台湾、西藏等地。

【性能主治】味苦、辛，性寒；有小毒。具有解毒消肿、化痰散结、凉血止血的功效。主治甲状腺肿大，淋巴结核，咽喉肿痛，吐血，咯血，百日咳，癌肿；外用主治疮疖。

【采收加工】秋、冬季采挖块茎，除去须根和泥沙，洗净，切片，晒干。

# 山葛薯

【基原】为薯蓣科山葛薯*Dioscorea chingii* Prain et Burkill的块茎。

【别名】三百捧、蛤叶薯。

【形态特征】缠绕草质藤本。根状茎圆柱形。茎左旋，无毛。单叶互生；茎基部叶常为卵状心形，中部以上为长三角状心形。雄花序穗状或总状，单生于叶腋，稀2~3个；雄花2~6朵簇生，稀单生；花被基部连合，顶部6裂；雄蕊6枚，着生于花被管基部。蒴果三棱形，棱翅状。花期4~7月，果期8~10月。

【分布】生于海拔600 m以下的山坡灌木丛阴处或岩石缝中。产于广西、湖南、云南等地。

【性能主治】味甘、微苦，性平；有毒。具有消肿止痛的功效。主治跌打损伤。

【采收加工】全年均可采收块茎，洗净，鲜用或切片晒干。

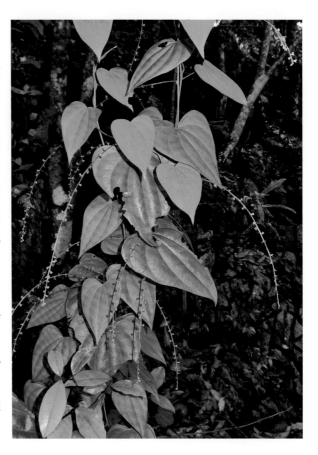

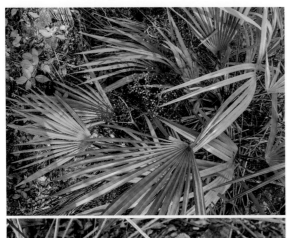

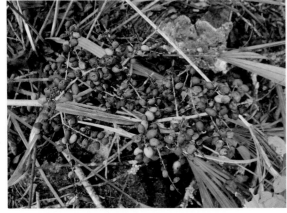

# 棕榈

【基原】为棕榈科棕榈*Trachycarpus fortunei* (Hook.) H. Wendl.的叶柄。

【别名】棕衣树、棕树、陈棕。

【形态特征】乔木状。树干圆柱形，被不易脱落的老叶柄基部和网状纤维。叶片圆形或近圆形，掌状深裂，裂片线状剑形，先端2裂或具齿。花序粗壮，多次分枝，从叶腋抽出，常雌雄异株；雄花黄绿色，花萼3片；花冠约2倍长于花萼；雄蕊6枚。果实阔肾形。花期4月，果期12月。

【分布】生于海拔2000 m以下的疏林中，常为栽培。产于长江以南各地区。

【性能主治】味苦、涩，性平。具有收敛止血的功效。主治吐血，鼻出血，尿血，便血，崩漏。

【采收加工】采收时割取旧叶柄下延部分和鞘片，除去纤维状的棕毛，晒干。

# 大叶仙茅

【基原】为仙茅科大叶仙茅*Curculigo capitulata* (Lour.) Kuntze的根及根状茎。

【别名】大地棕、猴子背巾、猴子包头、竹灵芝。

【形态特征】多年生草本。根状茎块状，具细长的走茎。叶片长圆状披针形或近长圆形，具折扇状脉。花茎短于叶，被长柔毛；总状花序缩成头状，长2.5~5 cm；花黄色；花被片6枚，被毛；雄蕊6枚；柱头近头状，极浅的3裂；子房长圆形或近球形，被毛。浆果近球形，白色，无喙。花期5~6月，果期8~9月。

【分布】生于海拔850~2200 m的林下或阴湿处。产于福建、台湾、海南、四川、云南、西藏等地。

【性能主治】味苦、涩，性平。具有润肺化痰、止咳平喘、镇静健脾、补肾固精的功效。主治肾虚喘咳，腰膝酸痛，白带异常，遗精。

【采收加工】全年均可采收，洗净，鲜用或晒干。

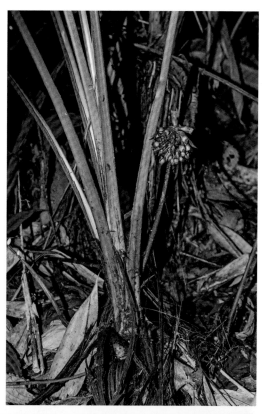

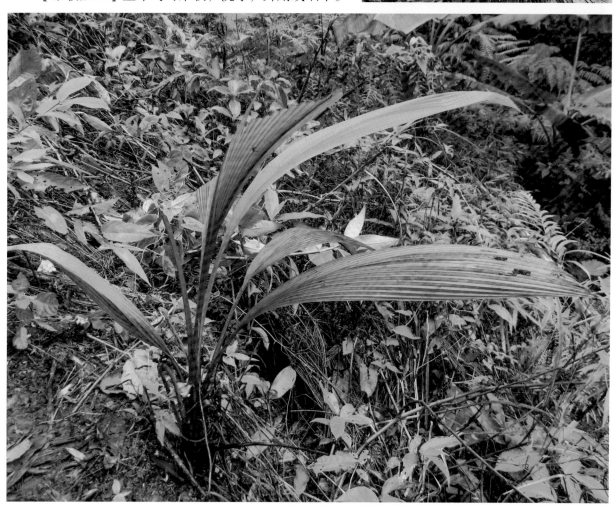

# 见血青

【基原】为兰科见血青*Liparis nervosa* (Thunb. ex A. Murray) Lindl.的全草。

【别名】见血清、羊耳蒜、立地好。

【形态特征】地生草本。茎圆柱状。叶片卵形至卵状椭圆形，3~5片；叶柄无关节。总状花序，具花数朵至10多朵；花紫色；中萼片线形或宽线形，长8~10 mm；花瓣丝状；唇瓣长圆状倒卵形；蕊柱较粗壮，上部两侧有狭翅。蒴果倒卵状长圆形或狭椭圆形。花期2~7月，果期10月。

【分布】生于海拔1000~2100 m的林下、溪谷旁、草丛阴处或岩石覆土上。产于长江流域及其以南各地区。

【性能主治】味苦、涩，性凉。具有凉血止血、清热解毒的功效。主治胃热吐血，肺热咯血，肠风下血，崩漏，手术出血，创伤出血，疮疡肿毒，蛇咬伤，跌打损伤。

【采收加工】夏、秋季采收全草，鲜用或切段晒干。

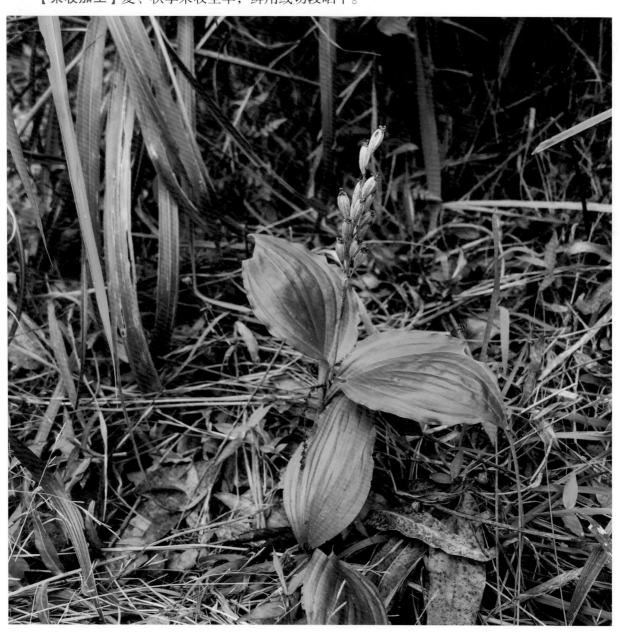

## 束花石斛

【基原】为兰科束花石斛*Dendrobium chrysanthum* Lindl.的茎。

【别名】水打棒、金兰、大黄草。

【形态特征】附生草本。茎圆柱形，长50~200 cm，不分枝，干后浅黄色或黄褐色。叶片纸质，长圆状披针形。伞状花序近无总梗，每2~6朵花为一束，侧生于具叶的茎上部；花黄色，质厚；中萼片长圆形或椭圆形；侧萼片斜卵状三角形；萼囊宽而钝；花瓣倒卵形；唇盘两侧各具1个栗色斑块。蒴果长圆柱形。花期9~10月。

【分布】生于海拔700~2500 m的山地密林中树干上或山谷阴湿的岩石上。产于广西、贵州、云南、西藏等地。

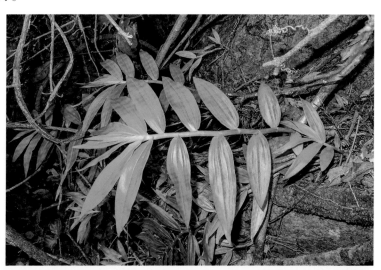

【性能主治】味甘、淡、微咸，性寒。具有滋阴清热、生津止渴的功效。主治热病伤津，口渴舌燥，病后虚热，胃病，干呕，舌光少苔。

【采收加工】全年均可采收，晒干、烘干或鲜用。

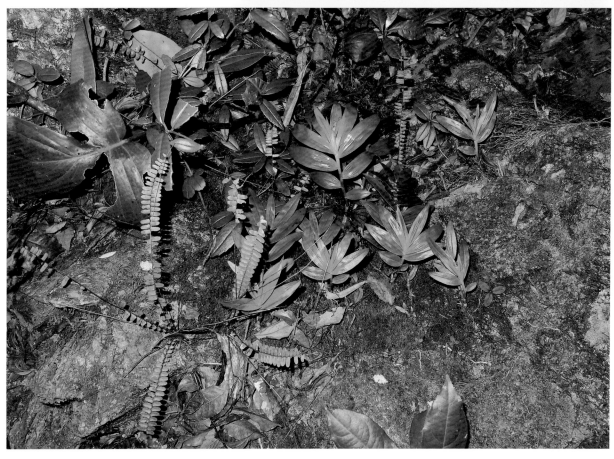

# 白茅根

【基原】为禾本科白茅*Imperata cylindrica* (L.) Raeuschel的根状茎。

【别名】丝茅草、茅草、白茅草、茅草根。

【形态特征】多年生草本。具粗壮的长根状茎。秆直立，具1~3节。秆生叶长1~3 cm，窄线形，被有白粉，腹面基部具柔毛。圆锥花序稠密，长20 cm，小穗长4.5~6mm，基盘具丝状毛；雄蕊2枚；柱头2枚，紫黑色，羽状。颖果椭圆形，长约1 mm。花果期4~6月。

【分布】生于路旁向阳干草地或山坡上。产于我国东北、华北、华东、中南、西南、华南及陕西、甘肃等地。

【性能主治】味甘，性寒。具有凉血止血、清热利尿的功效。主治血热吐血，鼻出血，尿血，热病烦渴，黄疸，水肿，热淋涩痛，急性肾炎水肿。

【采收加工】春、秋季采挖，洗净，晒干，除去须根和膜质叶鞘，捆成小把。

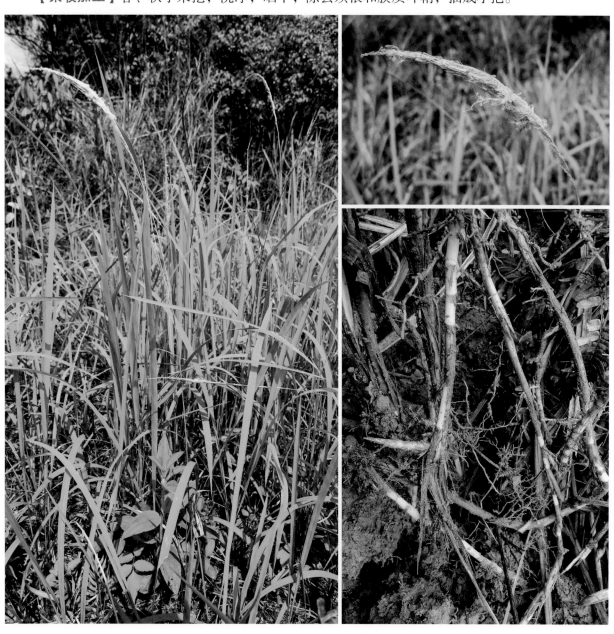

# 金发草

【基原】为禾本科金发草*Pogonatherum paniceum* (Lam.) Hackel的全草。

【别名】竹蒿草、笔须、龙奶草、羊丕草。

【形态特征】多年生草本。秆高30~60 cm。叶片线形，宽1.5~4 mm。总状花序，乳黄色；无柄小穗长2.5~3 mm，第一小花雄性，雄蕊2枚，花药长约1.8 mm；有柄小穗较小，第一小花缺，第二小花雄性或两性，具雄蕊1枚，花药长达1.5 mm或不发育。花果期4~10月。

【分布】生于海拔2300 m以下的山坡、草地、路边、溪旁草地的干旱向阳处。产于湖北、广西、四川等地。

【性能主治】味甘，性寒。具有清热、利湿、消积的功效。主治热病烦渴，黄疸型肝炎，脾肿大，糖尿病，消化不良，小儿疳积。

【采收加工】秋季采收全草，洗净，鲜用或晒干。

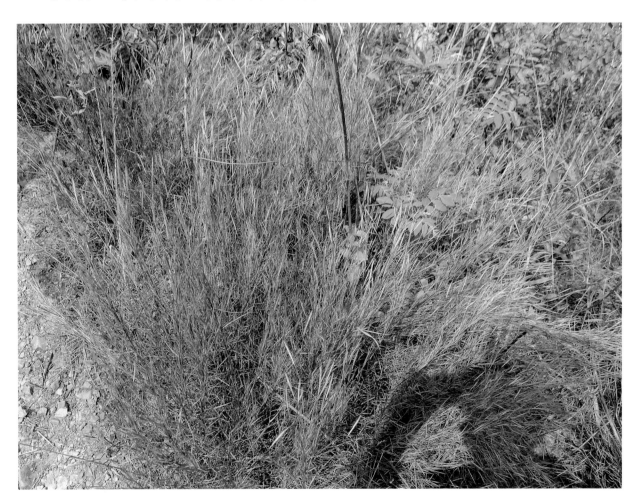

总名录

# 凌云县药用植物物种名录

## 真菌门 Eumycota
### 麦角菌科 Clavicipitaceae
稻绿核菌

*Ustilaginoidea virens* (Cooke) Tak.

功效来源：《广西中药资源名录》

### 微球黑粉科 Microbotryaceae
玉黍蜀黑粉

*Ustilago maydis* (DC.) Corda

功效来源：《广西中药资源名录》

### 木耳科 Auriculariaceae
木耳

*Auricularia auricula* (Hook.) Underw.

功效来源：《广西中药资源名录》

### 灵芝菌科 Ganodermataceae
树舌

*Ganoderma applanatum* (Pers.) Pat.

功效来源：《广西中药资源名录》

灵芝

*Ganoderma lucidum* (Leyss. ex Fx.) Karst.

功效来源：《广西中药资源名录》

### 多孔菌科 Polyporaceae
斑褐孔菌

*Fuscoporia punctata* (Fr.) Cunn.

功效来源：《广西中药资源名录》

### 口蘑科 Tricholomataceae
冬菇

*Collybia velutipes* (Curt. ex Fr.) Quel.

功效来源：《广西中药资源名录》

香菇

*Lentinus edodes* (Berk.) Sing.

功效来源：《广西中药资源名录》

### 伞菌科 Agaricaceae
粪鬼伞

*Coprinus sterquilinus* (Scop.) Fr.

功效来源：《广西中药资源名录》

### 马勃科 Lycoperdaceae
小马勃

*Lycoperdon pusillum* Batsch ex Pers.

功效来源：《广西中药资源名录》

梨形马勃

*Lycoperdon pyriforme* Schaeff. ex Pers.

功效来源：《广西中药资源名录》

### 肺衣科 Lobariaceae
裂芽肺衣

*Lobaria isidiosa* (Mlill. Arg.) Wain.

功效来源：《广西中药资源名录》

网脊肺衣

*Lobaria retigera* (Bory) Trev.

功效来源：《广西中药资源名录》

## 苔藓植物门 Bryophyta
### 葫芦藓科 Funariaceae
葫芦藓

*Funaria hygrometrica* Hedw.

功效来源：《广西中药资源名录》

### 真藓科 Bryaceae
真藓

*Bryum argenteum* Hedw.

功效来源：《广西中药资源名录》

### 提灯藓科 Mniaceae
尖叶提灯藓

*Mnium cuspidatum* Hedw.

功效来源：《广西中药资源名录》

### 卷柏藓科 Racopilaceae
毛尖卷柏藓

*Racopilum aristatun* Mitt.

功效来源：《广西中药资源名录》

### 灰藓科 Hypnaceae
大灰藓

*Hypnum plumaeforme* Wils.

功效来源：《广西中药资源名录》

### 金发藓科 Polytrichaceae
东亚小金发藓

*Pogonatum inflexum* (Lindb.) Lec.

功效来源：《广西中药资源名录》

### 蛇苔科 Conocephalaceae
蛇苔

*Conocephalum conicum* (Linn.) Dum.

功效来源：《广西中药资源名录》

## 地钱科 Marchantiaceae

地钱

*Marchantia polymorpha* Linn.

功效来源：《广西中药资源名录》

# 蕨类植物门 Pteridophyta

## F.1. 松叶蕨科 Psilotaceae

松叶蕨 石刷把

*Psilotum nudum* (L.) Beauv.

分布地：下甲镇彩架村

采集号：451027140306011（GXMI）

功效来源：《广西药用植物名录》《中华本草》

## F.2. 石杉科 Huperziaceae

长柄石杉 千层塔

*Huperzia javanica* (Sw.) Fraser-Jenk.

分布地：朝里瑶族乡三台村白兰巴鹅

采集号：451027140306033（GXMI）

功效来源：《广西药用植物名录》《中华本草》

有柄马尾杉

*Phlegmariurus hamiltonii* (Spreng.) L. Love et D. Love var. *petiolatus* (C. B. Clarke) Ching

分布地：玉洪瑶族乡乐里村乐里

采集号：451027121208017（GXMI）

功效来源：《中华本草》

## F.3. 石松科 Lycopodiaceae

扁枝石松 过江龙

*Diphasiastrum complanatum* (L.) Holub

分布地：岑王老山林场附近土山

采集号：451027130604110（GXMI）

功效来源：《广西药用植物名录》《中华本草》

藤石松 舒筋草

*Lycopodiastrum casuarinoides* (Spring) Holub ex Dixit

分布地：加尤镇上伞村

采集号：451027131020014（GXMI）

功效来源：《广西药用植物名录》《中华本草》

毛枝垂穗石松 伸筋草

*Palhinhaea cernua* (L.) Vasc. et Franco f. *skimensis* (Mueller) H. S. Kung

分布地：玉洪瑶族乡那洪村有泉

采集号：451027121021024（GXMI）

功效来源：《广西药用植物名录》《中华本草》

垂穗石松 铺地蜈蚣

*Palhinhaea cernua* (L.) Franco et Vasc. et Franco

分布地：玉洪瑶族乡乐里村委后山

采集号：451027130315059（GXMI）

功效来源：《广西药用植物名录》《中华本草》

## F.4. 卷柏科 Selaginellaceae

澜沧卷柏 小过江龙

*Selaginella davidii* Franch. subsp. *gebaueriana* (Hand.-Mazz.) X. C. Zhang

分布地：玉洪瑶族乡乐里村石山

采集号：451027130720020（GXMI）

功效来源：《中华本草》

薄叶卷柏

*Selaginella delicatula* (Desv.) Alston

分布地：伶站瑶族乡平塘村六红屯

采集号：451027130814018（GXMI）

功效来源：《广西药用植物名录》《中华本草》

深绿卷柏 石上柏

*Selaginella doederleinii* Hieron.

分布地：玉洪瑶族乡四合头村至玉洪瑶族乡村

采集号：451027130501025（GXMI）

功效来源：《中华本草》《全国中草药汇编》

疏松卷柏

*Selaginella effusa* Alston

分布地：伶站瑶族乡浩坤湖附近石山洞

采集号：451027130715032（GXMI）

功效来源：《中华本草》

兖州卷柏

*Selaginella involvens* (Sw.) Spring

分布地：玉洪瑶族乡四合头村至玉洪瑶族乡村

采集号：451027130501106（GXMI）

功效来源：《广西药用植物名录》《中华本草》

细叶卷柏

*Selaginella labordei* Hieron. ex Christ

分布地：玉洪瑶族乡四合头村至玉洪瑶族乡村

采集号：451027130501101（GXMI）

功效来源：《中华本草》

江南卷柏 地柏枝

*Selaginella moellendorffii* Hieron.

分布地：玉洪瑶族乡岑王老山

采集号：451027130601034（GXMI）

功效来源：《中药大辞典》

黑顶卷柏

*Selaginella picta* A. Braun ex Baker

分布地：玉洪瑶族乡力洪村岑王老山

采集号：451027130428038（GXMI）

功效来源：《广西药用植物名录》《中华本草》

疏叶卷柏
*Selaginella remotifolia* Spring
分布地：玉洪瑶族乡岑王老山
采集号：451027130601032（GXMI）
功效来源：《中华本草》

翠云草
*Selaginella uncinata* (Desv.) Spring
分布地：逻楼镇
采集号：卢石祥 4（GXMI）
功效来源：《广西药用植物名录》《中华本草》

# F.6. 木贼科 Equisetaceae
披散木贼 密枝问荆
*Equisetum diffusum* D. Don
分布地：玉洪瑶族乡八里村四合头屯
采集号：451027121209031（GXMI）
功效来源：《广西药用植物名录》《中华本草》

# F.8. 阴地蕨科 Botrychiaceae
薄叶阴地蕨 西南小阴地蕨
*Botrychium daucifolium* Wall. ex Hook. et Grev.
分布地：泗城镇陇雅小学附近
采集号：451027121211027（GXMI）
功效来源：《中华本草》

# F.9. 瓶尔小草科 Ophioglossaceae
瓶尔小草
*Ophioglossum vulgatum* L.
分布地：逻楼镇
采集号：451027130430034（GXMI）
功效来源：《广西药用植物名录》《中华本草》

# F.11. 观音座莲科 Angiopteridaceae
福建观音座莲
*Angiopteris fokiensis* Hieron.
分布地：加尤天山屯村土山
采集号：451027130712038（GXMI）
功效来源：《广西药用植物名录》

# F.13. 紫萁科 Osmundaceae
宽叶紫萁
*Osmunda javanica* Blume
分布地：岑王老山林场附近土山
采集号：451027130604057（GXMI）
功效来源：《中华本草》《中华药海》《中国药用孢子植物》《新华本草纲要》《广西药用植物名录》

# F.14. 瘤足蕨科 Plagiogyriaceae
华中瘤足蕨
*Plagiogyria euphlebia* (Kunze) Mett.
分布地：玉洪瑶族乡力洪村岑王老山
采集号：451027130428083（GXMI）
功效来源：《中华本草》

耳形瘤足蕨 小牛肋巴
*Plagiogyria stenoptera* (Hance) Diels
分布地：岑王老山林场附近土山
采集号：451027130604089（GXMI）
功效来源：《中华本草》

# F.15. 里白科 Gleicheniaceae
大芒萁
*Dicranopteris ampla* Ching et Chiu
分布地：玉洪瑶族乡力洪村岑王老山
采集号：451027130428094（GXMI）
功效来源：《广西药用植物名录》《中华本草》

# F.17. 海金沙科 Lygodiaceae
海南海金沙
*Lygodium circinnatum* (Burm. f.) Sw.
分布地：伶站瑶族乡浩坤卫生所附近
采集号：451027121020008（GXMI）
功效来源：《广西药用植物名录》《中华本草》

曲轴海金沙 牛抄藤
*Lygodium flexuosum* (L.) Sw.
分布地：朝里瑶族乡平塘村
采集号：451027130710003（GXMI）
功效来源：《广西药用植物名录》《中华本草》

海金沙
*Lygodium japonicum* (Thunb.) Sw.
分布地：泗城镇陇雅大力洞后山
采集号：451027121016011（GXMI）
功效来源：《广西药用植物名录》《中华本草》《中国药典》（2020年版）

羽裂海金沙
*Lygodium polystachyum* Wall. ex T. Moore
分布地：伶站瑶族乡百中
采集号：451027130811005（GXMI）
功效来源：《中华本草》

# F.19. 蚌壳蕨科 Dicksoniaceae
金毛狗脊 狗脊
*Cibotium barometz* (L.) J. Sm.
分布地：朝里瑶族乡兰台村巴鹅屯附近
采集号：451027121020029（GXMI）
功效来源：《广西药用植物名录》《中华本草》

## F.20. 桫椤科 Cyatheaceae
**大叶黑桫椤**
*Alsophila gigantea* Wall. ex Hook.
分布地：伶站瑶族乡泗水河保护区土山
采集号：451027130715016（GXMI）
功效来源：《广西药用植物名录》《中华本草》

**桫椤** 龙骨风
*Alsophila spinulosa* (Wall. ex Hook.) Tryon
分布地：伶站瑶族乡平塘村六红屯
采集号：451027130814009（GXMI）
功效来源：《广西药用植物名录》《中华本草》

## F.22. 碗蕨科 Dennstaedtiaceae
**碗蕨**
*Dennstaedtia scabra* (Wall. ex Hook.) T. Moore var. *scabra*
分布地：浪平乡上岑王老山顶
采集号：451029130421026（GXMI）
功效来源：《中华本草》《中药大辞典》《中华药海》《新华本草纲要》

**边缘鳞盖蕨**
*Microlepia marginata* (Panz.) C. Chr.
分布地：玉洪瑶族乡力洪村金保林场
采集号：451027130714055（GXMI）
功效来源：《广西药用植物名录》《中华本草》

## F.23. 鳞始蕨科 Lindsaeaceae
**乌蕨** 大叶金花草
*Sphenomeris chinensis* (L.) Maxon
分布地：玉洪瑶族乡麻田村
采集号：451027130317040（GXMI）
功效来源：《广西药用植物名录》《中华本草》

## F.27. 凤尾蕨科 Pteridaceae
**粗糙凤尾蕨** 井边草
*Pteris cretica* L. var. *laeta* (Wall. ex Ettingsh.) C. Chr. et Tard.-Blot
分布地：玉洪瑶族乡力洪村岑王老山
采集号：451027130428095（GXMI）
功效来源：《广西药用植物名录》《中华本草》

**岩凤尾蕨**
*Pteris deltodon* Baker
分布地：伶站瑶族乡浩坤湖附近石山洞
采集号：451027130715034（GXMI）
功效来源：《广西药用植物名录》《中华本草》

**狭叶凤尾蕨** 片鸡尾草
*Pteris henryi* Christ

分布地：玉洪瑶族乡乐里村乐里
采集号：451027121208004（GXMI）
功效来源：《中华本草》

**井栏凤尾蕨** 凤尾草
*Pteris multifida* Poir.
分布地：玉洪瑶族乡岑王老山
采集号：451027130601033（GXMI）
功效来源：《广西药用植物名录》《中华本草》

**半边旗**
*Pteris semipinnata* L.
分布地：玉洪瑶族乡力洪村岑王老山
采集号：451027130428088（GXMI）
功效来源：《广西药用植物名录》《中华本草》

## F.30. 中国蕨科 Sinopteridaceae
**棕毛粉背蕨**
*Aleuritopteris rufa* (D. Don) Ching
分布地：玉洪瑶族乡乐里村乐里
采集号：451027121208021（GXMI）
功效来源：民间应用

**毛轴碎米蕨** 川层草
*Cheilosoria chusana* (Hook.) Ching et K. H. Shing
分布地：加尤后山采石场
采集号：451027130606094（GXMI）
功效来源：《广西药用植物名录》《中华本草》

## F.31. 铁线蕨科 Adiantaceae
**铁线蕨** 猪鬃草
*Adiantum capillus-veneris* L. f. *capillus-veneris*
分布地：伶站瑶族乡
采集号：451027130318004（GXMI）
功效来源：民间应用

**条裂铁线蕨** 猪鬃草
*Adiantum capillusveneris* L. f. *dissectum* (Mart. et Galeot.) Ching
分布地：伶站瑶族乡浩坤湖附近石山洞
采集号：451027130715037（GXMI）
功效来源：民间应用

**白垩铁线蕨**
*Adiantum gravesii* Hance
分布地：伶站瑶族乡浩坤湖附近石山洞
采集号：451027130715035（GXMI）
功效来源：《中华本草》

**假鞭叶铁线蕨** 岩风子
*Adiantum malesianum* Ghatak

分布地：伶站瑶族乡浩坤村坤内石山

采集号：451027140310007（GXMI）

功效来源：《中华本草》《中药大辞典》《贵州草药》《广西药用植物名录》《广西壮药新资源》

**半月形铁线蕨** 黑龙丝

*Adiantum philippense* L.

分布地：加尤天山屯村土山

采集号：451027130712014（GXMI）

功效来源：《广西药用植物名录》《中华本草》

## F.34. 车前蕨科 Antrophyaceae

**长柄车前蕨**

*Antrophyum obovatum* Baker

分布地：至洪青龙山

采集号：刘心祈 25444（IBK）

功效来源：《广西药用植物名录》

## F.36. 蹄盖蕨科 Athyriaceae

**单叶双盖蕨**

*Diplazium subsinuatum* (Wall. ex Hook. et Grev.) Tagawa

分布地：玉洪瑶族乡八里村四合头屯

采集号：451027121209047（GXMI）

功效来源：《广西药用植物名录》《中华本草》

## F.37. 肿足蕨科 Hypodematiaceae

**肿足蕨** 小金狗

*Hypodematium crenatum* (Forsk.) Kuhn

分布地：加尤镇采石场后山石山

采集号：451027130429015（GXMI）

功效来源：《广西药用植物名录》《中华本草》

## F.38. 金星蕨科 Thelypteridaceae

**渐尖毛蕨**

*Cyclosorus acuminatus* (Houtt.) Nakai

分布地：泗城镇陇雅村

采集号：451027130319056（GXMI）

功效来源：《广西药用植物名录》《中华本草》

**齿牙毛蕨** 篦子舒筋草

*Cyclosorus dentatus* (Forssk.) Ching

分布地：玉洪瑶族乡力洪村岑王老山

采集号：451027130428084（GXMI）

功效来源：《广西药用植物名录》

**戟叶圣蕨**

*Dictyocline sagittifolia* Ching

分布地：玉洪瑶族乡力洪村岑王老山

采集号：451027130428097（GXMI）

功效来源：《广西药用植物名录》

**金星蕨**

*Parathelypteris glanduligera* (Kunze) Ching

分布地：加尤天山屯村土山

采集号：451027130712037（GXMI）

功效来源：《广西药用植物名录》《中华本草》

**披针新月蕨** 鸡血莲

*Pronephrium penangianum* (Hook.) Holttum

分布地：加尤镇伟八村席家屯石山

采集号：451027130716027（GXMI）

功效来源：《广西药用植物名录》《中华本草》

## F.39. 铁角蕨科 Aspleniaceae

**线裂铁角蕨**

*Asplenium coenobiale* Hance

分布地：加尤镇采石场后山石山

采集号：451027130429046（GXMI）

功效来源：《广西药用植物名录》

**毛轴铁角蕨**

*Asplenium crinicaule* Hance

分布地：朝里瑶族乡

采集号：451027130321031（GXMI）

功效来源：《中华本草》

**剑叶铁角蕨**

*Asplenium ensiforme* Wall. ex Hook. et Grev.

分布地：玉洪瑶族乡四合头村至玉洪瑶族乡村

采集号：451027130501102（GXMI）

功效来源：《广西药用植物名录》《中华本草》

**虎尾铁角蕨** 岩春草

*Asplenium incisum* Thunb.

分布地：泗城镇云台公园

采集号：451027130607010（GXMI）

功效来源：《中华本草》

**倒挂铁角蕨** 倒挂草

*Asplenium normale* D. Don

分布地：玉洪瑶族乡四合头村至玉洪瑶族乡村

采集号：451027130501105（GXMI）

功效来源：《广西药用植物名录》《中华本草》

**北京铁角蕨** 铁杆地柏枝

*Asplenium pekinense* Hance

分布地：加尤镇采石场后山石山

采集号：451027130429065（GXMI）

功效来源：《中华本草》

**长叶铁角蕨** 倒生莲

*Asplenium prolongatum* Hook.

分布地：玉洪瑶族乡麻田村
采集号：451027130317041（GXMI）
功效来源：《广西药用植物名录》《中华本草》

**石生铁角蕨** 石上铁角蕨
*Asplenium saxicola* Rosenst.
分布地：沙里瑶族乡
采集号：451027130322023（GXMI）
功效来源：《广西药用植物名录》《中华本草》

**变异铁角蕨** 九倒生
*Asplenium varians* Wall. ex Hook. et Grev.
分布地：逻楼镇
采集号：451027130430027（GXMI）
功效来源：《中华本草》

**狭翅铁角蕨**
*Asplenium wrightii* A. A. Eaton ex Hook.
分布地：玉洪瑶族乡东兰村东兰屯
采集号：451027130816103（GXMI）
功效来源：《广西药用植物名录》

**疏齿铁角蕨**
*Asplenium wrightioides* Christ
分布地：玉洪瑶族乡乐里村乐里
采集号：451027121208006（GXMI）
功效来源：《广西药用植物名录》

# F.42. 乌毛蕨科Blechnaceae
**苏铁蕨** 贯众
*Brainea insignis* (Hook.) J. Sm.
分布地：伶站瑶族乡百中
采集号：451027130811009（GXMI）
功效来源：《广西药用植物名录》《中华本草》

# F.45. 鳞毛蕨科Dryopteridaceae
**华南复叶耳蕨**
*Arachniodes festina* (Hance) Ching
分布地：玉洪瑶族乡九洞乡岑王老山
采集号：黄志 43162（IBSC）
功效来源：《九江医学》

**斜方复叶耳蕨**
*Arachniodes rhomboidea* (Wall. ex Mett.) Ching
分布地：玉洪瑶族乡四合头村至玉洪瑶族乡村
采集号：451027130501028（GXMI）
功效来源：《中华本草》

**镰羽贯众**
*Cyrtomium balansae* (Christ) C. Chr.
分布地：岑王老山林场附近土山

采集号：451027130604065（GXMI）
功效来源：《广西药用植物名录》《中华本草》

**贯众**
*Cyrtomium fortunei* J. Sm.
分布地：加尤镇采石场后山石山
采集号：451027130429074（GXMI）
功效来源：《广西药用植物名录》《中华本草》

**厚叶贯众**
*Cyrtomium pachyphyllum* (Rosenst.) C. Chr.
分布地：加尤镇采石场大山石山
采集号：451027140317018（GXMI）
功效来源：《广西药用植物名录》

**两色鳞毛蕨**
*Dryopteris bissetiana* (Baker) C. Chr.
分布地：玉洪瑶族乡八里村四合头屯
采集号：451027121209051（GXMI）
功效来源：《中华本草》

**桫椤鳞毛蕨**
*Dryopteris cycadina* (Franch. et Sav.) C. Chr.
分布地：玉洪瑶族乡四合头村至玉洪瑶族乡村
采集号：451027130501054（GXMI）
功效来源：《中华本草》

**齿头鳞毛蕨** 青溪鳞毛蕨
*Dryopteris labordei* (Christ) C. Chr.
分布地：玉洪瑶族乡八里村四合头屯
采集号：451027121209040（GXMI）
功效来源：《广西药用植物名录》《中华本草》

**变异鳞毛蕨**
*Dryopteris varia* (L.) Kuntze
分布地：玉洪瑶族乡力洪村岑王老山
采集号：451027130428086（GXMI）
功效来源：《中华本草》

**尖齿耳蕨**
*Polystichum acutidens* Christ
分布地：朝里瑶族乡三台村白兰巴鹅
采集号：451027140306029（GXMI）
功效来源：《中华本草》

**黑鳞耳蕨** 黑鳞大耳蕨
*Polystichum makinoi* (Tagawa) Tagawa
分布地：玉洪瑶族乡力洪村
采集号：451027130320056（GXMI）
功效来源：《中华本草》

**对马耳蕨**

*Polystichum tsus-simense* (Hook.) J. Sm.

分布地：玉洪瑶族乡乐里村委后山

采集号：451027130315062（GXMI）

功效来源：《全国中草药汇编》《浙江天目山药用植物志》《中华本草》《中药大辞典》

## F.46. 叉蕨科 Tectariaceae

**三叉蕨** 三羽叉蕨

*Tectaria subtriphylla* (Hook. et Arn.) Copel.

分布地：泗城镇陇雅村

采集号：451027130319057（GXMI）

功效来源：《广西药用植物名录》《中华本草》

## F.52. 骨碎补科 Davalliaceae

**云南小膜盖蕨**

*Araiostegia yunnanensis* (Christ) Copel.

分布地：玉洪瑶族乡乐里村乐里

采集号：451027121208009（GXMI）

功效来源：《广西药用植物名录》《中华本草》

**圆盖阴石蕨** 白毛蛇

*Humata tyermannii* T. Moore

分布地：玉洪瑶族乡八里村四合头屯

采集号：451027121209028（GXMI）

功效来源：《全国中草药汇编》《中华本草》

## F.56. 水龙骨科 Polypodiaceae

**线蕨** 羊七莲

*Colysis elliptica* (Thunb.) Ching var. *elliptica*

分布地：泗城镇白马村

采集号：451027130711034（GXMI）

功效来源：《广西药用植物名录》《中华本草》

**宽羽线蕨**

*Colysis elliptica* (Thunb.) Ching var. *pothifolia* Ching

分布地：朝里瑶族乡平塘村

采集号：451027131019001（GXMI）

功效来源：《广西药用植物名录》《中华本草》

**断线蕨**

*Leptochilus hemionitidea* (Wall exuett ) Noot.

分布地：加尤镇下伞村大湾屯土山

采集号：451027140312006（GXMI）

功效来源：《广西药用植物名录》《中华本草》

**抱石莲** 鱼鳖金星

*Lemmaphyllum drymoglossoides* (Baker) Ching

分布地：玉洪瑶族乡乐里村乐里

采集号：451027121208013（GXMI）

功效来源：《广西药用植物名录》《中华本草》

**骨牌蕨** 上树咳

*Lepidogrammitis rostrata* (Bedd.) Ching

分布地：玉洪瑶族乡四合头村至玉洪瑶族乡村

采集号：451027130501021（GXMI）

功效来源：《广西药用植物名录》《中华本草》

**鳞果星蕨**

*Lepidomicrosorium buergerianum* (Miq.) Ching et K. H. Shing

分布地：玉洪瑶族乡力洪村金保林场

采集号：451027130714017（GXMI）

功效来源：《中华本草》

**大瓦韦**

*Lepisorus macrosphaerus* (Baker) Ching

分布地：玉洪瑶族乡乐里村乐里

采集号：451027121208023（GXMI）

功效来源：《广西药用植物名录》《中华本草》

**江南星蕨** 大叶骨牌草

*Lepisorus fortunei* (T. Moore) C. M. kuo

分布地：玉洪瑶族乡四合头村至玉洪瑶族乡村

采集号：451027130501103（GXMI）

功效来源：《中华本草》《全国中草药汇编》

**羽裂星蕨**

*Microsorum insigne* (Blume) Copel.

分布地：玉洪瑶族乡四合头村至玉洪瑶族乡村

采集号：451027130501107（GXMI）

功效来源：《中华本草》《中华药海》《中国药用孢子植物》《广西民族药简编》

**盾蕨** 大金刀

*Neolepisorus ovatus* (Bedd.) Ching

分布地：加尤镇采石场大山石山

采集号：451027140317004（GXMI）

功效来源：《广西药用植物名录》《中华本草》

**金鸡脚假瘤蕨**

*Phymatopteris hastata* (Thunb.) Pic. Serm.

分布地：加尤镇下伞村大湾屯土山

采集号：451027140312005（GXMI）

功效来源：《广西药用植物名录》《中华本草》

**光亮瘤蕨**

*Phymatosorus cuspidatus* (D. Don) Pic. Serm.

分布地：朝里瑶族乡

采集号：451027130321037（GXMI）

功效来源：《广西药用植物名录》《中华本草》

**友水龙骨** 土碎补

*Polypodiodes amoena* (Wall. ex Mett.) Ching

分布地：玉洪瑶族乡乐里村委后山

采集号：451027130315063（GXMI）

功效来源：《广西药用植物名录》《中华本草》

**石蕨**

*Pyrrosia angustissima* (Gies. ex Diels) Tagawa et K. Iwats.

分布地：玉洪瑶族乡乐里村乐里

采集号：451027121208011（GXMI）

功效来源：《全国中草药汇编》

**光石韦**

*Pyrrosia calvata* (Baker) Ching

分布地：加尤镇陇怀村路边

采集号：451027121018010（GXMI）

功效来源：《广西药用植物名录》

**石韦**

*Pyrrosia lingua* (Thunb.) Farwell

分布地：玉洪瑶族乡东兰村东兰屯

采集号：451027130816104（GXMI）

功效来源：《神农本草经》《本草纲目》《广西药用植物名录》《中华本草》《中国药典》（2020年版）

**庐山石韦** 石韦

*Pyrrosia sheareri* (Baker) Ching

分布地：岑王老山之中坑上

采集号：刘心祈38670（IBK）

功效来源：《广西药用植物名录》《中华本草》《中国药典》（2020年版）

**中越石韦** 宽尾石韦

*Pyrrosia tonkinensis* (Giesenh.) Ching

分布地：泗城镇陇雅村

采集号：451027130319022（GXMI）

功效来源：《广西药用植物名录》《中华本草》

## F.57. 槲蕨科 Drynariaceae

**石莲姜槲蕨**

*Drynaria propinqua* (Wall. ex Mett.) J. Sm. ex Bedd.

分布地：玉洪瑶族乡乐里村石山

采集号：451027130720028（GXMI）

功效来源：《广西药用植物名录》《中华本草》

## F.60. 剑蕨科 Loxogrammaceae

**中华剑蕨**

*Loxogramme chinensis* Ching

分布地：玉洪瑶族乡九洞乡岑王老山

采集号：黄志43163（IBSC）

功效来源：《广西药用植物名录》《中华本草》

# 种子植物门 Spermatophyta
# 裸子植物亚门 Gymnospermae

## G.4. 松科 Pinaceae

**马尾松** 松花粉

*Pinus massoniana* Lamb.

分布地：下甲镇陶化村

采集号：451027140308016（GXMI）

功效来源：《广西药用植物名录》《中华本草》《中国药典》（2020年版）

**台湾松** 松叶

*Pinus taiwanensis* Hayata

分布地：玉洪瑶族乡岑王老山

采集号：451027130601008（GXMI）

功效来源：《中华本草》

## G.5. 杉科 Taxodiaceae

**杉木**

*Cunninghamia lanceolata* (Lamb.) Hook.

分布地：玉洪瑶族乡东兰村

采集号：451027121210011（GXMI）

功效来源：《广西药用植物名录》《中华本草》

## G.6. 柏科 Cupressaceae

**柏木** 柏树果

*Cupressus funebris* Endl.

分布地：玉洪瑶族乡乐里村委后山

采集号：451027130315033（GXMI）

功效来源：《广西药用植物名录》《中华本草》

**侧柏** 柏子仁

*Platycladus orientalis* (L.) Franco

分布地：逻楼镇

采集号：451027121018027（GXMI）

功效来源：《广西药用植物名录》《中华本草》《中国药典》（2020年版）

## G.7. 罗汉松科 Podocarpaceae

**罗汉松**

*Podocarpus macrophyllus* (Thunb.) Sweet var. macrophyllus

分布地：加尤镇加犬村弄要

采集号：451027121213006（GXMI）

功效来源：《广西药用植物名录》《中华本草》

## G.8. 三尖杉科 Cephalotaxaceae

**三尖杉**

*Cephalotaxus fortunei* Hook.

分布地：泗城镇陇雅小学对面山

采集号：451027121017061（GXMI）

功效来源：《广西药用植物名录》《中华本草》

**绿背三尖杉**

*Cephalotaxus fortunei* Hook. var. *concolor* Franch.

分布地：加尤镇加犬村弄要

采集号：451027121213014（GXMI）

功效来源：《广西药用植物名录》《中华本草》

## G.10. 买麻藤科 Gnetaceae

**海南买麻藤**

*Gnetum hainanense* C. Y. Cheng ex L. K. Fu，Y. F. Yu et M. G. Gilbert

分布地：伶站瑶族乡平塘村六海

采集号：451027130814032（GXMI）

功效来源：《广西药用植物名录》

**买麻藤**

*Gnetum montanum* Markgr.

分布地：玉洪瑶族乡力洪村岑王老山

采集号：451027130428072（GXMI）

功效来源：《广西药用植物名录》《中华本草》

**小叶买麻藤** 买麻藤

*Gnetum parvifolium* (Warb.) C. Y. cheng ex Chun

分布地：玉洪瑶族乡岑王老山

采集号：451027130601013（GXMI）

功效来源：《广西药用植物名录》《中华本草》

**垂子买麻藤**

*Gnetum pendulum* C. Y. Cheng

分布地：朝里瑶族乡

采集号：451027130321018（GXMI）

功效来源：《广西药用植物名录》

# 被子植物亚门 Angiospermae

## 1. 木兰科 Magnoliaceae

**深山含笑**

*Michelia maudiae* Dunn

分布地：泗城镇东兰村

采集号：451027140307013（GXMI）

功效来源：民间应用

## 2a. 八角科 Illiciaceae

**大八角**

*Illicium majus* Hook. f. et Thomson

分布地：岑王老山林场附近土山

采集号：451027130604039（GXMI）

功效来源：《广西药用植物名录》《中华本草》

**八角** 八角茴香

*Illicium verum* Hook. f.

分布地：岑王老山林场附近土山

采集号：451027130604033（GXMI）

功效来源：《广西药用植物名录》《中华本草》《中国药典》（2020年版）

## 3. 五味子科 Schisandraceae

**黑老虎**

*Kadsura coccinea* (Lem.) A. C. Sm.

分布地：逻楼镇

采集号：451027130430005（GXMI）

功效来源：《广西药用植物名录》《中华本草》

**翼梗五味子** 吊吊果

*Schisandra henryi* C. B. Clarke subsp. *henryi*

分布地：玉洪瑶族乡八里村

采集号：451027130316012（GXMI）

功效来源：《广西药用植物名录》《中华本草》

## 8. 番荔枝科 Annonaceae

**鹰爪花** 鹰爪花果

*Artabotrys hexapetalus* (L. f.) Bhandari

分布地：伶站瑶族乡平塘村六红屯

采集号：451027130814014（GXMI）

功效来源：《广西药用植物名录》《中华本草》

**香港鹰爪花**

*Artabotrys hongkongensis* Hance

分布地：伶站瑶族乡平塘村六红屯

采集号：451027130814026（GXMI）

功效来源：《广西药用植物名录》

**阔叶瓜馥木**

*Fissistigma chloroneurum* (Hand.-Mazz.) Tsiang

分布地：玉洪瑶族乡力洪村岑王老山

采集号：451027130428066（GXMI）

功效来源：《广西药用植物名录》

**黑风藤**

*Fissistigma polyanthum* (Hook. f. et Thomson) Merr.

分布地：加尤镇下伞村大湾屯土山

采集号：451027140312014（GXMI）

功效来源：《广西药用植物名录》《中华本草》

**中华野独活** 野独活

*Miliusa sinensis* Finet et Gagnep.

分布地：玉洪瑶族乡乐里村委后山

采集号：451027130315055（GXMI）

功效来源：《广西药用植物名录》

## 11. 樟科 Lauraceae

**樟** 樟木
*Cinnamomum camphora* (L.) Presl
分布地：泗城镇陇雅小学对面山
采集号：451027121017017（GXMI）
功效来源：《广西药用植物名录》《中华本草》《中国药典》（2020年版）

**米槁** 大果木姜子
*Cinnamomum migao* H. W. Li
分布地：青龙山
采集号：张肇骞 10447（IBSC）
功效来源：《广西药用植物名录》

**毛黑壳楠** 黑壳楠
*Lindera megaphylla* Hemsl. f. *trichoclada* (Rehd.) W. C. Cheng
分布地：加尤镇上伞村
采集号：451027130816009（GXMI）
功效来源：《中华本草》

**网叶山胡椒** 山香果
*Lindera metcalfiana* C. K. Allen var. *dictyophylla* (Allen) H. P. Tsui
分布地：玉洪瑶族乡麻田村
采集号：451027130317006（GXMI）
功效来源：《中华本草》

**三股筋香** 臭油果
*Lindera thomsonii* C. K. Allen
分布地：玉洪瑶族乡伟达村土山
采集号：451027140313009（GXMI）
功效来源：《中华本草》

**山鸡椒** 荜澄茄
*Litsea cubeba* (Lour.) Per.
分布地：玉洪瑶族乡力洪村
采集号：451027130320029（GXMI）
功效来源：《广西药用植物名录》《中华本草》《中国药典》（2020年版）

**潺槁木姜子** 潺槁树
*Litsea glutinosa* (Lour.) C. B. Rob. var. *glutinosa*
分布地：玉洪瑶族乡
采集号：凌云调查队 3–6042（GXMI）
功效来源：《广西药用植物名录》《中华本草》

**毛叶木姜子**
*Litsea mollis* Hemsl.
分布地：岑王老山林场附近土山
采集号：451027130604108（GXMI）
功效来源：《广西药用植物名录》《中华本草》

**木姜子**
*Litsea pungens* Hemsl.
分布地：青龙山
采集号：刘心祈 28437（IBK）
功效来源：《广西药用植物名录》《中华本草》

**轮叶木姜子** 跌打老
*Litsea verticillata* Hance
分布地：加尤镇上伞村
采集号：451027130816012（GXMI）
功效来源：《广西药用植物名录》《中华本草》

**滇新樟** 白桂
*Neocinnamomum caudatum* (Nees) Merr.
分布地：专区程英乡
采集号：南植地 5304（IBK）
功效来源：《广西壮药新资源》《中华本草》

**大叶新木姜子** 土玉桂
*Neolitsea levinei* Merr.
分布地：玉洪瑶族乡
采集号：南植地 5352（IBK）
功效来源：《广西药用植物名录》《中华本草》

**紫楠** 紫楠叶
*Phoebe sheareri* (Hemsl.) Gamble
分布地：玉洪瑶族乡九洞乡附近
采集号：黄志 43212（IBSC）
功效来源：《广西药用植物名录》《中华本草》

## 13a. 青藤科 (莲叶桐科) Illigeraceae

**蒙自青藤**
*Illigera henryi* W. W. Sm.
分布地：青龙山
采集号：张肇骞 10577（IBSC）
功效来源：《广西药用植物名录》

**红花青藤**
*Illigera rhodantha* Hance
分布地：伶站瑶族乡浩坤卫生所附近
采集号：451027121020012（GXMI）
功效来源：《广西药用植物名录》《中华本草》

## 15. 毛茛科 Ranunculaceae

**打破碗花花**
*Anemone hupehensis* Lem.
分布地：泗城镇陇雅小学对面山
采集号：451027121017011（GXMI）
功效来源：《广西药用植物名录》《中华本草》

女萎
*Clematis apiifolia* DC. var. *apiifolia*
分布地：伶站瑶族乡百吉村郎宫沟
采集号：华南队 1554（IBSC）
功效来源：《中华本草》

小木通　川木通
*Clematis armandii* Franch.
分布地：泗城镇陇浩村
采集号：451027140313021（GXMI）
功效来源：《广西药用植物名录》《中华本草》《中国药典》（2020年版）

威灵仙
*Clematis chinensis* Osbeck
分布地：泗城镇白马村
采集号：451027130711018（GXMI）
功效来源：《中药大辞典》《本草纲目》《广西药用植物名录》《中华本草》《中国药典》（2020年版）

滑叶藤　小粘药
*Clematis fasciculiflora* Franch.
分布地：加尤镇上伞村
采集号：451027130816026（GXMI）
功效来源：《广西药用植物名录》《中华本草》

小蓑衣藤
*Clematis gouriana* Roxb. ex DC.
分布地：沙里瑶族乡卫生院后山
采集号：潘保强 3-6184（GXMI）
功效来源：《广西药用植物名录》

绣毛铁线莲　锈毛铁线莲
*Clematis leschenaultiana* DC.
分布地：朝里瑶族乡百朝村东后屯土山
采集号：451027140306016（GXMI）
功效来源：《广西药用植物名录》《中华本草》

毛柱铁线莲
*Clematis meyeniana* Walp. var. *meyeniana*
分布地：玉洪瑶族乡附近
采集号：黄志 43033（IBSC）
功效来源：《广西药用植物名录》《中华本草》

绣球藤　川木通
*Clematis montana* Buch.-Ham. ex DC.
分布地：岑王老山林场附近土山
采集号：451027130604084（GXMI）
功效来源：《全国中草药汇编》《广西药用植物名录》《中华本草》《中国药典》（2020年版）

裂叶铁线莲
*Clematis parviloba* Gardner et Champ.
分布地：泗城镇云台山
采集号：451027130812021（GXMI）
功效来源：《广西药用植物名录》

柱果铁线莲　威灵仙
*Clematis uncinata* Champ. ex Benth.
分布地：泗城镇陇雅小学对面山
采集号：451027121017029（GXMI）
功效来源：《广西药用植物名录》《中华本草》

尾叶铁线莲
*Clematis urophylla* Franch.
分布地：玉洪瑶族乡岑王老山
采集号：张肇骞 11143（IBSC）
功效来源：民间应用

黄连
*Coptis chinensis* Franch. var. *chinensis*
分布地：青龙山
采集号：张肇骞 10524（IBSC）
功效来源：《中华本草》《中国药典》（2020年版）

禺毛茛　自扣草
*Ranunculus cantoniensis* DC.
分布地：玉洪瑶族乡八里村四合头屯
采集号：451027121209008（GXMI）
功效来源：《广西药用植物名录》《中华本草》

## 19. 小檗科 Berberidaceae
六角莲　八角莲叶
*Dysosma pleiantha* (Hance) Woodson
分布地：玉洪瑶族乡电锯厂附近山
采集号：李中提 603215（IBK）
功效来源：《中华本草》

八角莲　八角莲叶
*Dysosma versipellis* (Hance) M. Cheng
分布地：幼平乡
采集号：吴再清 1860（GXMI）
功效来源：《广西药用植物名录》《中华本草》

长柱十大功劳　功劳木
*Mahonia duclouxiana* Gagnep.
分布地：泗城镇陇雅大力洞后山
采集号：451027121016015（GXMI）
功效来源：《广西药用植物名录》《中华本草》

靖西十大功劳　小功劳
*Mahonia subimbricata* Chun et F. Chun

分布地：加尤镇上伞村

采集号：451027131020008（GXMI）

功效来源：《广西药用植物名录》

## 21. 木通科 Lardizabalaceae

**三叶木通** 预知子 木通

*Akebia trifoliata* (Thunb.) Koidz.

分布地：玉洪瑶族乡力洪村

采集号：451027130320046（GXMI）

功效来源：《广西药用植物名录》《中华本草》《中国药典》（2020年版）

**西南野木瓜** 六月瓜

*Stauntonia cavalerieana* Gagnep.

分布地：玉洪瑶族乡东兰村东兰屯

采集号：451027130816100（GXMI）

功效来源：《广西药用植物名录》《中华本草》

## 22. 大血藤科 Sargentodoxaceae

**大血藤**

*Sargentodoxa cuneata* (Oliv.) Rehder et E. H. Wilson

分布地：玉洪瑶族乡东兰村

采集号：451027121211022（GXMI）

功效来源：《广西药用植物名录》《中华本草》《中国药典》（2020年版）

## 23. 防己科 Menispermaceae

**樟叶木防己** 衡州乌药

*Cocculus laurifolius* DC.

分布地：泗城镇陇雅村

采集号：451027130319038（GXMI）

功效来源：《广西药用植物名录》《中华本草》

**粉叶轮环藤** 百解藤

*Cyclea hypoglauca* (Schauer) Diels

分布地：泗城镇陇浩弄浪

采集号：451027130606023（GXMI）

功效来源：《广西药用植物名录》《中华本草》

**苍白秤钩风**

*Diploclisia glaucescens* (Blume) Diels

分布地：加尤后山采石场

采集号：451027130606085（GXMI）

功效来源：《广西药用植物名录》

**肾子藤**

*Pachygone valida* Diels

分布地：下甲镇坪山村陇降屯

采集号：451027130717047（GXMI）

功效来源：《广西壮药新资源》《中华本草》

**连蕊藤**

*Parabaena sagittata* Miers

分布地：伶站瑶族乡平塘村六红屯

采集号：451027130814008（GXMI）

功效来源：《广西药用植物名录》

**细圆藤** 黑风散

*Pericampylus glaucus* (Lam.) Merr.

分布地：玉洪瑶族乡八里村

采集号：451027130316023（GXMI）

功效来源：《广西药用植物名录》《中华本草》

**血散薯**

*Stephania dielsiana* Y. C. Wu

分布地：岑王老山林场附近土山

采集号：451027130604047（GXMI）

功效来源：《广西药用植物名录》《中华本草》

**桐叶千金藤**

*Stephania japonica* (Thunb.) Miers var. *discolor* (Blume) Forman

分布地：泗城镇白马村

采集号：451027130711003（GXMI）

功效来源：《中华本草》《植物分类学说》

**广西地不容** 山乌龟

*Stephania kwangsiensis* H. S. Lo

分布地：沙里瑶族乡阁楼村田家塘

采集号：451027130717017（GXMI）

功效来源：《广西药用植物名录》《中华本草》

**粪箕笃**

*Stephania longa* Lour.

分布地：伶站瑶族乡平塘村六海

采集号：451027130814045（GXMI）

功效来源：《广西药用植物名录》《中华本草》

## 24. 马兜铃科 Aristolochiaceae

**广西马兜铃** 大百解薯

*Aristolochia kwangsiensis* Chun et F. C. How ex C. F. Liang

分布地：逻楼镇新洛村麻洞屯

采集号：451027140312017（GXMI）

功效来源：《广西药用植物名录》《中华本草》

**朱砂莲**

*Aristolochia tuberosa* C. F. Liang et S. M. Hwang

分布地：玉洪瑶族乡岑王老山

采集号：方鼎 1876（GXMI）

功效来源：《广西药用植物名录》《中华本草》

尾花细辛
*Asarum caudigerum* Hance
分布地：玉洪瑶族乡麻田村
采集号：451027130317023（GXMI）
功效来源：《广西药用植物名录》《中华本草》

地花细辛 大块瓦
*Asarum geophilum* Hemsl.
分布地：泗城镇陇浩村
采集号：451027140313019（GXMI）
功效来源：《广西药用植物名录》《中华本草》

## 28. 胡椒科 Piperaceae

蒙自草胡椒
*Peperomia heyneana* Miq.
分布地：玉洪瑶族乡八里村四合头屯
采集号：451027121209001（GXMI）
功效来源：《广西壮药新资源》《中华本草》

豆瓣绿
*Peperomia tetraphylla* (G. Forst.) Hook. et Arn.
分布地：加尤镇采石场后山石山
采集号：451027130429019（GXMI）
功效来源：《广西药用植物名录》《中华本草》

苎叶蒟
*Piper boehmeriifolium* (Miq.) Wall. ex C. DC.
分布地：泗城镇览沙村
采集号：451027140316001（GXMI）
功效来源：《瑶药》《傣药》

复毛胡椒
*Piper bonii* C. DC.
分布地：沙里瑶族乡阁楼村田家塘
采集号：451027130717007（GXMI）
功效来源：《广西药用植物名录》

山蒟
*Piper hancei* Maxim.
分布地：岑王老山林场附近土山
采集号：451027130604042（GXMI）
功效来源：《广西药用植物名录》《中华本草》

假蒟
*Piper sarmentosum* Roxb.
分布地：朝里瑶族乡兰台村巴鹅屯附近
采集号：451027121020032（GXMI）
功效来源：《广西药用植物名录》《中华本草》

小叶爬崖香
*Piper sintenense* Hatus.

分布地：岑王老山林场附近土山
采集号：451027130604019（GXMI）
功效来源：民间应用

石南藤 南藤
*Piper wallichii* (Miq.) Hand.-Mazz.
分布地：加尤镇采石场后山石山
采集号：451027130429061（GXMI）
功效来源：《广西药用植物名录》《广西壮药新资源》《中华本草》

## 29. 三白草科 Saururaceae

裸蒴 百部还魂
*Gymnotheca chinensis* Decne.
分布地：玉洪瑶族乡
采集号：黄志 43107（IBSC）
功效来源：《广西药用植物名录》《中华本草》

蕺菜 鱼腥草
*Houttuynia cordata* Thunb.
分布地：玉洪瑶族乡力洪村岑王老山
采集号：451027130428006（GXMI）
功效来源：《广西药用植物名录》《中华本草》《中国药典》（2020年版）

## 33. 紫堇科 (荷包牡丹科) Fumariaceae

北越紫堇
*Corydalis balansae* Prain
分布地：玉洪瑶族乡乐里村委后山
采集号：451027130315042（GXMI）
功效来源：《广西药用植物名录》《中华本草》

黄堇 深山黄堇
*Corydalis pallida* (Thunb.) Pers.
分布地：玉洪瑶族乡
采集号：黄志 43093（IBSC）
功效来源：《中华本草》

## 36. 白花菜科 Capparidaceae

野槟榔
*Capparis chingiana* B. S. Sun
分布地：加尤后山采石场
采集号：451027130606057（GXMI）
功效来源：《广西药用植物名录》《中华本草》

马槟榔
*Capparis masaikai* H. Lév.
分布地：玉洪瑶族乡八里村杨里屯
采集号：451027130720051（GXMI）
功效来源：《广西药用植物名录》《中华本草》

毛叶山柑
*Capparis pubifolia* B. S. Sun
分布地：岑王老山林场附近土山
采集号：451027130604005（GXMI）
功效来源：《广西药用植物名录》

## 39. 十字花科Brassicaceae (Cruciferae)

小白菜
*Brassica chinensis* L.
分布地：玉洪瑶族乡附近
采集号：黄志 43108（IBSC）
功效来源：《中华本草》

荠
*Capsella bursa-pastoris* (L.) Medik.
分布地：加尤镇加犬村弄要
采集号：451027121213002（GXMI）
功效来源：《本草纲目》

碎米荠 白带草
*Cardamine hirsuta* L.
分布地：青龙山
采集号：张肇骞 10574（IBSC）
功效来源：《全国中草药汇编》《广西药用植物名录》《中华本草》

弹裂碎米荠
*Cardamine impatiens* L.
分布地：玉洪瑶族乡九洞乡附近
采集号：黄志 43175（IBSC）
功效来源：《中华本草》

萝卜 莱菔子
*Raphanus sativus* L.
分布地：朝里瑶族乡
采集号：451027130321006（GXMI）
功效来源：《中华本草》《中国药典》（2020年版）

## 40. 堇菜科Violaceae

如意草
*Viola arcuata* Blume
分布地：泗水镇东兰村
采集号：451027140307021（GXMI）
功效来源：《广西药用植物名录》《中华本草》

戟叶堇菜
*Viola betonicifolia* Sm.
分布地：玉洪乡伟达村土山
采集号：451027140313004（GXMI）
功效来源：《中华本草》

深圆齿堇菜 石夹生
*Viola davidii* Franch.
分布地：玉洪瑶族乡力洪村
采集号：451027130320017（GXMI）
功效来源：《广西药用植物名录》

七星莲 地白草
*Viola diffusa* Ging.
分布地：下甲镇九燕沟
采集号：451027140308020（GXMI）
功效来源：《广西药用植物名录》《中华本草》

柔毛堇菜
*Viola fargesii* H. Boissieu
分布地：玉洪瑶族乡麻田村
采集号：451027130317004（GXMI）
功效来源：《广西药用植物名录》

长萼堇菜 犁头草
*Viola inconspicua* Blume
分布地：玉洪瑶族乡乐里村乐里
采集号：451027121208058（GXMI）
功效来源：《广西药用植物名录》《中华本草》

紫花地丁 地丁
*Viola philippica* Sasaki
分布地：玉洪瑶族乡麻田村
采集号：451027130317020（GXMI）
功效来源：《广西药用植物名录》《中华本草》《中国药典》（2020年版）

## 42. 远志科 Polygalaceae

尾叶远志 乌棒子
*Polygala caudata* Rehder et E. H. Wilson
分布地：专区
采集号：南植地 5313（IBK）
功效来源：《广西药用植物名录》《中华本草》

华南远志 大金牛草
*Polygala chinensis* L. var. *chinensis*
分布地：朝里瑶族乡平塘村
采集号：451027130710008（GXMI）
功效来源：《广西药用植物名录》《广西壮药新资源》《中华本草》

瓜子金
*Polygala japonica* Houtt.
分布地：岑王老山林场附近土山
采集号：451027130604016（GXMI）
功效来源：《广西药用植物名录》《中华本草》《中国药典》（2020年版）

密花远志
*Polygala karensium* Kurz
分布地：泗城镇东兰村
采集号：451027140307018（GXMI）
功效来源：《广西药用植物名录》《中华本草》

长毛籽远志 木本远志
*Polygala wattersii* Hance
分布地：加尤镇采石场后山石山
采集号：451027130429026（GXMI）
功效来源：《广西药用植物名录》《中华本草》

齿果草 一碗泡
*Salomonia cantoniensis* Lour.
分布地：沙里瑶族乡后山
采集号：451027131012001（GXMI）
功效来源：《广西药用植物名录》《中华本草》

蝉翼藤
*Securidaca inappendiculata* Hassk.
分布地：伶站瑶族乡百吉村大贵沟
采集号：华南队 1692（IBSC）
功效来源：《广西药用植物名录》《中华本草》

## 45. 景天科 Crassulaceae
齿叶费菜
*Phedimus odontophyllus* (Fröderström) 't Hart
分布地：加尤镇采石场大山石山
采集号：451027140317006（GXMI）
功效来源：《中华本草》

凹叶景天 马牙半支
*Sedum emarginatum* Migo
分布地：玉洪瑶族乡四合头村至玉洪瑶族乡村
采集号：451027130501076（GXMI）
功效来源：《广西药用植物名录》《中华本草》

佛甲草
*Sedum lineare* Thunb.
分布地：加尤伟八
采集号：451027130607012（GXMI）
功效来源：《广西药用植物名录》《中华本草》

## 53. 石竹科 Caryophyllaceae
无心菜
*Arenaria serpyllifolia* L.
分布地：加尤镇东哈村下哈屯
采集号：451027140309010（GXMI）
功效来源：《广西药用植物名录》《中华本草》

荷莲豆草 荷莲豆菜
*Drymaria cordata* (L.) Willd. ex Schult.
分布地：玉洪瑶族乡东兰村
采集号：451027121210002（GXMI）
功效来源：《广西药用植物名录》《中华本草》

鹅肠菜 鹅肠草
*Myosoton aquaticum* (L.) Moench
分布地：玉洪瑶族乡乐里村委后山
采集号：451027130315004（GXMI）
功效来源：《广西药用植物名录》《中华本草》

狗筋蔓
*Silene baccifera* (L.) Roth
分布地：玉洪瑶族乡力洪村
采集号：451027130320006（GXMI）
功效来源：《广西药用植物名录》《中华本草》

繁缕
*Stellaria media* (L.) Vill.
分布地：玉洪瑶族乡力洪村岑王老山
采集号：451027130428018（GXMI）
功效来源：《广西药用植物名录》《中华本草》

巫山繁缕
*Stellaria wushanensis* F. N. Williams
分布地：玉洪瑶族乡九洞乡岑王老山
采集号：黄志 43149（IBSC）
功效来源：《广西壮药新资源》

## 56. 马齿苋科 Portulacaceae
土人参
*Talinum paniculatum* (Jacq.) Gaertn.
分布地：泗城镇陇雅小学对面山
采集号：451027121017057（GXMI）
功效来源：《广西药用植物名录》《中华本草》

## 57. 蓼科 Polygonaceae
金线草
*Antenoron filiforme* (Thunb.) Roberty et Vautier var. *filiforme*
分布地：玉洪瑶族乡金保村金保瑶寨
采集号：451027121021005（GXMI）
功效来源：《广西药用植物名录》《中华本草》

金荞麦
*Fagopyrum dibotrys* (D. Don) H. Hara
分布地：玉洪瑶族乡金保村金保瑶寨
采集号：451027121021009（GXMI）
功效来源：《广西药用植物名录》《中华本草》《中国药典》（2020年版）

**荞麦**
*Fagopyrum esculentum* Moench
分布地：玉洪瑶族乡力洪村
采集号：451027130320048（GXMI）
功效来源：《广西药用植物名录》《中华本草》

**何首乌** 首乌藤
*Fallopia multiflora* (Thunb.) Haraldson
分布地：加尤镇陇怀村路边
采集号：451027121018003（GXMI）
功效来源：《广西药用植物名录》《中华本草》《中国药典》（2020年版）

**头花蓼**
*Polygonum capitatum* Buch.-Ham. ex D. Don
分布地：玉洪瑶族乡金保村金保瑶寨
采集号：451027121021016（GXMI）
功效来源：《广西药用植物名录》

**火炭母**
*Polygonum chinense* L.
分布地：泗城镇陇雅小学对面山
采集号：451027121017058（GXMI）
功效来源：《广西药用植物名录》《中华本草》

**水蓼**
*Polygonum hydropiper* L.
分布地：玉洪瑶族乡力洪村
采集号：451027130320049（GXMI）
功效来源：《广西药用植物名录》《中华本草》

**长鬃蓼** 白辣蓼
*Polygonum longisetum* Bruijn var. *longisetum*
分布地：玉洪瑶族乡乐里村乐里
采集号：451027121208053（GXMI）
功效来源：《中华本草》

**倒毛蓼** 九牯牛
*Polygonum molle* D. Don var. *rude* (Meisn.) A. J. Li
分布地：玉洪瑶族乡东兰村东兰屯
采集号：451027130816091（GXMI）
功效来源：《中华本草》

**尼泊尔蓼** 猫儿眼睛
*Polygonum nepalense* Meisn.
分布地：朝里瑶族乡兰台村巴鹅屯附近
采集号：451027121020033（GXMI）
功效来源：《广西壮药新资源》《中华本草》

**草血竭**
*Polygonum paleaceum* Wall. ex Hook. f.
分布地：山区试验站
采集号：方鼎 1799（GXMI）
功效来源：《中华本草》

**习见蓼** 小萹蓄
*Polygonum plebeium* R. Br.
分布地：玉洪瑶族乡四合头村至玉洪瑶族乡村
采集号：451027130501083（GXMI）
功效来源：《广西药用植物名录》《中华本草》

**丛枝蓼**
*Polygonum posumbu* Buch.-Ham. ex D. Don
分布地：玉洪瑶族乡东兰村东兰屯
采集号：451027130816068（GXMI）
功效来源：《广西药用植物名录》《中华本草》

**伏毛蓼**
*Polygonum pubescens* Blume
分布地：加尤镇陇怀村路边
采集号：451027121018007（GXMI）
功效来源：《广西药用植物名录》《中华本草》

**羽叶蓼** 赤胫散
*Polygonum runcinatum* Buch.-Ham. ex D. Don var. *runcinatum*
分布地：岑王老山伐木林场
采集号：梁畴芬 32964（IBK）
功效来源：《广西药用植物名录》《中华本草》

**戟叶蓼** 水麻芀
*Polygonum thunbergii* Sieb. et Zucc.
分布地：玉洪瑶族乡东兰村东兰屯
采集号：451027130816077（GXMI）
功效来源：《中华本草》

**虎杖** 虎杖叶
*Reynoutria japonica* Houtt.
分布地：朝里瑶族乡兰台村巴鹅屯附近
采集号：451027121020028（GXMI）
功效来源：《广西药用植物名录》《中华本草》《中国药典》（2020年版）

**皱叶酸模** 牛耳大黄叶
*Rumex crispus* L.
分布地：山区试验站
采集号：梁乃宽 5913（GXMI）
功效来源：《广西药用植物名录》《中华本草》

**刺酸模** 假菠菜
*Rumex maritimus* L.
分布地：县城附近山岭
采集号：广西省立博物馆 10179（IBSC）
功效来源：《广西药用植物名录》《中华本草》

尼泊尔酸模 牛耳大黄
*Rumex nepalensis* Spreng.
分布地：玉洪瑶族乡力洪村岑王老山
采集号：451027130428039（GXMI）
功效来源：《傈僳药》《傣药》

长刺酸模
*Rumex trisetifer* Stokes
分布地：大利良种繁育场
采集号：梁畴芬 34078（IBK）
功效来源：民间应用

## 59. 商陆科 Phytolaccaceae
**商陆**
*Phytolacca acinosa* Roxb.
分布地：玉洪瑶族乡力洪村岑王老山
采集号：451027130428036（GXMI）
功效来源：《广西药用植物名录》《中华本草》《中国药典》（2020年版）

**垂序商陆** 美商陆叶
*Phytolacca americana* L.
分布地：岑王老山林场附近土山
采集号：451027130604046（GXMI）
功效来源：《广西药用植物名录》《中华本草》《中国药典》（2020年版）

## 61. 藜科 Chenopodiaceae
**藜** 藜实
*Chenopodium album* L.
分布地：玉洪瑶族乡四合头村至玉洪瑶族乡村
采集号：451027130501085（GXMI）
功效来源：《广西药用植物名录》

## 63. 苋科 Amaranthaceae
**牛膝**
*Achyranthes bidentata* Blume
分布地：玉洪瑶族乡东兰村东兰屯
采集号：451027130816067（GXMI）
功效来源：《广西药用植物名录》《中华本草》《中国药典》（2020年版）

**莲子草**
*Alternanthera sessilis* (L.) R. Br. ex DC.
分布地：朝里瑶族乡兰台村巴鹅屯附近
采集号：451027121020030（GXMI）
功效来源：《广西药用植物名录》《中华本草》

**反枝苋** 野苋菜
*Amaranthus retroflexus* L.
分布地：朝里瑶族乡兰台村巴鹅屯附近

采集号：451027121020026（GXMI）
功效来源：《中华本草》

**青葙** 青葙子
*Celosia argentea* L.
分布地：朝里瑶族乡兰台村巴鹅屯附近
采集号：451027121020037（GXMI）
功效来源：《广西药用植物名录》《中华本草》《中国药典》（2020年版）

**浆果苋**
*Deeringia amaranthoides* (Lam.) Merr.
分布地：玉洪瑶族乡东兰村
采集号：451027121211020（GXMI）
功效来源：《广西药用植物名录》《中华本草》

## 65. 亚麻科 Linaceae
**米念芭** 白花柴
*Tirpitzia ovoidea* Chun et How ex W. L. Sha
分布地：泗城镇白马村
采集号：451027130711041（GXMI）
功效来源：《广西药用植物名录》《中华本草》

**青篱柴**
*Tirpitzia sinensis* (Hemsl.) H. Hallier
分布地：玉洪瑶族乡乐里村乐里
采集号：451027121208032（GXMI）
功效来源：《广西药用植物名录》《中华本草》

## 67. 牻牛儿苗科 Geraniaceae
**尼泊尔老鹳草** 老鹳草
*Geranium nepalense* Sweet
分布地：玉洪瑶族乡四合头村至玉洪瑶族乡村
采集号：451027130501015（GXMI）
功效来源：《广西药用植物名录》《中华本草》

## 69. 酢浆草科 Oxalidaceae
**山酢浆草** 麦穗七
*Oxalis griffithii* Edgeworth et Hook. f.
分布地：岑王老山林场附近土山
采集号：451027130604064（GXMI）
功效来源：《广西药用植物名录》《中华本草》

## 71. 凤仙花科 Balsaminaceae
**大叶凤仙花**
*Impatiens apalophylla* Hook. f.
分布地：岑王老山
采集号：张肇骞 11150（IBSC）
功效来源：《广西药用植物名录》《中华本草》

**凤仙花**

*Impatiens balsamina* L.

分布地：加尤镇尤角村弄麻屯

采集号：451027130815032（GXMI）

功效来源：《广西药用植物名录》《中华本草》《中国药典》（2020年版）

**绿萼凤仙花**

*Impatiens chlorosepala* Hand.-Mazz.

分布地：玉洪瑶族乡那洪村有泉

采集号：451027121021036（GXMI）

功效来源：民间应用

**黄金凤**

*Impatiens siculifer* Hook. f.

分布地：玉洪瑶族乡汪田村

采集号：451027130908047（GXMI）

功效来源：《广西壮药新资源》《中华本草》

## 72. 千屈菜科 Lythraceae

**虾子花** 虾子花叶

*Woodfordia fruticosa* (L.) Kurz

分布地：县城周边

采集号：梁畴芬（IBK）

功效来源：《广西药用植物名录》《中华本草》

## 77. 柳叶菜科 Onagraceae

**南方露珠草**

*Circaea mollis* Sieb. et Zucc.

分布地：玉洪瑶族乡东兰村东兰屯

采集号：451027130816089（GXMI）

功效来源：《中华本草》

**短叶柳叶菜**

*Epilobium brevifolium* D. Don subsp. *brevifolium*

分布地：岑王老山

采集号：刘心祈 28675（IBK）

功效来源：《中国中药资源志要》

**长籽柳叶菜** 心胆草

*Epilobium pyrricholophum* Franch. et Savat.

分布地：玉洪瑶族乡东兰村东兰屯

采集号：451027130816093（GXMI）

功效来源：《广西药用植物名录》《中华本草》

**毛草龙**

*Ludwigia octovalvis* (Jacq.) P. H. Raven

分布地：玉洪瑶族乡汪田村

采集号：451027130908059（GXMI）

功效来源：《中华本草》

## 81. 瑞香科 Thymelaeaceae

**瑞香** 瑞香根

*Daphne odora* Thunb.

分布地：青龙山

采集号：张肇骞 10514（IBSC）

功效来源：《中华本草》

**白瑞香** 软皮树

*Daphne papyracea* Wall. ex Steud.

分布地：岑王老山（程主山）

采集号：张肇骞 10318（IBSC）

功效来源：《广西壮药新资源》《中华本草》

**了哥王**

*Wikstroemia indica* (L.) C. A. Mey.

分布地：加尤镇上伞村

采集号：451027130816059（GXMI）

功效来源：《广西药用植物名录》《中华本草》

## 84. 山龙眼科 Proteaceae

**银桦**

*Grevillea robusta* A. Cunn. ex R. Br.

分布地：凌云中学

采集号：451027130502002（GXMI）

功效来源：《广西药用植物名录》

**网脉山龙眼**

*Helicia reticulata* W. T. Wang

分布地：玉洪瑶族乡四合头村至玉洪瑶族乡村

采集号：451027130501082（GXMI）

功效来源：《广西药用植物名录》《中华本草》

## 87. 马桑科 Coriariaceae

**马桑** 马桑根

*Coriaria nepalensis* Wall.

分布地：玉洪瑶族乡力洪村岑王老山

采集号：451027130428007（GXMI）

功效来源：《广西药用植物名录》《中华本草》

## 88. 海桐花科 Pittosporaceae

**短萼海桐** 山桂花

*Pittosporum brevicalyx* (Oliv.) Gagnep.

分布地：玉洪瑶族乡岑王老山之山腰

采集号：刘心祈 28809（IBK）

功效来源：《广西药用植物名录》《中华本草》

**卵果海桐**

*Pittosporum lenticellatum* Chun ex H. Peng et Y. F. Deng

分布地：逻楼镇歌顶村陇弄屯

采集号：451027130815018（GXMI）

功效来源：《广西药用植物名录》

少花海桐
*Pittosporum pauciflorum* Hook. et Arn.
分布地：玉洪瑶族乡九洞乡岑王老山
采集号：黄志 43156（IBSC）
功效来源：民间应用

柄果海桐
*Pittosporum podocarpum* Gagnep. var. *podocarpum*
分布地：岑王老山林场附近土山
采集号：451027130604105（GXMI）
功效来源：《广西药用植物名录》《中华本草》

## 93. 大风子科 Flacourtiaceae

山桂花
*Bennettiodendron leprosipes* (Clos) Merr.
分布地：泗城镇洋妹村下陇洋
采集号：451027140314011（GXMI）
功效来源：《广西药用植物名录》《广西壮药新资源》

栀子皮 大黄树
*Itoa orientalis* Hemsl.
分布地：加尤镇采石场后山石山
采集号：451027130429012（GXMI）
功效来源：《广西药用植物名录》《中华本草》

长叶柞木
*Xylosma longifolia* Clos
分布地：逻楼镇
采集号：451027130430056（GXMI）
功效来源：《广西药植名录》《常用中草药手册》

## 101. 西番莲科 Passifloraceae

杯叶西番莲 对叉疗药
*Passiflora cupiformis* Mast.
分布地：泗城镇陇浩弄浪
采集号：451027130606021（GXMI）
功效来源：《广西药用植物名录》《中华本草》

龙珠果
*Passiflora foetida* L.
分布地：伶站瑶族乡泗水河保护区土山
采集号：451027130715009（GXMI）
功效来源：《广西药用植物名录》《中华本草》

## 103. 葫芦科 Cucurbitaceae

翅茎绞股蓝
*Gynostemma caulopterum* S. Z. He
分布地：加尤镇东哈村下哈屯
采集号：451027140309011（GXMI）
功效来源：民间应用

光叶绞股蓝
*Gynostemma laxum* (Wall.) Cogn.
分布地：沙里瑶族乡阁楼村田家塘
采集号：451027130717018（GXMI）
功效来源：《广西壮药新资源》

绞股蓝
*Gynostemma pentaphyllum* (Thunb.) Makino
分布地：玉洪瑶族乡汪田村
采集号：451027130908052（GXMI）
功效来源：《广西药用植物名录》《中华本草》

马铜铃
*Hemsleya graciliflora* (Harms) Cong.
分布地：加尤天山屯村土山
采集号：451027130712027（GXMI）
功效来源：《广西药用植物名录》《中华本草》

凹萼木鳖
*Momordica subangulata* Blume
分布地：五指山
采集号：杨玉庚 21（GXMI）
功效来源：《广西药用植物名录》

茅瓜
*Solena amplexicaulis* (Lam.) Gandhi
分布地：玉洪瑶族乡东兰村东兰屯
采集号：451027130816085（GXMI）
功效来源：《广西药用植物名录》《中华本草》

短序栝楼
*Trichosanthes baviensis* Gagnep.
分布地：泗城镇陇浩弄浪
采集号：451027130606001（GXMI）
功效来源：《广西药用植物名录》《中华本草》

糙点栝楼
*Trichosanthes dunniana* H. Lév.
分布地：加尤镇上伞村
采集号：451027130816045（GXMI）
功效来源：《广西药用植物名录》《中华本草》

裂苞栝楼
*Trichosanthes fissibracteata* C. Y. Wu ex C. Y. Cheng et C. H. Yueh
分布地：玉洪瑶族乡力洪村金保林场
采集号：451027130714033（GXMI）
功效来源：《广西药用植物名录》

全缘栝楼
*Trichosanthes ovigera* Blume
分布地：伶站瑶族乡百吉村大贵沟

采集号：华南队 1645（IBSC）
功效来源：《广西药用植物名录》《中华本草》

**趾叶栝楼**
*Trichosanthes pedata* Merr. et Chun
分布地：沙里瑶族乡
采集号：凌云调查队 3-6257（GXMI）
功效来源：《广西药用植物名录》《中华本草》

**中华栝楼** 瓜蒌
*Trichosanthes rosthornii* Harms
分布地：伶站瑶族乡平兰村六烟
采集号：451027130813009（GXMI）
功效来源：《广西药用植物名录》《中华本草》《中国药典》（2020年版）

**红花栝楼** 瓜蒌子
*Trichosanthes rubriflos* Thorel et Cayla
分布地：加尤天山屯村土山
采集号：451027130712007（GXMI）
功效来源：《中华本草》《广西药用植物名录》

**马㼎儿** 马交儿
*Zehneria indica* (Lour.) Keraudren
分布地：伶站瑶族乡六烟屯
采集号：451027150917009（GXMI）
功效来源：《广西药用植物名录》《中华本草》

**钮子瓜**
*Zehneria maysorensis* (Wight et Arn.) Arn.
分布地：沙里瑶族乡
采集号：凌云调查队 3-6251（GXMI）
功效来源：《广西药用植物名录》《中华本草》

## 104. 秋海棠科 Begoniaceae
**花叶秋海棠** 花酸苔
*Begonia cathayana* Hemsl.
分布地：伶站瑶族乡平兰村六烟
采集号：451027130813016（GXMI）
功效来源：《广西药用植物名录》《中华本草》

**食用秋海棠** 大叶半边莲
*Begonia edulis* H. Lév.
分布地：玉洪瑶族乡岑王老山
采集号：451027130601052（GXMI）
功效来源：《广西药用植物名录》《中华本草》

**大香秋海棠**
*Begonia handelii* Irmsch. var. *handelii*
分布地：玉洪瑶族乡八里村
采集号：451027130316021（GXMI）

功效来源：《广西药用植物名录》《中华本草》

**截叶秋海棠**
*Begonia limprichtii* Irmsch.
分布地：玉洪瑶族乡东兰村东兰屯
采集号：451027130816107（GXMI）
功效来源：《广西药用植物名录》《中华本草》

**粗喙秋海棠**
*Begonia longifolia* Blume
分布地：伶站瑶族乡泗水河保护区土山
采集号：451027130715017（GXMI）
功效来源：《广西药用植物名录》《中华本草》

**裂叶秋海棠** 大半边莲
*Begonia palmata* D. Don var. *palmata*
分布地：玉洪瑶族乡力洪村金保林场
采集号：451027130714004（GXMI）
功效来源：《广西药用植物名录》《中华本草》

## 108. 山茶科 Theaceae
**长尾毛蕊茶**
*Camellia caudata* Wall. var. *caudata*
分布地：泗水镇东兰村
采集号：451027140307016（GXMI）
功效来源：《广西药用植物名录》

**连蕊茶** 尖尾连蕊茶
*Camellia cuspidata* (Kochs) Wright var. *cuspidata*
分布地：玉洪瑶族乡力洪村金保林场
采集号：451027130714030（GXMI）
功效来源：《中华本草》

**秃房茶** 秃房茶子
*Camellia gymnogyna* H. T. Chang
分布地：岑王老山
采集号：张肇骞 11123（IBSC）
功效来源：《广西药用植物名录》《中华本草》

**毛蕊山茶**
*Camellia mairei* (H. Lév.) Melch. var. *mairei*
分布地：玉洪瑶族乡力洪村
采集号：451027130320028（GXMI）
功效来源：民间应用

**白毛茶** 茶叶
*Camellia sinensis* (L.) Kuntze var. *pubilimba* H. T. Chang
分布地：伶站瑶族乡平塘村六红屯
采集号：451027130814013（GXMI）
功效来源：《广西药用植物名录》

岗柃 岗柃叶
*Eurya groffii* Merr.
分布地：玉洪瑶族乡那洪村有泉
采集号：451027121021025（GXMI）
功效来源：《广西药用植物名录》《中华本草》

细枝柃
*Eurya loquaiana* Dunn var. *loquaiana*
分布地：青龙山
采集号：张肇骞 10485（IBSC）
功效来源：《广西药用植物名录》《中华本草》

细齿叶柃
*Eurya nitida* Korth.
分布地：玉洪瑶族乡岑王老山
采集号：黄志 43181（IBSC）
功效来源：《广西药用植物名录》《中华本草》

长毛柃
Eurya *patentipila* Chun
分布地：玉洪瑶族乡
采集号：凌云调查队 3–6037（GXMI）
功效来源：《广西药用植物名录》《中华本草》

## 112. 猕猴桃科 Actinidiaceae
糙毛猕猴桃
*Actinidia fulvicoma* Hance var. *hirsuta* Finet et Gagnep.
分布地：玉洪瑶族乡那洪村有泉
采集号：451027121021035（GXMI）
功效来源：民间应用

蒙自猕猴桃
*Actinidia henryi* Dunn
分布地：岑王老山林场附近土山
采集号：451027130604076（GXMI）
功效来源：民间应用

革叶猕猴桃
*Actinidia rubricaulis* Dunn var. *coriacea* (Finet et Gagnep.)
C. F. Liang
分布地：玉洪瑶族乡乐里村乐里
采集号：451027121208030（GXMI）
功效来源：《中华本草》

红茎猕猴桃
*Actinidia rubricaulis* Dunn var. *rubricaulis*
分布地：玉洪瑶族乡力洪村
采集号：451027130320045（GXMI）
功效来源：《广西药用植物名录》

## 113. 水东哥科 Saurauiaceae
尼泊尔水东哥 铜皮
*Saurauia napaulensis* DC.
分布地：玉洪瑶族乡八里村
采集号：451027130316024（GXMI）
功效来源：《中华本草》

聚锥水东哥
*Saurauia thyrsiflora* C. F. Liang et Y. S. Wang
分布地：逻楼乡
采集号：451027130430052（GXMI）
功效来源：《广西药用植物名录》

水东哥 水枇杷
*Saurauia tristyla* DC.
分布地：加尤天山屯村土山
采集号：451027130712030（GXMI）
功效来源：《广西药用植物名录》《中华本草》

## 118. 桃金娘科 Myrtaceae
子楝树 子楝树叶
*Decaspermum gracilentum* (Hance) Merr. et L. M. Perry
分布地：加尤镇伟八村席家屯石山
采集号：451027130716010（GXMI）
功效来源：《广西药用植物名录》《中华本草》

五瓣子楝树
*Decaspermum parviflorum* (Lam.) A. J. Scott.
分布地：泗城镇陇雅小学对面山
采集号：451027121017043（GXMI）
功效来源：《中国民族药志要》

华南蒲桃
*Syzygium austrosinense* (Merr. et L. M. Perry) H. T. Chang et R. H. Miao
分布地：加尤镇弄要村大岑王老山
采集号：451027140108003（GXMI）
功效来源：《广西药用植物名录》《中华本草》

赤楠
*Syzygium buxifolium* Hook. et Arn. var. *buxifolium*
分布地：太平
采集号：梁畴芬（IBK）
功效来源：《广西药用植物名录》

乌墨 羊屎果
*Syzygium cumini* (L.) Skeels var. *cumini*
分布地：泗城镇云台公园
采集号：451027130607001（GXMI）
功效来源：《广西药用植物名录》《中华本草》

## 120. 野牡丹科 Melastomataceae

**匙萼柏拉木** 丁锅树叶
*Blastus cavaleriei* H. Lév. et Vaniot
分布地：岑王老山之坑崃
采集号：刘心祈 28736（IBK）
功效来源：《广西药用植物名录》《中华本草》

**柏拉木** 崩疮药
*Blastus cochinchinensis* Lour.
分布地：玉洪瑶族乡八里村杨里屯
采集号：451027130720035（GXMI）
功效来源：《广西药用植物名录》《中华本草》

**金花树**
*Blastus dunnianus* H. Lév. var. *dunnianus*
分布地：览金村
采集号：陈立卿 92621（IBK）
功效来源：《广西药用植物名录》《中华本草》

**顶花酸脚杆**
*Medinilla assamica* (C. B. Clarke) C. Chen
分布地：沙里瑶族乡那伏大队
采集号：凌云调查队 3-6233（GXMI）
功效来源：《中华本草》

**地态** 地态果
*Melastoma dodecandrum* Lour.
分布地：岑王老山林场附近土山
采集号：451027130604029（GXMI）
功效来源：《广西药用植物名录》《中华本草》

**野牡丹** 羊开口
*Melastoma malabathricum* L.
分布地：玉洪瑶族乡力洪村岑王老山
采集号：451027130428010（GXMI）
功效来源：《广西药用植物名录》《中华本草》

**谷木**
*Memecylon ligustrifolium* Champ.
分布地：逻楼镇
采集号：南植地 5238（IBK）
功效来源：《中华本草》

**细叶谷木**
*Memecylon scutellatum* (Lour.) Hook. et Arn.
分布地：逻楼镇
采集号：南植地 5238（IBK）
功效来源：《中华本草》

**假朝天罐** 朝天罐
*Osbeckia crinita* Benth.
分布地：玉洪瑶族乡东兰村东兰屯
采集号：451027130816081（GXMI）
功效来源：《广西药用植物名录》《中华本草》

**蚂蚁花** 蚂蚁花根
*Osbeckia nepalensis* Hook. f. var. *nepalensis*
分布地：泗城镇至玉洪瑶族乡一带
采集号：C. C. Chang 11116（IBSC）
功效来源：《中华本草》

**尖子木** 遍山红
*Oxyspora paniculata* (D. Don) DC.
分布地：加尤镇尤角村弄麻屯
采集号：451027130815031（GXMI）
功效来源：《广西药用植物名录》《中华本草》

**锦香草**
*Phyllagathis cavaleriei* (H. Lév. et Vaniot) Guillaumin
分布地：岑王老山林场附近土山
采集号：451027130604078（GXMI）
功效来源：《广西药用植物名录》《中华本草》

**红敷地发**
*Phyllagathis elattandra* Diels
分布地：伶站瑶族乡平兰村六烟
采集号：451027130813011（GXMI）
功效来源：《广西药用植物名录》《中华本草》

**偏瓣花** 偏瓣花根
*Plagiopetalum esquirolii* (H. Lév.) Rehder
分布地：岑王老山林场附近土山
采集号：451027130604031（GXMI）
功效来源：《中华本草》

**蜂斗草**
*Sonerila contonensis* Stapf
分布地：玉洪瑶族乡八里村杨里屯
采集号：451027130720043（GXMI）
功效来源：《中华本草》

**溪边桑勒草**
*Sonerila maculata* Roxb.
分布地：伶站瑶族乡百吉村附近
采集号：华南队 1387（IBSC）
功效来源：《中华本草》

## 121. 使君子科 Combretaceae

**使君子**
*Quisqualis indica* L.
分布地：玉洪瑶族乡那洪村有泉
采集号：451027121021043（GXMI）

功效来源：《广西药用植物名录》《中华本草》《中国药典》（2020年版）

## 122. 红树科 Rhizophoraceae

**旁杞木**

*Carallia pectinifolia* W. C. Ko

分布地：县城沿途

采集号：陈立卿 92482（IBK）

功效来源：《广西药用植物名录》《中华本草》

## 123. 金丝桃科 Hypericaceae

**地耳草** 田基黄

*Hypericum japonicum* Thunb.

分布地：玉洪瑶族乡四合头村至玉洪瑶族乡村

采集号：451027130501099（GXMI）

功效来源：《广西药用植物名录》《中华本草》

**金丝桃** 金丝桃果

*Hypericum monogynum* L.

分布地：山野

采集号：黄贤忠 3609（GXMI）

功效来源：《广西药用植物名录》《中华本草》

**金丝梅**

*Hypericum patulum* Thunb. ex Murray

分布地：玉洪瑶族乡力洪村岑王老山

采集号：451027130428023（GXMI）

功效来源：《广西药用植物名录》《中华本草》

**遍地金**

*Hypericum wightianum* Wall. ex Wight et Arn.

分布地：玉洪瑶族乡力洪村岑王老山

采集号：451027130428022（GXMI）

功效来源：《广西药用植物名录》《中华本草》

## 126. 藤黄科 Guttifera e (Clusiaceae)

**金丝李**

*Garcinia paucinervis* Chun ex F. C. How

分布地：泗城镇陇雅小学对面山

采集号：451027121017059（GXMI）

功效来源：《广西药用植物名录》《中华本草》

## 128. 椴树科 Tiliaceae

**苘麻叶扁担杆**

*Grewia abutilifolia* W. Vent ex Juss.

分布地：伶站瑶族乡浩坤卫生所附近

采集号：451027121020011（GXMI）

功效来源：《广西药用植物名录》《中华本草》

**扁担杆** 娃娃拳

*Grewia biloba* G. Don var. *biloba*

分布地：加尤镇上伞村

采集号：451027130816019（GXMI）

功效来源：《广西药用植物名录》《中华本草》

**破布叶** 布渣叶

*Microcos paniculata* L.

分布地：百吉村附近

采集号：华南队 1365（IBSC）

功效来源：《全国中草药汇编》《生草药性备要》《广西药用植物名录》《中华本草》《中国药典》（2020年版）

**单毛刺蒴麻**

*Triumfetta annua* L.

分布地：加尤镇上伞村

采集号：451027130816037（GXMI）

功效来源：《滇药录》《哈尼药》

**毛刺蒴麻** 毛黐头婆

*Triumfetta cana* Blume

分布地：玉洪瑶族乡四合头村至玉洪瑶族乡村

采集号：451027130501084（GXMI）

功效来源：《广西药用植物名录》《中华本草》

**长勾刺蒴麻** 金纳香

*Triumfetta pilosa* Roth

分布地：下甲镇

采集号：陈立卿 92440（IBK）

功效来源：《广西药用植物名录》

**刺蒴麻** 黄花地桃花

*Triumfetta rhomboidea* Jacquem.

分布地：泗城镇陇雅大力洞后山

采集号：451027121015117（GXMI）

功效来源：《广西药用植物名录》《中华本草》

## 130. 梧桐科 Sterculiaceae

**昂天莲**

*Ambroma augusta* (L.) L. f.

分布地：下甲镇弄福村委周边

采集号：451027121019041（GXMI）

功效来源：《中华本草》

**桂火绳**

*Eriolaena kwangsiensis* Hand.-Mazz.

分布地：伶站瑶族乡伶兴大队

采集号：凌云调查队 3–26154（GXMI）

功效来源：《广西药用植物名录》

**梭罗树**

*Reevesia pubescens* Mast. var. *pubescens*

分布地：泗城镇陇雅大力洞后山

采集号：451027121016004（GXMI）

功效来源：《广西壮药新资源》

**粉苹婆**

*Sterculia euosma* W. W. Sm.

分布地：沙里瑶族乡

采集号：451027130322009（GXMI）

功效来源：《广西壮药新资源》

**假苹婆** 红郎伞

*Sterculia lanceolata* Cav.

分布地：玉洪瑶族乡四合头村至玉洪瑶族乡村

采集号：451027130501075（GXMI）

功效来源：《广西药用植物名录》《中华本草》

## 132. 锦葵科 Malvaceae

**长毛黄葵** 山芙蓉

*Abelmoschus crinitus* Wall.

采集号：Kwangsi Univ. 92387（IBK）

功效来源：《广西药用植物名录》《中华本草》

**咖啡黄葵** 秋葵

*Abelmoschus esculentus* (L.) Moench

分布地：沙里瑶族乡

采集号：潘保强 3-6196（GXMI）

功效来源：《广西壮药新资源》《中华本草》

**磨盘草**

*Abutilon indicum* (L.) Sw.

分布地：下甲镇水陆村平里屯

采集号：451027131017001（GXMI）

功效来源：《广西药用植物名录》《中华本草》

**华苘麻** 老熊花

*Abutilon sinense* Oliv.

分布地：县城附近石山

采集号：李中提 603635（IBK）

功效来源：《新华本草纲要》《中华本草》

**美丽芙蓉**

*Hibiscus indicus* (Burm. f.) Hochr.

分布地：伶站瑶族乡伶兴大队

采集号：凌云调查队 3-26147（GXMI）

功效来源：《广西药用植物名录》

**木槿** 木槿皮

*Hibiscus syriacus* L.

分布地：玉洪瑶族乡金保村金保瑶寨

采集号：451027121021018（GXMI）

功效来源：《广西药用植物名录》《中华本草》

**桤叶黄花稔** 脓见愁

*Sida alnifolia* L. var. *alnifolia*

分布地：玉洪瑶族乡力洪村岑王老山

采集号：451027130428102（GXMI）

功效来源：《广西药用植物名录》《中华本草》

**白背黄花稔** 黄花母

*Sida rhombifolia* L.

分布地：县城附近石山

采集号：李中提 602912（IBK）

功效来源：《广西药用植物名录》《中华本草》

**拔毒散**

*Sida szechuensis* Matsuda

分布地：玉洪瑶族乡汪田村

采集号：451027130908003（GXMI）

功效来源：《广西药用植物名录》《中华本草》

**粗叶地桃花**

*Urena lobata* L. var. *glauca* (Blume) Borssum Waalkes

分布地：泗城镇陇浩弄浪

采集号：451027130606024（GXMI）

功效来源：《广西药用植物名录》《中华本草》

**地桃花**

*Urena lobata* L.

分布地：沙里瑶族乡阁楼村田家塘

采集号：451027130717020（GXMI）

功效来源：《广西药用植物名录》《中华本草》

## 135. 古柯科 Erythroxylaceae

**东方古柯**

*Erythroxylum sinense* C. Y. Wu

分布地：岑王老山林场附近土山

采集号：451027130604022（GXMI）

功效来源：《广西壮药新资源》《中华本草》

## 136. 大戟科 Euphorbiaceae

**铁苋菜**

*Acalypha australis* L.

采集号：451027130815003（GXMI）

功效来源：《广西药用植物名录》

**山麻杆**

*Alchornea davidii* Franch.

分布地：沙里瑶族乡卫生院后山

采集号：凌云调查队 3-6180（GXMI）

功效来源：《广西药用植物名录》

**绿背山麻杆**

*Alchornea trewioides* (Benth.) Müll. Arg. var. *sinica*

(Benth.) Müll. Arg.

分布地：加尤后山采石场

采集号：451027130606096（GXMI）

功效来源：《广西壮药新资源》

**红背山麻杆** 红背叶

*Alchornea trewioides* (Benth.) Müll. Arg.

分布地：加尤后山采石场

采集号：451027130606070（GXMI）

功效来源：《广西药用植物名录》《中华本草》

**石栗** 石栗叶

*Aleurites moluccanus* (L.) Willd.

分布地：加尤镇伟八村水源洞旁

采集号：451027130716030（GXMI）

功效来源：《中药大辞典》《中华本草》

**银柴**

*Aporusa dioica* (Roxb.) Müll. Arg.

分布地：下甲镇陇凤村阮家小峒石山

采集号：451027140314001（GXMI）

功效来源：《中华本草》《生草药性备要》《岭南采药录》《常用中草药手册》

**秋枫** 秋枫木

*Bischofia javanica* Blume

分布地：泗城镇县林业局旁

采集号：451027130815001（GXMI）

功效来源：《广西药用植物名录》《中华本草》

**小叶黑面神**

*Breynia vitisidaea* (Burm.) C. E. C. Fisch.

分布地：玉洪瑶族乡八里村杨里屯

采集号：451027130720050（GXMI）

功效来源：民间应用

**禾串树**

*Bridelia balansae* Tutcher

分布地：伶站瑶族乡平兰村六烟

采集号：451027130813007（GXMI）

功效来源：《中华本草》

**土蜜藤**

*Bridelia stipularis* (L.) Blume

分布地：伶站瑶族乡百吉村附近

采集号：华南队 1217（IBSC）

功效来源：《中华本草》

**闭花木**

*Cleistanthus sumatranus* (Miq.) Müll. Arg.

分布地：泗城镇

采集号：凌云县调查队 2-26046（GXMI）

功效来源：《广西药用植物名录》

**石山巴豆**

*Croton euryphyllus* W. W. Sm.

分布地：沙里瑶族乡

采集号：451027130322012（GXMI）

功效来源：《广西药用植物名录》

**巴豆**

*Croton tiglium* L.

分布地：伶站瑶族乡平塘村六海

采集号：451027130814031（GXMI）

功效来源：《广西药用植物名录》《中华本草》《中国药典》（2020年版）

**小巴豆**

*Croton xiaopadou* (Y. T. Chang et S. Z. Huang) H. S. Kiu

分布地：加尤镇采石场后山石山

采集号：451027130429050（GXMI）

功效来源：《中国药典》（2020年版）

**火殃勒** 火秧笋

*Euphorbia antiquorum* L.

分布地：伶站瑶族乡浩坤村坤内石山

采集号：451027140310009（GXMI）

功效来源：《广西药用植物名录》《中华本草》

**猩猩草**

*Euphorbia cyathophora* Murray

分布地：伶站瑶族乡浩坤卫生所附近

采集号：451027121020003（GXMI）

功效来源：《广西药用植物名录》《中华本草》

**白苞猩猩草** 叶象花

*Euphorbia heterophylla* L.

分布地：山区试验站

采集号：李中提 603594（IBK）

功效来源：《广西药用植物名录》《中华本草》

**通奶草**

*Euphorbia hypericifolia* L.

分布地：逻楼镇歌顶村陇弄屯

采集号：451027130815011（GXMI）

功效来源：《广西药用植物名录》《中华本草》

**续随子** 续随子叶 千金子

*Euphorbia lathyris* L.

分布地：泗城镇

采集号：方鼎 2334（GXMI）

功效来源：《广西药用植物名录》《中华本草》《中国药典》（2020年版）

**鸡尾木**
*Excoecaria venenata* S. Lee et F. N. Wei
分布地：沙里瑶族乡田家塘石山
采集号：451027130713017（GXMI）
功效来源：《广西药用植物名录》《中华本草》

**白饭树** 白饭树根
*Flueggea virosa* (Roxb. ex Willd.) Voigt
分布地：泗城镇云台山
采集号：451027130812022（GXMI）
功效来源：《广西药用植物名录》《中华本草》

**革叶算盘子**
*Glochidion daltonii* (Müll. Arg.) Kurz
分布地：伶站瑶族乡百吉村附近
采集号：华南队 1359（IBSC）
功效来源：《中华本草》

**毛果算盘子** 漆大姑
*Glochidion eriocarpum* Champ. ex Benth.
分布地：加尤镇采石场后山石山
采集号：451027130429031（GXMI）
功效来源：《广西药用植物名录》《中华本草》

**厚叶算盘子**
*Glochidion hirsutum* (Roxb.) Voigt
分布地：食羊乡食羊附近石山
采集号：李中提 602884（IBK）
功效来源：《广西药用植物名录》《中华本草》

**算盘子**
*Glochidion puberum* (L.) Hutch.
分布地：玉洪瑶族乡汪田村
采集号：451027130908019（GXMI）
功效来源：《广西药用植物名录》《中华本草》

**水柳** 水杨柳
*Homonoia riparia* Lour.
分布地：朝里瑶族乡
采集号：451027130321011（GXMI）
功效来源：《广西药用植物名录》《中华本草》

**麻疯树**
*Jatropha curcas* L.
分布地：伶站瑶族乡至百吉村途中
采集号：华南队 1718（IBSC）
功效来源：《广西药用植物名录》《中华本草》

**尾叶雀舌木**
*Leptopus esquirolii* (H. Lév.) P. T. Li
分布地：加尤镇上伞村
采集号：451027130816013（GXMI）

功效来源：《广西药用植物名录》《中华本草》

**中平树**
*Macaranga denticulata* (Blume) Müll. Arg.
分布地：朝里瑶族乡
采集号：451027130321029（GXMI）
功效来源：《中华本草》

**草鞋木**
*Macaranga henryi* (Pax et K. Hoffm.) Rehder
分布地：玉洪瑶族乡八里村
采集号：451027130316018（GXMI）
功效来源：《广西药用植物名录》

**印度血桐**
*Macaranga indica* Wight
分布地：伶站瑶族乡百中
采集号：451027130811003（GXMI）
功效来源：《广西药用植物名录》

**白背叶**
*Mallotus apelta* (Lour.) Müll. Arg. var. *apelta*
分布地：玉洪瑶族乡岑王老山
采集号：刘心祈 28714（IBK）
功效来源：《广西药用植物名录》《中华本草》

**毛桐**
*Mallotus barbatus* (Wall.) Müll. Arg. var. *barbatus*
分布地：逻楼镇
采集号：451027130430045（GXMI）
功效来源：《广西药用植物名录》《中华本草》

**野梧桐**
*Mallotus japonicus* (L. f.) Müll. Arg.
分布地：乐星乡和平屯附近泥山
采集号：李中提 603098（IBK）
功效来源：《广西药用植物名录》《中华本草》

**粗糠柴**
*Mallotus philippinensis* (Lam.) Müll. Arg.
分布地：朝里瑶族乡
采集号：451027130321004（GXMI）
功效来源：《广西药用植物名录》

**云南野桐**
*Mallotus yunnanensis* Pax. et K. Hoffmam
分布地：泗城镇云台公园
采集号：451027130607005（GXMI）
功效来源：《广西壮药新资源》

**小盘木**
*Microdesmis caseariifolia* Planch. ex Hook. f.

分布地：天礼乡马安岑
采集号：南植地 5211（IBK）
功效来源：《中华本草》

**山乌桕**
*Sapium discolor* (Champ. ex Benth.) Müll. Arg.
分布地：玉洪瑶族乡八里村杨里屯
采集号：451027130720039（GXMI）
功效来源：《广西药用植物名录》《中华本草》

**圆叶乌桕**
*Sapium rotundifolium* Hemsl.
分布地：城厢
采集号：黄逢生 10179（GXMI）
功效来源：《广西药用植物名录》《中华本草》

**乌桕 乌桕叶**
*Sapium sebiferum* (L.) Roxb.
分布地：加尤镇采石场后山石山
采集号：451027130429018（GXMI）
功效来源：《广西药用植物名录》《中华本草》

**守宫木**
*Sauropus androgynus* (L.) Merr.
分布地：玉洪瑶族乡力洪村金保林场
采集号：451027130714036（GXMI）
功效来源：《广西壮药新资源》

**油桐 油桐子**
*Vernicia fordii* (Hemsl.) Airy Shaw
分布地：玉洪瑶族乡麻田村
采集号：451027130317012（GXMI）
功效来源：《广西药用植物名录》《中华本草》

## 139a. 鼠刺科 Escalloniaceae
**毛鼠刺**
*Itea indochinensis* Merr. var. *indochinensis*
分布地：玉洪瑶族乡力洪村岑王老山
采集号：451027130428047（GXMI）
功效来源：《广西药用植物名录》

## 142. 绣球花科 Hydrangeaceae
**常山**
*Dichroa febrifuga* Lour.
分布地：玉洪瑶族乡乐里村石山
采集号：451027130720008（GXMI）
功效来源：《广西药用植物名录》《中华本草》《中国药典》（2020年版）

**罗蒙常山**
*Dichroa yaoshanensis* Y. C. Wu

分布地：玉洪瑶族乡
采集号：凌云调查队 3-6108（GXMI）
功效来源：《广西药用植物名录》

**西南绣球 马边绣球**
*Hydrangea davidii* Franch.
分布地：岑王老山林场附近土山
采集号：451027130604073（GXMI）
功效来源：《广西药用植物名录》《中华本草》

**变叶豆草**
*Saniculiphyllum guangxiense* C. Y. Wu et T. C. Ku
分布地：下甲镇九燕沟
采集号：451027140308018（GXMI）
功效来源：民间应用

## 143. 蔷薇科 Rosaceae
**龙芽草 仙鹤草**
*Agrimonia pilosa* Ledeb.
分布地：泗城镇陇雅大力洞后山
采集号：451027121016020（GXMI）
功效来源：《广西药用植物名录》《中华本草》《中国药典》（2020年版）

**桃 桃仁**
*Amygdalus persica* L.
分布地：玉洪瑶族乡乐里村委后山
采集号：451027130315057（GXMI）
功效来源：《广西药用植物名录》《中华本草》《中国药典》（2020年版）

**梅 梅花**
*Armeniaca mume* Sieb.
分布地：泗城镇洋妹村下陇洋
采集号：451027140314014（GXMI）
功效来源：《广西药用植物名录》《中华本草》《中国药典》（2020年版）

**贴梗海棠 木瓜**
*Chaenomeles speciosa* (Sweet) Nakai
分布地：加尤镇东哈村下哈屯
采集号：451027140309012（GXMI）
功效来源：《广西药用植物名录》《中华本草》《中国药典》（2020年版）

**粉叶栒子**
*Cotoneaster glaucophyllus* Franch.
分布地：加尤镇上伞村
采集号：451027131020017（GXMI）
功效来源：《广西药用植物名录》

**蛇莓**

*Duchesnea indica* (Andrews) Focke

分布地：沙里瑶族乡

采集号：451027130322016（GXMI）

功效来源：《广西药用植物名录》《中华本草》

**枇杷** 枇杷叶

*Eriobotrya japonica* (Thunb.) Lindl.

分布地：加尤镇陇怀村路边

采集号：451027121018001（GXMI）

功效来源：《广西药用植物名录》《中华本草》《中国药典》（2020年版）

**小叶枇杷**

*Eriobotrya seguinii* (Levl.) Guillaumin

分布地：玉洪瑶族乡乐里村委后山

采集号：451027130315026（GXMI）

功效来源：《中药大辞典》《中华本草》

**腺叶桂樱**

*Laurocerasus phaeosticta* (Hance) C. K. Schneid. f. *phaeosticta*

分布地：玉洪瑶族乡八里村杨里屯

采集号：451027130720033（GXMI）

功效来源：《广西药用植物名录》

**中华绣线梅** 钓杆柴

*Neillia sinensis* Oliv.

分布地：玉洪瑶族乡

采集号：罗金裕，胡洪进 19842（GXMI）

功效来源：《广西药用植物名录》

**中华石楠**

*Photinia beauverdiana* C. K. Schneid.

分布地：青龙山

采集号：张肇骞 10491（IBSC）

功效来源：《广西药用植物名录》《中华本草》

**厚叶石楠**

*Photinia crassifolia* H. Lév.

分布地：加尤镇上伞村

采集号：451027131020004（GXMI）

功效来源：民间应用

**光叶石楠** 醋林子

*Photinia glabra* (Thunb.) Maxim.

分布地：玉洪瑶族乡力洪村

采集号：451027130320012（GXMI）

功效来源：《广西药用植物名录》《中华本草》

**三叶委陵菜** 地蜂子

*Potentilla freyniana* Bornm.

分布地：泗水镇东兰村

采集号：451027140307025（GXMI）

功效来源：《中华本草》

**蛇含委陵菜** 蛇含

*Potentilla kleiniana* Wight et Arn.

分布地：玉洪瑶族乡麻田村

采集号：451027130317001（GXMI）

功效来源：《广西药用植物名录》《中华本草》

**李**

*Prunus salicina* Lindl.

分布地：玉洪瑶族乡乐里村委后山

采集号：451027130315048（GXMI）

功效来源：《广西药用植物名录》《中华本草》

**火棘**

*Pyracantha fortuneana* (Maxim.) H. L. Li

分布地：逻楼镇

采集号：451027130430060（GXMI）

功效来源：《广西药用植物名录》《中华本草》

**豆梨** 鹿梨

*Pyrus calleryana* Decne. var. *calleryana*

分布地：泗城镇白马村

采集号：451027130711001（GXMI）

功效来源：《广西药用植物名录》《中华本草》

**小果蔷薇**

*Rosa cymosa* Tratt.

分布地：逻楼镇

采集号：451027130430046（GXMI）

功效来源：《广西药用植物名录》《中华本草》

**金樱子**

*Rosa laevigata* Michx.

分布地：泗城镇陇雅村

采集号：451027130319024（GXMI）

功效来源：《广西药用植物名录》《中华本草》《中国药典》（2020年版）

**粗叶悬钩子**

*Rubus alceifolius* Poir.

分布地：沙里瑶族乡阁楼村田家塘

采集号：451027130717016（GXMI）

功效来源：《中药大辞典》《中华本草》《常用中草药手册》

**山莓**

*Rubus corchorifolius* L. f.

分布地：玉洪瑶族乡力洪村岑王老山

采集号：451027130428077（GXMI）
功效来源：《广西药用植物名录》《中华本草》

**长叶悬钩子**
*Rubus dolichophyllus* Hand.-Mazz.
分布地：玉洪瑶族乡力洪村金保林场
采集号：451027130714008（GXMI）
功效来源：《广西壮药新资源》

**栽秧泡 黄锁梅根**
*Rubus ellipticus* Sm. var. *obcordatus* (Franch.) Focke
分布地：泗城镇陇雅村
采集号：451027130319010（GXMI）
功效来源：《广西药用植物名录》《中华本草》

**黔桂悬钩子**
*Rubus feddei* H. Lév. et Vaniot
分布地：伶站瑶族乡
采集号：梁乃宽组 11159（GXMI）
功效来源：《广西药用植物名录》

**戟叶悬钩子 红绵藤**
*Rubus hastifolius* Levl. et Vant.
分布地：岑王老山林场附近土山
采集号：451027130604091（GXMI）
功效来源：《中华本草》

**宜昌悬钩子 牛尾泡**
*Rubus ichangensis* Hemsl. et Kuntze
分布地：同乐公社
采集号：梁乃宽 11095（GXMI）
功效来源：《广西药用植物名录》《中华本草》

**拟覆盆子**
*Rubus idaeopsis* Focke
分布地：玉洪瑶族乡乐里附近山
采集号：李中提 603200（IBK）
功效来源：《中华本草》

**高粱泡 高粱泡叶**
*Rubus lambertianus* Ser. var. *lambertianus*
分布地：逻楼镇歌顶村陇弄屯
采集号：451027130815012（GXMI）
功效来源：《广西药用植物名录》《中华本草》

**白花悬钩子**
*Rubus leucanthus* Hance
分布地：玉洪瑶族乡力洪村岑王老山
采集号：451027130428078（GXMI）
功效来源：民间应用

**棠叶悬钩子**
*Rubus malifolius* Focke var. *malifolius*
分布地：岑王老山林场附近土山
采集号：451027130604093（GXMI）
功效来源：《广西药用植物名录》

**红泡刺藤**
*Rubus niveus* Thunb.
分布地：泗城镇陇浩弄浪
采集号：451027130606038（GXMI）
功效来源：《广西药用植物名录》《中华本草》

**茅莓 倒莓子**
*Rubus parvifolius* L.
分布地：加尤镇采石场后山石山
采集号：451027130429020（GXMI）
功效来源：《广西药用植物名录》《中华本草》

**大乌泡**
*Rubus pluribracteatus* L. T. Lu et Boufford
分布地：新化公社
采集号：梁畴芬 34378（IBK）
功效来源：《广西药用植物名录》《中华本草》

**川莓**
*Rubus setchuenensis* Bureau et Franch.
分布地：玉洪瑶族乡力洪村岑王老山
采集号：451027130428011（GXMI）
功效来源：《中华本草》

**红腺悬钩子 牛奶莓**
*Rubus sumatranus* Miq.
分布地：伶站瑶族乡
采集号：凌云调查队 3-26156（GXMI）
功效来源：《广西药用植物名录》《中华本草》

**木莓**
*Rubus swinhoei* Hance
分布地：玉洪瑶族乡四合头村至玉洪瑶族乡村
采集号：451027130501017（GXMI）
功效来源：《广西壮药新资源》《中华本草》

**灰白毛莓 蓬蘽**
*Rubus tephrodes* Hance var. *tephrodes*
分布地：加尤天山屯村土山
采集号：451027130712018（GXMI）
功效来源：《广西药用植物名录》《中华本草》

# 146. 含羞草科 Mimosaceae
**台湾相思 相思藤**
*Acacia confusa* Merr.

分布地：逻楼镇

采集号：451027130430061（GXMI）

功效来源：《广西药用植物名录》《中华本草》

**合欢** 合欢皮 合欢花

*Albizia julibrissin* Durazz.

分布地：玉洪瑶族乡岑王老山之东

采集号：刘心祈 28496（IBK）

功效来源：《广西药用植物名录》《中华本草》《中国药典》（2020年版）

**猴耳环**

*Archidendron clypearia* (Jack.) Kosterm.

分布地：朝里瑶族乡平塘村

采集号：451027130710007（GXMI）

功效来源：《广东药用植物简编》

**大叶合欢**

*Archidendron turgidum* (Merr.) I. C. Nielsen

分布地：玉洪瑶族乡力洪村岑王老山

采集号：451027130428049（GXMI）

功效来源：《广西药用植物名录》

**榼藤子**

*Entada phaseoloides* (L.) Merr.

分布地：县城至玉洪瑶族乡

采集号：张肇骞 11106（IBSC）

功效来源：《广西药用植物名录》《中华本草》《中国药典》（2020年版）

**银合欢**

*Leucaena leucocephala* (Lam.) de Wit

分布地：泗城镇陇雅村

采集号：451027130319040（GXMI）

功效来源：《广西壮药新资源》《中华本草》

# 147. 苏木科 (云实科) Caesalpiniaceae

**火索藤**

*Bauhinia aurea* H. Lév.

分布地：朝里瑶族乡

采集号：451027130321016（GXMI）

功效来源：《广西药用植物名录》《中华本草》

**龙须藤** 九龙藤

*Bauhinia championii* (Benth.) Benth.

分布地：沙里瑶族乡阁楼村田家塘

采集号：451027130717009（GXMI）

功效来源：《广西药用植物名录》《中华本草》

**囊托羊蹄甲**

*Bauhinia touranensis* Gagnep.

分布地：沙里瑶族乡

采集号：451027130322002（GXMI）

功效来源：《广西药用植物名录》《广西壮药新资源》

**洋紫荆** 羊蹄甲

*Bauhinia variegata* L.

分布地：泗城镇陇雅村

采集号：451027130319026（GXMI）

功效来源：《广西药用植物名录》《中华本草》

**云实**

*Caesalpinia decapetala* (Roth) Alston

分布地：玉洪瑶族乡乐里村委后山

采集号：451027130315034（GXMI）

功效来源：《广西药用植物名录》《中华本草》

**大叶云实**

*Caesalpinia magnifoliolata* F. P. Metcalf

分布地：朝里瑶族乡

采集号：451027130321025（GXMI）

功效来源：《广西药用植物名录》《中华本草》

**鸡嘴簕**

*Caesalpinia sinensis* (Hemsl.) J. E. Vidal

分布地：沙里瑶族乡

采集号：451027130322005（GXMI）

功效来源：《广西药用植物名录》

**华南皂荚**

*Gleditsia fera* (Lour.) Merr.

分布地：加尤镇采石场后山石山

采集号：451027130429005（GXMI）

功效来源：《中华本草》

**仪花** 铁罗伞

*Lysidice rhodostegia* Hance

分布地：玉洪瑶族乡四合头村至玉洪瑶族乡村

采集号：451027130501042（GXMI）

功效来源：《广西药用植物名录》《广西壮药新资源》《中华本草》

**老虎刺**

*Pterolobium punctatum* Hemsl.

分布地：泗城镇白马村

采集号：451027130711011（GXMI）

功效来源：《广西药用植物名录》《中华本草》

**双荚决明**

*Senna bicapsularis* (Linnaeus) Roxburgh

分布地：加尤镇上伞村

采集号：451027130816047（GXMI）

功效来源：《广州植物志》

望江南

*Senna occidentalis* (L.) Link var. *occidentalis*

分布地：朝里瑶族乡兰台村巴鹅屯附近

采集号：451027121020023（GXMI）

功效来源：《中华本草》

决明 决明子

*Senna tora* (L.) Roxb.

分布地：下甲镇弄福村委周边

采集号：451027121019046（GXMI）

功效来源：《广西药用植物名录》《中华本草》《中国药典》（2020年版）

## 148. 蝶形花科 Papilionaceae

合萌

*Aeschynomene indica* L.

分布地：沙里瑶族乡

采集号：凌云调查队 3–6200（GXMI）

功效来源：《广西药用植物名录》《中华本草》

猪腰豆 猪腰子

*Afgekia filipes* (Dunn) R. Geesink var. *filipes*

分布地：泗城镇陇浩弄浪

采集号：451027130606013（GXMI）

功效来源：《广西药用植物名录》《中华本草》

紫云英 紫云英子

*Astragalus sinicus* L.

分布地：朝里瑶族乡三台村白兰巴鹅

采集号：451027140306032（GXMI）

功效来源：《广西药用植物名录》《中华本草》

灰毛崖豆藤

*Callerya cinerea* (Benth.) Schot

分布地：泗城镇白马村

采集号：451027130711040（GXMI）

功效来源：《广西药用植物名录》《中华本草》

丰城鸡血藤

*Callerya nitida* (Benth.) R. Geesink var. *hirsutissima* (Z. Wei) X. Y. Zhu

分布地：沙里瑶族乡沙里和下甲交接

采集号：451027121019013（GXMI）

功效来源：《中华本草》

亮叶崖豆藤

*Callerya nitida* (Benth.) R. Geesink var. *nitida*

分布地：加尤镇上伞村

采集号：451027130816043（GXMI）

功效来源：《广西药用植物名录》《中华本草》

海南崖豆藤

*Callerya pachyloba* (Drake) H. Sun

分布地：伶站瑶族乡平塘村六红屯

采集号：451027130814012（GXMI）

功效来源：《广西药用植物名录》

绒毛叶 杭子梢

*Campylotropis pinetorum* (Kurz) Schindl. subsp. *velutina* (Dunn) H. Ohashi

分布地：朝里瑶族乡

采集号：451027130321005（GXMI）

功效来源：《中华本草》

响铃豆

*Crotalaria albida* B. Heyne ex Roth

分布地：泗城镇陇雅大力洞后山

采集号：451027121016003（GXMI）

功效来源：《广西药用植物名录》《中华本草》

大猪屎豆 马铃根

*Crotalaria assamica* Benth.

分布地：青龙山城厢滆觉金乡

采集号：张肇骞 10570（IBSC）

功效来源：《广西药用植物名录》

长萼猪屎豆

*Crotalaria calycina* Schrank

分布地：伶站瑶族乡百吉村附近

采集号：华南队 1314（IBSC）

功效来源：《广西药用植物名录》《中华本草》

假地蓝 狗响铃

*Crotalaria ferruginea* Graham ex Benth.

分布地：沙里瑶族乡

采集号：451027130322011（GXMI）

功效来源：《全国中草药汇编》《中华本草》

线叶猪屎豆 条叶猪屎豆

*Crotalaria linifolia* L. f.

分布地：逻楼镇

采集号：451027130430042（GXMI）

功效来源：《广西药用植物名录》《中华本草》

头花猪屎豆

*Crotalaria mairei* H. Lév.

分布地：幼平乡幼平岭

采集号：南植地 5276（IBK）

功效来源：《中华本草》

猪屎豆 猪腰子

*Crotalaria pallida* Aiton

分布地：伶站瑶族乡浩坤卫生所附近

采集号：451027121020001（GXMI）

功效来源：《全国中草药汇编》《中华本草》《广西本草选编》《中草药学》《广西药用植物名录》《中华本草》

**大金刚藤** 金刚藤

*Dalbergia dyeriana* Prain ex Harms

分布地：泗城镇陇浩弄浪

采集号：451027130606004（GXMI）

功效来源：民间应用

**黄檀** 檀根

*Dalbergia hupeana* Hance

分布地：加尤镇上伞村

采集号：451027130816032（GXMI）

功效来源：《中华本草》

**斜叶黄檀**

*Dalbergia pinnata* (Lour.) Prain

分布地：玉洪瑶族乡附近

采集号：黄志 43118（IBSC）

功效来源：《广西壮药新资源》《中华本草》

**多裂黄檀**

*Dalbergia rimosa* Roxb.

分布地：玉洪瑶族乡四合头村至玉洪瑶族乡村

采集号：451027130501092（GXMI）

功效来源：《广西药用植物名录》

**滇黔黄檀** 秧青

*Dalbergia yunnanensis* Franch.

分布地：泗城镇陇雅村

采集号：451027130319037（GXMI）

功效来源：《中华本草》

**假木豆**

*Dendrolobium triangulare* (Retz.) Schindl.

分布地：加尤天山屯村土山

采集号：451027130712020（GXMI）

功效来源：《广西药用植物名录》《中华本草》

**毛果鱼藤**

*Derris eriocarpa* F. C. How

分布地：伶站瑶族乡平塘村六红屯

采集号：451027130814004（GXMI）

功效来源：《广西药用植物名录》《中华本草》

**中南鱼藤**

*Derris fordii* Oliv. var. *fordii*

分布地：玉洪瑶族乡四合头村至玉洪瑶族乡村

采集号：451027130501006（GXMI）

功效来源：《广西药用植物名录》《中华本草》

**边荚鱼藤**

*Derris marginata* (Roxb.) Benth.

分布地：玉洪瑶族乡岑王老山

采集号：刘心祈 28578（IBK）

功效来源：《广西药用植物名录》《中华本草》

**大叶山蚂蝗** 红母鸡草

*Desmodium gangeticum* (L.) DC.

分布地：伶站瑶族乡浩坤卫生所附近

采集号：451027121020007（GXMI）

功效来源：《中华本草》

**假地豆**

*Desmodium heterocarpon* (L.) DC. var. *heterocarpon*

分布地：加尤镇陇怀村路边

采集号：451027121018008（GXMI）

功效来源：《全国中草药汇编》《中药大辞典》

**大叶拿身草**

*Desmodium laxiflorum* DC.

分布地：玉洪瑶族乡东兰村

采集号：451027121211016（GXMI）

功效来源：《广西药用植物名录》《中华本草》

**饿蚂蝗**

*Desmodium multiflorum* DC.

分布地：玉洪瑶族乡汪田村

采集号：451027130908009（GXMI）

功效来源：《广西药用植物名录》《中华本草》

**长波叶山蚂蝗** 粘人花根

*Desmodium sequax* Wall.

分布地：泗城镇陇雅村

采集号：451027130319013（GXMI）

功效来源：《广西药用植物名录》《广西壮药新资源》《中华本草》

**柔毛山黑豆**

*Dumasia villosa* DC.

分布地：玉洪瑶族乡乐里村乐里

采集号：451027121208026（GXMI）

功效来源：民间应用

**长柄野扁豆** 野扁豆

*Dunbaria podocarpa* Kurz

分布地：伶站瑶族乡泗水河保护区土山

采集号：451027130715028（GXMI）

功效来源：《广西药用植物名录》《中华本草》

**大叶千斤拔**

*Flemingia macrophylla* (Willd.) Kuntze ex Prain

分布地：加尤镇陇怀村路边

采集号：451027121018005（GXMI）

功效来源：《广西药用植物名录》《中华本草》

**干花豆** 虾须豆

*Fordia cauliflora* Hemsl.

分布地：泗城镇

采集号：梁乃宽 10264（GXMI）

功效来源：《广西药用植物名录》《中华本草》

**尖叶长柄山蚂蝗** 菱叶山蚂蝗

*Hylodesmum podocarpum* (DC.) H. Ohashi et R. R. Mill subsp. *oxyphyllum* (DC.) H. Ohashi et R. R. Mill

分布地：玉洪瑶族乡东兰村东兰屯

采集号：451027130816078（GXMI）

功效来源：《广西药用植物名录》《中华本草》

**深紫木蓝** 野饭豆

*Indigofera atropurpurea* Buch.-Ham. ex Hornem.

分布地：加尤镇上伞村

采集号：451027130816056（GXMI）

功效来源：《广西药用植物名录》《中华本草》

**河北木蓝** 铁扫竹

*Indigofera bungeana* Walpers

分布地：玉洪瑶族乡乐里村石山

采集号：451027130720010（GXMI）

功效来源：《广西药用植物名录》《中华本草》

**尖叶木蓝**

*Indigofera zollingeriana* Miq.

分布地：伶站瑶族乡百吉村附近

采集号：华南队 1340（IBSC）

功效来源：《广西壮药新资源》

**扁豆**

*Lablab purpureus* (L.) Sw.

分布地：泗城镇陇雅大力洞后山

采集号：451027121016026（GXMI）

功效来源：《广西药用植物名录》《中华本草》《中国药典》（2020年版）

**厚果崖豆藤** 苦檀子

*Millettia pachycarpa* Benth.

分布地：玉洪瑶族乡力洪村岑王老山

采集号：451027130428005（GXMI）

功效来源：《广西药用植物名录》《中华本草》

**常春油麻藤** 鸡血藤

*Mucuna sempervirens* Hemsl.

分布地：加尤镇加犬村弄要

采集号：451027121213025（GXMI）

功效来源：《广西药用植物名录》《中华本草》

**菜豆**

*Phaseolus vulgaris* L.

分布地：大利良种繁育场

采集号：梁畴芬（凌乐普查队）34081（IBK）

功效来源：《广西药用植物名录》《中华本草》

**葛** 葛根

*Pueraria montana* (Lour.) Merr.

分布地：玉洪瑶族乡东兰村东兰屯

采集号：451027130816074（GXMI）

功效来源：《广西药用植物名录》《中华本草》《中国药典》（2020年版）

**光宿苞豆**

*Shuteria involucrata* (Wall.) Wight et Arn. var. *glabrata* (Wight et Arn.) H. Ohashi

分布地：朝里瑶族乡百朝村东后屯土山

采集号：451027140306014（GXMI）

功效来源：《中华本草》

**西南宿苞豆**

*Shuteria vestita* Wight et Arnott

分布地：朝里瑶族乡

采集号：451027130321030（GXMI）

功效来源：《中华本草》

**苦参** 苦参实

*Sophora flavescens* Aiton

分布地：五指山

采集号：黄逢生 2184（GXMI）

功效来源：《广西药用植物名录》《中华本草》《中国药典》（2020年版）

**锈毛槐**

*Sophora prazeri* Prain var. *prazeri*

分布地：玉洪瑶族乡乐里村委后山

采集号：451027130315025（GXMI）

功效来源：《广西壮药新资源》

**越南槐** 山豆根

*Sophora tonkinensis* Gagnep.

分布地：加尤镇加犬村弄要

采集号：451027121213020（GXMI）

功效来源：《广西药用植物名录》《中华本草》《中国药典》（2020年版）

**密花豆** 鸡血藤

*Spatholobus suberectus* Dunn

分布地：伶站瑶族乡百乐

采集号：梁乃宽组 11178（GXMI）

功效来源：《广西药用植物名录》《中华本草》《中国药典》（2020年版）

猫尾草 布狗尾

*Uraria crinita* (L.) Desv.

分布地：朝里瑶族乡平塘村

采集号：451027130710001（GXMI）

功效来源：《广西药用植物名录》《中华本草》

救荒野豌豆 野豌豆

*Vicia sativa* L.

分布地：玉洪瑶族乡乐里村委后山

采集号：451027130315053（GXMI）

功效来源：《广西药用植物名录》《中华本草》

赤小豆

*Vigna umbellata* (Thunb.) Ohwi et H. Ohashi

分布地：沙里瑶族乡

采集号：凌云调查队 3-6212（GXMI）

功效来源：《广西药用植物名录》《中华本草》

## 150. 旌节花科 Stachyuraceae

西域旌节花 小通草

*Stachyurus himalaicus* Hook. f. et Thomson ex Benth.

分布地：朝里瑶族乡百朝村东后屯土山

采集号：451027140306024（GXMI）

功效来源：《广西药用植物名录》《中华本草》《中国药典》（2020年版）

云南旌节花 小通草

*Stachyurus yunnanensis* Franch.

分布地：加尤镇上伞村

采集号：451027130816017（GXMI）

功效来源：《广西药用植物名录》《中华本草》

## 151. 金缕梅科 Hamamelidaceae

瑞木

*Corylopsis multiflora* Hance

分布地：玉洪瑶族乡四合头村至玉洪瑶族乡村

采集号：451027130501022（GXMI）

功效来源：《广西壮药新资源》

枫香树 路路通

*Liquidambar formosana* Hance

分布地：逻楼镇

采集号：451027121018017（GXMI）

功效来源：《广西药用植物名录》《中华本草》《中国药典》（2020年版）

檵木 继木

*Loropetalum chinense* (R. Br.) Oliv. var.*chinense*

分布地：玉洪瑶族乡乐里村委后山

采集号：451027130315029（GXMI）

功效来源：《广西药用植物名录》《中华本草》

## 154. 黄杨科 Buxaceae

匙叶黄杨 细叶黄杨

*Buxus harlandii* Hance

分布地：加尤镇上伞村

采集号：451027130816031（GXMI）

功效来源：《广西药用植物名录》《中华本草》

阔柱黄杨

*Buxus latistyla* Gagnep.

分布地：伶站瑶族乡浩坤村坤内石山

采集号：451027140310010（GXMI）

功效来源：《广西药用植物名录》

野扇花 胃友果

*Sarcococca ruscifolia* Stapf

分布地：逻楼乡磨村下陇崴屯

采集号：451027140311002（GXMI）

功效来源：《广西药用植物名录》《中华本草》

## 159. 杨梅科 Myricaceae

毛杨梅 毛杨梅皮

*Myrica esculenta* Buch.-Ham. ex D. Don

分布地：伶站瑶族乡六烟屯

采集号：451027150917001（GXMI）

功效来源：《广西药用植物名录》《中华本草》

## 161. 桦木科 Betulaceae

尼泊尔桤木 旱冬瓜

*Alnus nepalensis* D. Don

分布地：玉洪瑶族乡汪田村

采集号：451027130908036（GXMI）

功效来源：《广西药用植物名录》《中华本草》

江南桤木

*Alnus trabeculosa* Hand.-Mazz.

分布地：银竹岑王老山

采集号：生态调查组 400073（IBK）

功效来源：《中华本草》

西桦

*Betula alnoides* Buch.-Ham. ex D. Don

分布地：玉洪瑶族乡东兰村

采集号：451027121210007（GXMI）

功效来源：《中华本草》

亮叶桦

*Betula luminifera* H. J. P. Winkl.

分布地：玉洪瑶族乡力洪村

采集号：451027130320016（GXMI）

功效来源：《广西药用植物名录》《中华本草》

## 163. 壳斗科 (山毛榉科) Fagaceae

栗 栗子
*Castanea mollissima* Blume
分布地：玉洪瑶族乡力洪村岑王老山
采集号：451027130428062（GXMI）
功效来源：《广西药用植物名录》《中华本草》

青冈 槠子皮叶
*Cyclobalanopsis glauca* (Thunb.) Oerst.
分布地：泗城镇后龙村弄设石山
采集号：451027130812001（GXMI）
功效来源：《中华本草》

毛叶青冈 埋博树
*Cyclobalanopsis kerrii* (Craib) Hu
分布地：加尤镇尤角村弄麻屯
采集号：451027130815036（GXMI）
功效来源：《中华本草》

木姜叶柯
*Lithocarpus litseifolius* (Hance) Chun var. *litseifolius*
分布地：伶站瑶族乡六烟屯
采集号：451027150917003（GXMI）
功效来源：《中华本草》

麻栎 橡木皮
*Quercus acutissima* Carruth.
分布地：同乐乡附近
采集号：李中提 603541（IBK）
功效来源：《中华本草》

白栎
*Quercus fabri* Hance
分布地：朝里瑶族乡平塘村
采集号：451027131019002（GXMI）
功效来源：《广西药用植物名录》《中华本草》

栓皮栎 青杠碗
*Quercus variabilis* Blume
分布地：下甲镇九燕沟
采集号：451027140308038（GXMI）
功效来源：《中华本草》

## 165. 榆科 Ulmaceae

糙叶树 糙叶树皮
*Aphananthe aspera* (Thunb.) Planch. var. *aspera*
分布地：下甲镇水陆村
采集号：451027131020023（GXMI）
功效来源：《中华本草》

紫弹树
*Celtis biondii* Pamp.
分布地：逻楼乡
采集号：451027130430058（GXMI）
功效来源：《中华本草》

四蕊朴 朴树叶
*Celtis tetrandra* Roxb.
分布地：玉洪瑶族乡九洞乡附近
采集号：黄志 43229（IBSC）
功效来源：《广西药用植物名录》

假玉桂
*Celtis timorensis* Span.
分布地：下甲镇彩架村
采集号：451027140306010（GXMI）
功效来源：《广西药用植物名录》《中华本草》

异色山黄麻 山黄麻
*Trema orientalis* (L.) Blume
分布地：玉洪瑶族乡力洪村岑王老山
采集号：451027130428045（GXMI）
功效来源：《广西药用植物名录》《中华本草》

## 167. 桑科 Moraceae

红山梅 红枫荷
*Artocarpus styracifolius* Pierre
分布地：伶站瑶族乡平塘村六海
采集号：451027130814042（GXMI）
功效来源：《广西药用植物名录》《中华本草》

藤构
*Broussonetia kaempferi* Sieb. var. *australis* T. Suzuki
分布地：玉洪瑶族乡四合头村至玉洪瑶族乡村
采集号：451027130501014（GXMI）
功效来源：《广西药用植物名录》《中华本草》

小构树 谷皮树
*Broussonetia kazinoki* Sieb. et Zucc.
分布地：朝里瑶族乡
采集号：451027130321027（GXMI）
功效来源：《中华本草》《广西药用植物名录》

构树 楮实子
*Broussonetia papyrifera* (L.) L'Her. ex Vent.
分布地：泗城镇陇雅村
采集号：451027130319031（GXMI）
功效来源：《广西药用植物名录》《中华本草》《中国药典》（2020年版）

石榴树
*Ficus abelii* Miq.
分布地：玉洪瑶族乡四合头村至玉洪瑶族乡村
采集号：451027130501088（GXMI）
功效来源：《中华本草》《全国中草药汇编》《广西民族药简编》

矮小天仙果
*Ficus erecta* Thunb.
分布地：泗城镇白马村
采集号：451027130711015（GXMI）
功效来源：《中华本草》

黄毛榕
*Ficus esquiroliana* H. Lév.
分布地：沙里瑶族乡
采集号：罗绍旗 3-6274（GXMI）
功效来源：《海南植物志》《新华本草纲要》

台湾榕
*Ficus formosana* Maxim.
分布地：玉洪瑶族乡四合头村至玉洪瑶族乡村
采集号：451027130501024（GXMI）
功效来源：《广西药用植物名录》《中华本草》

冠毛榕
*Ficus gasparriniana* Miq. var. *gasparriniana*
分布地：玉洪瑶族乡岑王老山
采集号：451027130601004（GXMI）
功效来源：《中华本草》

尖叶榕
*Ficus henryi* Warb.
分布地：玉洪瑶族乡东兰村
采集号：451027121210010（GXMI）
功效来源：《中华本草》

全缘粗叶榕
*Ficus hirta* Vahl var. *brevipla* Corner
分布地：玉洪瑶族乡力洪村岑王老山
采集号：451027130428071（GXMI）
功效来源：民间应用

榕树 榕须
*Ficus microcarpa* L. f.
分布地：朝里瑶族乡那龙村那亚屯
采集号：451027140316002（GXMI）
功效来源：《中华本草》《中药大辞典》《广西药用植物名录》

珍珠莲
*Ficus sarmentosa* Buch.-Ham. ex Sm. var. *henryi* (King ex Oliv.) Corner
分布地：逻楼镇
采集号：451027130430002（GXMI）
功效来源：《中华本草》

爬藤榕
*Ficus sarmentosa* Buch.-Ham. ex Sm. var. *impressa* (Champion ex Bentham) Corner
分布地：加尤镇上伞村
采集号：451027130816020（GXMI）
功效来源：《中华本草》

薄叶爬藤榕
*Ficus sarmentosa* Buch.-Ham. ex Sm. var. *lacrymans* (Lév.) Corner
分布地：加尤镇陇怀村路边
采集号：451027121018013（GXMI）
功效来源：《中华本草》

鸡嗉子榕
*Ficus semicordata* Buch.-Ham. ex Sm.
分布地：伶站瑶族乡泗水河保护区土山
采集号：451027130715031（GXMI）
功效来源：《广西药用植物名录》

斜叶榕
*Ficus tinctoria* G. Forst. subsp. *gibbosa* (Blume) Corner
分布地：加尤后山采石场
采集号：451027130606097（GXMI）
功效来源：《中华本草》

岩木瓜
*Ficus tsiangii* Merr. ex Corner
分布地：岑王老山林场附近土山
采集号：451027130604023（GXMI）
功效来源：《广西药用植物名录》

变叶榕
*Ficus variolosa* Lindl. ex Benth.
分布地：青龙山（城厢区览金乡）
采集号：张肇骞 10506（IBSC）
功效来源：《广西药用植物名录》《中华本草》

黄葛树
*Ficus virens* Aiton
分布地：加尤镇加犬村弄要
采集号：451027121213016（GXMI）
功效来源：《全国中草药汇编》《中华本草》

构棘 穿破石
*Maclura cochinchinensis* (Lour.) Corner
分布地：沙里瑶族乡

采集号：451027130322018（GXMI）

功效来源：《中华本草》

**牛筋藤**

*Malaisia scandens* (Lour.) Planch.

分布地：伶站瑶族乡泗水河保护区土山

采集号：451027130715006（GXMI）

功效来源：《广西药用植物名录》

**桑** 桑叶

*Morus alba* L.

分布地：泗城镇陇雅村

采集号：451027130319046（GXMI）

功效来源：《广西药用植物名录》《中华本草》《中国药典》（2020年版）

**鸡桑** 鸡桑叶

*Morus australis* Poir.

分布地：玉洪瑶族乡八里村

采集号：451027130316014（GXMI）

功效来源：《广西药用植物名录》《广西壮药新资源》《中华本草》

**米扬噎**

*Streblus tonkinensis* (Dubard et Eberh.) Corner

分布地：伶站瑶族乡浩坤卫生所附近

采集号：451027121020013（GXMI）

功效来源：《广西壮药新资源》

## 169. 荨麻科 Urticaceae

**序叶苎麻** 水火麻

*Boehmeria clidemioides* Miq. var. *diffusa* (Wedd.) Hand.-Mazz.

分布地：玉洪瑶族乡东兰村东兰屯

采集号：451027130816094（GXMI）

功效来源：《广西壮药新资源》《中华本草》

**青叶苎麻** 青叶苎麻根

*Boehmeria nivea* (L.) Gaudich. var. *tenacissima* (Gaudich.) Miq.

分布地：沙里瑶族乡沙里和下甲交接

采集号：451027121019034（GXMI）

功效来源：《广西药用植物名录》《中华本草》

**长叶苎麻** 苎麻叶

*Boehmeria penduliflora* Wedd. ex Long

分布地：泗城镇陇雅村

采集号：451027130319027（GXMI）

功效来源：民间应用

**八棱麻** 野苎麻

*Boehmeria siamensis* Craib

分布地：伶站瑶族乡浩坤村坤内石山

采集号：451027140310008（GXMI）

功效来源：《广西药用植物名录》《中华本草》

**帚序苎麻** 金石溜

*Boehmeria zollingeriana* Wedd. var. *zollingeriana*

分布地：伶站瑶族乡浩坤村

采集号：451027150916004（GXMI）

功效来源：《中华本草》

**水麻**

*Debregeasia orientalis* C. J. Chen

分布地：玉洪瑶族乡力洪村

采集号：451027130320053（GXMI）

功效来源：《中华本草》

**骤尖楼梯草**

*Elatostema cuspidatum* Wight

分布地：玉洪瑶族乡九洞乡附近

采集号：黄志 43225（IBSC）

功效来源：《中华本草》

**锐齿楼梯草** 毛叶楼梯草

*Elatostema cyrtandrifolium* (Zoll. et Moritzi) Miq. var. *cyrtandrifolium*

分布地：玉洪瑶族乡汪田村

采集号：451027130908046（GXMI）

功效来源：《中华本草》

**条叶楼梯草** 半边山

*Elatostema sublineare* W. T. Wang

分布地：加尤镇加犬村弄要

采集号：451027121213009（GXMI）

功效来源：《广西药用植物名录》《中华本草》

**糯米团** 糯米藤

*Gonostegia hirta* (Blume ex Hassk.) Miq.

分布地：玉洪瑶族乡岑王老山

采集号：451027130601021（GXMI）

功效来源：《广西药用植物名录》《中华本草》

**葡萄叶艾麻** 豆麻

*Laportea violacea* Gagnep.

分布地：泗城镇白马村

采集号：451027130711006（GXMI）

功效来源：《广西药用植物名录》《中华本草》

**假楼梯草**

*Lecanthus peduncularis* (Wall. ex Royle) Wedd.

分布地：玉洪瑶族乡东兰村东兰屯

采集号：451027130816092（GXMI）

功效来源：《广西药用植物名录》《中华本草》

**广西紫麻** 广西花点草根
*Oreocnide kwangsiensis* Hand.-Mazz.
分布地：沙里瑶族乡八洞村
采集号：451027131013009（GXMI）
功效来源：《广西药用植物名录》《中华本草》

**墙草** 墙草根
*Parietaria micrantha* Ledeb.
分布地：伶站瑶族乡百中
采集号：451027130813022（GXMI）
功效来源：《中华本草》

**异被赤车**
*Pellionia heteroloba* Wedd.
分布地：伶站瑶族乡百吉村
采集号：华南队 1573（IBSC）
功效来源：《广西药用植物名录》《中华本草》

**湿生冷水花** 四轮草
*Pilea aquarum* Dunn subsp. *aquarum*
分布地：青龙山
采集号：广西省立博物馆 10611（IBSC）
功效来源：《广西药用植物名录》《中华本草》

**短角湿生冷水花** 四轮草
*Pilea aquarum* Dunn subsp. *brevicornuta* (Hayata) C. J. Chen
分布地：玉洪瑶族乡麻田村
采集号：451027130317022（GXMI）
功效来源：《中华本草》

**点乳冷水花**
*Pilea glaberrima* (Blume) Blume
分布地：玉洪瑶族乡汪田村
采集号：451027130908056（GXMI）
功效来源：《中华本草》

**山冷水花** 苔水花
*Pilea japonica* (Maxim.) Hand.-Mazz.
分布地：玉洪瑶族乡东兰村
采集号：451027121210001（GXMI）
功效来源：《中华本草》

**长茎冷水花** 白淋草
*Pilea longicaulis* Hand.-Mazz. var. *longicaulis*
分布地：泗城镇陇雅村
采集号：451027130319052（GXMI）
功效来源：《广西药用植物名录》《中华本草》

**长序冷水花** 大冷水麻
*Pilea melastomoides* (Poir.) Wedd.
分布地：玉洪瑶族乡金保村金保瑶寨

采集号：451027121021002（GXMI）
功效来源：《中华本草》

**小叶冷水花** 透明草
*Pilea microphylla* (L.) Liebm.
分布地：伶站瑶族乡百中
采集号：451027130813023（GXMI）
功效来源：《广西药用植物名录》《中华本草》

**石筋草**
*Pilea plataniflora* C. H. Wright
分布地：泗城镇云台公园
采集号：451027130607007（GXMI）
功效来源：《广西药用植物名录》《中华本草》

**透茎冷水花**
*Pilea pumila* (L.) A. Gray
分布地：玉洪瑶族乡汪田村
采集号：451027130908057（GXMI）
功效来源：《中华本草》

**细齿冷水花**
*Pilea scripta* (Buch.-Ham. ex D. Don) Wedd.
分布地：玉洪瑶族乡岑王老山
采集号：刘心祈 28717（IBK）
功效来源：《中华本草》

**粗齿冷水花** 紫绿草
*Pilea sinofasciata* C. J. Chen
分布地：玉洪瑶族乡那洪村有泉
采集号：451027121021040（GXMI）
功效来源：《中华本草》

**红雾水葛** 大粘药
*Pouzolzia sanguinea* (Blume) Merr.
分布地：玉洪瑶族乡那洪村有泉
采集号：451027121021029（GXMI）
功效来源：《广西药用植物名录》《中华本草》

**藤麻**
*Procris crenata* C. B. Rob.
分布地：沙里瑶族乡阁楼村田家塘
采集号：451027130717005（GXMI）
功效来源：《中华本草》

**荨麻**
*Urtica fissa* E. Pritz.
分布地：玉洪瑶族乡金保村金保瑶寨
采集号：451027121021012（GXMI）
功效来源：《广西壮药新资源》《中华本草》

## 170. 大麻科 Cannabinaceae

**大麻** 火麻仁
*Cannabis sativa* L.
分布地：泗城镇陇雅大力洞后山
采集号：451027121016024（GXMI）
功效来源：《广西药用植物名录》《中华本草》《中国药典》（2020年版）

**葎草**
*Humulus scandens* (Lour.) Merr.
分布地：沙堡公社
采集号：潘保强 3-6165（GXMI）
功效来源：《广西药用植物名录》《中华本草》

## 171. 冬青科 Aquifoliaceae

**冬青** 冬青叶
*Ilex chinensis* Sims
分布地：罗西附近
采集号：李中提 601351（IBK）
功效来源：《广西药用植物名录》《中华本草》《中国药典》（2020年版）

**细刺枸骨** 枸骨子
*Ilex hylonoma* Hu et T. Tang var. *hylonoma*
分布地：岑王老山中坑上
采集号：刘心祈 28662（IBK）
功效来源：《本草拾遗》《本草从新》《中华本草》

## 173. 卫矛科 Celastraceae

**青江藤**
*Celastrus hindsii* Benth.
分布地：玉洪瑶族乡八里村四合头屯
采集号：451027121209014（GXMI）
功效来源：《广西药用植物名录》《中华本草》《广西药用植物名录》《中华本草》

**南蛇藤**
*Celastrus orbiculatus* Thunb.
分布地：伶站瑶族乡百吉村郎官沟
采集号：华南队 1595（IBSC）
功效来源：《广西壮药新资源》《中华本草》

**短梗南蛇藤**
*Celastrus rosthornianus* Loes. var. *rosthornianus*
分布地：玉洪瑶族乡岑王老山
采集号：刘心祈 28763（IBK）
功效来源：《广西药用植物名录》《中华本草》

**显柱南蛇藤** 山货榔
*Celastrus stylosus* Wall.
分布地：玉洪瑶族乡力洪村

采集号：451027130320040（GXMI）
功效来源：《中华本草》

**纤齿卫矛**
*Euonymus giraldii* Loes. ex Diels
分布地：玉洪瑶族乡岑王老山
采集号：李中提 603076（IBK）
功效来源：《中华本草》

## 178. 翅子藤科 Hippocrateaceae

**无柄五层龙**
*Salacia sessiliflora* Hand.-Mazz.
分布地：下甲镇彩架村
采集号：451027140306007（GXMI）
功效来源：《广西药用植物名录》

## 179. 茶茱萸科 Icacinaceae

**粗丝木** 黑骨走马
*Gomphandra tetrandra* (Wall.) Sleum.
分布地：玉洪瑶族乡八里村杨里屯
采集号：451027130720030（GXMI）
功效来源：《广西药用植物名录》《中华本草》

**微花藤**
*Iodes cirrhosa* Turcz.
分布地：县城沿途
采集号：陈立卿 92506（IBK）
功效来源：《中华本草》

**瘤枝微花藤** 丁公藤
*Iodes seguinii* (H. Lév.) Rehder
分布地：逻楼乡磨村下陇崴屯
采集号：451027140311011（GXMI）
功效来源：《中医宝典》

**小果微花藤** 吹风藤
*Iodes vitiginea* (Hance) Hemsl.
分布地：加尤后山采石场
采集号：451027130606079（GXMI）
功效来源：《广西药用植物名录》《中华本草》

**定心藤** 甜果藤
*Mappianthus iodoides* Hand.-Mazz.
分布地：加尤后山采石场
采集号：451027130606086（GXMI）
功效来源：《广西药用植物名录》《中华本草》

## 182. 铁青树科 Olacaceae

**青皮木** 脆骨风
*Schoepfia jasminodora* Sieb. et Zucc. var. *jasminodora*
分布地：玉洪瑶族乡岑王老山

采集号：刘心祈 28721（IBK）
功效来源：《广西药用植物名录》《中华本草》

## 185. 桑寄生科 Loranthaceae

**离瓣寄生 五瓣寄生**
*Helixanthera parasitica* Lour.
分布地：加尤镇采石场后山石山
采集号：451027130429013（GXMI）
功效来源：《广西药用植物名录》《中华本草》

**南桑寄生**
*Loranthus guizhouensis* H. S. Kiu
分布地：玉洪瑶族乡岑王老山之坑尾
采集号：刘心祈 28698（IBK）
功效来源：《中华本草》

**鞘花 杉寄生**
*Macrosolen cochinchinensis* (Lour.) Tiegh.
分布地：加尤后山采石场
采集号：451027130606080（GXMI）
功效来源：《广西药用植物名录》《中华本草》

**红花寄生**
*Scurrula parasitica* L.
分布地：加尤镇加犬村弄要
采集号：451027121213018（GXMI）
功效来源：《广西药用植物名录》《中华本草》

**栗毛钝果寄生**
*Taxillus balansae* (Lecomte) Danser
分布地：伶站瑶族乡六烟屯
采集号：451027150917005（GXMI）
功效来源：《广西药用植物名录》

**广寄生 桑寄生**
*Taxillus chinensis* (DC.) Danser
分布地：沙里瑶族乡阁楼村田家塘
采集号：451027130717011（GXMI）
功效来源：《广西药用植物名录》《中华本草》《中
国药典》（2020年版）

**柳树寄生**
*Taxillus delavayi* (Tiegh.) Danser
分布地：岑王老山林场附近土山
采集号：451027130604080（GXMI）
功效来源：《中华本草》

**锈毛钝果寄生**
*Taxillus levinei* (Merr.) H. S. Kiu
分布地：沙里瑶族乡沙里和下甲交接
采集号：451027121019023（GXMI）

功效来源：《广西药用植物名录》《中华本草》

**毛叶钝果寄生**
*Taxillus nigrans* (Hance) Danser
分布地：下甲镇九燕沟
采集号：451027140308043（GXMI）
功效来源：《广西壮药新资源》《中华本草》

**槲寄生**
*Viscum coloratum* (Kom.) Nakai
分布地：加尤镇加犬村弄要
采集号：451027121213013（GXMI）
功效来源：《广西药用植物名录》《中华本草》《中
国药典》（2020年版）

## 189. 蛇菰科 Balanophoraceae

**印度蛇菰**
*Balanophora indica* (Arn.) Griff.
分布地：三台村
采集号：451027121212008（GXMI）
功效来源：《中华本草》

## 190. 鼠李科 Rhamnaceae

**光枝勾儿茶**
*Berchemia polyphylla* Wall. ex Lawson var. *leioclada*
(Hand.-Mazz.) Hand.-Mazz.
分布地：泗城镇陇雅大力洞后山
采集号：451027121016028（GXMI）
功效来源：《广西药用植物名录》《中华本草》

**多叶勾儿茶 鸭公藤**
*Berchemia polyphylla* Wall. ex Lawson var. *polyphylla*
分布地：泗城镇白马村
采集号：451027130711019（GXMI）
功效来源：《广西药用植物名录》《中华本草》

**毛咀签**
*Gouania javanica* Miq.
分布地：伶站瑶族乡平塘村六红屯
采集号：451027130814020（GXMI）
功效来源：《广西药用植物名录》《中华本草》

**枳椇 枳椇子**
*Hovenia acerba* Lindl.
分布地：加尤镇陇怀村路边
采集号：451027121018009（GXMI）
功效来源：《广西药用植物名录》《中华本草》

**苞叶木 十两木**
*Rhamnella rubrinervis* (H. Lév.) Rehder
分布地：泗城镇陇雅村

采集号：451027131015005（GXMI）

功效来源：《广西药用植物名录》《中华本草》

山绿柴

*Rhamnus brachypoda* C. Y. Wu ex Y. L. Chen

分布地：玉洪瑶族乡力洪村岑王老山

采集号：451027130428065（GXMI）

功效来源：《广西药用植物名录》

革叶鼠李

*Rhamnus coriophylla* Hand.-Mazz.

分布地：玉洪瑶族乡乐里村乐里

采集号：451027121208042（GXMI）

功效来源：《广西壮药新资源》

长叶冻绿 黎辣根

*Rhamnus crenata* Sieb. et Zucc.

分布地：岑王老山林场附近土山

采集号：451027130604025（GXMI）

功效来源：《广西药用植物名录》《中华本草》

尼泊尔鼠李 大风药

*Rhamnus napalensis* (Wall.) Lawson

分布地：玉洪瑶族乡乐里村石山

采集号：451027130720017（GXMI）

功效来源：《广西药用植物名录》《中华本草》

冻绿 臭李子

*Rhamnus utilis* Decne. var. *utilis*

分布地：加尤镇伟八村席家屯石山

采集号：451027130716021（GXMI）

功效来源：《广西药用植物名录》《中华本草》

钩刺雀梅藤

*Sageretia hamosa* (Wall.) Brongn.

分布地：玉洪瑶族乡附近

采集号：黄志 43117（IBSC）

功效来源：《广西药用植物名录》

梗花雀梅藤

*Sageretia henryi* Drumm. et Sprague

分布地：玉洪瑶族乡乐里村委后山

采集号：451027130315018（GXMI）

功效来源：《广西药用植物名录》《中华本草》

印度枣 毛叶枣

*Ziziphus incurva* Roxb.

分布地：玉洪瑶族乡力洪村岑王老山

采集号：451027130428053（GXMI）

功效来源：《广西药用植物名录》

## 191. 胡颓子科 Elaeagnaceae

密花胡颓子

*Elaeagnus conferta* Roxb.

分布地：泗城镇东兰村

采集号：451027140307012（GXMI）

功效来源：民间应用

巴东胡颓子

*Elaeagnus difficilis* Servettaz

分布地：岑王老山

采集号：张肇骞 11139（IBSC）

功效来源：民间应用

蔓胡颓子

*Elaeagnus glabra* Thunb.

分布地：青龙山

采集号：张肇骞 10488（IBSC）

功效来源：《广西药用植物名录》《中华本草》

披针叶胡颓子 盐匏藤

*Elaeagnus lanceolata* Warb.

分布地：玉洪瑶族乡力洪村

采集号：451027130320020（GXMI）

功效来源：《中华本草》

鸡柏紫藤 铺山燕

*Elaeagnus loureirii* Champ.

分布地：朝里瑶族乡兰台村巴鹅屯附近

采集号：451027121020027（GXMI）

功效来源：《广西药用植物名录》《中华本草》

## 193. 葡萄科 Vitaceae

广东蛇葡萄

*Ampelopsis cantoniensis* (Hook. et Arn.) K. Koch

分布地：泗城镇

采集号：凌云调查队 3-26035（GXMI）

功效来源：《广西药用植物名录》《中华本草》

三裂蛇葡萄 金刚散

*Ampelopsis delavayana* Planch. ex Franch. var. *delavayana*

分布地：加尤天山屯村土山

采集号：451027130712009（GXMI）

功效来源：《广西药用植物名录》《中华本草》

显齿蛇葡萄 甜茶藤

*Ampelopsis grossedentata* (Hand.-Mazz.) W. T. Wang

分布地：玉洪瑶族乡汪田村

采集号：451027130908015（GXMI）

功效来源：《广西药用植物名录》《中华本草》

**膝曲乌蔹莓**

*Cayratia geniculata* (Blume) Gagnep.

分布地：伶站瑶族乡平塘村六海

采集号：451027130814033（GXMI）

功效来源：《广西药用植物名录》

**乌蔹莓**

*Cayratia japonica* (Thunb.) Gagnep. var. *japonica*

分布地：泗城镇陇浩弄浪

采集号：451027130606039（GXMI）

功效来源：《广西药用植物名录》《中华本草》

**苦郎藤** 毛叶白粉藤

*Cissus assamica* (M. A. Lawson) Craib

分布地：玉洪瑶族乡东兰村东兰屯

采集号：451027130816079（GXMI）

功效来源：《广西药用植物名录》《中华本草》

**白粉藤** 独脚乌桕

*Cissus repens* Lam.

分布地：加尤镇尤角村弄麻屯

采集号：451027130815038（GXMI）

功效来源：《中华本草》

**火筒树** 红吹风

*Leea indica* (Burm. f.) Merr.

分布地：伶站瑶族乡

采集号：凌云调查队 3–26148（GXMI）

功效来源：《广西药用植物名录》《中华本草》

**三叶崖爬藤** 蛇附子

*Tetrastigma hemsleyanum* Diels et Gilg

分布地：玉洪瑶族乡四合头村至玉洪瑶族乡村

采集号：451027130501078（GXMI）

功效来源：《广西药用植物名录》《中华本草》

**叉须崖爬藤** 五爪金龙

*Tetrastigma hypoglaucum* Planch.

分布地：岑王老山林场附近土山

采集号：451027130604101（GXMI）

功效来源：《傣药》《彝药》《德昂药》《景颇药》《傈僳药》

**无毛崖爬藤** 九节莲

*Tetrastigma obtectum* (Wall. ex Lawson) Planch. ex Franch. var. *glabrum* (H. Lév.) Gagnep.

分布地：沙里瑶族乡沙里和下甲交接

采集号：451027121019039（GXMI）

功效来源：《广西药用植物名录》《中华本草》

**崖爬藤** 走游草

*Tetrastigma obtectum* (Wall. ex Lawson) Planch. ex Franch.

分布地：玉洪瑶族乡四合头村至玉洪瑶族乡村

采集号：451027130501007（GXMI）

功效来源：《广西药用植物名录》《中华本草》

**海南崖爬藤**

*Tetrastigma papillatum* (Hance) C. Y. Wu

分布地：玉洪瑶族乡

采集号：韦业兰 164（GXMI）

功效来源：《中华本草》

**扁担藤** 扁藤

*Tetrastigma planicaule* (Hook. f.) Gagnep.

分布地：伶站乡泗水河保护区土山

采集号：451027130715010（GXMI）

功效来源：《广西药用植物名录》《中华本草》

**桦叶葡萄**

*Vitis betulifolia* Diels et Gilg

分布地：玉洪瑶族乡附近

采集号：黄志 43099（IBSC）

功效来源：《广西药用植物名录》《中华本草》

**绵毛葡萄**

*Vitis retordii* Roman.

分布地：沙里瑶族乡田家塘石山

采集号：451027130713003（GXMI）

功效来源：《新华本草纲要》、云南种子植物名录

**俞藤**

*Yua thomsonii* (Lawson) C. L. Li var. *thomsonii*

分布地：下甲镇坪山村陇降屯

采集号：451027130717028（GXMI）

功效来源：《广西药用植物名录》《中华本草》

# 194. 芸香科 Rutaceae

**宜昌橙**

*Citrus ichangensis* Swingle

分布地：逻楼乡新洛村麻洞屯

采集号：451027140312023（GXMI）

功效来源：《广西药用植物名录》

**柚**

*Citrus maxima* (Burm.) Merr.

分布地：沙里瑶族乡

采集号：451027130322024（GXMI）

功效来源：《广西药用植物名录》《中华本草》《中国药典》（2020年版）

**甜橙** 枳实

*Citrus sinensis* (L.) Osbeck

分布地：玉洪瑶族乡乐里村委后山

采集号：451027130315030（GXMI）

功效来源：《广西药用植物名录》《中华本草》《中国药典》（2020年版）

**齿叶黄皮** 野黄皮

*Clausena dunniana* H. Lév.

分布地：加尤镇伟八村席家屯石山

采集号：451027130716014（GXMI）

功效来源：《广西药用植物名录》《中华本草》

**毛齿叶黄皮** 野黄皮

*Clausena dunniana* H. Lév. var. *robusta* C. C. Huang

分布地：玉洪瑶族乡东兰村

采集号：451027121211008（GXMI）

功效来源：《中华本草》

**小黄皮**

*Clausena emarginata* C. C. Huang

分布地：泗城镇陇浩弄浪

采集号：451027130606014（GXMI）

功效来源：《广西药用植物名录》《中华本草》

**黄皮**

*Clausena lansium* (Lour.) Skeels

分布地：泗城镇陇雅村

采集号：451027130319051（GXMI）

功效来源：《广西药用植物名录》《中华本草》

**三桠苦**

*Evodia lepta* (Spreng.) Merr.

分布地：伶站瑶族乡平兰村六烟

采集号：451027130813018（GXMI）

功效来源：《广西药用植物名录》《中华本草》

**小芸木**

*Micromelum integerrimum* (Buch.-Ham. ex Colebr.) M. Roem. var. *integerrimum*

分布地：下甲镇九燕沟

采集号：451027140308033（GXMI）

功效来源：《广西药用植物名录》《中华本草》

**豆叶九里香** 满山香

*Murraya euchrestifolia* Hayata

分布地：加尤镇采石场后山石山

采集号：451027130429062（GXMI）

功效来源：《广西药用植物名录》《中华本草》

**千里香** 九里香

*Murraya paniculata* (L.) Jack.

分布地：泗城镇陇雅小学对面山

采集号：451027121017052（GXMI）

功效来源：《广西药用植物名录》《中华本草》《中国药典》（2020年版）

**秃叶黄檗** 黄柏

*Phellodendron chinense* C. K. Schneid. var. *glabriusculum* C. K. Schneid

分布地：泗城镇腰马村者迈屯

采集号：451027131018001（GXMI）

功效来源：《广西药用植物名录》《中华本草》

**乔木茵芋**

*Skimmia arborescens* T. Anderson ex Gamble

分布地：玉洪瑶族乡麻田村

采集号：451027130317030（GXMI）

功效来源：《广西药用植物名录》《中华本草》

**华南吴萸**

*Tetradium austrosinense* (Hand.-Mazz.) Hartley

分布地：玉洪瑶族乡八里村杨里屯

采集号：451027130720038（GXMI）

功效来源：民间应用

**石山吴萸**

*Tetradium calcicola* (Chun ex Huang) Hartley

分布地：加尤镇上伞村

采集号：451027131020018（GXMI）

功效来源：《广西药用植物名录》

**吴茱萸**

*Tetradium ruticarpum* (A. Juss.) Hartley

分布地：玉洪瑶族乡岑王老山

采集号：451027130601001（GXMI）

功效来源：《广西药用植物名录》《中华本草》

**蜜楝吴萸** 五除叶

*Tetradium trichotomum* Lour.

分布地：玉洪瑶族乡力洪村金保林场

采集号：451027130714039（GXMI）

功效来源：《广西药用植物名录》《中华本草》

**飞龙掌血**

*Toddalia asiatica* (L.) Lam.

分布地：玉洪瑶族乡四合头村至玉洪瑶族乡村

采集号：451027130501091（GXMI）

功效来源：《广西药用植物名录》《中华本草》

**竹叶花椒**

*Zanthoxylum armatum* DC.

分布地：加尤镇伟八村席家屯石山

采集号：451027130716005（GXMI）

功效来源：《广西药用植物名录》《中华本草》

**毛竹叶花椒** 竹叶椒

*Zanthoxylum armatum* DC. var. *ferrugineum* (Rehder et E. H. Wilson) C. C. Huang

分布地：逻楼镇布林村卫东屯

采集号：451027131013002（GXMI）

功效来源：《傈僳药》《藏药》《哈尼药》《彝药》《土家药》《基诺药》

**石山花椒**

*Zanthoxylum calcicola* C. C. Huang

分布地：县城附近石山

采集号：李中提 602904（IBK）

功效来源：《新华本草纲要》

**蚬壳花椒** 大叶花椒

*Zanthoxylum dissitum* Hemsl.

分布地：下甲镇九燕沟

采集号：451027140308031（GXMI）

功效来源：《广西药用植物名录》《中华本草》

**异叶花椒** 羊山刺

*Zanthoxylum ovalifolium* Wight

分布地：加尤镇上伞村

采集号：451027131020009（GXMI）

功效来源：《中华本草》

## 196. 橄榄科 Burseraceae

**乌榄** 青果

*Canarium pimela* K. D. Koenig

分布地：伶站瑶族乡平兰村六烟

采集号：451027130813015（GXMI）

功效来源：《广西药用植物名录》《中华本草》

## 197. 楝科 Meliaceae

**灰毛浆果楝**

*Cipadessa baccifera* (Roth) Miq.

分布地：沙里瑶族乡沙里村和下甲镇交接

采集号：451027121019031（GXMI）

功效来源：《广西药用植物名录》《中华本草》

**鹧鸪花** 海木

*Heynea trijuga* Roxb.

分布地：玉洪瑶族乡八里村杨里屯

采集号：451027130720054（GXMI）

功效来源：《中华本草》

**楝** 苦楝

*Melia azedarach* L.

分布地：沙里瑶族乡

采集号：451027130322007（GXMI）

功效来源：《广西药用植物名录》《中华本草》《中国药典》（2020年版）

**羽状地黄连** 矮陀陀

*Munronia pinnata* (Wall.) W. Theobald

分布地：加尤镇伟八村席家屯石山

采集号：451027130716004（GXMI）

功效来源：《广西药用植物名录》《广西壮药新资源》《中华本草》

## 198. 无患子科 Sapindaceae

**复羽叶栾树** 摇钱树

*Koelreuteria bipinnata* Franch.

分布地：下甲镇弄福村委周边

采集号：451027121019047（GXMI）

功效来源：《广西壮药新资源》《中华本草》

## 200. 槭树科 Aceraceae

**青榨槭**

*Acer davidii* Franch.

分布地：玉洪瑶族乡岑王老山

采集号：451027130601026（GXMI）

功效来源：《广西药用植物名录》《中华本草》

**中华槭** 五角枫根

*Acer sinense* Pax

分布地：岑王老山林场附近土山

采集号：451027130604113（GXMI）

功效来源：《广西药用植物名录》《中华本草》

## 201. 清风藤科 Sabiaceae

**簇花清风藤** 小发散

*Sabia fasciculata* Lecomte ex L. Chen

分布地：岑王老山林场附近土山

采集号：451027130604040（GXMI）

功效来源：《广西药用植物名录》《中华本草》

**柠檬清风藤**

*Sabia limoniacea* Wall. ex Hook. f. et Thomson

分布地：沙里瑶族乡沙里村和下甲镇交接

采集号：451027121019029（GXMI）

功效来源：《广西药用植物名录》《广西壮药新资源》

**小花清风藤**

*Sabia parviflora* Wall. ex Roxb

分布地：逻楼镇磨村下陇崴屯

采集号：451027140311009（GXMI）

功效来源：《广西药用植物名录》《中华本草》

**尖叶清风藤**

*Sabia swinhoei* Hemsl.

分布地：玉洪瑶族乡九洞乡岑王老山

采集号：黄志 43188（IBSC）

功效来源：《广西药用植物名录》

## 204. 省沽油科 Staphyleaceae

**锐尖山香圆** 两指剑

*Turpinia arguta* Seem. var. *arguta*

分布地：玉洪瑶族乡麻田村

采集号：451027130317018（GXMI）

功效来源：《中华本草》《广西药用植物名录》《中华本草》

**山香圆**

*Turpinia montana* (Blume) Kurz

分布地：加尤镇采石场大山石山

采集号：451027140317011（GXMI）

功效来源：《中华本草》

## 205. 漆树科 Anacardiaceae

**南酸枣** 广枣

*Choerospondias axillaris* (Roxb.) B. L. Burtt et A. W. Hill

分布地：玉洪瑶族乡八里村

采集号：451027130316007（GXMI）

功效来源：《广西药用植物名录》《中华本草》

**藤漆**

*Pegia nitida* Colebr.

分布地：泗城镇陇雅村

采集号：451027130319033（GXMI）

功效来源：民间应用

**清香木** 紫油木叶

*Pistacia weinmannifolia* J. Poiss. ex Franch.

分布地：加尤镇采石场后山石山

采集号：451027130429037（GXMI）

功效来源：《广西药用植物名录》《中华本草》

**盐肤木** 五倍子

*Rhus chinensis* Mill.

分布地：下甲12弯亭子附近

采集号：451027121019001（GXMI）

功效来源：《广西药用植物名录》《中华本草》《中国药典》（2020年版）

**野漆** 野漆树

*Toxicodendron succedaneum* (L.) Kuntze

分布地：加尤镇尤角村弄麻屯

采集号：451027130815024（GXMI）

功效来源：《广西药用植物名录》《中华本草》

## 207. 胡桃科 Juglandaceae

**山核桃** 山核桃仁

*Carya cathayensis* Sarg.

分布地：泗城镇陇浩弄浪

采集号：451027130606002（GXMI）

功效来源：《中华本草》

**黄杞**

*Engelhardia roxburghiana* Wall.

分布地：朝里瑶族乡平塘村

采集号：451027130710006（GXMI）

功效来源：《广西药用植物名录》

**圆果化香** 化香树果

*Platycarya longipes* Y. C. Wu

分布地：加尤镇采石场后山石山

采集号：451027130429039（GXMI）

功效来源：《中华本草》

## 209. 山茱萸科 Cornaceae

**狭叶桃叶珊瑚**

*Aucuba chinensis* Benth. var. *angusta* P. T. Wang

分布地：加尤镇弄要村大岑王老山

采集号：451027140108006（GXMI）

功效来源：《中华本草》

**桃叶珊瑚** 天脚板果

*Aucuba chinensis* Benth. var. *chinensis*

分布地：玉洪瑶族乡力洪村

采集号：451027130320043（GXMI）

功效来源：《广西药用植物名录》《中华本草》

**喜马拉雅珊瑚**

*Aucuba himalaica* Hook. f. et Thomson var. *himalaica*

分布地：岑王老山（秦皇山）

采集号：张肇骞 11151（IBSC）

功效来源：《中华本草》

**香港四照花**

*Cornus hongkongensis* Hemsl. subsp. *hongkongensis*

分布地：玉洪瑶族乡

采集号：凌云调查队 3-6077（GXMI）

功效来源：《广西药用植物名录》《中华本草》

**西域青荚叶** 青荚叶茎髓

*Helwingia himalaica* Hook. f. et Thomson ex C. B. Clarke

分布地：玉洪瑶族乡力洪村岑王老山

采集号：451027130428055（GXMI）

功效来源：《广西药用植物名录》《中华本草》

青荚叶 叶上珠
*Helwingia japonica* (Thunb. ex Murray) F. Dietr.
分布地：玉洪瑶族乡九洞乡附近
采集号：黄志 43222（IBSC）
功效来源：《广西药用植物名录》《中华本草》《中国药典》（2020年版）

## 209a. 鞘柄木科 (烂泥树科) Toricelliaceae
角叶鞘柄木 水冬瓜根
*Toricellia angulata* Oliv.
分布地：玉洪瑶族乡九洞乡附近
采集号：黄志 43233（IBSC）
功效来源：《中华本草》

## 210. 八角枫科 Alangiaceae
八角枫
*Alangium chinense* (Lour.) Harms
分布地：泗城镇白马村
采集号：451027130711016（GXMI）
功效来源：《广西药用植物名录》《中华本草》

毛八角枫
*Alangium kurzii* Craib var. *kurzii*
分布地：玉洪瑶族乡四合头村至玉洪瑶族乡村
采集号：451027130501074（GXMI）
功效来源：《广西壮药新资源》《中华本草》

## 212. 五加科 Araliaceae
野楤头
*Aralia armata* (Wall. ex D. Don) Seem.
分布地：沙里瑶族乡
采集号：凌云调查队 3–6172（GXMI）
功效来源：《广西药用植物名录》《中华本草》

纤齿罗伞 假通草树皮
*Brassaiopsis ciliata* Dunn
分布地：玉洪瑶族乡东兰村
采集号：451027121211012（GXMI）
功效来源：《中华本草》

树参 枫荷梨
*Dendropanax dentigerus* (Harms) Merr.
分布地：加尤镇上伞村
采集号：451027130816001（GXMI）
功效来源：《中华本草》

白簕
*Eleutherococcus trifoliatus* (L.) S. Y. Hu
分布地：玉洪瑶族乡那洪村有泉
采集号：451027121021027（GXMI）
功效来源：《广西药用植物名录》《中华本草》

短序鹅掌柴 川黔鸭脚木
*Schefflera bodinieri* (H. Lév.) Rehder
分布地：玉洪瑶族乡麻田村
采集号：451027130317035（GXMI）
功效来源：《广西药用植物名录》《广西壮药新资源》《中华本草》

密脉鹅掌柴
*Schefflera elliptica* (Blume) Harms
分布地：沙里瑶族乡
采集号：凌云调查队 3–6189（GXMI）
功效来源：《广西药用植物名录》《中华本草》

鹅掌柴 鸭脚木
*Schefflera heptaphylla* (L.) Frodin
分布地：伶站瑶族乡
采集号：451027130318009（GXMI）
功效来源：《广西药用植物名录》《中华本草》

球序鹅掌柴
*Schefflera pauciflora* R. Vig.
分布地：玉洪瑶族乡八里村四合头屯
采集号：451027121209016（GXMI）
功效来源：《中华本草》

通脱木 通草
*Tetrapanax papyrifer* (Hook.) K. Koch
分布地：泗城镇陇雅小学对面山
采集号：451027121017023（GXMI）
功效来源：《广西药用植物名录》《中华本草》《中国药典》（2020年版）

刺通草
*Trevesia palmata* (DC.) Vis.
分布地：泗城镇后龙村弄设石山
采集号：451027130812002（GXMI）
功效来源：《广西药用植物名录》《中华本草》

## 213. 伞形科 Apiaceae (Umbelliferae)
莳萝
*Anethum graveolens* L.
分布地：朝里瑶族乡
采集号：451027130321022（GXMI）
功效来源：《广西药用植物名录》《中华本草》

鸭儿芹
*Cryptotaenia japonica* Hassk. f. *japonica*
分布地：泗城镇陇浩弄浪
采集号：451027130606042（GXMI）
功效来源：《中华本草》

红马蹄草

*Hydrocotyle nepalensis* Hook.

分布地：伶站瑶族乡平兰村六烟

采集号：451027130813003（GXMI）

功效来源：《广西药用植物名录》《中华本草》

藁本

*Ligusticum sinense* Oliv. var. *sinense*

分布地：县城周边

采集号：杨玉庚 19809（GXMI）

功效来源：《广西药用植物名录》《中华本草》《中国药典》（2020年版）

**短辐水芹** 水芹菜

*Oenanthe benghalensis* (Roxb.) Kurz

分布地：玉洪瑶族乡附近

采集号：黄志 43101（IBSC）

功效来源：《广西壮药新资源》《中华本草》

水芹

*Oenanthe javanica* (Blume) DC.

分布地：沙里瑶族乡

采集号：451027130322019（GXMI）

功效来源：《广西药用植物名录》《中华本草》

线叶水芹

*Oenanthe linearis* Wall. ex DC.

分布地：城厢公社

采集号：方鼎 1856（GXMI）

功效来源：《广西药用植物名录》《中华本草》

**裸茎囊瓣芹** 药芹菜根

*Pternopetalum nudicaule* (H. Boissieu) Hand.-Mazz.

分布地：玉洪瑶族乡麻田村

采集号：451027130317003（GXMI）

功效来源：《中华本草》

**小窃衣** 窃衣

*Torilis japonica* (Houtt.) DC.

分布地：泗城镇陇浩村

采集号：451027140313028（GXMI）

功效来源：《广西药用植物名录》《中华本草》

## 214. 桤叶树科 (山柳科) Clethraceae
**云南桤叶树**

*Clethra delavayi* Franch.

分布地：岑王老山林场附近土山

采集号：451027130604092（GXMI）

功效来源：《广西药用植物名录》

## 215. 杜鹃花科 Ericaceae
**假木荷**

*Craibiodendron stellatum* (Pierre) W. W. Sm.

分布地：下甲镇九燕沟

采集号：451027140308037（GXMI）

功效来源：《中华本草》

**灯笼吊钟花**

*Enkianthus chinensis* Franch.

分布地：岑王老山林场附近土山

采集号：451027130604068（GXMI）

功效来源：《广西壮药新资源》

**滇白珠**

*Gaultheria leucocarpa* Blume var. *yunnanensis* (Franch.) T. Z. Hsu et R. C. Fang

分布地：玉洪瑶族乡八里村

采集号：451027130316027（GXMI）

功效来源：《中华本草》

**狭叶珍珠花**

*Lyonia ovalifolia* (Wall.) Drude var. *lanceolata* (Wall.) Hand.-Mazz.

分布地：岑王老山林场附近土山

采集号：451027130604018（GXMI）

功效来源：《广西药用植物名录》

**珍珠花** 緵木

*Lyonia ovalifolia* (Wall.) Drude var. *ovalifolia*

分布地：玉洪瑶族乡力洪村岑王老山

采集号：451027130428008（GXMI）

功效来源：《广西药用植物名录》《中华本草》

**广西杜鹃**

*Rhododendron kwangsiense* Hu ex Tam

分布地：玉洪瑶族乡四合头村至玉洪瑶族乡村

采集号：451027130501032（GXMI）

功效来源：《广西壮药新资源》

**毛棉杜鹃**

*Rhododendron moulmainense* Hook.

分布地：玉洪瑶族乡力洪村岑王老山

采集号：451027130428002（GXMI）

功效来源：《中华本草》

**杜鹃** 杜鹃花

*Rhododendron simsii* Planch.

分布地：岑王老山林场附近土山

采集号：451027130604090（GXMI）

功效来源：《广西药用植物名录》《中华本草》

## 216. 乌饭树科 (越橘科) Vacciniaceae

**南烛** 南烛根
*Vaccinium bracteatum* Thunb. var. *bracteatum*
分布地：玉洪瑶族乡八里村四合头屯
采集号：451027121209024（GXMI）
功效来源：《广西药用植物名录》《中华本草》

**江南越桔** 米饭花果
*Vaccinium mandarinorum* Diels
分布地：玉洪瑶族乡附近
采集号：黄志 43105（IBSC）
功效来源：《中华本草》

**椭圆叶越桔**
*Vaccinium pseudorobustum* Sleum.
分布地：岑王老山西翼
采集号：C.C.Chang 10328（IBSC）
功效来源：《广西药用植物名录》

## 221. 柿科 Ebenaceae

**柿** 柿蒂、柿叶
*Diospyros kaki* Thunb.
分布地：岑王老山崇背
采集号：刘心祈 28770（IBK）
功效来源：《广西药用植物名录》《中华本草》《中国药典》（2020年版）

**油柿** 黑塔子根
*Diospyros oleifera* Cheng
分布地：逻楼镇
采集号：451027130430019（GXMI）
功效来源：《广西药用植物名录》

## 222. 山榄科 Sapotaceae

**革叶铁榄**
*Sinosideroxylon wightianum* (Hook. et Arn.) Aubrév.
分布地：泗城镇云台山
采集号：451027130812016（GXMI）
功效来源：《广西壮药新资源》

## 222a. 肉实树科 Sarcospermataceae

**绒毛肉实树**
*Sarcosperma kachinense* (King et Prain) Exell
分布地：加龙新化
采集号：南植地 5252（IBK）
功效来源：《广西壮药新资源》

## 223. 紫金牛科 Myrsinaceae

**罗伞树**
*Ardisia affinis* Hemsl.
分布地：伶站瑶族乡百中土山
采集号：451027130812030（GXMI）
功效来源：《广西药用植物名录》《中华本草》

**伞形紫金牛**
*Ardisia corymbifera* Mez
分布地：玉洪瑶族乡八里村彭家湾
采集号：451027140305008（GXMI）
功效来源：《广西药用植物名录》《中华本草》

**朱砂根**
*Ardisia crenata* Sims
分布地：加尤镇下伞村大湾屯土山
采集号：451027140312012（GXMI）
功效来源：《广西药用植物名录》《中华本草》《中国药典》（2020年版）

**百两金**
*Ardisia crispa* (Thunb.) A. DC.
分布地：岑王老山林场附近土山
采集号：451027130604069（GXMI）
功效来源：《广西药用植物名录》《中华本草》

**剑叶紫金牛**
*Ardisia ensifolia* E. Walker
分布地：玉洪瑶族乡乐里村乐里
采集号：451027121208027（GXMI）
功效来源：《广西药用植物名录》《中华本草》

**走马胎**
*Ardisia gigantifolia* Stapf
分布地：伶站瑶族乡百乐大队
采集号：梁乃宽组 1167（GXMI）
功效来源：《广西药用植物名录》《中华本草》

**虎舌红**
*Ardisia mamillata* Hance
分布地：加尤天山屯村土山
采集号：451027130712029（GXMI）
功效来源：《广西药用植物名录》《中华本草》

**纽子果**
*Ardisia palysticta* Migo
分布地：伶站瑶族乡平塘村六海
采集号：451027130814041（GXMI）
功效来源：《广西药用植物名录》《中华本草》

**莲座紫金牛** 铺地罗伞
*Ardisia primulifolia* Gardner et Champ.
分布地：玉洪瑶族乡八里村
采集号：451027130316025（GXMI）
功效来源：《中华本草》

**厚叶白花酸藤果**

*Embelia ribes* Burm. f. subsp. *pachyphylla* (Chun ex C. Y. Wu et C. Chen) Pipoly et C. Chen

分布地：朝里瑶族乡

采集号：451027130321045（GXMI）

功效来源：《广西药用植物名录》

**网脉酸藤子** 了哥利

*Embelia rudis* Hand.-Mazz.

分布地：沙里瑶族乡沙里村和下甲镇交接

采集号：451027121019007（GXMI）

功效来源：《广西药用植物名录》《中华本草》

**密齿酸藤子** 打虫果

*Embelia vestita* Roxb.

分布地：朝里瑶族乡

采集号：451027130321033（GXMI）

功效来源：《广西药用植物名录》《中华本草》

**白花酸藤果** 咸酸蔃

*Embelia ribes* Burm. f.

分布地：玉洪瑶族乡力洪村岑王老山

采集号：451027130428070（GXMI）

功效来源：《中药大辞典》《中华本草》

**杜茎山**

*Maesa japonica* (Thunb.) Moritzi et Zoll.

分布地：玉洪瑶族乡力洪村金保林场

采集号：451027130714011（GXMI）

功效来源：《广西药用植物名录》《中华本草》

**鲫鱼胆**

*Maesa perlarius* (Lour.) Merr.

分布地：下甲镇九燕沟

采集号：451027140308032（GXMI）

功效来源：《广西药用植物名录》《中华本草》

**秤杆树**

*Maesa ramentacea* (Roxb.) A. DC.

分布地：伶站瑶族乡

采集号：451027130318003（GXMI）

功效来源：《广西药用植物名录》

**金珠柳** 金珠柳

*Maesa montana* A. DC.

分布地：沙里瑶族乡沙里乡和下甲镇交接

采集号：451027121019028（GXMI）

功效来源：《广西药用植物名录》《中华本草》

**广西密花树**

*Myrsine kwangsiensis* (E. Walker) Pipoly et C. Chen

分布地：沙里瑶族乡沙里村和下甲镇交接

采集号：451027121019004（GXMI）

功效来源：《广西药用植物名录》

**密花树**

*Myrsine seguinii* H. Lév.

分布地：泗城镇陇雅村

采集号：451027131015012（GXMI）

功效来源：《广西药用植物名录》《中华本草》

**针齿铁仔** 针刺铁仔

*Myrsine semiserrata* Wall.

分布地：玉洪瑶族乡麻田村

采集号：451027130317038（GXMI）

功效来源：《中华本草》

**光叶铁仔**

*Myrsine stolonifera* (Koidz.) E. Walker

分布地：玉洪瑶族乡乐里村委后山

采集号：451027130315017（GXMI）

功效来源：民间应用

## 224. 安息香科 (野茉莉科) Styracaceae

**赤杨叶** 豆渣树

*Alniphyllum fortunei* (Hemsl.) Makino

分布地：岑王老山林场附近土山

采集号：451027130604007（GXMI）

功效来源：《广西药用植物名录》《中华本草》

## 225. 山矾科 Symplocaceae

**黄牛奶树**

*Symplocos cochinchinensis* (Lour.) S. Moore var. *laurina* (Retz.) Noot.

分布地：岑王老山林场附近土山

采集号：451027130604114（GXMI）

功效来源：《中华本草》

**密花山矾**

*Symplocos congesta* Benth.

分布地：青龙山

采集号：张肇骞 10479（IBSC）

功效来源：《中华本草》

**光亮山矾** 四川山矾

*Symplocos lucida* (Thunb.) Sieb. et Zucc.

分布地：岑王老山林场附近土山

采集号：451027130604079（GXMI）

功效来源：《中华本草》

**山矾**

*Symplocos sumuntia* Buch.-Ham. ex D. Don

分布地：玉洪瑶族乡力洪村

采集号：451027130320037（GXMI）

功效来源：《广西药用植物名录》《中华本草》

## 228. 马钱科 Loganiaceae

### 白背枫
*Buddleja asiatica* Lour.

分布地：朝里瑶族乡

采集号：451027130321021（GXMI）

功效来源：《广西药用植物名录》《中华本草》

### 大叶醉鱼草
*Buddleja davidii* Franch.

分布地：玉洪瑶族乡东兰村东兰屯

采集号：451027130816095（GXMI）

功效来源：《中华本草》

### 密蒙花
*Buddleja officinalis* Maxim.

分布地：玉洪瑶族乡乐里村委后山

采集号：451027130315013（GXMI）

功效来源：《广西药用植物名录》《中华本草》《中国药典》（2020年版）

### 蓬莱葛
*Gardneria multiflora* Makino

分布地：玉洪瑶族乡岑王老山

采集号：刘心祈 28539（IBK）

功效来源：《中华本草》

### 钩吻
*Gelsemium elegans* (Gardn. et Champ.) Benth.

分布地：朝里瑶族乡

采集号：451027130321001（GXMI）

功效来源：《广西药用植物名录》《中华本草》

## 229. 木犀科 Oleaceae

### 苦枥木
*Fraxinus insularis* Hemsl.

分布地：泗城镇陇雅村

采集号：451027131015006（GXMI）

功效来源：《广西药用植物名录》

### 白萼素馨
*Jasminum albicalyx* Kobuski

分布地：泗城镇云台山

采集号：451027130812018（GXMI）

功效来源：《广西药用植物名录》

### 清香藤 破骨风
*Jasminum lanceolaria* Roxb.

分布地：玉洪瑶族乡乐里村乐里

采集号：451027121208029（GXMI）

功效来源：《广西药植名录》

### 青藤仔 百解藤
*Jasminum nervosum* Lour.

分布地：泗城镇陇雅村

采集号：451027130319007（GXMI）

功效来源：《广西药用植物名录》《中华本草》

### 女贞 女贞子
*Ligustrum lucidum* W. T. Aiton

分布地：同乐公社

采集号：梁瞬芬 34248（IBK）

功效来源：《广西药用植物名录》《中华本草》《中国药典》（2020年版）

### 多毛小蜡
*Ligustrum sinense* Lour. var. *coryanum* (W. W. Sm.) Hand.-Mazz.

分布地：沙里瑶族乡阁楼村田家塘

采集号：451027130717010（GXMI）

功效来源：《广西壮药新资源》

### 小蜡 小蜡树
*Ligustrum sinense* Lour. var. *sinense*

分布地：加尤镇采石场后山石山

采集号：451027130429063（GXMI）

功效来源：《广西药用植物名录》《中华本草》

## 230. 夹竹桃科 Apocynaceae

### 海南香花藤
*Aganosma schlechteriana* H. Lév.

分布地：县城周边

采集号：广西中医专科校（GXMI）

功效来源：《广西药用植物名录》

### 鸡骨常山
*Alstonia yunnanensis* Diels

分布地：加尤镇上伞村

采集号：451027130816038（GXMI）

功效来源：《广西药用植物名录》《中华本草》

### 狭叶链珠藤
*Alyxia schlechteri* H. Lév.

分布地：加尤镇上伞村

采集号：451027130816044（GXMI）

功效来源：《广西壮药新资源》

### 广西同心结
*Parsonsia goniostemon* Hand.-Mazz.

分布地：泗城镇白马村

采集号：451027130711031（GXMI）

功效来源：《广西药用植物名录》

**帘子藤**

*Pottsia laxiflora* (Blume) Kuntze

采集号：陈立卿 92488（IBK）

功效来源：《广西药用植物名录》《中华本草》

**毛药藤** 土牛党七

*Sindechites henryi* Oliv.

分布地：县城周边

采集号：方鼎 1975（GXMI）

功效来源：《中华本草》

**伞房狗牙花**

*Tabernaemontana corymbosa* Roxb. ex Wall.

分布地：泗城镇

采集号：广西调查队 10212（GXMI）

功效来源：《广西药用植物名录》《中华本草》

**狗牙花**

*Tabernaemontana divaricata* (L.) R. Br. ex Roem. et Schult.

分布地：城厢公社

采集号：梁乃宽 10263（GXMI）

功效来源：《广西药用植物名录》《中华本草》

**紫花络石**

*Trachelospermum axillare* Hook. f.

采集号：杨玉庚 31（GXMI）

功效来源：《广西药用植物名录》《中华本草》

**贵州络石**

*Trachelospermum bodinieri* (H. Lév.) Woodson

分布地：岑王老山林场附近土山

采集号：451027130604071（GXMI）

功效来源：《中华本草》

**绣毛络石**

*Trachelospermum dunnii* (H. Lév.) H. Lév.

分布地：玉洪瑶族乡力洪村

采集号：451027130320004（GXMI）

功效来源：《广西药用植物名录》《中华本草》

**络石** 络石藤

*Trachelospermum jasminoides* (Lindl.) Lem.

分布地：玉洪瑶族乡四合头村至玉洪瑶族乡村

采集号：451027130501012（GXMI）

功效来源：《广西药用植物名录》《中华本草》

**酸叶胶藤**

*Urceola rosea* (Hook. et Arn.) D. J. Middleton

分布地：城厢公社

采集号：黄仕林 10195（GXMI）

功效来源：《中华本草》

**蓝树**

*Wrightia laevis* Hook. f.

采集号：陈立卿 92447（IBK）

功效来源：《广西药用植物名录》《中华本草》

**个溥**

*Wrightia sikkimensis* Gamble

分布地：沙里瑶族乡沙里和下甲交接

采集号：451027121019010（GXMI）

功效来源：《广西药用植物名录》

# 231. 萝藦科 Asclepiadaceae

**马利筋** 莲生桂子花

*Asclepias curassavica* L.

分布地：逻楼乡

采集号：451027130430062（GXMI）

功效来源：《广西药用植物名录》《中华本草》

**长叶吊灯花**

*Ceropegia dolichophylla* Schltr.

分布地：玉洪瑶族乡岑王老山

采集号：刘心祈 28612（IBK）

功效来源：《中华本草》

**吊灯花**

*Ceropegia trichantha* Hemsl.

分布地：泗城镇后龙村弄设石山

采集号：451027130812009（GXMI）

功效来源：《广西药用植物名录》

**古钩藤**

*Cryptolepis buchananii* Schult.

分布地：沙里瑶族乡

采集号：451027130322010（GXMI）

功效来源：《中华本草》

**牛皮消** 飞来鹤

*Cynanchum auriculatum* Royle ex Wight

分布地：县城沿途

采集号：陈立卿 92479（IBK）

功效来源：《广西药用植物名录》《中华本草》

**刺瓜**

*Cynanchum corymbosum* Wight

分布地：岑王老山林场附近土山

采集号：451027130604104（GXMI）

功效来源：《广西药用植物名录》《中华本草》

**朱砂藤**
*Cynanchum officinale* (Hemsl.) Tsiang et H. D. Zhang
分布地：玉洪瑶族乡岑王老山之山腰
采集号：刘心祈 28483（IBK）
功效来源：《广西药用植物名录》《中华本草》

**昆明杯冠藤** 断节参
*Cynanchum wallichii* Wight
分布地：县城周边
采集号：R.C.Ching 6708 B（IBSC）
功效来源：《中华本草》

**眼树莲** 石瓜子
*Dischidia chinensis* Champ. ex Benth.
分布地：县城周边
采集号：卢石祥 27（GXMI）
功效来源：《广西药用植物名录》《中华本草》

**南山藤**
*Dregea volubilis* (L. f.) Benth. ex Hook. f.
分布地：城厢公社
采集号：梁乃宽组 10187（GXMI）
功效来源：《广西药用植物名录》《中华本草》

**天星藤**
*Graphistemma pictum* (Champ. ex Benth.) Benth. et Hook. f. ex Maxim.
分布地：泗城镇陇浩弄浪
采集号：451027130606045（GXMI）
功效来源：《中华本草》

**贵州醉魂藤**
*Heterostemma esquirolii* (H. Lév.) Tsiang
分布地：玉洪瑶族乡岑王老山
采集号：刘心祈 28529（IBK）
功效来源：《中华本草》

**黄花球兰**
*Hoya fusca* Wall.
分布地：玉洪瑶族乡乐里村委后山
采集号：451027130315051（GXMI）
功效来源：《滇药录》《滇省志》

**荷秋藤**
*Hoya griffithii* Hook. f.
分布地：县城周边
采集号：R.C.Ching 6727（IBSC）
功效来源：《广西药用植物名录》《中华本草》

**毛球兰** 球兰
*Hoya villosa* Costantin
分布地：城厢公社

采集号：凌云调查队 3-26073（GXMI）
功效来源：《广西药用植物名录》《中华本草》

**蓝叶藤**
*Marsdenia tinctoria* R. Br.
分布地：加尤后山采石场
采集号：451027130606067（GXMI）
功效来源：《广西药用植物名录》《广西壮药新资源》《中华本草》

**华萝藦** 天浆壳
*Metaplexis hemsleyana* Oliv.
分布地：伶站瑶族乡百吉村郎官沟
采集号：华南队 1533（IBSC）
功效来源：《广西药用植物名录》《中华本草》

**黑龙骨**
*Periploca forrestii* Schltr.
分布地：加尤镇伟八村席家屯石山
采集号：451027130716024（GXMI）
功效来源：《广西药用植物名录》《中华本草》

**鲫鱼藤**
*Secamone elliptica* R. Br.
分布地：加尤镇伟八村
采集号：451027130607015（GXMI）
功效来源：《广西药用植物名录》《中华本草》

**催吐鲫鱼藤**
*Secamone minutiflora* (Woodson) Tsiang
分布地：逻楼乡
采集号：451027130430037（GXMI）
功效来源：民间应用

**多花娃儿藤** 双飞蝴蝶
*Tylophora floribunda* Miq.
分布地：加尤镇采石场大山石山
采集号：451027140317014（GXMI）
功效来源：《广西药用植物名录》

## 232. 茜草科 Rubiaceae
**茜树**
*Aidia cochinchinensis* Lour.
分布地：玉洪瑶族乡岑王老山
采集号：刘心祈 28728（IBK）
功效来源：《广西壮药新资源》

**鱼骨木**
*Canthium dicoccum* (Gaertn.) Merr.
分布地：加尤镇采石场后山石山
采集号：451027130429068（GXMI）
功效来源：《广西药用植物名录》

**弯管花**
*Chasalia curviflora* Thwaites var. *curviflora*
分布地：玉洪瑶族乡八里村
采集号：451027130316010（GXMI）
功效来源：《中华本草》《新华本草纲要》

**云桂虎刺**
*Damnacanthus henryi* (H. Lév.) H. S. Lo
分布地：岑王老山（秦皇山）
采集号：张肇骞 11149（IBSC）
功效来源：《广西药用植物名录》

**楔叶葎**
*Galium asperifolium* Wall. ex Roxb. var. *asperifolium*
分布地：玉洪瑶族乡岑王老山
采集号：刘心祈 28484（IBK）
功效来源：《中华本草》

**四叶葎**
*Galium bungei* Steud.
分布地：加尤后山采石场
采集号：451027130606072（GXMI）
功效来源：《广西药用植物名录》

**纤花耳草** 石枫药
*Hedyotis angustifolia* Cham. et Schltdl.
分布地：玉洪瑶族乡八里村四合头屯
采集号：451027121209044（GXMI）
功效来源：《广西药用植物名录》《中华本草》

**长节耳草** 牙痛药
*Hedyotis uncinella* Hook. et Arn.
分布地：加尤天山屯村土山
采集号：451027130712021（GXMI）
功效来源：《广西药用植物名录》《中华本草》

**粗叶耳草**
*Hedyotis verticillata* (L.) Lam.
分布地：沙里瑶族乡田家塘石山
采集号：451027130713018（GXMI）
功效来源：《广西药用植物名录》《中华本草》

**龙船花**
*Ixora chinensis* Lam.
分布地：青龙山
采集号：南植地 5370（IBK）
功效来源：《广西药用植物名录》《中华本草》

**白花龙船花**
*Ixora henryi* H. Lév.
分布地：玉洪瑶族乡八里村
采集号：451027130316006（GXMI）

功效来源：《广西药用植物名录》

**红芽大戟** 红大戟
*Knoxia corymbosa* Willd.
分布地：伶站瑶族乡百吉村大贵沟
采集号：华南队 1657（IBSC）
功效来源：《广西药用植物名录》《中华本草》

**西南粗叶木**
*Lasianthus henryi* Hutch.
分布地：伶站瑶族乡
采集号：凌云调查队 3-26175（GXMI）
功效来源：《广西壮药新资源》

**滇丁香**
*Luculia pinceana* Hook. var. *pinceana*
分布地：加尤镇上伞村
采集号：451027130816062（GXMI）
功效来源：《广西药用植物名录》《中华本草》

**展枝玉叶金花** 白常山
*Mussaenda divaricata* Hutch.
分布地：青龙山
采集号：张肇骞 10565（IBSC）
功效来源：《广西药用植物名录》

**柔毛玉叶金花**
*Mussaenda divaricata* Hutch.var.*mollis* Hutch.
分布地：岑王老山林场附近土山
采集号：451027130604006（GXMI）
功效来源：《广西药用植物名录》

**广西玉叶金花**
*Mussaenda kwangsiensis* H. L. Li
分布地：伶站瑶族乡百吉村附近
采集号：华南队 1231（IBSC）
功效来源：《广西药用植物名录》

**玉叶金花**
*Mussaenda pubescens* W. T. Aiton
分布地：逻楼镇
采集号：451027130430014（GXMI）
功效来源：《广西药用植物名录》《中华本草》

**大叶白纸扇**
*Mussaenda shikokiana* Makino
分布地：玉洪瑶族乡力洪村金保林场
采集号：451027130714046（GXMI）
功效来源：《中华本草》

**薄叶新耳草**
*Neanotis hirsuta* (L. f.) W. H. Lewis

分布地：伶站瑶族乡平塘村六红屯

采集号：451027130814016（GXMI）

功效来源：《广西药用植物名录》

**广州蛇根草**

*Ophiorrhiza cantoniensis* Hance

分布地：加尤镇采石场大山石山

采集号：451027140317008（GXMI）

功效来源：《广西药用植物名录》《中华本草》

**中华蛇根草**

*Ophiorrhiza chinensis* H. S. Lo

分布地：岑王老山北坡

采集号：张肇骞 10400（IBSC）

功效来源：民间应用

**日本蛇根草** 蛇根草

*Ophiorrhiza japonica* Blume

分布地：泗水镇东兰村

采集号：451027140307015（GXMI）

功效来源：《广西药用植物名录》

**鸡矢藤** 鸡屎藤

*Paederia scandens* (Lour.) Merr. var. *scandens*

分布地：沙里瑶族乡阁楼村田家塘

采集号：451027130717001（GXMI）

功效来源：《广西药用植物名录》《中华本草》

**云南鸡矢藤**

*Paederia yunnanensis* (H. Lév.) Rehder

分布地：泗城镇陇雅大力洞后山

采集号：451027121016029（GXMI）

功效来源：《广西药用植物名录》《中华本草》

**驳骨九节**

*Psychotria prainii* H. Lév.

分布地：下甲镇水陆村平里屯

采集号：451027131017004（GXMI）

功效来源：《广西药用植物名录》《中华本草》

**九节** 山大颜

*Psychotria rubra* (Lour.) Poir. var. *rubra*

分布地：伶站瑶族乡百中土山

采集号：451027130812029（GXMI）

功效来源：《广西药用植物名录》《中华本草》

**黄脉九节**

*Psychotria straminea* Hutch.

分布地：伶站瑶族乡百吉村附近

采集号：华南队 1262（IBSC）

功效来源：《广西药用植物名录》

**金剑草**

*Rubia alata* Roxb.

分布地：泗城镇陇浩弄浪

采集号：451027130606043（GXMI）

功效来源：《广西药用植物名录》《中华本草》

**钩毛茜草**

*Rubia oncotricha* Hand.-Mazz.

分布地：幼平乡

采集号：方鼎 2006（GXMI）

功效来源：《广西药用植物名录》《中华本草》

**柄花茜草**

*Rubia podantha* Diels

分布地：加尤镇上伞村

采集号：451027130816053（GXMI）

功效来源：《中华本草》

**多花茜草**

*Rubia wallichiana* Decne.

分布地：岑王老山七娘

采集号：张肇骞 10406（IBSC）

功效来源：《中华本草》

**六月雪** 白马骨

*Serissa japonica* (Thunb.) Thunb.

分布地：逻楼镇歌顶村陇弄屯

采集号：451027130815022（GXMI）

功效来源：《广西药用植物名录》《中华本草》

**鸡仔木** 水冬瓜

*Sinoadina racemosa* (Sieb. et Zucc.) Ridsdale

分布地：泗城镇后龙村弄设石山

采集号：451027130812003（GXMI）

功效来源：《中华本草》

**北越钩藤** 四楞通

*Uncaria homomalla* Miq.

分布地：玉洪瑶族乡那洪村有泉

采集号：451027121021039（GXMI）

功效来源：《广西药用植物名录》《中华本草》

**大叶钩藤** 钩藤

*Uncaria macrophylla* Wall.

分布地：伶站瑶族乡平塘村六海

采集号：451027130814036（GXMI）

功效来源：《广西药用植物名录》《中华本草》《中国药典》（2020年版）

**钩藤**

*Uncaria rhynchophylla* (Miq.) Miq. ex Havil.

分布地：逻楼镇

采集号：451027121018025（GXMI）

功效来源：《广西药用植物名录》《中华本草》《中国药典》（2020年版）

**粗叶水锦树**
*Wendlandia scabra* Kurz
分布地：朝里瑶族乡
采集号：451027130321003（GXMI）
功效来源：《广西药用植物名录》

## 233. 忍冬科 Caprifoliaceae

**黄褐毛忍冬**
*Lonicera fulvotomentosa* P. S. Hsu et S. C. Cheng
分布地：烟棚公社
采集号：李才魁 71（GXMI）
功效来源：《广西药用植物名录》《中国药典》（2020年版）

**菰腺忍冬** 金银花
*Lonicera hypoglauca* Miq.
分布地：泗城镇陇雅大力洞后山
采集号：451027121016036（GXMI）
功效来源：《广西药用植物名录》《中华本草》《中国药典》（2020年版）

**女贞叶忍冬**
*Lonicera ligustrina* Wall.
分布地：玉洪瑶族乡麻田村
采集号：451027130317026（GXMI）
功效来源：民间应用

**大花忍冬**
*Lonicera macrantha* (D. Don) Spreng.
分布地：朝里瑶族乡
采集号：451027130321028（GXMI）
功效来源：《本草纲目》《广西药用植物名录》《中华本草》

**细毡毛忍冬**
*Lonicera similis* Hemsl.
分布地：玉洪瑶族乡汪田村
采集号：451027130908043（GXMI）
功效来源：《广西药用植物名录》《中华本草》

**接骨草**
*Sambucus javanica* Blume.
分布地：岑王老山林场附近土山
采集号：451027130604037（GXMI）
功效来源：《广西药用植物名录》《中华本草》

**接骨木**
*Sambucus williamsii* Hance

分布地：玉洪瑶族乡乐里村委后山
采集号：451027130315037（GXMI）
功效来源：《广西药用植物名录》《中华本草》

**短序荚蒾**
*Viburnum brachybotryum* Hemsl.
分布地：玉洪瑶族乡八里村
采集号：451027130316011（GXMI）
功效来源：《广西药用植物名录》

**伞房荚蒾**
*Viburnum corymbiflorum* P. S. Hsu et S. C. Hsu
分布地：玉洪瑶族乡麻田村
采集号：451027130317028（GXMI）
功效来源：《中华本草》

**水红木** 揉白叶
*Viburnum cylindricum* Buch.-Ham. ex D. Don
分布地：加尤镇伟八村席家屯石山
采集号：451027130716025（GXMI）
功效来源：《广西药用植物名录》《中华本草》

**荚蒾**
*Viburnum dilatatum* Thunb.
分布地：沙里瑶族乡那伏村
采集号：451027131011007（GXMI）
功效来源：《广西药用植物名录》

**厚绒荚蒾**
*Viburnum inopinatum* Craib
分布地：玉洪瑶族乡电锯厂前面河谷
采集号：李中提 603170（IBK）
功效来源：《广西药用植物名录》

**吕宋荚蒾** 牛伴木
*Viburnum luzonicum* Rolfe
分布地：青龙山
采集号：张肇骞 10468（IBSC）
功效来源：《广西药用植物名录》《中华本草》

## 235. 败酱科 Valerianaceae

**白花败酱**
*Patrinia villosa* (Thunb.) Juss.
分布地：泗城镇陇雅大力洞后山
采集号：451027121016019（GXMI）
功效来源：《广西药用植物名录》《中华本草》

**长序缬草**
*Valeriana hardwickii* Wall.
分布地：玉洪瑶族乡汪田村
采集号：451027130908033（GXMI）

功效来源：《广西药用植物名录》《中华本草》

**蜘蛛香**

*Valeriana jatamansi* Jones

采集号：李才魁 6781（GXMI）

功效来源：《广西药用植物名录》《中华本草》《中国药典》（2020年版）

## 236. 川续断科 Dipsacaceae

**川续断** 续断

*Dipsacus asper* Wall.

分布地：玉洪瑶族乡麻田村

采集号：451027130317036（GXMI）

功效来源：《广西药用植物名录》《中华本草》《中国药典》（2020年版）

**日本续断**

*Dipsacus japonicus* Miq.

分布地：泗城镇览金村

采集号：陈立卿 92603（IBK）

功效来源：民间应用

## 238. 菊科 Asteraceae

**紫茎泽兰**

*Ageratina adenophora* (Sprenge) R.M.King et H. Robinson

分布地：玉洪瑶族乡乐里村委后山

采集号：451027130315006（GXMI）

功效来源：民间应用

**藿香蓟**

*Ageratum conyzoides* L.

分布地：泗城镇陇雅小学对面山

采集号：451027121017027（GXMI）

功效来源：《中华本草》

**线叶珠光香青**

*Anaphalis margaritacea* (L.) Benth. et Hook. f. var. *japonica* (Sch. Bip.) Makino

分布地：玉洪瑶族乡金保村金保瑶寨

采集号：451027121021015（GXMI）

功效来源：《广西药用植物名录》

**香青**

*Anaphalis sinica* Hance var. *sinica*

分布地：岑王老山

采集号：C.C.Chang 10438（IBSC）

功效来源：《广西药用植物名录》《中华本草》

**黄花蒿** 青蒿

*Artemisia annua* L.

分布地：朝里瑶族乡兰台村巴鹅屯附近

采集号：451027121020024（GXMI）

功效来源：《广西药用植物名录》《中华本草》《中国药典》（2020年版）

**牡蒿**

*Artemisia japonica* Thunb.

分布地：沙里瑶族乡

采集号：潘保强 3-6208（GXMI）

功效来源：《广西药用植物名录》《中华本草》

**三脉紫菀**

*Aster ageratoides* Turcz. var. *ageratoides*

分布地：泗城镇陇雅大力洞后山

采集号：451027121016010（GXMI）

功效来源：《广西药用植物名录》《中华本草》

**微糙三脉紫菀**

*Aster ageratoides* Turcz. var. *scaberulus* (Miq.) Ling

分布地：加尤镇上伞村

采集号：451027131020011（GXMI）

功效来源：《广西药用植物名录》《中华本草》

**白花鬼针草**

*Bidens alba* (L.) DC.

分布地：泗城镇陇雅大力洞后山

采集号：451027121016012（GXMI）

功效来源：《中华本草》

**金盏银盘**

*Bidens biternata* (Lour.) Merr. et Sherff

分布地：加尤后山采石场

采集号：451027130606066（GXMI）

功效来源：《广西药用植物名录》《中华本草》

**馥芳艾纳香** 香艾

*Blumea aromatica* DC.

分布地：玉洪瑶族乡乐里村委后山

采集号：451027130315047（GXMI）

功效来源：《广西药用植物名录》《中华本草》

**艾纳香**

*Blumea balsamifera* (L.) DC.

分布地：泗城镇

采集号：梁乃宽 10180（GXMI）

功效来源：《广西药用植物名录》《中华本草》《中国药典》（2020年版）

**节节红**

*Blumea fistulosa* (Roxb.) Kurz

分布地：朝里瑶族乡

采集号：451027130321009（GXMI）

功效来源：《广西药用植物名录》

东风草

*Blumea megacephala* (Randeria) C. C. Chang et Y. Q. Tseng

分布地：玉洪瑶族乡乐里村委后山

采集号：451027130315064（GXMI）

功效来源：《广西药用植物名录》《中华本草》

柔毛艾纳香

*Blumea mollis* (D. Don) Merr.

分布地：玉洪瑶族乡附近

采集号：黄志 43083（IBSC）

功效来源：《广西药用植物名录》《中华本草》

假东风草 滇桂艾纳香

*Blumea riparia* (Blume) DC.

分布地：朝里瑶族乡三台村白兰巴鹅

采集号：451027140306031（GXMI）

功效来源：《广西壮药新资源》《中华本草》

戟叶艾纳香

*Blumea sagittata* Gagnep.

分布地：沙里瑶族乡八洞村

采集号：451027131014005（GXMI）

功效来源：《广西药用植物名录》

天名精 鹤虱

*Carpesium abrotanoides* L.

分布地：泗城镇陇雅大力洞后山

采集号：451027121016034（GXMI）

功效来源：《广西药用植物名录》《中华本草》《中国药典》（2020年版）

烟管头草

*Carpesium cernuum* Linn.

分布地：下甲镇坪山村陇降屯

采集号：451027130717032（GXMI）

功效来源：《广西药用植物名录》

贵州天名精

*Carpesium faberi* Winkler

分布地：玉洪瑶族乡东兰村东兰屯

采集号：451027130816072（GXMI）

功效来源：《广西药用植物名录》

飞机草

*Chromolaena odoratum* (L.) R. King et H. Rob.

分布地：玉洪瑶族乡汪田村

采集号：451027130908004（GXMI）

功效来源：《广西药用植物名录》《中华本草》

野菊 野菊花

*Chrysanthemum indicum* L.

分布地：玉洪瑶族乡八里村四合头屯

采集号：451027121209004（GXMI）

功效来源：《广西药用植物名录》《中华本草》《中国药典》（2020年版）

线叶蓟

*Cirsium lineare* (Thunb.) Sch.-Bip.

分布地：玉洪瑶族乡九洞乡附近

采集号：黄志 43174（IBSC）

功效来源：《广西药用植物名录》《中华本草》

总序蓟

*Cirsium racemiforme* Y. Ling et C. Shih

分布地：玉洪瑶族乡力洪村岑王老山

采集号：451027130428026（GXMI）

功效来源：《广西药用植物名录》

岩穴藤菊 芦山藤

*Cissampelopsis spelaeicola* (Vaniot) C. Jeffrey et Y. L. Chen

分布地：加尤镇弄要村大岑王老山

采集号：451027140108005（GXMI）

功效来源：《广西药用植物名录》《中华本草》

香丝草 野塘蒿

*Conyza bonariensis* (L.) Cronq.

分布地：玉洪瑶族乡九洞乡附近

采集号：黄志 43220（IBSC）

功效来源：《广西药用植物名录》《中华本草》

白酒草

*Conyza japonica* (Thunb.) Less.

分布地：泗城镇陇浩弄浪

采集号：451027130606029（GXMI）

功效来源：《广西药用植物名录》《中华本草》

苏门白酒草

*Conyza sumatrensis* (Retz.) Walker

分布地：玉洪瑶族乡力洪村金保林场

采集号：451027130714048（GXMI）

功效来源：《广西药用植物名录》《中华本草》

野茼蒿 野木耳菜

*Crassocephalum crepidioides* (Benth.) S. Moore

分布地：泗城镇陇雅小学对面山

采集号：451027121017028（GXMI）

功效来源：《广西药用植物名录》《中华本草》

杯菊

*Cyathocline purpurea* (Buch.-Ham. ex D. Don) Kuntze

分布地：朝里瑶族乡

采集号：451027130321008（GXMI）

功效来源：《广西药用植物名录》《中华本草》

## 鱼眼草

*Dichrocephala auriculata* (Thunb.) Druce

分布地：朝里瑶族乡三台村白兰巴鹅

采集号：451027140306035（GXMI）

功效来源：《广西药用植物名录》《中华本草》

## 小鱼眼草

*Dichrocephala benthamii* C. B. Clarke

分布地：沙里瑶族乡

采集号：451027130420059（GXMI）

功效来源：《广西药用植物名录》《中华本草》

## 短冠东风菜 东风菜

*Doellingeria marchandii* (H. Lév.) Ling

分布地：沙里瑶族乡后山

采集号：451027131012004（GXMI）

功效来源：《广西药用植物名录》《中华本草》

## 一年蓬

*Erigeron annuus* Pers.

分布地：逻楼镇

采集号：451027130430050（GXMI）

功效来源：《中华本草》

## 佩兰

*Eupatorium fortunei* Turcz.

分布地：泗城镇腰马村者迈屯

采集号：451027131018002（GXMI）

功效来源：《广西药用植物名录》《中华本草》《中国药典》（2020年版）

## 牛膝菊 向阳花、辣子草

*Galinsoga parviflora* Cav.

分布地：加尤镇上伞村

采集号：451027130816004（GXMI）

功效来源：《广西壮药新资源》《中华本草》

## 细叶鼠麴草 天青地白

*Gnaphalium japonicum* Thunb.

分布地：岑王老山林场附近土山

采集号：451027130604032（GXMI）

功效来源：《广西药用植物名录》《中华本草》

## 红凤菜

*Gynura bicolor* (Roxb. ex Willd.) DC.

分布地：沙里瑶族乡后山

采集号：451027131012003（GXMI）

功效来源：《广西药用植物名录》《中华本草》

## 白子菜

*Gynura divaricata* (L.) DC.

分布地：同乐乡

采集号：梁畴芬 33772（IBK）

功效来源：《广西药用植物名录》《中华本草》

## 泥胡菜

*Hemistepta lyrata* (Bunge) Bunge

分布地：烟棚村

采集号：李才魁 72（GXMI）

功效来源：《广西药用植物名录》《中华本草》

## 羊耳菊

*Inula cappa* (Buch.-Ham. ex D. Don) DC.

分布地：泗城镇陇雅大力洞后山

采集号：451027121016023（GXMI）

功效来源：《广西药用植物名录》《中华本草》

## 细叶小苦荬 粉苞苣

*Ixeridium gracile* (DC.) Shih

分布地：玉洪瑶族乡力洪村岑王老山

采集号：451027130428027（GXMI）

功效来源：《广西药用植物名录》《中华本草》

## 马兰

*Aster indica* (L.) Sch. Bip.

分布地：玉洪瑶族乡力洪村岑王老山

采集号：451027130428032（GXMI）

功效来源：《广西药用植物名录》《中华本草》

## 小舌菊

*Microglossa pyrifolia* (Lam.) Kuntze

分布地：伶站瑶族乡平塘村六红屯

采集号：451027130814003（GXMI）

功效来源：《广西药用植物名录》

## 黄瓜菜 野苦荬菜

*Paraixeris denticulata* (Houtt.) Nakai

分布地：泗城镇陇雅大力洞后山

采集号：451027121016017（GXMI）

功效来源：《广西药用植物名录》《中华本草》

## 银胶菊

*Parthenium hysterophorus* L.

分布地：城郊附近

采集号：黄贤忠 3279（GXMI）

功效来源：《广西药用植物名录》

## 兔耳一枝箭 毛大丁草

*Piloselloides hirsuta* (Forsk.) C. Jeffrey ex Cyfodontis

分布地：伶站瑶族乡浩坤村坤内石山

采集号：451027140310012（GXMI）

功效来源：《中药大辞典》《中华本草》

**秋拟鼠麹草** 秋鼠麹草
*Pseudonaphalium hypoleucum* (DC.) Hill.et Burtt.
分布地：玉洪瑶族乡汪田村
采集号：451027130908014（GXMI）
功效来源：《广西药用植物名录》《中华本草》

**拟鼠麹草** 鼠麹草
*Pseuognaphalium affine* (D. Don) Anderb.
分布地：玉洪瑶族乡力洪村岑王老山
采集号：451027130428025（GXMI）
功效来源：《广西药用植物名录》《中华本草》

**秋分草** 大鱼鳅串
*Rhynchospermum verticillatum* Reinw.
分布地：玉洪瑶族乡东兰村东兰屯
采集号：451027130816075（GXMI）
功效来源：《广西药用植物名录》《中华本草》

**风毛菊**
*Saussurea japonica* (Thunb.) DC.
分布地：泗城镇陇雅大力洞后山
采集号：451027121016030（GXMI）
功效来源：《广西药用植物名录》《中华本草》

**千里光**
*Senecio scandens* Buch.-Ham. ex D. Don
分布地：加尤镇加犬村弄要
采集号：451027121213008（GXMI）
功效来源：《广西药用植物名录》《中华本草》《中国药典》（2020年版）

**豨莶** 豨莶草
*Siegesbeckia orientalis* L.
分布地：加尤天山屯村土山
采集号：451027130712013（GXMI）
功效来源：《广西药用植物名录》《中华本草》《中国药典》（2020年版）

**腺梗豨莶无腺变型** 豨莶草
*Siegesbeckia pubescens* Makino f. *eglandulosa* Ling et Hwang
分布地：泗城镇陇雅小学对面山
采集号：451027121017039（GXMI）
功效来源：《广西药用植物名录》

**一枝黄花**
*Solidago decurrens* Lour.
分布地：逻楼镇
采集号：451027121018022（GXMI）
功效来源：《广西药用植物名录》《中华本草》《中

国药典》（2020年版）

**苣荬菜** 裂叶苣荬菜
*Sonchus arvensis* L.
分布地：玉洪瑶族乡力洪村岑王老山
采集号：451027130428021（GXMI）
功效来源：《广西药用植物名录》

**长裂苦苣菜**
*Sonchus brachyotus* DC.
分布地：加尤后山采石场
采集号：451027130606062（GXMI）
功效来源：《广西药用植物名录》《中华本草》

**金腰箭**
*Synedrella nodiflora* (L.) Gaertn.
分布地：伶站瑶族乡浩坤村卫生所附近
采集号：451027121020005（GXMI）
功效来源：《广西药用植物名录》《中华本草》

**锯叶合耳菊** 白叶火草
*Synotis nagensium* (C. B. Clarke) C. Jeffrey et Y. L. Chen
分布地：加尤镇下伞村大湾屯土山
采集号：451027140312011（GXMI）
功效来源：《广西药用植物名录》《中华本草》

**糙叶斑鸠菊**
*Vernonia aspera* (Roxb.) Buch.-Ham.
分布地：朝里瑶族乡那龙村那亚屯
采集号：451027140316009（GXMI）
功效来源：《广西壮药新资源》《中华本草》

**广西斑鸠菊** 大阳关
*Vernonia chingiana* Hand.-Mazz.
分布地：泗城镇陇浩弄浪
采集号：451027130606040（GXMI）
功效来源：《广西药用植物名录》《中华本草》

**夜香牛**
*Vernonia cinerea* (L.) Less.
分布地：伶站瑶族乡
采集号：451027130318007（GXMI）
功效来源：《广西药用植物名录》《中华本草》

**斑鸠菊**
*Vernonia esculenta* Hemsl.
分布地：玉洪瑶族乡汪田村
采集号：451027130908002（GXMI）
功效来源：《广西壮药新资源》《中华本草》

**柳叶斑鸠菊**
*Vernonia saligna* DC.

分布地：城郊附近

采集号：黄贤忠 3269（GXMI）

功效来源：《中华本草》

**折苞斑鸠菊**

*Vernonia spirei* Gand.

分布地：玉洪瑶族乡汪田村

采集号：451027130908034（GXMI）

功效来源：《广西药用植物名录》

**大叶斑鸠菊**

*Vernonia volkameriifolia* (Wall.) DC.

分布地：朝里瑶族乡三台村白兰巴鹅

采集号：451027140306034（GXMI）

功效来源：《中华本草》

**山蟛蜞菊** 麻叶蟛蜞菊

*Wedelia wallichii* Less.

分布地：加尤天山屯村土山

采集号：451027130712016（GXMI）

功效来源：《广西药用植物名录》《中华本草》

**苍耳** 苍耳子

*Xanthium sibiricum* Patrin ex Widder

分布地：泗城镇陇雅小学对面山

采集号：451027121017025（GXMI）

功效来源：《中药大辞典》《中华本草》《广西药用植物名录》《中国药典》（2020年版）

**黄鹌菜**

*Youngia japonica* (L.) DC.

分布地：泗城镇白马村

采集号：451027130711030（GXMI）

功效来源：《广西药用植物名录》《中华本草》

## 239. 龙胆科 Gentianaceae

**福建蔓龙胆**

*Crawfurdia pricei* (C. Marquand) Harry Sm.

分布地：岑王老山（秦皇山）

采集号：张肇骞 11140（IBSC）

功效来源：《广西药用植物名录》

**显脉獐牙菜** 翼梗獐牙菜

*Swertia nervosa* (Wall. ex G. Don) C. B. Clarke

分布地：玉洪瑶族乡乐里村乐里

采集号：451027121208067（GXMI）

功效来源：《中华本草》

## 240. 报春花科 Primulaceae

**点地梅**

*Androsace umbellata* (Lour.) Merr.

分布地：朝里瑶族乡三台村白兰巴鹅

采集号：451027140306036（GXMI）

功效来源：《广西药用植物名录》《中华本草》

**广西过路黄**

*Lysimachia alfredii* Hance

分布地：逻楼镇

采集号：451027130430010（GXMI）

功效来源：《广西药用植物名录》《中华本草》

**临时救**

*Lysimachia congestiflora* Hemsl.

分布地：玉洪瑶族乡四合头村至玉洪瑶族乡村

采集号：451027130501003（GXMI）

功效来源：《广西药用植物名录》《中华本草》

**延叶珍珠菜** 疬子草

*Lysimachia decurrens* G. Forst.

分布地：玉洪瑶族乡力洪村岑王老山

采集号：451027130428030（GXMI）

功效来源：《中华本草》

**灵香草**

*Lysimachia foenum-graecum* Hance

分布地：泗水镇东兰村

采集号：451027140307010（GXMI）

功效来源：《广西药用植物名录》《中华本草》

**三叶香草**

*Lysimachia insignis* Hemsl.

分布地：泗城镇陇浩村

采集号：451027140313034（GXMI）

功效来源：《广西药用植物名录》《中华本草》

**耳柄过路黄**

*Lysimachia otophora* C. Y. Wu

分布地：加尤天山屯村土山

采集号：451027130712017（GXMI）

功效来源：《广西药用植物名录》

**落地梅** 追风伞

*Lysimachia paridiformis* Franch. var. *paridiformis*

分布地：玉洪瑶族乡岑王老山

采集号：451027130601027（GXMI）

功效来源：《广西药用植物名录》《中华本草》

## 241. 白花丹科 (蓝雪科) Plumbaginaceae

**白花丹**

*Plumbago zeylanica* L.

分布地：下甲镇弄福村委周边

采集号：451027121019045（GXMI）

功效来源：《广西药用植物名录》《中华本草》

## 242. 车前科 Plantaginaceae

**车前** 车前草
*Plantago asiatica* L.
分布地：逻楼镇
采集号：451027121018019（GXMI）
功效来源：《广西药用植物名录》《中华本草》《中国药典》（2020年版）

## 243. 桔梗科 Campanulaceae

**球果牧根草** 土沙参
*Asyneuma chinense* D. Y. Hong
分布地：玉洪瑶族乡乐里村石山
采集号：451027130720027（GXMI）
功效来源：《广西药用植物名录》《中华本草》

**金钱豹**
*Campanumoea javanica* Blume subsp. *japonica* (Maxim. ex Makino) D. Y. Hong
分布地：玉洪瑶族乡汪田村
采集号：451027130908011（GXMI）
功效来源：《中华本草》

**桂党参** 大花金钱豹
*Campanumoea javanica* Blume subsp. *javanica*
分布地：泗城镇陇雅小学对面山
采集号：451027121017026（GXMI）
功效来源：《广西药用植物名录》《中华本草》

**长叶轮钟草**
*Cyclocodon lancifolius* (Roxb.) Kurz
分布地：泗城镇陇雅村
采集号：451027131015004（GXMI）
功效来源：《广西药用植物名录》《中华本草》

**桔梗**
*Platycodon grandiflorus* (Jacq.) A. DC.
分布地：山区试验站
采集号：李中提 603611（IBK）
功效来源：《广西药用植物名录》《中华本草》

**铜锤玉带草**
*Lobelia angulata* Forst.
分布地：玉洪瑶族乡四合头村至玉洪瑶族乡村
采集号：451027130501097（GXMI）
功效来源：《广西药用植物名录》《中华本草》

**塔花山梗菜** 铁栏杆
*Lobelia pyramidalis* Wall.
分布地：玉洪瑶族乡力洪村岑王老山

采集号：451027130428031（GXMI）
功效来源：《中华本草》

## 249. 紫草科 Boraginaceae

**柔弱斑种草** 鬼点灯
*Bothriospermum zeylanicum* (J. Jacq.) Druce
分布地：泗城镇
采集号：方鼎 2347（GXMI）
功效来源：《广西药用植物名录》《中华本草》

**小花琉璃草** 牙痈草
*Cynoglossum lanceolatum* Forssk.
分布地：玉洪瑶族乡乐里附近山
采集号：李中提 603195（IBK）
功效来源：《广西药用植物名录》《中华本草》

**粗糠树**
*Ehretia dicksonii* Hance
分布地：玉洪瑶族乡
采集号：黄志 43056（IBSC）
功效来源：《中华本草》

**长花厚壳树**
*Ehretia longiflora* Champ. ex Benth.
分布地：岑王老山
采集号：刘心祈 28756（IBK）
功效来源：《广西药用植物名录》

## 250. 茄科 Solanaceae

**红丝线** 毛药
*Lycianthes biflora* (Lour.) Bitter var. *biflora*
分布地：加尤后山采石场
采集号：451027130606073（GXMI）
功效来源：《广西药用植物名录》《中华本草》

**苦蘵**
*Physalis angulata* L.
分布地：伶站瑶族乡百中
采集号：451027130813021（GXMI）
功效来源：《广西药用植物名录》《中华本草》

**小酸浆** 灯笼泡
*Physalis minima* L.
分布地：伶站瑶族乡
采集号：梁乃宽等 11160（GXMI）
功效来源：《广西药用植物名录》《中华本草》

**少花龙葵**
*Solanum americanum* Mill.
分布地：玉洪瑶族乡八里村
采集号：451027130316028（GXMI）

功效来源：《广西药用植物名录》《中华本草》

### 白英
*Solanum lyratum* Thunb.
分布地：玉洪瑶族乡东兰村
采集号：451027121211003（GXMI）
功效来源：《广西药用植物名录》《中华本草》

### 龙葵
*Solanum nigrum* L.
分布地：玉洪瑶族乡四合头村至玉洪瑶族乡村
采集号：451027130501033（GXMI）
功效来源：《广西药用植物名录》《中华本草》

### 水茄 丁茄根
*Solanum torvum* Sw.
分布地：玉洪瑶族乡四合头村至玉洪瑶族乡村
采集号：451027130501086（GXMI）
功效来源：《广西药用植物名录》

### 刺天茄 丁茄根
*Solanum violaceum* Ortega
分布地：朝里瑶族乡
采集号：451027130321020（GXMI）
功效来源：《中华本草》

## 251. 旋花科 Convolvulaceae
### 东京银背藤
*Argyreia pierreana* Boiss.
分布地：伶站瑶族乡平塘村六红屯
采集号：451027130814001（GXMI）
功效来源：《广西药用植物名录》《中华本草》

### 南方菟丝子 菟丝子
Cuscuta australis R. Br.
分布地：玉洪瑶族乡乐里村石山
采集号：451027130720012（GXMI）
功效来源：《广西药用植物名录》《中华本草》《中国药典》（2020年版）

### 飞蛾藤
*Dinetus racemosus* (Roxb.) Buch.-Ham. ex Sweet
分布地：加尤镇上伞村
采集号：451027130816035（GXMI）
功效来源：《广西药用植物名录》《中华本草》

### 牵牛
*Ipomoea nil* (L.) Roth
分布地：加尤镇上伞村
采集号：451027130816040（GXMI）
功效来源：《广西药用植物名录》《中国药典》（2020年版）

## 252. 玄参科 Scrophulariaceae
### 黑蒴 化血胆
*Alectra arvensis* (Benth.) Merr.
分布地：伶站瑶族乡
采集号：凌云调查队 3-26175（GXMI）
功效来源：《广西药用植物名录》《中华本草》

### 来江藤 蜜桶花
*Brandisia hancei* Hook. f.
分布地：玉洪瑶族乡乐里村乐里
采集号：451027121208022（GXMI）
功效来源：《广西药用植物名录》《中华本草》

### 广西来江藤
*Brandisia kwangsiensis* H. L. Li
分布地：玉洪瑶族乡乐里村石山
采集号：451027130720013（GXMI）
功效来源：《广西药用植物名录》

### 钟萼草
*Lindenbergia philippensis* (Cham. et Schltdl.) Benth.
分布地：泗城镇陇雅村
采集号：451027130319032（GXMI）
功效来源：《广西药用植物名录》《中华本草》

### 旱田草
*Lindernia ruellioides* (Colsm.) Pennell
分布地：加尤天山屯村土山
采集号：451027130712033（GXMI）
功效来源：《广西药用植物名录》《中华本草》

### 通泉草
*Mazus pumilus* (Burm. f.) Steenis var. *pumilus*
分布地：玉洪瑶族乡八里村
采集号：451027130316013（GXMI）
功效来源：《全国中草药汇编》

### 白花泡桐 泡桐根
*Paulownia fortunei* (Seem.) Hemsl.
分布地：逻楼镇
采集号：451027130430016（GXMI）
功效来源：《广西药用植物名录》《中华本草》

### 杜氏翅茎草 紫茎牙痛草
*Pterygiella duclouxii* Franch.
分布地：同乐公社山朝大队砍柴洞
采集号：凌乐普查队 33421（GXMI）
功效来源：《广西药用植物名录》《中华本草》

玄参

*Scrophularia ningpoensis* Hemsl.

分布地：城厢公社

采集号：凌云调查队 3-26074（GXMI）

功效来源：《广西药用植物名录》《中华本草》《中国药典》（2020年版）

独脚金

*Striga asiatica* (L.) Kuntze

分布地：沙里瑶族乡沙里和下甲交接

采集号：451027121019026（GXMI）

功效来源：《广西药用植物名录》《中华本草》

光叶蝴蝶草

*Torenia asiatica* L.

分布地：玉洪瑶族乡汪田村

采集号：451027130908049（GXMI）

功效来源：《广西药用植物名录》《中华本草》

单色蝴蝶草

*Torenia concolor* Lindl.

分布地：岑王老山林场附近土山

采集号：451027130604034（GXMI）

功效来源：《广西药用植物名录》《中华本草》

紫萼蝴蝶草

*Torenia violacea* (Azaola ex Blanco) Pennell

分布地：伶站瑶族乡百中

采集号：451027130813027（GXMI）

功效来源：《广西药用植物名录》《中华本草》

水苦荬

*Veronica undulata* Wall. ex Jack

分布地：玉洪瑶族乡

采集号：黄志 43048（IBSC）

功效来源：《广西药用植物名录》

## 256. 苦苣苔科 Gesneriaceae

黄杨叶芒毛苣苔

*Aeschynanthus buxifolius* Hemsl.

分布地：玉洪瑶族乡岑王老山

采集号：凌云调查队 3-6149（GXMI）

功效来源：《中国中药资源志要》

朱红苣苔

*Calcareoboea coccinea* C. Y. Wu ex H. W. Li

分布地：玉洪瑶族乡岑王老山

采集号：451027130601017（GXMI）

功效来源：《广西药用植物名录》

钩序唇柱苣苔

*Chirita hamosa* R. Br.

分布地：水源洞

采集号：陈立卿 92347（IBK）

功效来源：《广西药用植物名录》

斑叶唇柱苣苔

*Chirita pumila* D. Don

分布地：玉洪瑶族乡八里村杨里屯

采集号：451027130720034（GXMI）

功效来源：《滇药录》《哈尼药》

疏脉半蒴苣苔

*Hemiboea cavaleriei* H. Lév. var. *paucinervis* W. T. Wang et Z. Y. Li

分布地：玉洪瑶族乡八里村四合头屯

采集号：451027121209005（GXMI）

功效来源：《广西药用植物名录》

吊石苣苔 石吊兰

*Lysionotus pauciflorus* Maxim.

分布地：玉洪瑶族乡乐里村乐里

采集号：451027121208073（GXMI）

功效来源：《广西药用植物名录》《中华本草》《中国药典》（2020年版）

滇桂喜鹊苣苔

*Ornithoboea wildeana* Craib

分布地：加尤镇尤角村弄麻屯

采集号：451027130815030（GXMI）

功效来源：《广西药用植物名录》

白花蛛毛苣苔

*Paraboea glutinosa* (Hand.-Mazz.) K. Y. Pan

分布地：加尤后山采石场

采集号：451027130606090（GXMI）

功效来源：民间应用

锈色蛛毛苣苔

*Paraboea rufescens* (Franch.) B. L. Burtt

分布地：泗城镇白马村

采集号：451027130711013（GXMI）

功效来源：《广西药用植物名录》《中华本草》

蛛毛苣苔

*Paraboea sinensis* (Oliv.) B. L. Burtt

分布地：加尤后山采石场

采集号：451027130606061（GXMI）

功效来源：《广西药用植物名录》《中华本草》

尖舌苣苔 大脖子药

*Rhynchoglossum obliquum* Blume

分布地：逻楼乡歌顶村陇弄屯

采集号：451027130815010（GXMI）

功效来源：《广西药用植物名录》《中华本草》

**线柱苣苔**

*Rhynchotechum ellipticum* (Wall. ex D. Dietr.) A. DC.

分布地：加尤天山屯村土山

采集号：451027130712034（GXMI）

功效来源：《广西药用植物名录》

## 257. 紫葳科 Bignoniaceae

**菜豆树**

*Radermachera sinica* (Hance) Hemsl.

分布地：沙里瑶族乡田家塘石山

采集号：451027130713020（GXMI）

功效来源：《广西药用植物名录》《中华本草》

## 259. 爵床科 Acanthaceae

**白接骨**

*Asystasiella neesiana* (Wall.) Lindau

分布地：玉洪瑶族乡汪田村

采集号：451027130908054（GXMI）

功效来源：《广西药用植物名录》《中华本草》

**假杜鹃** 紫靛

*Barleria cristata* L.

分布地：下甲镇水陆村平里屯

采集号：451027131017007（GXMI）

功效来源：《广西药用植物名录》《中华本草》

**枪刀药**

*Hypoestes purpurea* (L.) R. Br.

分布地：玉洪瑶族乡附近

采集号：黄志 43062（IBSC）

功效来源：《广西药用植物名录》《中华本草》

**广西赛爵床**

*Justicia kwangsiensis* (H. S. Lo) H. S. Lo

分布地：泗城镇

采集号：凌云调查队 3-26069（GXMI）

功效来源：《广西药用植物名录》

**爵床**

*Justicia procumbens* L.

分布地：泗城镇隆雅村

采集号：451027130319021（GXMI）

功效来源：《广西药用植物名录》《中华本草》

**九头狮子草**

*Peristrophe japonica* (Thunb.) Bremek.

分布地：朝里瑶族乡

采集号：451027130321012（GXMI）

功效来源：《广西药用植物名录》《中华本草》

**毛脉火焰花**

*Phlogacanthus pubinervius* T. Anderson

分布地：下甲镇九燕沟

采集号：451027140308025（GXMI）

功效来源：《中华本草》

**中华孩儿草** 明萼草

*Rungia chinensis* Benth.

分布地：伶站瑶族乡浩坤村卫生所附近

采集号：451027121020018（GXMI）

功效来源：《中华本草》

**板蓝** 南板蓝根

*Strobilanthes cusia* (Nees) Kuntze

分布地：下甲镇九燕沟

采集号：451027140308019（GXMI）

功效来源：《广西药用植物名录》《中华本草》《中国药典》（2020年版）

**球花马蓝**

*Strobilanthes dimorphotricha* Hance

分布地：逻楼乡新洛村麻洞屯

采集号：451027140312022（GXMI）

功效来源：《广西药用植物名录》《中华本草》

## 263. 马鞭草科 Verbenaceae

**木紫珠** 乔木紫珠

*Callicarpa arborea* Roxb.

分布地：伶站瑶族乡百中

采集号：451027130811001（GXMI）

功效来源：《广西药用植物名录》《中华本草》

**紫珠** 珍珠枫

*Callicarpa bodinieri* H. Lév. var. *bodinieri*

分布地：泗城镇陇雅小学对面山

采集号：451027121017038（GXMI）

功效来源：《广西药用植物名录》《中华本草》

**杜虹花** 紫珠叶

*Callicarpa formosana* Rolfe

分布地：泗城镇陇浩弄浪

采集号：451027130606003（GXMI）

功效来源：《广西药用植物名录》《中华本草》《中国药典》（2020年版）

**老鸦糊**

*Callicarpa giraldii* Hesse ex Rehder

分布地：玉洪瑶族乡四合头村至玉洪瑶族乡村

采集号：451027130501040（GXMI）

功效来源：《广西药用植物名录》《中华本草》

### 白毛长叶紫珠

*Callicarpa longifolia* Lam. var. *floccosa* Schauer

分布地：加尤镇伟八村席家屯石山

采集号：451027130716019（GXMI）

功效来源：《广西药用植物名录》

### 尖尾枫 尖尾风

*Callicarpa longissima* (Hemsl.) Merr. f. *longissima*

分布地：玉洪瑶族乡东兰村

采集号：451027121211007（GXMI）

功效来源：《广西药用植物名录》《中华本草》

### 大叶紫珠

*Callicarpa macrophylla* Vahl

分布地：朝里瑶族乡兰台村巴鹅屯附近

采集号：451027121020034（GXMI）

功效来源：《广西药用植物名录》《中华本草》《中国药典》（2020年版）

### 红紫珠

*Callicarpa rubella* Lindl.

分布地：玉洪瑶族乡四合头村至玉洪瑶族乡村

采集号：451027130501080（GXMI）

功效来源：《广西药用植物名录》《中华本草》

### 锥花莸 紫红鞭

*Caryopteris paniculata* C. B. Clarke

分布地：泗城镇陇雅大力洞后山

采集号：451027121016002（GXMI）

功效来源：《广西药用植物名录》《中华本草》

### 三花莸 六月寒

*Caryopteris teniflora* Maxim.

分布地：泗城镇白马村

采集号：451027130711023（GXMI）

功效来源：《全国中草药汇编》《中华本草》《中药大辞典》

### 臭茉莉

*Clerodendrum chinense* (Osbeck) Mabb. var. *simplex* (Moldenke) S. L. Chen

分布地：玉洪瑶族乡力洪村岑王老山

采集号：451027130428100（GXMI）

功效来源：《广西药用植物名录》《中华本草》

### 腺茉莉

*Clerodendrum colebrookianum* Walp.

分布地：沙里瑶族乡

采集号：凌云调查队 3-6192（GXMI）

功效来源：《广西药用植物名录》

### 赪桐 赪桐根

*Clerodendrum japonicum* (Thunb.) Sweet

分布地：朝里瑶族乡平塘村

采集号：451027130710005（GXMI）

功效来源：《广西药用植物名录》《中华本草》

### 海通

*Clerodendrum mandarinorum* Diels

分布地：泗城镇白马村

采集号：451027130711012（GXMI）

功效来源：《广西药用植物名录》《中华本草》

### 三台花 三台红花

*Clerodendrum serratum* (L.) Moon var. *amplexifolium* Moldenke

分布地：加尤后山采石场

采集号：451027130606088（GXMI）

功效来源：《广西药用植物名录》《中华本草》

### 马缨丹 五色梅叶

*Lantana camara* L.

分布地：泗城镇陇雅村

采集号：451027130319039（GXMI）

功效来源：《广西药用植物名录》《中华本草》

### 滇桂豆腐柴

*Premna confinis* P'ei et S. L. Chen ex C. Y. Wu

分布地：加尤镇采石场后山石山

采集号：451027130429004（GXMI）

功效来源：《广西药用植物名录》

### 石山豆腐柴

*Premna crassa* Hand.-Mazz.

分布地：沙里瑶族乡田家塘石山

采集号：451027130713002（GXMI）

功效来源：《广西药用植物名录》

### 毛狐臭柴

*Premna puberula* Pamp. var. *bodinieri* (H. Lév.) C. Y. Wu et S. Y. Pao

分布地：玉洪瑶族乡力洪村岑王老山

采集号：451027130428009（GXMI）

功效来源：《广西药用植物名录》

### 马鞭草

*Verbena officinalis* L.

分布地：玉洪瑶族乡力洪村岑王老山

采集号：451027130428024（GXMI）

功效来源：《广西药用植物名录》《中华本草》

## 263a. 透骨草科 Phrymaceae

**透骨草**

*Phryma leptostachya* L. subsp. *asiatica* (Hara) Kitamura

分布地：玉洪瑶族乡乐里村石山

采集号：451027130720004（GXMI）

功效来源：《广西药用植物名录》

## 264. 唇形科 Lamiaceae (Labiatae)

**金疮小草** 筋骨草

*Ajuga decumbens* Thunb.

分布地：朝里瑶族乡三台村白兰巴鹅

采集号：451027140306040（GXMI）

功效来源：《广西药用植物名录》《中华本草》《中国药典》（2020年版）

**大籽筋骨草** 拔毒草

*Ajuga macrosperma* Wall. ex Benth.

分布地：朝里瑶族乡三台村白兰巴鹅

采集号：451027140306038（GXMI）

功效来源：《广西药用植物名录》《中华本草》

**紫背金盘** 散瘀草

*Ajuga nipponensis* Makino

分布地：玉洪瑶族乡东兰村东兰屯

采集号：451027130816087（GXMI）

功效来源：《广西药用植物名录》《中华本草》

**广防风**

*Anisomeles indica* (L.) Kuntze

分布地：伶站瑶族乡浩坤村卫生所附近

采集号：451027121020002（GXMI）

功效来源：《广西药用植物名录》《中华本草》

**细风轮菜** 剪刀草

*Clinopodium gracile* (Benth.) Matsum.

分布地：加尤天山屯村土山

采集号：451027130712026（GXMI）

功效来源：《广西药用植物名录》《中华本草》

**灯笼草** 断血流、灯笼草

*Clinopodium polycephalum* (Vaniot) C. Y. Wu et S. J. Hsuan

分布地：玉洪瑶族乡东兰村东兰屯

采集号：451027130816090（GXMI）

功效来源：《中华本草》《中国药典》（2020年版）

**藤状火把花** 碎密花

*Colquhounia seguinii* Vaniot

分布地：玉洪瑶族乡力洪村

采集号：451027130320059（GXMI）

功效来源：《广西壮药新资源》

**四方蒿**

*Elsholtzia blanda* (Benth.) Benth.

分布地：泗城镇陇浩弄浪

采集号：451027130606031（GXMI）

功效来源：《广西药用植物名录》《中华本草》

**野草香**

*Elsholtzia cyprianii* (Pavol.) S. Chow ex P. S. Hsu

分布地：泗城镇陇雅大力洞后山

采集号：451027121016035（GXMI）

功效来源：《中华本草》

**活血丹**

*Glechoma longituba* (Nakai) Kuprian.

分布地：加尤镇下伞村大湾屯土山

采集号：451027140312001（GXMI）

功效来源：《广西药用植物名录》《中华本草》《中国药典》（2020年版）

**线纹香茶菜** 溪黄草

*Isodon lophanthoides* (Buch.-Ham. ex D. Don) H. Hara var. *lophanthoides*

分布地：玉洪瑶族乡东兰村东兰屯

采集号：451027130816083（GXMI）

功效来源：《广西药用植物名录》《中华本草》

**益母草**

*Leonurus japonicus* Houtt.

分布地：朝里瑶族乡

采集号：451027130321014（GXMI）

功效来源：《广西药用植物名录》《中华本草》《中国药典》（2020年版）

**蜜蜂花** 鼻血草

*Melissa axillaris* (Benth.) Bakh. f.

分布地：玉洪瑶族乡力洪村金保林场

采集号：451027130714019（GXMI）

功效来源：《中华本草》

**小鱼仙草** 热痱草

*Mosla dianthera* (Buch.-Ham. ex Roxb.) Maxim.

分布地：玉洪瑶族乡乐里村乐里

采集号：451027121208047（GXMI）

功效来源：《广西药用植物名录》《中华本草》

**小叶假糙苏** 金槐

*Paraphlomis javanica* (Blume) Prain var. *coronata* (Vaniot) C. Y. Wu et H. W. Li

分布地：伶站瑶族乡百中

采集号：451027130811006（GXMI）

功效来源：《广西药用植物名录》《中华本草》

回回苏 紫苏子

*Perilla frutescens* (L.) Britton var. *crispa* (Benth.) Deane ex Bailey

分布地：玉洪瑶族乡那洪村有泉

采集号：451027121021042（GXMI）

功效来源：《广西药用植物名录》《中华本草》

野生紫苏 紫苏子

*Perilla frutescens* (L.) Britton var. *purpurascens* (Hayata) H. W. Li

分布地：沙里瑶族乡那伏村

采集号：451027131011010（GXMI）

功效来源：《广西药用植物名录》《中华本草》

长冠鼠尾草

*Salvia plectranthoides* Griff.

采集号：梁畴芬 34126（IBK）

功效来源：《广西药用植物名录》《中华本草》

细柄针筒菜

*Stachys oblongifolia* Wall. ex Benth. *leptodon* (Hayata) C.Y.Wu

分布地：泗城镇镇洪村上蒙屯

采集号：451027140311013（GXMI）

功效来源：《广西药用植物名录》《中华本草》

血见愁

*Teucrium viscidum* Blume

分布地：加尤天山屯村土山

采集号：451027130712032（GXMI）

功效来源：《广西药用植物名录》《中华本草》

## 280. 鸭跖草科 Commelinaceae

穿鞘花

*Amischotolype hispida* (A. Rich.) D. Y. Hong

分布地：伶站瑶族乡百中

采集号：451027130813030（GXMI）

功效来源：《广西药用植物名录》《中华本草》

饭包草

*Commelina benghalensis* L.

分布地：加尤后山采石场

采集号：451027130606064（GXMI）

功效来源：《中华本草》

鸭跖草

*Commelina communis* L.

分布地：加尤天山屯村土山

采集号：451027130712025（GXMI）

功效来源：《广西药用植物名录》《中华本草》《中国药典》（2020年版）

大苞鸭跖草

*Commelina paludosa* Blume

分布地：伶站瑶族乡百中

采集号：451027130811002（GXMI）

功效来源：《广西药用植物名录》《中华本草》

四孔草 竹叶菜

*Cyanotis cristata* (L.) D. Don

分布地：泗城镇白马村

采集号：451027130711008（GXMI）

功效来源：《广西药用植物名录》《中华本草》

牛轭草

*Murdannia loriformis* (Hassk.) R. S. Rao et Kammathy

分布地：水源洞后山

采集号：李中提 60289（IBK）

功效来源：《广西药用植物名录》《中华本草》

细竹篙草

*Murdannia simplex* (Vahl) Brenan

分布地：县城附近

采集号：李中提 603607（IBK）

功效来源：《广西药用植物名录》《中华本草》

杜若 竹叶莲

*Pollia japonica* Thunb.

分布地：泗城镇后龙村弄设石山

采集号：451027130812012（GXMI）

功效来源：《广西药用植物名录》《中华本草》

小杜若

*Pollia miranda* (H. Lév.) H. Hara

分布地：沙里瑶族乡那伏大队

采集号：凌云调查队 3-6240（GXMI）

功效来源：《广西壮药新资源》

竹叶吉祥草

*Spatholirion longifolium* (Gagnep.) Dunn

分布地：玉洪瑶族乡汪田村

采集号：451027130908037（GXMI）

功效来源：《全国中草药汇编》《广西药用植物名录》《中华本草》

竹叶子

*Streptolirion volubile* Edgeworth

分布地：加尤镇上伞村

采集号：451027130816042（GXMI）

功效来源：《广西药用植物名录》《中华本草》

## 287. 芭蕉科 Musaceae

小果野蕉

*Musa acuminata* Colla

分布地：云台山

采集号：陈立卿 92362（IBK）

功效来源：《广西药用植物名录》《中华本草》

**野蕉** 山芭蕉子

*Musa balbisiana* Colla

分布地：泗城镇后龙村弄设石山

采集号：451027130812004（GXMI）

功效来源：《中华本草》

## 290. 姜科 Zingiberaceae

**山姜**

*Alpinia japonica* (Thunb.) Miq.

分布地：岑王老山林场附近土山

采集号：451027130604014（GXMI）

功效来源：《广西药用植物名录》《中华本草》

**华山姜** 箭杆风

*Alpinia oblongifolia* Hayata

分布地：玉洪瑶族乡八里村杨里屯

采集号：451027130720046（GXMI）

功效来源：民间应用

**矮山姜**

*Alpinia psilogyna* D. Fang

分布地：玉洪瑶族乡四合头村至玉洪瑶族乡村

采集号：451027130501026（GXMI）

功效来源：《广西药用植物名录》

**箭杆风**

*Alpinia sichuanensis* Z. Y. Zhu

分布地：玉洪瑶族乡

采集号：李才魁 157（GXMI）

功效来源：《中华本草》、中国中草药汇编、《中药大辞典》

**砂仁**

*Amomum villosum* Lour.

分布地：伶站瑶族乡浩坤卫生所附近

采集号：451027121020016（GXMI）

功效来源：《广西药用植物名录》《中华本草》《中国药典》（2020年版）

**闭鞘姜**

*Costus speciosus* (Koen.) Sm.

分布地：伶站瑶族乡泗水河保护区土山

采集号：451027130715019（GXMI）

功效来源：《广西药用植物名录》《中华本草》

**郁金**

*Curcuma aromatica* Salisb.

分布地：玉洪瑶族乡四合头村至玉洪瑶族乡村

采集号：451027130501029（GXMI）

功效来源：《广西药用植物名录》

**广西莪术** 郁金、莪术

*Curcuma kwangsiensis* S. Lee et C. F. Liang

分布地：县城附近石山

采集号：李中提 603634（IBK）

功效来源：《广西药用植物名录》《中华本草》《中国药典》（2020年版）

**舞花姜**

*Globba racemosa* Sm.

分布地：岑王老山林场附近土山

采集号：451027130604013（GXMI）

功效来源：《广西药用植物名录》《中华本草》

**矮姜花**

*Hedychium brevicaule* D. Fang

分布地：泗城镇陇浩村石山

采集号：451027140314005（GXMI）

功效来源：《广西药用植物名录》

**黄姜花** 黄姜

*Hedychium flavum* Roxb.

分布地：玉洪瑶族乡力洪村

采集号：451027130320054（GXMI）

功效来源：《广西药用植物名录》

**广西姜花**

*Hedychium kwangsiense* T. L. Wu et S. J. Chen

分布地：泗城镇陇浩村

采集号：451027140313035（GXMI）

功效来源：《广西药用植物名录》

**匙苞姜**

*Zingiber cochleariforme* D. Fang

分布地：加尤天山屯村土山

采集号：451027130712011（GXMI）

功效来源：《广西药用植物名录》

**乌姜** 莪术

*Zingiber lingyunense* D. Fang

分布地：泗城镇后龙村弄设石山

采集号：451027130812013（GXMI）

功效来源：《广西药用植物名录》

## 292. 竹芋科 Marantaceae

**柊叶**

*Phrynium rheedei* Suresh et Nicolson

分布地：伶站乡泗水河保护区土山

采集号：451027130715025（GXMI）

功效来源：《广西药用植物名录》《中华本草》

## 293. 百合科 Liliaceae

**粉条儿菜**

*Aletris spicata* (Thunb.) Franch.

分布地：岑王老山

采集号：凌乐普查队 33042（GXMI）

功效来源：《广西药用植物名录》《中华本草》

**天门冬** 天冬

*Asparagus cochinchinensis* (Lour.) Merr.

分布地：泗城镇陇雅小学对面山

采集号：451027121017041（GXMI）

功效来源：《广西药用植物名录》《中华本草》《中国药典》（2020年版）

**弯蕊开口箭**

*Campylandra wattii* C. B. Clarke

分布地：览金村

采集号：方鼎 1735（GXMI）

功效来源：《广西药用植物名录》《中华本草》

**云南大百合**

*Cardiocrinum giganteum* (Wall.) Makino var. *yunnanense* (Leichtlin ex Elwes) Stearn

分布地：岑王老山林场附近土山

采集号：451027130604055（GXMI）

功效来源：民间应用

**山菅** 山猫儿

*Dianella ensifolia* (L.) DC.

分布地：朝里瑶族乡

采集号：451027130321015（GXMI）

功效来源：《广西药用植物名录》《中华本草》

**长叶竹根七**

*Disporopsis longifolia* Craib

分布地：伶站瑶族乡泗水河保护区土山

采集号：451027130715021（GXMI）

功效来源：《广西药用植物名录》《中华本草》

**深裂竹根七** 黄脚鸡

*Disporopsis pernyi* (Hua) Diels

分布地：岑王老山

采集号：梁畴芬 32973（IBK）

功效来源：《广西药用植物名录》《中华本草》

**短蕊万寿竹** 竹林霄

*Disporum bodinieri* (H. Lév. et Vaniot) F. T. Wang et T. Tang

分布地：玉洪瑶族乡

采集号：000350（GXMI）

功效来源：《广西药用植物名录》《中华本草》

**万寿竹** 百尾笋

*Disporum cantoniense* (Lour.) Merr.

分布地：玉洪瑶族乡八里村杨里屯

采集号：451027130720048（GXMI）

功效来源：《中华本草》

**宝铎草** 百尾笋

*Disporum sessile* D. Don

分布地：玉洪瑶族乡

采集号：凌云调查队 3-6139（GXMI）

功效来源：《广西药用植物名录》《中华本草》

**萱草**

*Hemerocallis fulva* (L.) L. var. *fulva*

分布地：山区试验站

采集号：方鼎，林振群 10017（GXMI）

功效来源：《广西药用植物名录》

**玉簪**

*Hosta plantaginea* (Lam.) Asch.

分布地：山区试验站

采集号：李中提 603597（IBK）

功效来源：《广西药用植物名录》《中华本草》

**野百合** 百合

*Lilium brownii* F. E. Br. ex Miellez

分布地：岑王老山林场附近土山

采集号：451027130604015（GXMI）

功效来源：《广西药用植物名录》《中华本草》

**褐鞘沿阶草** 八宝镇心丹

*Ophiopogon dracaenoides* (Baker) Hook. f.

分布地：玉洪瑶族乡金保村金保瑶寨

采集号：451027121021022（GXMI）

功效来源：《广西药用植物名录》

**间型沿阶草**

*Ophiopogon intermedius* D. Don

分布地：玉洪瑶族乡岑王老山

采集号：李中提 603146（IBK）

功效来源：《广西壮药新资源》

**麦冬**

*Ophiopogon japonicus* (Linnaeus f.) Ker Gawler

分布地：玉洪瑶族乡乐里村乐里

采集号：451027121208056（GXMI）

功效来源：《广西药用植物名录》《中华本草》《中国药典》（2020年版）

狭叶沿阶草
*Ophiopogon stenophyllus* (Merr.) L. Rodr.
分布地：加尤镇采石场后山石山
采集号：451027130429052（GXMI）
功效来源：《广西药用植物名录》

大盖球子草
*Peliosanthes macrostegia* Hance
分布地：弄老乡
采集号：000316（GXMI）
功效来源：《中华本草》

簇花球子草
*Peliosanthes teta* Andrews
分布地：沙里瑶族乡沙里村和下甲镇交接
采集号：451027121019018（GXMI）
功效来源：《广西药用植物名录》《广西壮药新资源》《中华本草》

多花黄精 黄精
*Polygonatum cyrtonema* Hua
分布地：加尤镇上伞村
采集号：451027130816027（GXMI）
功效来源：《广西药用植物名录》《中华本草》《中国药典》（2020年版）

滇黄精 黄精
*Polygonatum kingianum* Collett et Hemsl.
采集号：451027130515049（GXMI）
功效来源：《广西药用植物名录》《中华本草》《中国药典》（2020年版）

格脉黄精 滇竹根七
*Polygonatum tessellatum* F. T. Wang et T. Tang
分布地：同乐乡
采集号：李中提 603421（IBK）
功效来源：《全国中草药汇编》

## 295. 延龄草科 Trilliaceae
七叶一枝花 重楼
*Paris polyphylla* Sm. var. *polyphylla*
分布地：玉洪瑶族乡
采集号：000341（GXMI）
功效来源：《广西药用植物名录》《中华本草》

## 297. 菝葜科 Smilacaceae
云南肖菝葜
*Heterosmilax yunnanensis* Gagnep.
分布地：加尤镇上伞村
采集号：451027130816011（GXMI）
功效来源：《广西药用植物名录》《中华本草》

弯梗菝葜
*Smilax aberrans* Gagnep.
分布地：岑王老山林场附近土山
采集号：451027130604010（GXMI）
功效来源：《广西药用植物名录》

尖叶菝葜
*Smilax arisanensis* Hayata
分布地：岑王老山西翼
采集号：张肇骞 10324（IBSC）
功效来源：《广西壮药新资源》

圆锥菝葜
*Smilax bracteata* C. Presl
分布地：伶站瑶族乡浩坤村坤内石山
采集号：451027140310004（GXMI）
功效来源：《广西药用植物名录》

菝葜
*Smilax china* L.
分布地：玉洪瑶族乡那洪村有泉
采集号：451027121021031（GXMI）
功效来源：《广西药用植物名录》《中华本草》《中国药典》（2020年版）

筐条菝葜 金刚藤头
*Smilax corbularia* Kunth
分布地：览金村
采集号：陈立卿 92523（IBK）
功效来源：《广西药用植物名录》

马甲菝葜
*Smilax lanceifolia* Roxb. var. *lanceifolia*
分布地：玉红乡八里村彭家湾
采集号：451027140305004（GXMI）
功效来源：《广西药用植物名录》

暗色菝葜
*Smilax lanceifolia* Roxb. var. *opaca* A. DC.
分布地：玉洪瑶族乡四合头村至玉洪瑶族乡村
采集号：451027130501096（GXMI）
功效来源：《广西药用植物名录》《中华本草》

粗糙菝葜
*Smilax lebrunii* H. Lév.
分布地：岑王老山林场附近土山
采集号：451027130604115（GXMI）
功效来源：《广西药用植物名录》

无刺菝葜 红草薢
*Smilax mairei* H. Lév.
分布地：加尤镇采石场后山石山

采集号：451027130429058（GXMI）

功效来源：《中华本草》

**抱茎菝葜**

*Smilax ocreata* A. DC.

分布地：泗城镇陇雅小学对面山

采集号：451027121017040（GXMI）

功效来源：《广西药用植物名录》

## 302. 天南星科 Araceae

**金钱蒲** 石菖蒲

*Acorus gramineus* Soland.

分布地：玉洪瑶族乡八里村

采集号：451027130316002（GXMI）

功效来源：《广西药用植物名录》《中华本草》

**茴香菖蒲** 菖蒲

*Acorus macrospadiceus* F. N. Wei et Y. K. Li

分布地：玉洪瑶族乡电锯厂前面河谷

采集号：李中提 603174（IBK）

功效来源：民间应用

**石菖蒲**

*Acorus tatarinowii* Schott

分布地：玉洪瑶族乡东兰村

采集号：451027121211001（GXMI）

功效来源：《广西药用植物名录》《中华本草》《中国药典》（2020年版）

**海芋**

*Alocasia odora* (Roxb.) K. Koch

分布地：沙里瑶族乡阁楼村田家塘

采集号：451027130717024（GXMI）

功效来源：《中华本草》

**滇磨芋** 磨芋

*Amorphophallus yunnanensis* Engl.

分布地：玉洪瑶族乡麻田村

采集号：451027130317043（GXMI）

功效来源：《广西药用植物名录》

**雷公连**

*Amydrium sinense* (Engl.) H. Li

分布地：山区试验站

采集号：李中提 603570（IBK）

功效来源：《中华本草》

**一把伞南星** 天南星

*Arisaema erubescens* (Wall.) Schott

分布地：玉洪瑶族乡四合头村至玉洪瑶族乡村

采集号：451027130501008（GXMI）

功效来源：《广西药用植物名录》《中华本草》《中国药典》（2020年版）

**雪里见**

*Arisaema rhizomatum* C. E. C. Fisch. var. *rhizomatum*

分布地：玉洪瑶族乡岑王老山采育场

采集号：凌云调查队 3–6091（GXMI）

功效来源：《广西药用植物名录》

**芋** 芋叶

*Colocasia esculenta* (L.) Schott

分布地：玉洪瑶族乡八里村

采集号：451027130316026（GXMI）

功效来源：《广西壮药新资源》《中华本草》

**石柑子**

*Pothos chinensis* (Raf.) Merr.

分布地：玉洪瑶族乡乐里村委后山

采集号：451027130315007（GXMI）

功效来源：《广西药用植物名录》《中华本草》

**爬树龙** 大过山龙

*Rhaphidophora decursiva* (Roxb.) Schott

分布地：玉洪瑶族乡八里村

采集号：451027130316033（GXMI）

功效来源：《广西药用植物名录》《中华本草》

**毛过山龙**

*Rhaphidophora hookeri* Schott

分布地：伶站瑶族乡

采集号：451027130318011（GXMI）

功效来源：《广西药用植物名录》

## 305. 香蒲科 Typhaceae

**香蒲** 蒲黄

*Typha orientalis* C. Presl

分布地：山区试验站

采集号：梁乃宽 10281（GXMI）

功效来源：《广西药用植物名录》《中华本草》《中国药典》（2020年版）

## 306. 石蒜科 Amaryllidaceae

**忽地笑** 铁色箭

*Lycoris aurea* (L'Hér.) Herb.

分布地：加尤镇上伞村

采集号：451027130816048（GXMI）

功效来源：《广西药用植物名录》《中华本草》

**石蒜**

*Lycoris radiata* (L'Hér.) Herb.

分布地：加尤镇上伞村

采集号：451027130816039（GXMI）

功效来源：《广西药用植物名录》《中华本草》

**韭莲** 赛番红花
*Zephyranthes grandiflora* Lindl.
分布地：加尤镇上伞村
采集号：451027130816041（GXMI）
功效来源：《中药大辞典》《中华本草》

# 307. 鸢尾科 Iridaceae
**射干**
*Belamcanda chinensis* (L.) DC.
分布地：县城附近石山
采集号：李中提 603620（IBK）
功效来源：《广西药用植物名录》《中华本草》

**蝴蝶花**
*Iris japonica* Thunb.
分布地：泗城镇陇雅小学对面山
采集号：451027121017024（GXMI）
功效来源：《广西药用植物名录》《中华本草》

# 310. 百部科 Stemonaceae
**大百部** 百部
*Stemona tuberosa* Lour.
分布地：沙里瑶族乡田家塘石山
采集号：451027130713014（GXMI）
功效来源：《广西药用植物名录》《中华本草》《中国药典》（2020年版）

# 311. 薯蓣科 Dioscoreaceae
**黄独** 黄药子
*Dioscorea bulbifera* L.
分布地：伶站瑶族乡平兰村六烟
采集号：451027130813004（GXMI）
功效来源：《广西药用植物名录》《中华本草》

**山葛薯**
*Dioscorea chingii* Prain et Burkill
分布地：泗城镇陇浩弄浪
采集号：451027130606020（GXMI）
功效来源：《广西药用植物名录》

**叉蕊薯蓣** 九子不离母
*Dioscorea collettii* Hook. f. var. *collettii*
分布地：加尤镇上伞村
采集号：451027130816025（GXMI）
功效来源：《广西药用植物名录》《中华本草》

**光叶薯蓣** 红山药
*Dioscorea glabra* Roxb.
分布地：沙里瑶族乡八洞村

采集号：451027131014002（GXMI）
功效来源：《广西药用植物名录》

**粘山药**
*Dioscorea hemsleyi* Prain et Burkill
分布地：县城周边
采集号：梁畴芬 18（IBK）
功效来源：《中药大辞典》《全国中草药汇编》《昆明民间常用草药》

**毛芋头薯蓣** 滇白药子
*Dioscorea kamoonensis* Kunth
分布地：加尤镇上伞村
采集号：451027130816008（GXMI）
功效来源：《中华本草》

**五叶薯蓣** 五叶薯
*Dioscorea pentaphylla* L.
分布地：玉洪瑶族乡金保村金保瑶寨
采集号：451027121021017（GXMI）
功效来源：《广西药用植物名录》

**褐苞薯蓣**
*Dioscorea persimilis* Prain et Burkill
分布地：加尤镇尤角村弄麻屯
采集号：451027130815025（GXMI）
功效来源：《广西药用植物名录》《中华本草》

**毛胶薯蓣** 牛尾参
*Dioscorea subcalva* Prain et Burkill
分布地：加尤镇伟八村席家屯石山
采集号：451027130716022（GXMI）
功效来源：《广西药用植物名录》《中华本草》

# 314. 棕榈科 Arecaceae (Palmae)
**棕竹**
*Rhapis excelsa* (Thunb.) Henry ex Rehder
分布地：下甲镇
采集号：凌云调查队 3–260083（GXMI）
功效来源：《广西药用植物名录》《中华本草》

**棕榈**
*Trachycarpus fortunei* (Hook.) H. Wendl.
分布地：沙里瑶族乡沙里村和下甲镇交接
采集号：451027121019022（GXMI）
功效来源：《广西药用植物名录》《中华本草》《中国药典》（2020年版）

# 318. 仙茅科 Hypoxidaceae
**大叶仙茅**
*Curculigo capitulata* (Lour.) Kuntze

分布地：逻楼镇

采集号：451027130430017（GXMI）

功效来源：《广西药用植物名录》

## 321. 蒟蒻薯科 Taccaceae

**裂果薯** 水田七

*Schizocapsa plantaginea* Hance

分布地：泗城镇

采集号：梁乃宽 10185（GXMI）

功效来源：《广西药用植物名录》《中华本草》

## 323. 水玉簪科 Burmanniaceae

**水玉簪**

*Burmannia disticha* L.

分布地：玉洪瑶族乡

采集号：000346（GXMI）

功效来源：《广西药用植物名录》《中华本草》

## 326. 兰科 Orchidaceae

**多花脆兰**

*Acampe rigida* (Buch.-Ham. ex J. E. Sm.) P. F. Hunt

分布地：沙里瑶族乡

采集号：凌云调查队 3–6176（GXMI）

功效来源：《广西药用植物名录》《中华本草》

**花叶开唇兰** 金线兰

*Anoectochilus roxburghii* (Wall.) Lindl.

分布地：逻楼收购点

采集号：451027121212011（GXMI）

功效来源：《广西药用植物名录》《中华本草》

**竹叶兰** 长杆兰

*Arundina graminifolia* (D. Don) Hochr.

分布地：城厢公社

采集号：凌云县调查队 3–26037（GXMI）

功效来源：《广西药用植物名录》《中华本草》

**小白及**

*Bletilla formosana* (Hayata) Schltr.

采集号：黄逢生 2144（GXMI）

功效来源：《中华本草》

**反瓣虾脊兰**

*Calanthe reflexa* Maxim.

分布地：石洪公社

采集号：潘保强 3–6067（GXMI）

功效来源：《广西药用植物名录》《中华本草》

**尖喙隔距兰**

*Cleisostoma rostratum* (Lodd.) Seidenf. ex Aver.

分布地：伶站瑶族乡浩坤村卫生所附近

采集号：451027121020015（GXMI）

功效来源：《广西药用植物名录》

**红花隔距兰** 龙角草

*Cleisostoma williamsonii* (Rchb. f.) Garay

分布地：玉洪瑶族乡

采集号：钟夏明 19883（GXMI）

功效来源：《广西药用植物名录》《中华本草》

**栗鳞贝母兰**

Coelogyne *flaccida* Lindl.

分布地：县城附近石山

采集号：李中提 602925（IBK）

功效来源：《中华本草》

**吻兰**

*Collabium chinense* (Rolfe) T. Tang et F. T. Wang

分布地：青龙山

采集号：刘心祈 28440（IBK）

功效来源：民间应用

**纹瓣兰**

*Cymbidium aloifolium* (L.) Sw.

分布地：伶站瑶族乡浩坤村卫生所附近

采集号：451027121020010（GXMI）

功效来源：《广西药用植物名录》《中华本草》

**兔耳兰**

*Cymbidium lancifolium* Hook.

分布地：逻楼镇

采集号：南植地 5230（IBK）

功效来源：《广西药用植物名录》

**束花石斛**

*Dendrobium chrysanthum* Lindl.

分布地：玉洪瑶族乡八里村四合头屯

采集号：451027121209029（GXMI）

功效来源：《广西药用植物名录》《中华本草》

**流苏石斛** 石斛

*Dendrobium fimbriatum* Hook.

分布地：背后山

采集号：凌乐普查队 32763（GXMI）

功效来源：《广西药用植物名录》《中华本草》《中国药典》（2020年版）

**美花石斛**

*Dendrobium loddigesii* Rolfe

分布地：城厢公社

采集号：方鼎 10021（GXMI）

功效来源：《广西药用植物名录》《中华本草》

**足茎毛兰**
*Eria coronaria* (Lindl.) Rchb. f.
分布地：凌乐二十四乡四合村
采集号：李中提 603307（IBK）
功效来源：民间应用

**斑叶兰**
*Goodyera schlechtendaliana* Rchb. f.
分布地：玉洪瑶族乡乐里村乐里
采集号：451027121208059（GXMI）
功效来源：《广西药用植物名录》《中华本草》

**厚瓣玉凤花** 鸡肾参
*Habenaria delavayi* Finet
采集号：杨玉庚 0552（GXMI）
功效来源：《中华本草》

**鹅毛玉凤花** 白花草、双肾子
*Habenaria dentata* (Sw.) Schltr.
分布地：沙里瑶族乡
采集号：潘保强 3-6228（GXMI）
功效来源：《广西药用植物名录》《中华本草》

**线瓣玉凤花**
*Habenaria fordii* Rolfe
分布地：下甲镇坪山村陇降屯
采集号：451027130717029（GXMI）
功效来源：《广西药用植物名录》

**见血青**
*Liparis nervosa* (Thunb. ex A. Murray) Lindl.
分布地：加尤后山采石场
采集号：451027130606049（GXMI）
功效来源：《广西药用植物名录》《中华本草》

**长茎羊耳蒜**
*Liparis viridiflora* (Blume) Lindl.
分布地：下甲公社
采集号：凌云调查组 3-26097（GXMI）
功效来源：《广西壮药新资源》

**棒叶鸢尾兰** 岩葱
*Oberonia myosurus* (Forst. f.) Lindl.
分布地：下甲公社
采集号：凌云县调查队 3-26102（GXMI）
功效来源：《中华本草》

**阔蕊兰** 山砂姜
*Peristylus goodyeroides* (D. Don) Lindl.
分布地：同乐郊区
采集号：覃波 86（GXMI）
功效来源：《广西药用植物名录》《中华本草》

**长足石仙桃** 石仙桃
*Pholidota longipes* S. C. Chen et Z. H. Tsi
分布地：朝里瑶族乡兰台村巴鹅屯附近
采集号：451027121020022（GXMI）
功效来源：民间应用

**台湾香荚兰**
*Vanilla somai* Hayata
分布地：泗城镇陇雅村
采集号：451027130319049（GXMI）
功效来源：民间应用

## 327. 灯心草科 Juncaceae

**灯心草**
*Juncus effusus* L.
分布地：泗城镇金保屯后山顶
采集号：凌乐普查队 34453（GXMI）
功效来源：《广西药用植物名录》《中华本草》《中国药典》（2020年版）

## 331. 莎草科 Cyperaceae

**丝叶球柱草**
*Bulbostylis densa* (Wall.) Hand.-Mazz.
分布地：岑王老山
采集号：南植地 5348（IBK）
功效来源：民间应用

**浆果薹草** 山稗子
*Carex baccans* Nees
分布地：玉洪瑶族乡乐里村乐里
采集号：451027121208049（GXMI）
功效来源：《广西药用植物名录》《中华本草》

**十字薹草**
*Carex cruciata* Wahlenb.
分布地：玉洪瑶族乡汪田村
采集号：451027130908051（GXMI）
功效来源：《广西药用植物名录》《中华本草》

**花葶薹草** 翻天红
*Carex scaposa* C. B. Clarke var. *scaposa*
分布地：玉洪瑶族乡东兰村东兰屯
采集号：451027130816073（GXMI）
功效来源：《广西药用植物名录》《中华本草》

**白花毛轴莎草**
*Cyperus pilosus* Vahl var. *obliquus* (Nees) C. B. Clarke
分布地：逻楼镇
采集号：451027121018023（GXMI）
功效来源：《中华本草》《新华本草纲要》

毛轴莎草
*Cyperus pilosus* Vahl var. *pilosus*
分布地：田甘医院附近
采集号：葛家骐 3739（GXMI）
功效来源：《广西药用植物名录》《中华本草》

两歧飘拂草 飘拂草
*Fimbristylis dichotoma* (L.) Vahl
分布地：沙里左源屯
采集号：南植地 5225（IBK）
功效来源：《广西药用植物名录》《中华本草》

短叶水蜈蚣 水蜈蚣
*Kyllinga brevifolia* Rottb. var. *brevifolia*
分布地：城厢公社
采集号：梁乃宽 10265（GXMI）
功效来源：《广西药用植物名录》《中华本草》

高秆珍珠茅 三楞筋骨草
*Scleria terrestris* (L.) Fass
分布地：伶站瑶族乡平塘村六红屯
采集号：451027130814025（GXMI）
功效来源：《广西药用植物名录》《中华本草》

## 332. 禾本科 Poaceae (Gramineae)
毛臂形草 臂形草
*Brachiaria villosa* (Lam.) A. Camus
分布地：伶站瑶族乡百吉村附近
采集号：华南队 1345（IBSC）
功效来源：《广西药用植物名录》《中华本草》

柯孟披碱草
*Elymus kamoji* (Ohwi) S. L. Chen var. *kamoji*
分布地：玉洪瑶族乡力洪村岑王老山
采集号：451027130428073（GXMI）
功效来源：《中华本草》

白茅 白茅根
*Imperata cylindrica* (L.) Raeuschel var. *cylindrica*
分布地：逻楼镇
采集号：451027121018029（GXMI）
功效来源：《中华本草》《中国药典》（2020年版）

类芦 篱笆竹
*Neyraudia reynaudiana* (Kunth) Keng ex Hitchc.
分布地：下甲镇九燕沟
采集号：451027140308028（GXMI）
功效来源：《广西药用植物名录》《中华本草》

心叶稷
*Panicum notatum* Retz.
分布地：伶站瑶族乡百吉村那来沟
采集号：华南队 1439（IBSC）
功效来源：民间应用

早熟禾
*Poa annua* L.
分布地：玉洪瑶族乡麻田村
采集号：451027130317017（GXMI）
功效来源：民间应用

金发草
*Pogonatherum paniceum* (Lam.) Hackel
分布地：泗城镇陇雅村
采集号：451027130319016（GXMI）
功效来源：《广西药用植物名录》

棒头草
*Polypogon fugax* Nees ex Steud.
分布地：玉洪瑶族乡附近
采集号：黄志 43116（IBSC）
功效来源：民间应用

皱叶狗尾草
*Setaria plicata* (Lam.) T. Cooke var. *plicata*
分布地：莲花山
采集号：陈立卿 92512（IBK）
功效来源：《广西药用植物名录》《中华本草》

狗尾草
*Setaria viridis* (L.) P. Beauv.
分布地：加尤后山采石场
采集号：451027130606054（GXMI）
功效来源：《广西药用植物名录》《中华本草》

# 凌云县药用动物物种名录

## 环节动物门 Annelida
### 寡毛纲 Oligochaeta
#### 后孔寡毛目 Opisthopora
背暗异唇蚓 蚯蚓
*Allolobophora caliginosa trapezoid*
功效来源：《中药大辞典》

### 蛭纲 Hirudinea
#### 无吻蛭目 Arhynchobdella
日本医蛭 水蛭
*Hirudo nipponia*
功效来源：《中华本草》

光润金线蛭
*Whitmania laevis*
功效来源：《广西中药资源名录》

宽体金线蛭 水蛭
*Whitmania pigra*
功效来源：《中国药典》（2020年版）

### 方格星虫纲 Sipunculidea
#### 戈芬星虫目 Golfingiiformes
光裸星虫 光裸星虫
*Sipunculus nudus*
功效来源：《中华本草》

## 软体动物门 Mollusca
### 腹足纲 Gastropoda
#### 中腹足目 Mesogastropoda
方形环棱螺 螺蛳
*Bellamya quadrata*
功效来源：《中华本草》

梨形环棱螺 螺蛳
*Bellamya purificata*
功效来源：《中华本草》

中国圆田螺 田螺
*Cipangopaludina chinensis*
功效来源：《中药大辞典》

长螺旋圆田螺 田螺
*Cipangopaludina longispira*
功效来源：《中药大辞典》

胀肚圆田螺 田螺
*Cipangopaludina ventricosa*
功效来源：《中药大辞典》

#### 柄眼目 Stylommatophora
野蛞蝓 蛞蝓
*Agriolimax agrestis*
功效来源：《中华本草》

黄蛞蝓 蛞蝓
*Limax flavus*
功效来源：《全国中草药汇编》

双线嗜粘液蛞蝓 蛞蝓
*Philomycus bilineatus*
功效来源：《全国中草药汇编》

江西巴蜗牛 蜗牛壳
*Bradybaena kiangsiensis*
功效来源：《中华本草》

灰巴蜗牛 蜗牛壳
*Bradybaena ravida ravida*
功效来源：《中华本草》

同型巴蜗牛 蜗牛壳
*Bradybaena similaris*
功效来源：《中华本草》

褐云玛瑙螺 褐云玛瑙螺
*Achatina fulica*
功效来源：《中华本草》

皱疤坚螺 皱巴坚螺
*Camaena cicatricosa*
功效来源：《中华本草》

### 双壳纲 Bivalvia
#### 蚌目 Unionoida
圆蚌 蚌
*Anodonta pacifica*
功效来源：《全国中草药汇编》

背角无齿蚌 蚌粉
*Anodonta woodiana*
功效来源：《中华本草》

真瓣鳃目 Eulamellibranchia
褶纹冠蚌 珍珠
*Cristaria plicata*
功效来源：《中华本草》

帘蛤目 Venerida
河蚬 蚬壳
*Corbicula fluminea*
功效来源：《中华本草》

# 节肢动物门 Arthropoda
## 甲壳纲 Crustacea
### 等足目 Isopoda
平甲虫
*Armadillidium vulgare*
功效来源：《广西中药资源名录》

## 软甲纲 Malacostraca
### 十足目 Decapoda
日本沼虾 虾
*Macrobrachium nipponense*
功效来源：《全国中草药汇编》

罗氏沼虾
*Macrobrachium rosenbergii*
功效来源：《广西中药资源名录》

秀丽白虾 虾
*Palaemon modestus*
功效来源：《全国中草药汇编》

中华绒螯蟹 蟹
*Eriocheir sinensis*
功效来源：《中华本草》

## 蛛形纲 Arachnida
### 蜘蛛目 Araneae
大腹圆蛛 蜘蛛
*Araneus ventricosus*
功效来源：《中华本草》

迷路漏斗网蛛 草蜘蛛
*Agelena labyrinthica*
功效来源：《中华本草》

螲蟷 巴氏垃土蛛
*Latouchia pavlovi*
功效来源：《中华本草》

华南壁钱 壁钱
*Uroctea compactilis*
功效来源：《中华本草》

花背跳蛛 蝇虎
*Menemerus confusus*
功效来源：《中华本草》

## 倍足纲 Diplopoda
### 马陆总目 Juliformia
宽跗陇马陆 马陆
*Kronopolites svenhedind*
功效来源：《中华本草》

### 山蛩目 Spribolida
燕山蛩 山蛩虫
*Spirobolus bungii*
功效来源：《中华本草》

## 唇足纲 Chilopoda
### 蜈蚣目 Scolopendromorpha
少棘蜈蚣 蜈蚣
*Scolopendra mutilans*
功效来源：《中国药典》（2020年版）

## 内颚纲 Entognatha
### 衣鱼目 Zygentoma
毛衣鱼 衣鱼
*Ctenolepisma villosa*
功效来源：《中华本草》

衣鱼 衣鱼
*Lepisma saccharina*
功效来源：《中华本草》

## 昆虫纲 Insecta
### 蜻蛉目 Odonata
大蜻蜓 碧伟蜓
*Anax parthenope*
功效来源：《中华本草》

赤蜻蜓 红蜻
*Crocothemis servilia*
功效来源：《中华本草》

### 蜚蠊目 Blattoria
东方蜚蠊 蟑螂
*Blatta orientalis*
功效来源：《中华本草》

澳洲蜚蠊 蟑螂
*Periplaneta australasiae*
功效来源：《中华本草》

## 等翅目 Isoptera
家白蚁 家白蚁
*Coptotermes formosanus*
功效来源：《中华本草》

## 螳螂目 Mantodea
拒斧螳螂
*Hierodula saussurei*
功效来源：《广西中药资源名录》

薄翅螳螂 桑螵蛸
*Mantis religiosa*
功效来源：《中药大辞典》

长螳螂 螳螂
*Paratenodera sinensis*
功效来源：《中华本草》

## 直翅目 Orthoptera
中华蚱蜢 尖头蚱蜢
*Acrida cinerea*
功效来源：《全国中草药汇编》

飞蝗 蝗虫
*Locusta migratoria*
功效来源：《全国中草药汇编》

二齿稻蝗
*Oxya bidentata*
功效来源：《广西中药资源名录》

中华稻蝗 蚱蜢
*Oxya chinensis*
功效来源：《中华本草》

小稻蝗
*Oxya intricata*
功效来源：《广西中药资源名录》

长翅稻蝗
*Oxya velox*
功效来源：《广西中药资源名录》

优雅蝈螽 蝈蝈
*Gampsocleis gratiosa*
功效来源：《中华本草》

纺织娘 叫姑姑
*Mecopoda elongata*
功效来源：《中华本草》

花生大蟋蟀
*Brachytrapes portentosus*
功效来源：《广西中药资源名录》

油葫芦
*Gryllus testaceus*
功效来源：《广西中药资源名录》

多伊棺头 蟋蟀
*Loxoblemmus doenitzi*
功效来源：《全国中草药汇编》

迷卡斗蟋 蟋蟀
*Scapsipedus aspersus*
功效来源：《中华本草》

非洲蝼蛄 蝼蛄
*Gryllotalpa africana*
功效来源：《中华本草》

台湾蝼蛄
*Gryllotalpa formosana*
功效来源：《广西中药资源名录》

## 半翅目 Hemiptera
黑蚱蝉
*Cryptotympana atrata*
功效来源：《广西中药资源名录》

华南蚱蝉
*Cryptotympana mandarina*
功效来源：《广西中药资源名录》

蚱蝉 蝉蜕
*Cryptotympana pastulata*
功效来源：《中华本草》

褐翅红娘子 红娘子
*Huechys philamata*
功效来源：《中华本草》

黑翅红娘子 红娘子
*Huechys sanguine*
功效来源：《中华本草》

九香虫
*Aspongonpus chinensis*

功效来源：《中国药典》（2020年版）

**水黾** 水黾
*Rhagadotarsus kraepelini*
功效来源：《中华本草》

## 脉翅目 Neuroptera
**黄足蚁蛉** 地牯牛
*Hagenomyia micans*
功效来源：《中华本草》

**蚁狮**
*Myrmeleon formicarius*
功效来源：《广西中药资源名录》

## 鳞翅目 Lepidoptera
**灯蛾** 灯蛾
*Arctia caja phaeosoma*
功效来源：《中华本草》

**黄刺蛾** 雀瓮
*Cnidocampa flavescens*
功效来源：《中华本草》

**高粱条螟** 钻秆虫
*Proceras venosatus*
功效来源：《中华本草》

**玉米螟**
*Ostrinia nubilalis*
功效来源：《广西中药资源名录》

**家蚕** 蚕沙
*Bombyx mori*
功效来源：《中华本草》

**柞蚕** 柞蚕蛹
*Antheraea pernyi*
功效来源：《中华本草》

**蓖麻蚕**
*Philosamia cynthia ricin*
功效来源：《中华本草》

**白粉蝶**
*Pieris rapae*
功效来源：《中华本草》

**金凤蝶** 茴香虫
*Papilio machaon*
功效来源：《中华本草》

**柑橘凤蝶** 茴香虫
*Papilio xuthus*
功效来源：《中华本草》

## 双翅目 Diptera
**大头金蝇** 五谷虫
*Chrysomyia megacephala*
功效来源：《中华本草》

**江苏虻** 虻虫
*Tabanus kiangsuensis*
功效来源：《中华本草》

**中华虻** 虻虫
*Tabanus mandarinus*
功效来源：《中华本草》

**褐虻** 虻虫
*Tabanus sapporoensis*
功效来源：《中华本草》

**黧虻** 虻虫
*Tabanus trigeminus*
功效来源：《中华本草》

**长尾管蚜蝇** 蜂蝇
*Eristalis tenax*
功效来源：《中国药用动物志》

## 鞘翅目 Coleoptera
**黄边大龙虱** 龙虱
*Cybister japonicus*
功效来源：《中华本草》

**东方潜龙虱** 龙虱
*Cybister tripunctatus orientalis*
功效来源：《中华本草》

**虎斑步甲** 行夜
*Pheropsophus jessoensis*
功效来源：《中华本草》

**中华豆芫菁**
*Epicauta chinensis*
功效来源：《广西中药资源名录》

**锯角豆芫菁** 葛上亭长
*Epicauta gorhami*
功效来源：《中华本草》

毛角豆芫菁
*Epicauta hirticornis*
功效来源：《广西中药资源名录》

毛胫豆芫菁
*Epicauta tibialis*
功效来源：《广西中药资源名录》

绿芫菁 青娘子
*Lytta caraganae*
功效来源：《全国中草药汇编》

眼斑芫菁 斑蝥
*Mylabris cichorii*
功效来源：《中华本草》

大斑芫菁 斑蝥
*Mylabris phalerata*
功效来源：《中华本草》

有沟叩头虫 叩头虫
*Pleonomus canaliculatus*
功效来源：《中华本草》

桑褐天牛 天牛
*Apriona germari*
功效来源：《中华本草》

云斑天牛
*Batocera horsfieldi*
功效来源：《广西中药资源名录》

桔褐天牛 蝤蛴
*Nadezhdiella cantori*
功效来源：《全国中草药汇编》

柑桔星天牛 天牛
*Anoplophora chinensis*
功效来源：《中华本草》

突背蔗犀金龟 黑色金龟子
*Alissonotum impreassicolle*
功效来源：《广西中药资源名录》

蜣螂虫 蜣螂
*Catharsius molossus*
功效来源：《中华本草》

独角蜣螂虫 独角蜣螂虫
*Allomyrina dichotoma*
功效来源：《中药大辞典》

竹象鼻虫 竹象鼻虫
*Cyrtotrachelus longimanus*
功效来源：《中华本草》

日本吉丁虫 吉丁虫
*Chalcophora japonica*
功效来源：《中华本草》

竹蠹虫 竹蠹虫
*Lyctus brunneus*
功效来源：《中华本草》

萤火虫 萤火
*Luciola vitticollis*
功效来源：《中华本草》

豉虫 豉虫
*Gyrinus curtus*
功效来源：《中华本草》

**膜翅目 Hymenoptera**
中华蜜蜂 蜂蜜
*Apis cerana*
功效来源：《中国药典》（2020年版）

意大利蜂 蜂蜜
*Apis mellifera*
功效来源：《中国药典》（2020年版）

黄胸木蜂
*Xylocopa appendiculata*
功效来源：《广西中药资源名录》

竹蜂 竹蜂
*Xylocopa dissimilis*
功效来源：《中华本草》

灰胸木蜂
*Xylocopa phalothorax*
功效来源：《广西中药资源名录》

中华木蜂
*Xylocopa sinensis*
功效来源：《广西中药资源名录》

华黄蜂
*Polistes chinensis*
功效来源：《广西中药资源名录》

胡蜂
*Polistes jadwigae*

功效来源：《广西中药资源名录》

**长足蜂**
*Polistes hebraeus*
功效来源：《广西中药资源名录》

**大胡蜂**
*Vespa magnifica nobiris*
功效来源：《广西中药资源名录》

**斑胡蜂**
*Vespa mandarinia*
功效来源：《广西中药资源名录》

**黑蚂蚁 蚂蚁**
*Formica fusca*
功效来源：《中华本草》

# 脊椎动物门 Vertebrata
## 硬骨鱼纲 Osteichthyes
### 鲤形目 Cypriniformes
**鳙鱼 鳙鱼头**
*Aristichthys nobilis*
功效来源：《中华本草》

**鲫鱼**
*Carassius auratus*
功效来源：《中华本草》

**金鱼**
*Carassius auratus*
功效来源：《中华本草》

**鲮 鲮鱼**
*Cirrhinus molitorella*
功效来源：《中华本草》

**草鱼 鲩鱼**
*Ctenopharyngodon idellus*
功效来源：《中华本草》

**鲤鱼**
*Cyprinus carpio*
功效来源：《中华本草》

**鲦鱼**
*Hemiculter leucisculus*
功效来源：《中华本草》

**鲢鱼**
*Hypophthalmichthys molitrix*

功效来源：《中华本草》

**青鱼**
*Mylopharyngodon piceus*
功效来源：《中华本草》

**泥鳅**
*Misgurnus anguillicaudatus*
功效来源：《中华本草》

### 鲇形目 Siluriformes
**海鲇**
*Arius thalassinus*
功效来源：《广西中药资源名录》

**小胡子鲇**
*Clarias abbreviatus*
功效来源：《广西中药资源名录》

**胡子鲇 塘虱鱼**
*Clarias fuscus*
功效来源：《中华本草》

**鲇 鲇鱼尾**
*Parasilurus asotus*
功效来源：《中华本草》

### 鲈形目 Perciformes
**月鳢 张公鱼**
*Channa asiatica*
功效来源：《中华本草》

**斑鳢**
*Channa maculata*
功效来源：《广西中药资源名录》

### 合鳃目 Synbranchiformes
**黄鳝**
*Monopterus albus*
功效来源：《中华本草》

### 鲈形目 Perciformes
**鳜鱼**
*Siniperca chuatsi*
功效来源：《中华本草》

**歧尾斗鱼 菩萨鱼**
*Macropodus opercularis*
功效来源：《中药大辞典》

## 两栖纲 Amphibia
### 无尾目 Anura
**黑眶蟾蜍** 蟾蜍

*Bufo melanostictus*
功效来源：《中华本草》

**沼蛙**
*Rana guentheri*
功效来源：《广西中药资源名录》

**泽蛙** 虾蟆
*Rana limnocharis*
功效来源：《中华本草》

**虎纹蛙**
*Rana tigrina rugulosa*
功效来源：《广西中药资源名录》

**斑腿树蛙**
*Polypedates leucomystax*
功效来源：《中华本草》

**花姬蛙**
*Microhyla pulchra*
功效来源：《中国药用动物志》

## 爬行纲 Reptilia
### 龟鳖目 Testudines
**乌龟** 龟甲

*Chinemys reevesii*
功效来源：《中国药典》（2020年版）

**眼斑水龟**
*Clemmys bealei*
功效来源：《广西中药资源名录》

**黄喉水龟** 龟胶
*Clemmys mutiea*
功效来源：《全国中草药汇编》

**三线闭壳龟** 夹蛇龟
*Cuora trifasciata*
功效来源：《中华本草》

**花龟**
*Ocadia sinensis*
功效来源：《广西中药资源名录》

**平胸龟**
*Platysternon megacephalum*
功效来源：《中华本草》

**中华鳖** 鳖肉
*Trionyx sinensis*
功效来源：《中华本草》

**山瑞鳖** 鳖肉
*Trionyx steindachneri*
功效来源：《中华本草》

### 有鳞目 Squamata
**中国壁虎**
*Gekko chinensis*
功效来源：《广西中药资源名录》

**蹼趾壁虎** 壁虎
*Gekko subpalmatus*
功效来源：《中华本草》

**石龙子**
*Eumeces chinensis*
功效来源：《中华本草》

**三索锦蛇**
*Elaphe radiata*
功效来源：《广西中药资源名录》

**黑眉锦蛇** 蛇蜕
*Elaphe taeniura*
功效来源：《中华本草》

**中国水蛇**
*Enhydris chinensis*
功效来源：《广西中药资源名录》

**铅色水蛇**
*Enhydris plumbea*
功效来源：《广西中药资源名录》

**锈链游蛇**
*Natrix craspedogaster*
功效来源：《广西中药资源名录》

**乌游蛇**
*Natrix percarinata*
功效来源：《广西中药资源名录》

**渔游蛇**
*Natrix piscator*
功效来源：《广西中药资源名录》

**草游蛇**
*Natrix stolata*
功效来源：《广西中药资源名录》

灰鼠蛇 黄梢蛇
*Ptyas korros*
功效来源：《中华本草》

滑鼠蛇 鼠标蛇
*Ptyas mucosus*
功效来源：《中华本草》

乌风蛇 蛇胆
*Zaocys dhumnades*
功效来源：《全国中草药汇编》

银环蛇 白花蛇
*Bungarus multicinctus*
功效来源：《中药大辞典》

眼镜蛇
*Naja naja*
功效来源：《中华本草》

白唇竹叶青
*Trimeresurus albolabris*
功效来源：《广西中药资源名录》

竹叶青
*Trimeresurus stejnegeri*
功效来源：《广西中药资源名录》

## 鸟纲 Aves
### 鹈形目 Pelecaniformes
鸬鹚 鸬鹚肉
*Phalacrocorax carbo*
功效来源：《中华本草》

### 雁形目 Anseriformes
绿头鸭 凫肉
*Anas platyrhynchos*
功效来源：《中华本草》

家鸭 鸭胆
*Anas platyrhynchos domestica*
功效来源：《中华本草》

家鹅 鹅胆
*Anser cygnoides domestica*
功效来源：《中华本草》

### 隼形目 Falconiformes
草原鹞
*Circus macrourus*
功效来源：《广西中药资源名录》

### 鸡形目 Galliformes
灰胸竹鸡指名亚种 竹鸡
*Bambusicola thoracica thoracica*
功效来源：《中华本草》

鹌鹑
*Coturnix coturnix*
功效来源：《中华本草》

鹧鸪
*Francolinus pintadeanus*
功效来源：《中华本草》

家鸡 鸡脑
*Gallus gallus domesticus*
功效来源：《中华本草》

乌骨鸡 乌骨鸡
*Gallus gallus*
功效来源：《中华本草》

白鹇指名亚种 白鹇
*Lophura nycthemera nycthemera*
功效来源：《中华本草》

黑颈长尾雉
*Syrmaticus humiae*
功效来源：《广西中药资源名录》

### 鸽形目 Columbiformes
家鸽 鸽
*Columba livia domestica*
功效来源：《中华本草》

### 鹃形目 Cuculiformes
褐翅鸦鹃指名亚种 绿结鸡骨
*Centropus sinensis sinensis*
功效来源：《中华本草》

### 雀形目 Passeriformes
家燕普通亚种
*Hirundo rustica gutturalis*
功效来源：《广西中药资源名录》

八哥指名亚种 鸲鹆
*Acridotheres cristatellus cristatellus*
功效来源：《中华本草》

喜鹊普通亚种 鹊
*Pica pica sericea*
功效来源：《中华本草》

麻雀 雀
*Passer montanus saturatus*
功效来源：《中华本草》

山麻雀指名亚种 白丁香
*Passer rutilans rutilans*
功效来源：《全国中草药汇编》

黄胸鹀指名亚种
*Emberiza aureola aureola*
功效来源：《广西中药资源名录》

灰头鹀东方亚种
*Emberiza spodocephala sordida*
功效来源：《广西中药资源名录》

## 哺乳纲 Mammalia
### 灵长目 Primates
猕猴 猕猴肉
*Macaca mulatta muiatta*
功效来源：《中华本草》

### 鳞甲目 Pholidota
穿山甲 穿山甲
*Manis pentadactyla*
功效来源：《中国药典》（2020年版）

### 食肉目 Carnivora
狗 狗骨
*Canislupus familiaris*
功效来源：《中华本草》

貉 貉肉
*Nycterutes procyonoides procyonoides*
功效来源：《中华本草》

黑熊 熊胆
*Ursus thibetanus*
功效来源：《中华本草》

猪獾 獾骨
*Arctonyx collaris albogularis*
功效来源：《中华本草》

水獭 獭肉
*Lutra lutra*
功效来源：《中华本草》

大灵猫 灵猫香
*Viverra zibetha*

功效来源：《中华本草》

小灵猫 灵猫香
*Viverricula indica*
功效来源：《中华本草》

豹猫 狸肉
*Felis bengalensis chinensis*
功效来源：《中华本草》

家猫 猫肝
*Felis catus*
功效来源：《中华本草》

金钱豹 豹骨
*Panthera pardus fusca*
功效来源：《中华本草》

### 奇蹄目 Perissodactyla
驴 驴蹄
*Equus asinus*
功效来源：《中华本草》

马 马骨
*Equus caballus*
功效来源：《中华本草》

### 偶蹄目 Artiodactyla
野猪 野猪黄
*Sus scrofa*
功效来源：《中华本草》

家猪 猪脬
*Sus scrofa domesticus*
功效来源：《中华本草》

赤麂
*Muntiacus muntjak*
功效来源：《广西中药资源名录》

黄牛 牛骨
*Bos taurus*
功效来源：《中华本草》

水牛 水牛角
*Bubalus bubalis*
功效来源：《中华本草》

山羊 羊肉
*Capra hircus*

功效来源：《中华本草》

**鬣羚** 鬣羚角
*Capricornis sumatraensis*
功效来源：《中华本草》

## 兔形目 Lagomorpha
**灰尾兔** 兔肉
*Lepus oiostolus comus*
功效来源：《中华本草》

**华南兔指名亚种** 兔肉
*Lepus sinensis*
功效来源：《中华本草》

**家兔** 兔头骨
*Oryctolagus cuniculus domesticus*
功效来源：《中华本草》

## 啮齿目 Rodentia
**赤腹松鼠** 赤腹松鼠
*Callosciurus erythraeus*
功效来源：《中国药用动物志》

**中华竹鼠指名亚种**
*Rhizomys sinensis*
功效来源：《中华本草》

**大家鼠** 鼠
*Rattus norvegicus*
功效来源：《中华本草》

**沼泽田鼠**
*Microtus fortis*
功效来源：《广西中药资源名录》

# 参考文献

［1］方鼎，沙文兰，陈秀香，等.广西药用植物名录［M］.南宁：广西人民出版社，1986.

［2］广西中药资源普查办公室.广西中药资源名录［M］.南宁：广西民族出版社，1993.

［3］国家药典委员会.中华人民共和国药典［M］.北京：中国医药科技出版社，2015.

［4］国家中医药管理局《中华本草》编委会.中华本草［M］.上海：上海科学技术出版社，1999.

［5］《全国中草药汇编》编写组.全国中草药汇编（上，下）［M］.北京：人民卫生出版社，1975.

［6］丁恒山.中国药用孢子植物［M］.上海：上海科学技术出版社，1982.

［7］苗明三，孙玉信，王晓田，等.中药大辞典［M］.太原：山西科学技术出版社，2017.

［8］中国科学院中国植物志编辑委员会.中国植物志（第1-80卷）［M］.北京：科学出版社，1959-2004.

［9］广西壮族自治区中国科学院广西植物研究所.广西植物志（第一，二，三，四，六卷）［M］.南宁：广西科学技术出版社，1991-2016.

［10］国家环境保护局，中国科学院植物研究所.中国珍稀濒危保护植物名录［J］.生物学通报，1987（07）：23-28.

［11］凌云县地方志编纂委员会.凌云县志［M］.南宁：广西人民出版社，1996.

［12］汪松，解焱.中国物种红色名录（第一卷）［M］.北京：高等教育出版社，2004.

［13］中国科学院植物研究所.中国珍稀濒危植物［M］.上海：上海教育出版社，1989.

［14］覃海宁，刘演.广西植物名录［M］.北京：科学出版社，2010.

［15］广西壮族自治区人民政府.广西壮族自治区第一批重点保护野生植物名录，［2010-03-30］.http://www.gxzf.gov.cn/zwgk/zfwj/zzqrmzfwj/20100517-297806.shtml.

［16］国家林业局，农业部.国家重点保护野生植物名录（第一批），［1999-08-04］.http://www.forestry.gov.cn/yemian/minglu1.htm.

［17］广西壮族自治区卫生厅.广西中药志（1-2）［M］.南宁：广西人民出版社，1959-1963.

［18］广西壮族自治区卫生局.广西本草选编（上，下）［M］.南宁：广西人民出版社，1974.